Therapie der Hautkrankheiten

mit Hinweisen zur Differentialdiagnose

Gerd Klaus Steigleder

4., überarbeitete Auflage
12 Abbildungen, 68 Tabellen

1993
Georg Thieme Verlag Stuttgart · New York

Prof. Dr. med. Dr. med. h. c. G. K. Steigleder
emer. Direktor der Universitäts-Hautklinik Köln
Kerpener Straße 111
5000 Köln 41

1. Auflage 1977
2. Auflage 1981
3. Auflage 1986

Die Deutsche Bibliothek – CIP-Einheitsaufnahme

Steigleder, Gerd Klaus:
Therapie der Hautkrankheiten : mit Hinweisen zur
Differentialdiagnose ; 68 Tabellen / Gerd Klaus Steigleder. –
4., überarb. Aufl. – Stuttgart ; New York : Thieme, 1993

Geschützte Warennamen (Warenzeichen) werden *nicht* besonders kenntlich gemacht. Aus dem Fehlen eines solchen Hinweises kann also nicht geschlossen werden, daß es sich um einen freien Warennamen handele.

Das Werk, einschließlich aller seiner Teile, ist urheberrechtlich geschützt. Jede Verwertung außerhalb der engen Grenzen des Urheberrechtsgesetzes ist ohne Zustimmung des Verlages unzulässig und strafbar. Das gilt insbesondere für Vervielfältigungen, Übersetzungen, Mikroverfilmungen und die Einspeicherung und Verarbeitung in elektronischen Systemen.

© 1977, 1993 Georg Thieme Verlag,
Rüdigerstraße 14, D-70469 Stuttgart
Printed in Germany
Satz: Setzerei Lihs, Ludwigsburg,
gesetzt auf Linotype, System 4
Druck: Druckhaus Götz GmbH,
D-71636 Ludwigsburg

Wichtiger Hinweis:
Wie jede Wissenschaft ist die Medizin ständigen Entwicklungen unterworfen. Forschung und klinische Erfahrung erweitern unsere Erkenntnisse, insbesondere was Behandlung und medikamentöse Therapie anbelangt. Soweit in diesem Werk eine Dosierung oder eine Applikation erwähnt wird, darf der Leser zwar darauf vertrauen, daß Autoren, Herausgeber und Verlag große Sorgfalt darauf verwandt haben, daß diese Angabe dem Wissensstand bei Fertigstellung des Werkes entspricht.
Für Angaben über Dosierungsanweisungen und Applikationsformen kann vom Verlag jedoch keine Gewähr übernommen werden. Jeder Benutzer ist angehalten, durch sorgfältige Prüfung der Beipackzettel der verwendeten Präparate und gegebenenfalls nach Konsultation eines Spezialisten festzustellen, ob die dort gegebene Empfehlung für Dosierungen oder die Beachtung von Kontraindikationen gegenüber der Angabe in diesem Buch abweicht. Eine solche Prüfung ist besonders wichtig bei selten verwendeten Präparaten oder solchen, die neu auf den Markt gebracht worden sind. Jede Dosierung oder Applikation erfolgt auf eigene Gefahr des Benutzers. Autoren und Verlag appellieren an jeden Benutzer, ihm etwa auffallende Ungenauigkeiten dem Verlag mitzuteilen.

ISBN 3-13-541704-2   2 3 4 5 6

Vorwort zur 4. Auflage

Die dermatologische Therapie darf nicht schematisch erfolgen, sie ist vielmehr eine Kunst, die durch Erfahrung erlernt werden muß. Dieses Taschenbuch soll dabei helfen. Es ist eine Ergänzung meines Taschenbuches Dermatologie und Venerologie und meines Taschenatlasses der Dermatologie. Ein therapeutisches Lehrbuch ist ohne Hinweise auf die Differentialdiagnose unvollkommen. Diese sind dort, wo dringlich, ausführlicher, an anderer Stelle aber nur kurz oder fehlen.

Die therapeutischen Vorschläge und Hinweise zur Diagnose beruhen vornehmlich auf meinen guten und schlechten Erfahrungen an der Kölner Universitäts-Hautklinik und in der Praxis. Das Buch ist als eine Hilfe für den Studenten und als ein Brevier für die Praxis gedacht. Es soll andere Werke über die Therapie und Differentialdiagnose nicht ersetzen, höchstens ergänzen. Die Therapie unterliegt einem schnellen Wechsel, die „Halbwertszeit" eines therapeutischen Lehrbuches wird immer kürzer. Therapiebücher müssen heute zum Wegwerfen geschrieben werden, nach wenigen Jahren sind sie überholt; der Druck als Taschenbuch ist ein Weg, um Schritt zu halten.

Während der Neubearbeitung und der Drucklegung dieser Auflage wurde die Zusammensetzung zahlreicher Präparate – oft ohne entsprechende Ankündigung – geändert. Andere erschienen nicht mehr in der Roten Liste 1992. Auch wurde bei Präparaten Dosierung und Anwendungsdauer von den Herstellern verändert angegeben. Ich empfehle daher, vor allem vor Verordnung stark wirksamer Präparate, eine erneute Kontrolle in der Roten Liste und in den Fachinformationen der Firmen, da nach Erscheinen dieses Taschenbuches Veränderungen eingetreten sein könnten.

Die Neuen Rezept Formeln (NRF) des Deutschen Arznei Codex (DAC) habe ich eingehend berücksichtigt. Bei magistralen Rezepturen von Externa empfehle ich, sich an diese Vorschriften zu halten. Die Formeln sind den modernen Erkenntnissen angepaßt.

Wertvolle Hilfe und Ratschläge bei pharmazeutischen Fragen verdanke ich Herrn Apotheker Dr. G. Wolf, Köln. Im Hinblick auf die Lasertherapie beriet mich Herr Dr. W. Seipp, Darmstadt.

Ohne die Hilfe und den Rat von Herrn Dr. H. Rasokat, Köln, beim Umgang mit dem Rechner und beim Ausdruck des Textes hätte ich das Manuskript nicht in dieser Form bearbeiten können.

Den Mitarbeitern des Thieme Verlages, vor allem Frau Elwing und Frau Röhling, danke ich für alle Unterstützung.

Frau Ursula Steck, Köln, habe ich dafür zu danken, daß sie das Sachverzeichnis erstellt hat.

Konstruktive Kritik ist, wie auch bei den früheren Auflagen, erwünscht.

Köln, Oktober 1992 G. K. Steigleder

Inhaltsverzeichnis

**Teil I
Allgemeine Therapie**

1.	**Innerliche medikamentöse Therapie**	2
1.1.	Kortikoide (Glukokortikoide)	2
1.2.	Antibakterielle Antibiotika	6
1.3.	Retinoide	7
1.4.	Antihistaminika	10
1.5.	Immunmodulatoren	12
1.6.	Medikamente, die zu Katarakten führen	13
2.	**Äußerliche medikamentöse Therapie**	15
2.1.	Aufnahme von Stoffen durch die Haut in den Organismus	15
2.2.	Grundlagen von Externa – Indikation und Anwendungsweise	16
2.2.1.	Flüssigkeiten	18
2.2.2.	Seifen und Syndets	20
2.2.3.	Puder	20
2.2.4.	Schüttelmixturen (Lotiones, Schminken, Trockenpinselung)	21
2.2.5.	Pasten	22
2.2.6.	Hydrogele	23
2.2.7.	Salben und Cremes	23
2.2.8.	Verbände	26
2.3.	Wirkstoffe	26
2.3.1.	Substanzen mit Kortikoidwirkung	27
2.3.2.	Substanzen mit chemotherapeutischer Wirkung	30
2.3.3.	Schäl- und Desinfektionsmittel	32
2.3.4.	Teere	34
2.3.5.	Dithranol (Cignolin)	35
2.3.6.	Granulationsfördernde Mittel	35
2.3.7.	Zytostatika	35
2.4.	Rezeptur von Externa	35

3. Operative Therapie ... 37

3.1.	Anästhesie (lokale)	37
3.1.1.	Hinweise zur Lokalanästhesie	38
3.1.2.	Mepivacain (Meaverin, Scandicain), Articain (Ultracain)	39
3.1.3.	Besondere Formen der Lokalanästhesie	40
3.2.	Einübung chirurgischer Techniken	40
3.3.	Operative Verfahren	40
3.3.1.	Probeexzision	40
3.3.2.	Hautstanzen	41
3.3.3.	Kürettage	42
3.3.4.	Kaltkaustik	42
3.3.5.	Dermabrasion	43
3.3.6.	Chemochirurgie	44
3.3.7.	Kryotherapie	45
3.4.	Wundversorgung	46
3.5.	Nahtentfernung	46

4. Strahlentherapie ... 47

4.1.	Ionisierende Strahlen	47
4.1.1.	Indikation	47
4.1.2.	Bestrahlungsplan	47
4.1.3.	Strahlenschutz gegen ionisierende Strahlen	48
4.1.4.	Pflege strahlenbehandelter Haut	48
4.1.5.	Röntgenstrahlen	48
4.1.6.	Hochvolttherapie, Therapie mit schnellen Elektronen	56
4.2.	Ultraviolettstrahlen-Therapie	57
4.2.1.	Heliotherapie und Höhensonne	57
4.2.2.	Selektive Ultraviolett-Phototherapie (SUP), Hochdosierungs-UV-Bestrahlung mit selektierter Wellenlänge	57
4.2.3.	Photochemotherapie	58
4.3.	Lasertherapie	62

Teil II
Spezielle Therapie und Diagnostik

5.	**Dyschromien**	65
5.1.	Chloasmaartige Veränderungen	65
5.2.	Senile Lentigines, Epheliden und Pigmentflecke	67
5.3.	Vitiligo	67
5.4.	Tätowierungen	70
6.	**Pruritus**	71
7.	**Genetisch bedingte Störungen**	74
8.	**Verhornungsstörungen**	82
8.1.1.	Ichthyosis	82
8.2.	Sekundäre Ichthyosis, Xerosis	86
8.3.	Umschriebene Hyperkeratosen	86
8.4.	Klavi	87
8.5.	Akanthosis nigricans	87
9.	**Papulöse Erkrankungen**	88
9.1.	Lichen ruber planus	88
9.2.	Neurodermitis circumscripta – Lichen Vidal	90
9.3.	Prurigo nodularis	90
9.4.	Strophulus (Prurigo simplex acuta, Lichen urticatus)	91
9.5.	Granuloma anulare	91
10.	**Bindegewebserkrankungen**	92
10.1.	Lupus erythematodes (LE)	92
10.1.1.	Systemischer Lupus erythematodes (SLE)	92
10.1.2.	Chronischer Lupus erythematodes	97
10.2.	Sklerodermie	99
10.2.1.	Systemische Sklerose (progressive Sklerodermie)	99
10.2.2.	Umschriebene Sklerodermie und bandförmige Sklerodermie	105
10.3.	Dermatomyositis	106
10.4.	Lichen sclerosus et atrophicus (Lichenatrophie, LSA)	108
10.5.	Induratio penis plastica	110
11.	**Erythematosquamöse Dermatosen**	111
11.1.	Psoriasis	111
11.1.1.	Manifestationstypen der Psoriasis	111
11.1.2.	Therapie	111

11.1.3.	Prophylaxe psoriatischer Veränderungen	121
11.1.4.	Besondere Formen der Psoriasis	121
11.2.	Dermatitis (palmo-)plantaris sicca	124
11.3.	Reitersche Erkrankung	124
11.4.	Pustulosis palmaris et plantaris, persistierende Palmoplantare Pustulosis (PPP), pustulöses Bacteriid	125
11.5.	Seborrhoisches Ekzem, Pityrosporon-ovale-Dermatitis	126
11.6.	Pityriasis rosea	128
11.7.	Parapsoriasisformen	128
11.7.1.	Pityriasis lichenoides chronica (Parapsoriasis guttata)	128
11.7.2.	Parapsoriasis en plaques	129
12.	**Gefäßleiden**	**130**
12.1.	Nekrotisierende Angiitiden	130
12.2.	Livedo (Vasculitis) racemosa und Systemerkrankungen	131
12.3.	Livedo-Vaskulitis	132
12.4.	Hautblutungen	133
12.5.	Arteriosclerosis obliterans (Endangiitis obliterans) und Thrombangiitis obliterans	133
12.6.	Infarktulkus (sog. Ulcus hypertonicum Martorell, ischämische Beinulzera)	135
12.7.	Raynaud-Phänomen	135
12.8.	Wegenersche Granulomatose	137
12.9.	Noduläre Vaskulitis	137
12.10.	Erythema nodosum	137
12.11.	Behçetsche Erkrankung	138
12.12.	Pyoderma gangraenosum	139
12.13.	Necrobiosis lipoidica	140
12.14.	Störungen des venösen Rückflusses an den unteren Extremitäten (Veneninsuffizienz)	141
12.14.1.	Primäre oder anlagemäßig bedingte Varikosis	141
12.14.2.	Varikosis als Folge der Schädigung tiefer Venen	141
12.14.3.	Ulcus cruris venosum	149
12.14.4.	Phlebothrombose (tiefe Thrombophlebitis, Thrombose der tiefen Venen)	151
12.14.5.	Oberflächliche Thrombophlebitis (Varikophlebitis)	153
13.	**Stoffwechselstörungen und -ablagerungen**	**154**
13.1.	Amyloidosen	154
13.2.	Myxödeme	154
13.3.	Kalzinosis	155
13.4.	Fettstoffwechselstörungen	156
13.4.1.	Xanthome	156
13.4.2.	Xanthelasmen	160

13.4.3.	Langerhanszell-Granulomatosen, Hand-Schüller-Christiansche-Erkrankung, Histiozytosis X	160
13.5.	Porphyrien	161
13.5.1.	Porphyria cutanea tarda	161
13.6.	Gicht	164
13.7.	Störungen im Vitaminhaushalt, Pellagra	165
13.7.1.	Hypervitaminosen	165

14. Ekzemgruppen und Allergosen 167

14.1.	Ekzeme	167
14.1.1.	Kontaktekzem	167
14.1.2.	Endogenes Ekzem	188
14.2.	Allergische Rhinitis und allergisches Asthma	195
14.2.1.	Allergische Rhinitis (Rhinopathie, Rhinosinupathie, Rhinitis allergica)	195
14.2.2.	Allergisches Asthma	198
14.2.3.	Hyposensibilisierung bei allergischer Rhinitis und allergischem Asthma	199
14.3.	Arzneiexantheme	202
14.3.1.	Abklärung	202
14.3.2.	Grundsätzliche Gesichtspunkte zur Therapie von Arzneiexanthemen	203
14.3.3.	Behandlung von Arzneiexanthemen	205
14.3.4.	Sonderfälle der Arzneiexantheme	206
14.3.5.	Weitergabe des Medikamentallergens	211

15. Urtikaria 213

15.1.	Akute Urtikaria	213
15.1.1.	Physikalische Urtikaria	213
15.1.2.	Nahrungsmittelurtikaria	216
15.1.3.	Medikamentös bedingte Urtikaria	217
15.1.4.	Kontakturtikaria	220
15.1.5.	Urtikaria durch innere Ursachen	221
15.1.6.	Inhalationsurtikaria	221
15.2.	Chronische Urtikaria	222
15.3.	Angioödem und Quincke-Ödem	223

16. Erkrankungen mit Blasen 225

16.1.	Epidermolysis bullosa	225
16.2.	Pemphigus	226
16.3.	Dermatitis herpetiformis Duhring	232
16.4.	Pemphigoid, Alterspemphigoid, Parapemphigus	235

16.5.	Zikatrisierendes Pemphigoid (Schleimhautpemphigoid okulärer Pemphigus)	236
16.6.	Chronisch bullöse Dermatosen des Kindesalters	236
16.7.	Schwangerschaftspemphigoid (Herpes gestationis)	237
16.8.	Subkorneale pustulöse Dermatose, Sneddon-Wilkinson-Erkrankung	237
16.9.	Erythema (exsudativum) multiforme	238
17.	**Traumatisch-toxisch bedingte Entzündungen**	240
17.1.	Verbrennungskrankheit	240
17.2.	Verätzungen, chemische Verbrennungen	244
17.3.	Vergiftungen	244
17.3.1.	Vergiftungen durch organische Phosphorverbindungen	245
17.3.2.	Vergiftung durch Gelbkreuz	245
17.4.	Erfrierungen	245
17.4.1.	Pernionen, Frostbeulen	247
17.5.	Schäden durch Sonnen- bzw. UV-Strahlen	247
17.5.1.	Akute Strahlenfolgen	247
17.5.2.	Chronische Strahlenfolgen	254
18.	**Viruskrankheiten**	255
18.1.	Herpes	255
18.1.1.	Herpes-simplex-Erstinfektion (Gingivostomatitis, Herpesvulvitis)	256
18.1.2.	Rezidivierender Herpes	256
18.1.3.	Herpes bei Immunstörungen	258
18.1.4.	Eczema herpeticatum	259
18.2.	Zoster (Herpes zoster)	259
18.3.	Variola, Pocken, Small pox	262
18.4.	Gianotti-Crosti-Syndrom (Acrodermatitis papulosa eruptiva infantum)	263
18.5.	Kawasaki-Erkrankung	264
18.6.	Aphthen	265
18.7.	Viruswarzen	266
18.7.1.	Vulgäre Warzen	266
18.7.2.	Plantarwarzen	268
18.7.3.	Plane Warzen (Verrucae planae juveniles)	269
18.7.4.	Epidermodysplasia verruciformis	269
18.7.5.	Condylomata acuminata (spitze Kondylome, Feigwarzen)	269
18.7.6.	Bowenoide Papulose	272
18.7.7.	Mollusca contagiosa (Dellwarzen)	273
18.8.	Infektionen mit humanen Immundefizienz-Viren (HIV 1 und 2)	273

19.	**Lepra**	277
20.	**Leishmaniasen**	280
20.1.	Viszerale Leishmaniase (Kala-Azar)	280
20.2.	Kutane Leishmaniase der Alten Welt (Orientbeule)	280
20.3.	Mukokutane Leishmaniase	281
21.	**Sarkoidose (Boeck)**	282
22.	**Hauttuberkulose**	284
22.1.	Tuberkulide	286
23.	**Sklerom (Rhinosklerom)**	287
24.	**Treponematosen, Ulcus molle, Lymphogranuloma venereum und Granuloma venereum**	288
24.1.	Syphilis	288
24.2.	Frambösie (Yaws, Pian)	295
24.3.	Pinta (Mal de Pinta, Carate)	295
24.4.	Andere bei der Differentialdiagnose der Syphilis wichtige sexuell übertragbare Erkrankungen (STD) (Ulcus molle, Lymphogranuloma inguinale, Granuloma venereum)	296
24.4.1.	Ulcus molle (Chancroid, Haemophilus-Ducreyi-Infektion)	296
24.4.2.	Lymphogranuloma inguinale	297
24.4.3.	Granuloma venereum, Donovanosis	298
25.	**Gonorrhö**	299
26.	**Trichomoniasis**	305
27.	**Chlamydien- und Mykoplasmeninfektionen des Genitales**	308
28.	**Bakteriell eitrige Infektionen der Haut (Pyodermien)**	310
28.1.	Impetigo contagiosa	311
28.2.	Toxisches Schocksyndrom (Staphylokokkenscharlach)	312
28.3.	Follikulitiden	312
28.4.	Furunkel, Karbunkel	314
28.5.	Ekthymata	315
28.6.	Erysipel	315
28.7.	Gasbrand	316

29. Erkrankungen durch tierische Erreger (Epizoonosen, Epizootien, Ektoparasitosen) 317

- 29.1. Milben 317
- 29.1.1. Tierische Milben 317
- 29.1.2. Sarcoptes scabiei-Krätze (Skabies) 317
- 29.2. Trombididosis, Erkrankungen durch Laufmilben 319
- 29.3. Erkrankungen durch Läuse 320
- 29.3.1. Kopfläuse, Pediculus humanus capitis 320
- 29.3.2. Kleiderläuse, Pediculi vestimentorum (corporis), Pediculus humanus humanus 323
- 29.3.3. Filzläuse, Pediculi (Phthiri) pubis 323
- 29.4. Erkrankungen durch Flöhe 324
- 29.5. Erkrankungen durch Zecken 325
- 29.5.1. Erythema chronicum migrans 325
- 29.5.2. Acrodermatitis chronica atrophicans Herxheimer (Dermatitis atrophicans chronica progressiva) 326
- 29.6. Erkrankungen durch Wanzen 327
- 29.7. Erkrankungen durch andere Insekten 327

30. Zoonosen 330

- 30.1. Anthrax (Milzbrandkarbunkel) 330
- 30.2. Rotz (Malleus) 330
- 30.3. Brucellosen 330
- 30.4. Diphtherie 331
- 30.5. Toxoplasmose 331
- 30.6. Pest 331
- 30.7. Katzenkratzkrankheit 332
- 30.8. Erysipeloid 332

31. Pilzerkrankungen 333

- 31.1. Einteilung 333
- 31.2. Faktoren, die Pilzerkrankungen begünstigen 334
- 31.3. Erregernachweis 334
- 31.4. Therapie 335
- 31.5. Prophylaxe 343
- 31.6. Pityriasis versicolor (Tinea versicolor) 343
- 31.7. Mikrosporie 344
- 31.8. Trichophytia (Tinea) capitis 345
- 31.9. Trichophytia (Tinea) barbae 345
- 31.10. Tinea corporis 346
- 31.11. Tinea pedis 346
- 31.12. Nagelmykosen 348
- 31.13. Levurinosen (Mykosen durch pathogene Hefen, meist Kandidosen) 350

31.13.1.	Umschriebene Hefemykosen	351
31.13.2.	Organkandidose	352
31.13.3.	Chronische mukokutane Kandidose	353
31.14.	Tiefe oder systemische Mykosen	353
31.15.	Erythrasma	354

32. Wurmkrankheiten ... 355

32.1.	Spulwurmkrankheit	355
32.2.	Madenwurmerkrankung (Enterobiasis, Oxyuriasis)	355
32.3.	Filariasis und Loiasis	356
32.4.	Larva migrans, Creeping eruption durch Würmer und Larven	357

33. Nagelveränderungen ... 358

33.1.	Formen der Nagelveränderungen	360

34. Störungen der Schweißabsonderung ... 364

34.1.	Hyperhidrosis	364
34.2.	Hyperhidrosis axillaris	365
34.3.	Miliaria	366
34.4.	Hypo- und Anhidrosis	366
34.5.	Chromhidrosis	366
34.6.	Eitrige Entzündungen der apokrinen Drüsen (Perhidradenitis suppurativa)	367

35. Störungen der Talgdrüsenfunktion und der Hautfettung ... 368

35.1.	Seborrhö	368
35.1.1.	Seborrhoea capitis	368
35.1.2.	Übermäßige Fettung der Körperhaut	369
35.2.	Sebostase	369
35.3.	Akne	369
35.3.1.	Ursachen	371
35.3.2.	Acne vulgaris	372
35.3.3.	Zentrofaziale Akne (periorale Akne)	379
35.3.4.	Zystische Akne	380
35.3.5.	Acne conglobata	381
35.3.6.	Akne bei fettarmer, trockener Haut	381
35.3.7.	Acne fulminans	382
35.3.8.	Akne mit Dysmenorrhö und Fingerschmerzen	382
35.3.9.	Akne durch Medikamente	382
35.3.10.	Exogen bedingte oder provozierte Akne	382
35.3.11.	Acne infantum	383
35.3.12.	Psychisch bestimmte Akne	384

36.	**Rosacea**	385
36.1.	Rhinophym	385
36.2.	Rosaceaartige Dermatitis (periorale Dermatitis)	387
37.	**Störungen des Haarwuchstums**	388
37.1.	Krankhafter Haarverlust	388
37.1.1.	Allgemeines	388
37.1.2.	Formen des Haarverlustes	391
37.2.	Übermäßige Behaarung (Hypertrichose, Hirsutismus, Virilismus)	398
37.2.1.	Krankheiten und hormonelle Störungen, die eine Hypertrichose verursachen	399
38.	**Schuppung der Kopfhaut**	401
39.	**Hauttumoren und Präkanzerosen**	402
39.1.	Zysten	402
39.1.1.	Zysten der Haarbalg-Talgdrüsen-Einheit	402
39.1.2.	Zysten der Schweißdrüsen	403
39.2.	Oberhautnävi, seborrhoische Keratosen und Basalzellpapillome, aktinische (senile) Lentigo	404
39.3.	Nävi der Haarbalg-Talgdrüsen-Einheit	405
39.4.	Nävi der Schweißdrüsen	405
39.4.1.	Syringome	405
39.4.2.	Naevus epithelioma cylindromatosus (Zylindrom der Haut)	406
39.4.3.	Hidradenome	406
39.5.	Nävi des Gefäßgewebes	406
39.5.1.	Naevus flammeus (Feuermal)	406
39.5.2.	Hämangiome – kavernöse Hämangiome	407
39.5.3.	Senile Angiome, papulöse Angiome	408
39.5.4.	Granuloma teleangiectaticum	408
39.5.5.	Naevi aranei, Sternchenangiome	409
39.5.6.	Glomustumoren	409
39.5.7.	Nävi der Lymphgefäße	409
39.6.	Systemische Nävi des fasrigen Bindegewebes	410
39.7.	Fehlbildungen des Fettgewebes	411
39.8.	Nävi der Pigmentbildner (Melanozytennävi)	411
39.8.1.	Naevus spilus	412
39.8.2.	Nävomelanozytennävi (Nävuszellnävi)	412
39.8.3.	Tierfellnävi	414
39.8.4.	Blaue Nävi	415

39.9.	Gutartige Geschwülste der Haut	415
39.9.1.	Epitheliale Geschwülste	415
39.9.2.	Bindegewebsgeschwülste	416
39.10.	Präkanzerosen	418
39.10.1.	Keratosen	418
39.10.2.	Aktinische Cheilitis und Cheilitis glandularis	420
39.10.3.	Morbus Bowen	420
39.10.4.	Erythroplasie Queyrat	421
39.10.5.	Lentigo (prae)maligna	421
39.10.6.	Leukoplakie	422
39.11.	Bösartige Hauttumoren	422
39.11.1.	Basaliom	422
39.11.2.	Plattenepithelkarzinom (Carcinoma spinocellulare)	424
39.11.3.	Adnexkarzinome und Morbus Paget	424
39.11.4.	Sarkome, Sarkomatosen und Pseudosarkome	425
39.11.5.	Maligne Melanome	427
39.11.6.	Maligne Lymphome	431
40.	**Proktologie**	434
40.1.	Allgemeine Gesichtspunkte zur Untersuchung	434
40.2.	Erkrankungen der Analregion	434
40.2.1.	Analpruritus	434
40.2.2.	Perianale Thrombose (thrombosierte Phlebektasie, anale Phlebothrombose)	436
40.2.3.	Hämorrhoiden	437
40.2.4.	Analprolaps	439
40.2.5.	Analfissur	439
40.2.6.	Analfalten, Marisquen	440
40.2.7.	Analfisteln	440
41.	**Andrologie**	441
41.1.	Maldescensus testis	441
41.2.	Fertilitätsstörungen des Mannes	442
41.2.1.	Endokrine Diagnostik	442
41.2.2.	Therapie	444
41.2.3.	Immunologische Infertilität	447
41.3.	Kohabitationsstörungen, erektile Dysfunktion	448
41.4.	Tumoren der Testes	450
41.5.	Priapismus	450
Sachverzeichnis		452

Teil I
Allgemeine Therapie

Hauterkrankungen werden äußerlich oder innerlich und oft kombiniert behandelt.

Störungen innerer Organe müssen bei der Therapie von Hautleiden immer berücksichtigt und mitbehandelt werden, besonders, wenn sich Insuffizienzzeichen an der Haut ablesen lassen. Umgekehrt ziehen Hauterkrankungen auch den Gesamtorganismus in Mitleidenschaft, so bei den Erythrodermien.

Für die Auswahl der Behandlungsmethode – innerlich oder äußerlich – sind mehrere Gesichtspunkte maßgebend.

1. Innerliche medikamentöse Therapie

Die innere Behandlung ist oft leichter durchzuführen, erfordert meist weniger Zeit und erreicht alle Stellen der Haut.

Die äußerliche Behandlung bleibt auf bestimmte Regionen beschränkt und ist oft von der Willkür des Kranken abhängig.

Die innere Behandlung ist u. U. preisgünstiger; Kortikoide innerlich sind preiswerter als Kortikoidsalben.

Werden Präparate in der Dermatologie verordnet, die bei anderer Indikation, anderer Dosierung und anderer Therapiedauer bewährt sind, so ist dennoch besondere Umsicht geboten, etwa bei Chloroquin beim Lupus erythematodes und bei Metronidazol bei der Rosacea.

Für die innerliche Therapie dermatologischer Erkrankungen sind sechs Medikamentengruppen besonders wichtig: 1. Kortikoide, 2. Antibiotika, 3. Retinoide, 4. Antihistaminika, 5. Immunmodulatoren, 6. Antivirale Substanzen, im besonderen Aciclovir und Zidovudin.

1.1. Kortikoide (Glukokortikoide)

Folgende Überlegungen sind vor Einleitung einer Behandlung mit Kortikoiden anzustellen:

1. Wie bedrohlich ist die zu behandelnde Krankheit?
2. Wie lange muß die Therapie durchgeführt werden?
3. Wie hoch muß die wirksame Kortikoiddosis sein?
4. Ist der Patient besonders anfällig für unerwünschte Wirkungen? (Diabetes mellitus; Osteoporosis; Magen-Darm-Geschwüre; Gastritis [medikamentöser Schutz], Entzündungen des Ösophagus; chronische Infektionen, im besonderen Tuberkulose; kardiovaskuläre Störungen, Hypertonie, Glaukom; psychologische Schwierigkeiten.)
5. Welches Präparat ist am günstigsten? Möglichst ein Präparat mit kurzer Halbwertzeit (S. 4, 5 [Cushing-Schwelle])!
6. Können andere therapeutische Verfahren oder Medikamente, im besonderen Azathioprin, eingesetzt werden, um die Kortikoiddosis zu senken oder um die unerwünschten Wirkungen zu verringern?
7. Läßt sich eine Therapie an alternierenden Tagen, also jeden

2. Tag, durchführen (s. unten)? Bei Langzeittherapie möglichst Dosisäquivalent von 7,5 mg Prednison nicht überschreiten!
8. Ist der Tagesrhythmus berücksichtigt, Gesamtdosis oder höchste Dosis am Morgen zwischen 6 und 8 Uhr?
9. Bei Absetzen von Kortikoiden kommt es möglicherweise zu Entzugssymptomen, die in Myalgien, allgemeiner Steifheit, Gelenkschmerzen und Abgeschlagenheit bestehen können und bereits nach einmaliger Gabe eines Kortikoids aufgetreten sein *sollen*.
10. Nach langdauernder Gabe von Kortikoiden können noch bis zu einem Jahr nach Absetzen Regulationsstörungen im Stoffwechsel nachweisbar sein.

Der wesentliche Unterschied zwischen dem iatrogenen und dem natürlichen Cushing-Syndrom besteht darin, daß bei dem natürlichen die ACTH-Bildung nicht unterdrückt ist (Ausnahme autonomer NNR-Tumor).

Dauer und Intensität der Wirkung hängen von der Höhe der Dosis und der Verfassung des Patienten ab. Prednison z. B. ist eine 11-Keto-Verbindung, die, um wirksam zu werden, in eine 11-β-Hydroxyl-Verbindung überführt werden muß. Bei Lebererkrankungen ist dieser Umbau behindert. Daher kann die Prednisonwirkung herabgesetzt sein, und der Abbau der Kortikoidpräparate ist verzögert.

Die Gabe von Kortikoiden an alternierenden Tagen schränkt die Wirksamkeit kaum ein, senkt aber deutlich die unerwünschten Wirkungen. Die alternierende Therapie ist nur dann angezeigt, wenn die Therapie über mehrere Wochen durchgeführt werden muß, *nicht bei Kurzzeitanwendung*. Muß man wochen- und monatelang behandeln, so soll man im allgemeinen sofort mit der Therapie an alternierenden Tagen beginnen. Bei akuten, im besonderen blasenbildenden Erkrankungen ist es jedoch nötig, mit sehr hohen Dosen täglich anzufangen und auf die alternierende Therapie zunächst zu verzichten.

Die alternierende Therapie setzt ein Funktionieren des Hypothalamus-Hypophysen-Nebennieren-Systems voraus. Deshalb darf der Übergang von der täglichen Therapie auf die alternierende nicht abrupt sein.

Bei der Anwendung von Kortikoiden hat man mit folgenden unerwünschten Wirkungen zu rechnen:

1. Bei lokaler Anwendung:
   – Abblassen der Haut – Depigmentierung,
   – Atrophie (Epithel – Bindegewebe – Fettgewebe),
   – Striae, Wundheilung verschlechtert, Ulzerationen,
   – Hämorrhagien, Teleangiektasien, Dellenbildung,
   – herabgeminderte Resistenz – Kandidabesiedlung,
   – Kortikoidakne – Hypertrichose,
   – Erytheme,
   – Glaukom, bei langer Anwendung im Augenbereich Amaurose,

- Resorption und systemische Wirkung (bei entsprechendem Präparat, entsprechend langer und ausgedehnter Anwendung),
- allergische Reaktionen auf Kortikoide (zunehmend häufiger).
2. Nach innerlicher Anwendung von Kortikoiden und nach Gabe von ACTH:
   - Kopfschmerzen,
   - Übelkeit,
   - emotionale Störungen (Erregung, Depression, Schlaflosigkeit),
   - verändertes Haarwachstum,
   - Pigmentverschiebungen (Hyperpigmentierung nach ACTH, auch synthetische Präparate!),
   - Muskelschwäche,
   - Verdünnung der Haut,
   - Hämorrhagien,
   - Elektrolytverschiebungen,
   - rundes ödematöses Gesicht,
   - Büffelnacken,
   - Glukosurie,
   - Tumorwachstum,
   - Phlebitiden,
   - Hefemykosen,
   - Glaukom,
   - nach Absetzen evtl. Kortikoidentzugssyndrom durch Insuffizienz der Nebennieren,
   - allergische Reaktionen auf Kortikoide (zunehmend).

Die Tab. 1 gibt eine Auswahl einiger Kortikoide mit Dosisäquivalent und Cushing-Schwelle, da beide Angaben in der Praxis wichtig sind.

Tabelle 1   Dosisäquivalent und Cushing-Schwelle einiger Kortikoide

Kurzbezeichnung	Dosisäquivalent	Cushing-Schwelle
Prednison	5 mg	10 mg
Prednisolon	5 mg	10 mg
6-α-Methylprednisolon	4 mg	8 mg
Triamcinolon	2,5 mg	8 mg
Dexamethason	1 mg	2 mg
Betamethason	0,75 mg	1,5 mg
Paramethason	2 mg	4 mg
16-Methylenprednisolon	6 mg	18 mg
Fluocortolon	5 mg	10 mg

Man kann die Kortikoide in drei Gruppen einteilen, und zwar im Hinblick auf die Halbwertszeit (biologic half life), erfaßt durch die Dauer der durch sie ausgelösten ACTH-Suppression.

1. Gruppe mit einer Halbwertszeit von 8–12 Stunden: Cortison und Cortisol,
2. Gruppe mit einer Halbwertszeit von 12–36 Stunden; Prednison, Prednisolon und Methylprednisolon,
3. Gruppe mit einer biologischen Halbwertszeit von 36 Stunden: Dexamethason und Betamethason, möglicherweise auch Triamcinolon. Solche Präparate sind zur Therapie an alternierenden Tagen nicht geeignet.

Nach der Injektion von Kortikoidsuspensionen in die Dermis oder Subkutis, auch bei Behandlung benachbarter Strukturen (Muskel, Sehnen, Gelenke), kommt es bei besonders disponierten Personen, vornehmlich Frauen und Kindern, zum vorübergehenden Schwund von Dermis und Subkutis unter Depigmentierung und Dellenbildung. Das Kortikoid kann sich entlang der Lymphbahnen, vielleicht auch Leitschienen wie den Sehnen, ausbreiten und die entsprechenden Veränderungen in Strangform hervorrufen. Diese kosmetisch störenden Schwundphänomene bleiben monate-, manchmal jahrelang bestehen. Ob Dauerschäden eingetreten sind, ist ungewiß. Auf dem behaarten Kopf fallen Dellenbildungen wenig auf und schwinden meist relativ rasch, was bedeutsam für die Therapie der *Alopecia areata* ist. Man muß den Patienten auf diese möglichen Folgen aufmerksam machen.

Bei der Injektion von Kortikoid-Kristallsuspension entsteht, vor allem bei Verwendung von Plastikspritzen, hoher Druck. Dadurch ist eine retrograde Embolie unter schockartigen Symptomen möglich (Hoigné-Syndrom). Meist erholt sich der Patient rasch, ehe eine Schocktherapie (s. dort) eingeleitet werden kann und muß. Das Hoigné-Syndrom wird auch nach Injektion anderer Medikamente (Suspensionen, ölige Lösungen) beobachtet und darf nicht mit einem allergischen Schock verwechselt werden. Die Injektion einer Kortikoid-Kristallsuspension hat eine Langzeitwirkung, bei Volon A 40 über 3–4 Wochen. Trotz der daraus resultierenden minimalen Dosis pro Tag kommt es zu einer Suppression der Nebennierenrindenfunktion. Kortikoid-Kristallsuspensionen sind zur intraläsionalen Therapie geeignet, aber nur in Ausnahmefällen zur systematischen Behandlung.

Nach Injektionen von Kortikoid-Kristallsuspensionen, auch in Form von intradermalen Quaddeln, etwa bei der Alopecia areata, muß man mit einer Verschiebung der Menses rechnen (Folgen bei der natürlichen Geburtenregelung) (s. auch S. 393).

Durch orale Gabe, im besonderen durch die morgendliche Einnahme und durch alternierende Einnahme (s. S. 3) ist die Therapie mit Kortikoiden besser steuerbar als durch Injektionspräparate mit Langzeitwirkung. Demzufolge sollte die Dauertherapie chronischer Erkrankungen nicht durch Injektionen von Kortikoiden mit Langzeitwirkung vorgenommen werden.

1.2. Antibakterielle Antibiotika

Bei der Auswahl des Antibiotikums muß die Dreierbeziehung Patient, Erreger, Antibiotikum bzw. Chemotherapeutikum berücksichtigt werden.

Im Hinblick auf die immer mehr wachsende Zahl der Antibiotika empfiehlt es sich, sich bei der Therapie der dermatologischen Erkrankungen an Präparate zu halten, die man in ihrer Wirkung am besten übersieht und deren Gefahren man kennt. Selbst nahe verwandte Substanzen, ja selbst die Ester eines Antibiotikums, haben andere Auswirkungen. Ein Beispiel ist das Erythromycin, auf das man z. B. bei Behandlung einer Syphilis in der Schwangerschaft ausweichen kann, falls eine Allergie gegen Penicillin besteht.

Erythromycinstearat, -äthylsukzinat oder -base darf gegeben werden, aber nicht Erythromycinestolat (cholestatischer Ikterus). Bei entsprechend empfindlichen Erregern ist Penicillin G das Mittel der Wahl, da es stärker wirksam ist als die gegen Penicillase resistenten Penicilline, wie etwa Methicillin, Oxacillin.

Die Domäne der Penicillintherapie sind Erkrankungen durch grampositive Erreger, ferner Treponema pallidum.

Penicilline können zu unerwünschten Nebenwirkungen verschiedener Art führen, am gefürchtetsten ist der Penicillinschock. Ampicillin führt bei Patienten zu einem morbilliformen Exanthem, meist zwischen dem 8. und 11. Tag, dessen Genese noch unklar ist und das sich unter der Therapie wieder zurückbilden kann.

Die Cephalosporine gehören wie die Penicilline zu den β-Lactam-Antibiotika. Sie haben ein den Breitspektrumpenicillinen ähnliches Wirkungsspektrum und sind gegen β-Lactamasen (Penicillinasen) weitgehend stabil. Eine Kreuzsensibilität mit Penicillinpräparaten kommt vor, ist aber selten (5–10%, evtl. noch wesentlich seltener). Man teilt die Cephalosporine in solche der 1. bis 4. Generation je nach bakterieller Wirkung ein. Es empfiehlt sich auch bei diesen Antibiotika, nicht auf ein neueres mit weiterem Wirkungsspektrum zurückzugreifen, wenn man mit einem einfacheren älteren auskommen kann. Entsprechendes gilt für die Chinolone (Gyrasehemmer). Leider trifft oft die Annahme zu, je neuerer, desto teuerer.

Tetracycline spielen in der Dermatologie eine besondere Rolle, so zur Behandlung der Akne und der Rosacea. Ernste toxische oder allergische Reaktionen sind selten. In der Literatur werden manchmal fixe Arzneiexantheme erwähnt. Selten das Tetracyclin, häufiger seine Abkömmlinge, führen zu einer Strahlenüberempfindlichkeit. Diarrhö, Analpruritus und Entzündungen der Mundschleimhaut sowie eine Förderung von Kandidainfektionen, im besonderen im Sinne einer Kandidakolpitis, sind unerwünschte Wirkungen. In der Gravidität, in der Stillzeit und vor dem 8. Lebensjahr ist die Gabe von Tetracyclinen kontraindiziert. Zu den seltenen unerwünschten Wirkungen gehört auch eine Pigmentierung der Haut, im besonderen durch Minocyclin (s. auch S. 372).

Clindamycin führt häufiger zu Durchfällen; es gilt als Anaerobiermittel. Eine bedrohliche Nebenwirkung ist eine pseudomembranöse Kolitis durch Enterotoxine als „biologische Nebenwirkung". Chloramphenicol sollte im Hinblick auf die Gefahr der irreversiblen aplastischen Anämie nur dann gegeben werden, wenn bei vitaler Indikation keine Alternative besteht. Von den Aminoglykosiden sind Streptomycin und Gentamycin für die innere Therapie in der Dermatologie nur von geringer Bedeutung. Die Dosis wird mit Rücksicht auf Körpergewicht, renale Funktion (renale Toxizität!) und otogene Schäden (N. vestibularis) festgelegt. Aus dieser Gruppe wird das Neomycin häufig lokal angewendet, selten nur noch das Kanamycin und in einigen Präparaten Gentamycin.

Von manchen Antibiotika, so Ampicillin, Tetracyclinen, Nitrofurantoin und Chloramphenicol, aber auch Co-trimoxazol, wird angenommen, daß sie die Wirkung hormoneller Antikonzipienzien beeinflussen können.

Weitere Hinweise auf Antibiotika finden sich im speziellen Teil; im übrigen verweise ich auf das Taschenbuch: Daschner, F.: Antibiotika am Krankenbett, 5. Aufl. Springer, Berlin 1992.

Auf die *antimykotischen Antibiotika* wird im speziellen Teil auf S. 335 ff. näher eingegangen.

1.3. Retinoide

Die Retinoide sind synthetische Analoga der Vitamin-A-Säure (Retinsäure, Tretinoin). Die unerwünschten Wirkungen sind daher ähnlich wie bei Vitamin-A-Überdosierung; doch ist das Dosiswirkung-Nebenwirkung-Verhältnis günstiger.

Retinoide sind teratogen, daher müssen Schwangerschaften unter ihrer Anwendung verhütet werden.

Drei Retinoide sind derzeit von praktischer Bedeutung:

1. Das Etretinat (Tigason) als unterstützende Therapie bei schwerer, gegen andere Therapie resistenter Psoriasis (mehr als 20–30 % der Körperoberfläche befallen), vor allem bei psoriatischen Erythrodermie und pustulöser Psoriasis, bei ernsten Verhornungsstörungen (erblichen Ichthyosisformen, Dyskeratosis follicularis Darier) und schweren Formen des Lichen ruber.

Es gibt Hinweise darauf, daß durch gleichzeitigen Alkoholkonsum die Wirkung der Retinoide herabgesetzt ist.

Bei Kombination mit der PUVA- bzw. der SUP-Therapie wird die für einen guten Therapieeffekt erforderliche UV-Strahlen-Belastung der Haut reduziert; dieser Erfolg muß jedoch gegenüber den unerwünschten Wirkungen abgewogen werden.

Tigason gibt es in Kapseln zu 10 und 25 mg, die tägliche Dosis beträgt maximal 1 mg/kg Körpergewicht, höchstens 75 mg/Tag. Im allgemeinen empfiehlt es sich, auf eine Erhaltungsdosis von 0,3–0,6 mg/kg zurückzugehen oder es gleich mit einer niedrigen Dosierung von 0,5 mg/kg Körpergewicht täglich zu versuchen.

2. Das Acitretin (Neotigason) ist der aktive Metabolit des Etretinat und hat eine entsprechende Indikation. Es verdrängt das Tigason, weil es wesentlich rascher ausgeschieden wird (Eliminationshalbwertzeit ungefähr 2 Tage) und nicht im Gewebe kumuliert. Schwangerschaftsverhütung *schien* daher nach Absetzen des Acitretin nur über 2 Monate nötig; inzwischen besteht aber der Verdacht, daß unter dem Neotigason im Blutserum nicht nur Acitretin, sondern auch Etretinat (Tigason) auftritt. Daher wurde die Zeitdauer der nach Absetzen nötigen Konzeptionsverhütung wieder auf 2 Jahre ausgedehnt. Die maximale Plasmakonzentration von Acitretin wird ungefähr 3 Stunden nach Einnahme erreicht. Der Hersteller empfiehlt bei Erwachsenen eine Anfangsdosis von 30 mg über 2 bis 4 Wochen und dann evtl. zu steigern. Bei genetisch bedingten Verhornungsstörungen wird die Dosis so niedrig wie möglich gehalten.

Die Therapie mit Neotigason wird mit einer Dosis von 25–30 mg, und zwar in einer einzigen Dosis begonnen. Wird von Tigason auf Neotigason übergegangen, dann wird bei einer Dosis von unter 50 mg Tigason 25 mg Neotigason gegeben, sonst 50 mg. Bleibt die erwünschte Wirkung aus, kann frühestens nach 2 Wochen die Dosis bis 70–75 mg pro Tag erhöht werden, am besten stufenweise mit 10 mg pro Woche.

3. Das Isotretinoin (Roaccutan, 13-cis-Retinsäure) zur Verringerung der Talgsekretion und Beseitigung der intrafollikulären Retentionshyperkeratosen bei schweren Akneformen, im besonderen nodulärzystischer Akne und Acne fulminans, und verwandten Erkrankungen, wenn die übliche Therapie versagt. Roaccutan gibt es in Kapseln zu 2, 5, 10 und 20 mg. Die Dosierung von Roaccutan liegt bei 0,5, in besonders schweren Ausnahmefällen bei 1 mg/kg KG zunächst über 4 Wochen, dann evtl. Steigerung bei unzureichender Wirksamkeit auf 1,0 mg pro kg KG. Die Gesamtbehandlung sollte in der Regel nicht länger als 12–16 Wochen dauern. Isotretinoin wirkt über eine längere Zeit nach, nach Angaben in der Literatur 4–5 Monate, so daß nach Absetzen der Therapie noch mit einer Nachbesserung zu rechnen ist. Der Erfolg bleibt über Monate erhalten. Bei höherer täglicher Dosierung soll der Therapieeffekt längere Zeit andauern. Ich konnte mit einer Dosierung von 0,2 mg/kg KG, also einer sehr niedrigen Dosierung, meist gute Erfolge erzielen bei entsprechend guter Verträglichkeit. Der Hersteller empfiehlt gleichzeitig nur Mittel pflegender Natur

zu verordnen und keine spezifisch lokal oder systemisch wirkenden Aknemittel zu verschreiben, auch UV- und Sonnenstrahlenexposition möglichst zu vermeiden.

Unerwünschte Wirkungen. Die Retinoide sind nicht mutagen, aber **teratogen** (Isotretinoin-Dysmorphie-Syndrom; S. 373). Daher ist die Behandlung gebärfähiger Frauen nur bei sehr strenger Indikationsstellung nach schriftlicher Aufklärung und entsprechender Antikonzeption vertretbar; vor Therapiebeginn muß eine Gravidität ausgeschlossen sein. Die Therapie sollte am 2. oder 3. Tag der Menstruation begonnen und alle 4 Wochen ein Schwangerschaftstest vorgenommen werden. Nach Absetzen des Tigasons ist über 2 Jahre eine Schwangerschaft zu verhüten, nach Roaccutan über mindestens 4 Wochen, Neotigason s. oben. *Der Hersteller warnt generell vor der Anwendung des Tigason bei gebärfähigen Frauen.*

Die unerwünschten Wirkungen der Retinoide entsprechen im wesentlichen einer A-Hypervitaminose (S. 165). Cheilitis, Trockenheit, Schuppung, Verdünnung, erhöhte Verletzlichkeit der Haut, Juckreiz, Gefühl eines Hautbrennens, einer klebrigen Haut, Frieren, scharlachartige Ablösung der Hornschicht an Palma und Planta, Paronychien, Konjunktivitis, Trockenheit von Mund- und Nasenschleimhaut, Nasenbluten, nach längerer Therapie meist gering verstärkter Haarausfall. Muskel- und Gelenkbeschwerden werden beobachtet (Röntgenkontrolle), manchmal wird auch über Durst geklagt. Pigmentverschiebungen der Haut, veränderte Wachstumsgeschwindigkeit der Haare und Rhagadenbildung treten selten auf. Nach langzeitiger hochdosierter Therapie sind Exostosen, Knochenverdünnung, Osteoporose, extraossäre Verkalkungen der Sehnen und ein vorzeitiger Epiphysenschluß beschrieben worden. Im Gegensatz zu den übrigen unerwünschten Wirkungen sind die ossären Veränderungen irreversibel. Röntgenkontrollen der Wirbelsäule, der langen Röhrenknochen und der Hand- und Fußgelenke sollen deshalb zu Beginn der Therapie und dann in jährlichen Abständen vorgenommen werden. Granuloma-teleangiectaticum-artige Wucherungen in Aknenarben sind seltene unerwünschte Wirkungen. Beim Menschen ist eine Beeinträchtigung der Gonadenfunktion bisher nicht nachgewiesen. Wichtig ist ein dosisabhängiger Anstieg von Gesamtcholesterin und Serumtriglyzeriden über die Norm bei 10–15% der Patienten, besonders solchen mit bereits vorhandenen Risikofaktoren (Adipositas, Diabetes, Lipidstoffwechselstörungen, Alkoholismus, Leberschäden usw.). Die Veränderung der Blutfette ist ebenso wie ein Anstieg von Leberenzymen im Blutserum reversibel; die entsprechenden Laborparameter (SGOT, SGPT, alkalische Phosphatase, Triglyzeride und Gesamtcholesterin) sollen vor Therapie und in regelmäßigen Abständen, etwa alle 4 Wochen, später alle 3–4 Monate, bei Risikofaktoren häufiger geprüft werden. Bei Patienten, bei denen nur durch Gabe von Retinoiden das

Leben lebenswert erhalten werden kann, etwa bei schweren angeborenen Verhornungsstörungen, muß der Nutzen gegen das Risiko abgewogen und durch Senkung der Dosis oder eine entsprechende Diät, einschließlich Verzicht auf Alkohol, Gabe von Lipidsenkern ein verantwortbarer Weg gefunden werden. Leber-Nieren-Insuffizienz, Schwangerschaft und Stillzeit sind Kontraindikationen gegen Retinoide. Vitamin A (Wirkungsverstärkung) und Tetracycline (selten benigne intrakranielle Hypertension) sollen nicht gleichzeitig mit Retinoiden verordnet werden. Bei Anzeichen von Erhöhung des Schädelinnendruckes (Kopfschmerz, Benommenheit, Sehstörung) sollen Retinoide abgesetzt werden. Bei entzündlichen Veränderungen des Magen-Darm-Traktes sollen Retinoide nicht gegeben werden. Das Blut von Patienten unter Retinoiden soll gebärfähigen Frauen nicht transfundiert, wegen der besonderen Empfindlichkeit von Hornhaut und Konjunktiven (Trockenheit) sollten Kontaktlinsen während der Retinoidtherapie nicht getragen werden. Unter Isotretinoin soll es nach mehreren Behandlungswochen auch zu einem Hirsutismus und in seltenen Fällen zu einer irreversiblen Verdünnung des Haares gekommen sein. Vorsicht ist auch bei Patienten mit bakterieller Endokarditis, Herzklappenersatz und Gelenkersatz geboten, da es von der veränderten Haut zu einer bakteriellen Absiedlung kommen könnte, ähnlich wie bei operativ gesetzten Hautverletzungen. Leyden und James beobachteten Pyodermien, die meist erst nach Absetzen der Isotretinointherapie beobachtet und sogar als Akne verkannt wurden. Unter Isotretinoinbehandlung fand man eine gestörte Wundheilung und Keloidbildung nach Argon-Laser-Therapie und nach Dermabrasion.

Ich gebe dem Patienten vor Verordnung von Retinoiden die jeweiligen Hinweise des Herstellers für Patienten mit, damit sie sich selbst ein Bild machen und entscheiden können, ob sie das Mittel nehmen und sich an Vorschriften halten wollen oder können.

Ein topisch appliziertes Isotretinoin Gel 0,05 % (Isotrex) führte bei 20 g tgl. auf einer Fläche von 1900 cm^2 zu keinen nachweisbaren Mengen des Retinoids und seiner Abbauprodukte im Blutplasma.

1.4. Antihistaminika

Man unterscheidet die Antagonisten der Histamin-H_1- und der -H_2-Rezeptoren. Die in der Dermatologie meist angewendeten Antihistaminika richten sich gegen die H_1-Rezeptoren. Der Versuch, beide Typen von Antihistaminika zu kombinieren, hat im besonderen bei der Nesselsucht enttäuscht.

Die H_1-Blocker wirken vor allem der Aktion des Histamins auf die Kapillaren entgegen, verhindern eine vermehrte Permeabilität und

1.4. Antihistaminika

damit die Ödembildung unter dem Einfluß von Histamin. Da das Histamin eine entscheidende Rolle bei der Sofortreaktion spielt, ist die Anwendung von Antihistaminika bei Allergien vom Typ I indiziert.

Die klassischen H_1-Antagonisten lassen sich folgende Hauptklassen zuordnen: Äthanolamine, Äthylendiamine, Alkylamine, Piperazine und Phenothiazine. Astemizol und Terfenadin sind Piperidine.

Andere Therapeutika mit Antihistaminwirkung sind: Cyproheptadinhydrochlorid, Hydroxyzinhydrochlorid (Atarax), Cinnarizin, Ketotifen (Zaditen). Es bestehen also Übergänge zu den Antidepressiva.

Neue, nicht oder nur sehr wenig müde machende Antihistaminika sind Astemizol (Hismanal), Cetirizin (Zyrtec), Loratadin (Lisino), Terfenadin (Teldane, Fomos, Hisfedin, Heuschnupfen Systral u.a.). Astemizol soll auf leeren Magen gegeben werden. Die Wirkung setzt langsam ein, hält aber lange an, u. U. über 6 Wochen. Im Hinblick auf eine Gravidität und auf Allergietestungen muß auf diese Langzeitwirkung Rücksicht genommen werden.

In entsprechender Dosierung werden diese Antihistaminika im allgemeinen nur einmal täglich gegeben. Cetirizin unterdrückt zusätzlich die Eosinophilen-Migration. Unter Astemizol und Terfenadin wurden Parästhesien, nämlich Taubheitsgefühl und Kribbeln in den Armen und Beinen, beobachtet.

Die Athanolamine haben einen starken Beruhigungseffekt, weniger die Äthylendiamine. Manche Alkylamine sedieren kaum, doch bestehen starke individuelle Unterschiede.

Kontraindikation der Antihistaminika sind das Engwinkelglaukom und Blasenentleerungsstörungen mit Restharnbildung.

Unerwünschte Wirkungen sind vor allem Ermüdungserscheinungen. Die Sedierung wird durch Alkohol, aber auch andere sedierende Medikamente, z.B. Griseofulvin, verstärkt.

Weitere Nebenwirkungen sind zentralnervöse Beschwerden und, im besonderen bei Kindern, Exzitationszustände. Bei Überdosierung kann es zu toxischen Erscheinungen kommen. Diese bestehen bei Kindern vor allem in Halluzinationen, Erregungszuständen, Ataxien, unkoordinierten Bewegungen und Konvulsionen. Die Pupillen können starr und erweitert sein, das Gesicht gerötet, so daß man an eine Atropinvergiftung denken muß. Auch Fieber stellt sich manchmal ein. Beim Erwachsenen sind diese Symptome weniger ausgesprochen; oft sind Müdigkeit und Koma die ersten Symptome. Antihistaminika entfalten eine Wirkung entsprechend Lokalanästhetika; Vorsicht ist daher – vor allem bei intravenöser Gabe – bei Kranken mit Neigung zu Arrhythmien und epileptischen Anfällen geboten.

Oralen Antihistaminika sind zuweilen Farbstoffe und Konservierungsmittel zugesetzt, woraus sich bei entsprechenden Allergien Schwierigkeiten ergeben können.

Bei disponierten Patienten und Überdosierung können unter Astemizol kardiale Störungen auftreten. Astemizol soll nicht mit Terfenadin zusammen gegeben werden.

H_2-Rezeptorenblocker können eine Antiandrogenwirkung entfalten, vor allem Cimetidin, in therapeutischer Dosis dagegen kaum Ranitidin. Eine unerwünschte Wirkung ist daher die Entwicklung einer Gynäkomastie bei entsprechend veranlagten Patienten, eine erwünschte die Unterdrückung von Hirsutismus durch Cimetidin.

Dieses bremst auch die Wirkung von Suppressor-T-Zellen und verstärkt somit die zelluläre Immunabwehr. H_2-Rezeptorenblocker vermindern den Abbau von Alkohol im Magen und führen damit zu einem erhöhten Blutspiegel nach Alkoholkonsum.

Bei Anwendung während der Schwangerschaft und Stillzeit muß man in der Roten Liste bei den einzelnen Antihistaminika nachsehen, ob und aus welchem Grund Einschränkungen bestehen. Die Indikation ist streng zu stellen, andererseits die Gabe manchmal unvermeidbar.

Der Effekt einer lokalen Anwendung von Antihistaminika ist umstritten. Einige sind potente Sensibilisatoren. Bei innerlicher Einnahme des entsprechenden Antihistaminikums kommt es bei vorausgehender Sensibilisierung zu einem Aufflammen der Hautveränderungen an den alten Ekzemstellen (hämatogenes Kontaktekzem, S. 178).

1.5. Immunmodulatoren

Immunsuppresiv wirken die schon besprochenen Kortikoide. Zur Immunsuppression werden manche Zytostatika angewendet, im besonderen Azathioprin (S. 229), Methotrexat (S. 117) und Cyclophosphamid. Vor allem bei der Anwendung von Cycloposphamid ist der onkogene Effekt zu bedenken. Zunehmende Bedeutung in der Dermatologie gewinnt das *Cyclosporin A*. Es ist bei zahlreichen Dermatosen mit Erfolg erprobt worden, vor allem bei der Psoriasis (Näheres s. dort). In einer Dosis von 5 mg/kg KG tgl. ist das Verhältnis gewünschter Effekt zu unerwünschten Wirkungen offenbar günstig. Die erheblichen unerwünschten Wirkungen bei höherer Dosierung, etwa bei Organtransplantationen, sind nicht zu erwarten. Blutdruck und Nierenfunktion müssen dennoch sorgfältig überwacht werden. Steigt das Serumkreatinin um über 30% an, sollte die Dosis reduziert werden. Medikamente, die die Nierenfunktion negativ beeinflussen könnten, sollen möglichst nicht gleichzeitig gegeben werden, so nichtsteroidale Antiphlogistika. Auch sollte man Cyclosporin wegen der in dieser Dosis zwar geringen immunsuppressiven Wirkung nicht bei Patienten verordnen, die bereits mit Methotrexat behandelt wurden und auch nicht mit einer Phototherapie kombinieren. Zu den unerwünschten Wirkungen gehört die Gingivahyperplasie. Manche Medikamente erhöhen die Konzentration im Blut, so Erythromycin, orale Kontrazeptiva, androgene Steroide, Kortikoide in hohen Dosen und Kalziumantagonisten. Andere senken sie, so Phenytoin, Phenobarbital und Cotrimoxazol. Interaktionen mit Digoxin und Lovastatin sind beschrieben worden, aber bei höheren Cyclosporindosen.

Zur Immunstimulation stehen heute die Interferone zur Verfügung, die im besonderen bei Viruserkrankungen der Haut, bei Hauttumoren (Melanommetastasen, Basaliomen, Lymphomen) und vor allem beim Morbus Kaposi bei HIV-Infektionen eine Rolle spielen. Die unerwünschten Wirkungen setzen meist 2–4 Std. nach der Injektion ein mit Fieber, Schüttelfrost, Muskel-, Kopf- und Gelenkschmerzen sowie Schweißausbruch. Die höchste Körpertemperatur wird etwa 4 bis 8 Std. nach Injektion beobachtet. Bei längerdauernder Therapie mit geringen Dosen, etwa 3 Mill. E α_2-Interferon, kam es zu Müdigkeit, Appetitlosigkeit, Übelkeit, Erbrechen und Diarrhö, selten Verstopfung. Symptome des Zentralnervensystems sind vor allem Schwindel, Benommenheit, Verwirrtheit, Depressionen, in Ausnahmefällen schwerwiegendere Erscheinungen wie Koma oder epileptische Anfälle. Nach Langzeitbehandlung mit α_{2a}-Interferon traten nichtneutralisierende und neutralisierende Antikörper auf, die sich aber nicht gegen andere Interferone richteten. Die Gabe von Interleukinen, Tumornekrosisfaktor oder anderen Zytokine ist noch im Versuchsstadium und kommt derzeit nicht für die Praxis in Frage. Der Effekt zahlreicher anderer Immunstimulatoren, darunter vieler pflanzlicher, ist umstritten (Tab. 2). Immer ist die Verhältnismäßigkeit der Mittel, auch sind die Kosten zu bedenken. In der dauernden Immunstimulation wird auch ein Karzinomrisiko gesehen. Neuere Befunde sprechen für eine Wirksamkeit des Dimepranol-4-acetamidobenzoat-Inosins (Delimmun, Isoprinosine) unter bestimmten Voraussetzungen. Selektive Plasmaabsorption und Gabe von 7 S Immunglobulin sind weitere Möglichkeiten.

1.6. Medikamente, die zu Katarakten führen

Bei folgenden Medikamenten ist auf das Auftreten einer Katarakt zu achten: Phenothiazin und seine Derivate, Piperazinderivate, Azathioprin, Kortikoide und Miotika. *Bei der innerlichen Gabe von Psoralenen ist zur Vorbeugung gegen eine Katarakt eine Schutzbrille zu tragen, die undurchlässig für UVA-Strahlen ist.*

Metalle können in die Linse eingelagert werden, insbesondere Quecksilber (quecksilberhaltige Konservierungsmittel in Kosmetika, Augentropfen). Im Tierversuch waren noch weitere Präparate linsenschädlich, darunter auch Antihistaminika, Morphinderivate, verschiedene Zytostatika.

Tabelle 2 Regulatorische Funktionen von Zytokinen (aus P. S. Mitrou, L. Bergmann: Inn. Med. 18 [1991] 134)

	IFN-α	IFN-β	IFN-γ	TNF-α	LT = TNF-β	IL-1	IL-2	IL-3	IL-4	IL-5	IL-6	IL-7	IL-8	IL-10 = CSIF	G-CSF	M-CSF	GM-CSF	TGF-β
Zytotoxizität	ja	ja	ja	ja	ja	ja												?
Aktivierung von Makrophagen			ja	ja	ja	ja	ja	ja	ja	ja	ja	ja			ja	ja	ja	ja
Aktivierung der Granulozyten				ja	ja	ja							ja		ja	ja	ja	
Stimulation der NK-Zell-Aktivität	ja	ja	?										ja					hemmt
Aktivierung der B-Lymphozyten	ja	ja	ja	?	ja	ja	ja	ja	ja	ja	ja							hemmt
Aktivierung der T-Lymphozyten	hemmt		nein	ja		ja	ja	ja	ja		ja	ja		hemmt				hemmt
Antitumoraktivität	ja	ja	ja	ja	ja	ja	ja	ja										
Stimulation der Hämopoese in vivo						ja		ja							ja		ja	

IFN = Interferon; TNF = Tumornekrosefaktor; LT = Lymphotoxin; IL = Interleukin; CSIF = cytokine synthesis inhibitory factor; G-CSF = granulocyte colony-stimulating factor; M-CSF = macrophage CSF; GM-CSF = granulocyte-macrophage CSF

2. Äußerliche medikamentöse Therapie

Die äußerliche Behandlung erfordert ebensoviel Überlegung und legt dem Arzt ebensolche Verpflichtungen auf wie die innere Therapie. Einmal in den Organismus aufgenommen, können Medikamente toxisch wirken, wenn sie die Toleranzgrenzen überschreiten. Die Kumulation von Arzneien, innerlich und äußerlich gegeben, ist zu berücksichtigen. Äußerlich applizierte Medikamente können den Patienten sensibilisieren, Chemotherapeutika bzw. Antibiotika zu Virulenz- und Resistenzsteigerung führen.

Die äußerliche Therapie belastet den Gesamtorganismus meist wenig. Eine interne Behandlung wegen anderer Leiden kann im allgemeinen ungestört fortgeführt werden. Substanzen können in hoher Konzentration gezielt auf umschriebenem Raum angewendet und die Wirkstoffkonzentration an der Hautoberfläche hochgehalten werden. Manche Substanzen sind bei innerer Aufnahme unwirksam oder sogar toxisch, lokal aber sind sie wirksam und werden vertragen. Äußerlich angewandte Medikamente ergänzen zuweilen auch die innere Behandlung.

2.1. Aufnahme von Stoffen durch die Haut in den Organismus

Die Aufnahme von Stoffen durch die Haut in den Organismus hängt nicht allein von der chemischen Struktur eines Wirkstoffes ab, sondern auch von zahlreichen anderen Faktoren: von der Art und Zusammensetzung der Grundlage (= Trägerstoffe), von der Menge und Konzentration des Wirkstoffes, von der Teilchengröße des Wirkstoffes, von der Verteilung des Wirkstoffes in der Grundlage, von der Größe der behandelten Fläche und auch von der Lokalisation. Wesentlich ist auch, ob Körperfalten und an die Haut angrenzende Schleimhäute einbezogen sind, ferner, ob die Hautoberfläche intakt oder geschädigt ist. *Besonders „durchlässig" ist die Skrotalhaut.* Vorher auf die Haut aufgebrachte Lokaltherapeutika oder Körperpflegemittel können die Haut durchlässiger machen. Die Aufnahme von Medikamenten durch die Haut hängt auch von den Zusatzstoffen ab. Emulgatoren im besonderen steigern die Aufnahme von Substanzen durch die Haut.

Die Trägerstoffe können sich an der Hautoberfläche verändern; so kann eine Emulsion „zusammenbrechen". Der Wirkstoff geht dann möglicherweise in eine andere Phase der Emulsion, etwa wasserlösliche Stoffe in die lipophile Phase über, und die Konzentration kann unmittelbar an der Hautoberfläche ansteigen oder abfallen. *Für die Aufnahme in den Organismus aber ist die Konzentration unmittelbar an der Hautoberfläche wesentlich.*

Die Häufigkeit und Art des Auftragens von Externa ist von entscheidender Bedeutung. Manchmal bleibt bei der üblichen zweimaligen Anwendung der rasche Effekt aus, der bei viermaligem Auftragen zu erreichen wäre. *Es empfiehlt sich, Externa im Halbseitenvergleich oder durch unterschiedliche Behandlung verschiedener Körperabschnitte zu vergleichen und den Effekt der Anwendungshäufigkeit in handtellergroßen Testbezirken zu prüfen.* Zu häufiges Auftragen kann auch Unverträglichkeitsreaktionen hervorrufen; die Aufnahme von Wirksubstanzen in den Organismus wird gesteigert. Im besonderen kommt es zu einer veränderten Wirkung und zu einer gesteigerten Aufnahme, z. B. von Kortikoiden, unter luftdicht abschließenden Verbänden (Okklusionsverbänden).

2.2. Grundlagen von Externa – Indikation und Anwendungsweise

Die wichtigsten Trägerstoffe sind Flüssigkeiten, Puder, Pasten, Salben, Emulsionen, Öle (Abb. 1). Die einzelnen Verordnungsformen werden auch nach der Tiefenwirkung geordnet, wobei sich von der geringsten zur stärksten Wirkung folgende Einteilung ergibt:

- Umschläge mit Luftzutritt,
- Puder,
- Schüttelmixturen,
- Pasten,
- Lösungen,
- Hydro-Gele,
- Salben und Öle,
- Lipo-Gele,
- Oleo-Gele,
- die genannten Grundlagen unter Luftabschluß, insbesondere unter Plastikfolien oder Pflastern.

Die Einteilung hat heute nur begrenzt Berechtigung, da den einzelnen Präparaten Penetrationsverbesserer zugesetzt sein können.

2.2. Grundlagen von Externa

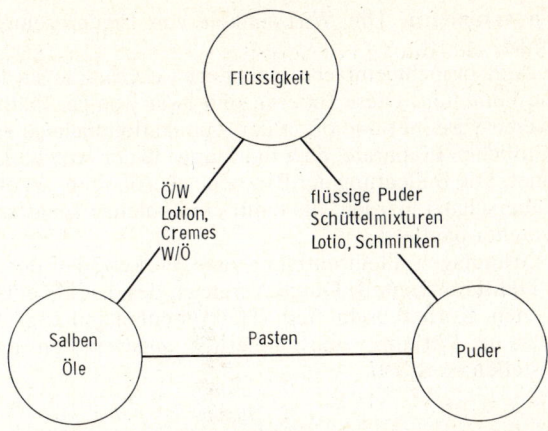

Abb. 1 Übersicht über die wichtigsten Trägerstoffe für äußerlich anzuwendende Pharmaka.
Ö/W = Öl-in-Wasser-Emulsion; W/Ö = Wasser-in-Öl-Emulsion

Die Wirkung von manchen Lokaltherapeutika fördern offenbar die Hautoberfläche entfettende Substanzen oder auch der Zusatz von Salizylsäure oder Harnstoff, ganz abgesehen von ausgesprochenen Penetrationsvermittlern wie dem DMSO.

Die Grundlagen käuflicher Präparate enthalten oft zahlreiche Komponenten, die unter verschiedenen Gesichtspunkten ausgewählt wurden, wie gute Verträglichkeit, schnelle Resorption, Haltbarkeit. Salbenbasen enthalten Fettalkohole, Ester niedriger Alkohole mit höheren Fettsäuren, Emulgatoren, Chelate zur Bindung von Ionen, Bestandteile zur pH-Stabilisierung, Konservierungsmittel und Geruchskorrigenzien.

In der Praxis reichen einige wenige Grundlagen aus, um Hautkranke zu behandeln, und dem Apotheker stehen selten alle erforderlichen Hilfsstoffe zur Verfügung, um komplizierte Salben in der gewünschten Form herzustellen. Wir raten daher, nur Grundlagen aus dem DAB 10, dem DAC (Deutscher Arzneimittel-Codex) 86 und dem NRF (Neues Rezeptur-Formularium) zu rezeptieren und diesen die gewünschte Substanz zuzusetzen, bzw. gleich die entsprechenden Rezepte des NRF zu wählen. Gegenüber Basispräparaten sind die offizinellen Grundlagen häufig billiger. Man sollte sich an bewährte Rezepturen halten, die theoretisch und praktisch auf Inkompatibilität überprüft worden sind. Inkompatibilitätslisten liegen in den meisten Apotheken vor, so daß eine Rückfrage dort später Schwierigkeiten vermeiden hilft. Zusätze können die Konsistenz von Grundlagen wesentlich verändern. Die Wirksamkeit von Eigenrezepten ist oft nicht geprüft.

Der Arzt braucht einfache rezeptierbare Grundlagen für hochallergische Patienten. Diese Externa sind zwar weniger haltbar (Ausnahme: weiße Vaseline) und oft in der Applikation nicht so angenehm wie die käuflichen Präparate, aber nur hier weiß der Arzt wirklich, was er verordnet. Die Bedeutung der Parabene als Allergene ist offensichtlich weit überschätzt worden; die dafür empfohlenen Ersatzstoffe sensibilisieren eher häufiger.

Die Grundlagen allein entfalten eine Wirkung bei der Behandlung von Hautkrankheiten. Durch Vergleich des Therapieerfolges an verschiedenen Körperabschnitten (Halbseitenbehandlung) läßt sich die überlegene Wirkung eines äußerlich angewandten Präparates leicht feststellen (s. S. 16).

2.2.1. Flüssigkeiten

Umschläge lassen sich 1. mit Luftabschluß und 2. ohne Luftabschluß ausführen. Im ersten Fall entsteht eine feuchte Kammer mit unerwünschter Mazeration der Haut. Nach unserer Ansicht hat dieses Verfahren heute keine Indikation. Bei dem zweiten Verfahren verdunstet die Flüssigkeit, und die Hautoberfläche wird gekühlt. Der Hornschicht werden aber wasserlösliche Substanzen entzogen; die Wasserbindungsfähigkeit nimmt ab. Daher trocknet die Hautoberfläche aus. Der Kühleffekt läßt sich schon mit Leitungswasser erzielen. Bestehen Bedenken, kann man abgekochtes Wasser verwenden. Je nach der Lokalisation und der Beweglichkeit der Patienten können feuchte Umschläge dadurch ersetzt werden, daß der Patient mit einer Handbrause die erkrankten Flächen mehrfach täglich einige Minuten lang abspült und so den gewünschten Kühleffekt erzielt.

Umschläge sollen mit Baumwollappen oder einem ähnlichen Material gemacht werden, das nicht so leicht an der Hautoberfläche klebt. Die in Flüssigkeit eingetauchten Stofflappen werden 10 bis 20 Min. auf der Hautoberfläche belassen und dann erneuert, und zwar dadurch, daß der Lappen in der Flüssigkeit gut ausgespült oder bei infizierter Hautoberfläche frische Lösungen und ein frischer Lappen verwendet werden, um die Hautoberfläche bei jeder Erneuerung von Zelldetritus, Serum, Krusten und Mikroben zu reinigen. Es empfiehlt sich daher nicht, die Verbände liegenzulassen und von außen, etwa mit Hilfe einer Injektionsspritze, immer wieder Feuchtigkeit zuzuführen.

Es ist besser, die Therapie mit Umschlägen auf mehrfach täglich 1–2 Std. zu beschränken, als unvorschriftsmäßig durchzuführen.

Der psychologische Effekt von Umschlägen ist unverkennbar: der Patient sieht, daß er selbst etwas tun kann und ständig etwas geschieht.

2.2. Grundlagen von Externa

Ist aber der Patient nicht in der Lage, die Umschläge selbst zu machen, so ist zu prüfen, ob der Pflegeaufwand im Verhältnis zum Erfolg steht.

Die Wirkung von Zusätzen bei Umschlägen ist umstritten. Sehr beliebt sind Umschläge mit Kamillentee. Überempfindlichkeiten werden im Gegensatz zu Kamillenextrakten fast nicht beobachtet; toxische Wirkungen sind nicht bekannt. Eine andere beliebte Zugabe ist Kaliumpermanganat. In höherer Konzentration verätzt es; bei innerlicher Gabe ist es giftig; beim Stehen bildet sich Braunstein – die Lösung wird wirkungslos. Es empfiehlt sich, den Patienten auf dem Rezept darauf hinzuweisen, daß nur wenige Partikel des Kaliumpermanganates in einer Schüssel Wasser *gelöst* werden sollen (Konzentration etwa 1:10000 oder 1:20000). Ich verordne Lösung von 3–4 Partikeln in einer Schüssel Wasser.

Die Anwendung von Chemotherapeutika, im besonderen von Akridinfarbstoffen (Ethacridinlactat) in feuchten Umschlägen, halte ich für obsolet. Der mögliche Schaden (Sensibilisierung, Auslösung einer allergischen Kontaktreaktion) steht in keinem Verhältnis zum Nutzen. Die Normalisierung der Hautoberfläche ist die beste Mikrobenabwehr.

Indikationen für Umschläge sind akute juckende oder nässende Hautveränderungen.

Heiße Kompressen und Dampfbäder werden zum Erweichen der Haut verordnet. Es genügt dazu, ein Tuch in heißes Wasser zu legen und dann kurzfristig bis zum Abkühlen (etwa 1–2 Min.) liegenzulassen. Dauer der Gesamtbehandlung 10–20 Min. Meistens werden heute Dampfbäder bevorzugt; entsprechende Apparaturen sind käuflich zu erwerben. Die heißen Kompressen (Gesichtspackungen) und die Dampfbäder haben noch eine Indikation bei der Aknebehandlung.

Früher wurden auch Dampfbäder in der Weise durchgeführt, daß der Patient den Kopf über eine Schüssel mit heißem Wasser hielt. Über dem Kopf lag ein entsprechend großes Tuch (Handtuch). Davor sei dringend gewarnt, da es zu Unglücksfällen (Verbrennungen) gekommen ist. Die Dampfkessel sollten fest installiert sein, um Unfälle (Umstürzen) zu vermeiden.

Lösungen sind zur äußeren Behandlung beliebt; es ist jedoch zu erwägen, ob die zugesetzte Wirksubstanz in der vorgegebenen Konzentration und Beschaffenheit sich vollständig löst. Mit Cordes T.E.C. steht eine alkoholische Suspension zur Rezeptur zur Verfügung, in der Isopropanol das Lösungsmittel für verschiedene Wirkstoffe darstellt.

Tinkturen DAB 10 sind Auszüge mit Hilfe von Ethanol verschiedener Konzentration aus pflanzlichen Stoffen. Auch Lösungen von Arzneistoffen in organischen Lösungsmitteln werden so bezeichnet. Tinkturen werden wegen ihrer guten Haftung an der Haut und ihrer einfachen Anwendung gern als Träger von Medikamenten benutzt.

Sprays haben den Vorteil, daß der Patient eine äußere Behandlung schnell und ohne Verschmutzung durchführen kann, etwa auf Reisen oder am Arbeitsplatz. Mit Sprays können vor allem ältere Patienten Stellen erreichen, die ihnen sonst unzugänglich sind.

Bäder sind eine zu wenig genutzte Möglichkeit zur äußeren Behandlung. Manche Substanzen, wie etwa Teerpräparate oder Öle, lassen sich mit Hilfe von Bädern leicht auf die Haut bringen. Es bestehen grundsätzlich zwei Möglichkeiten: 1. Stoffe im Badewasser zu lösen oder zu emulgieren oder 2. diese in einer Ölschicht auf der Wasseroberfläche schwimmen zu lassen. Verläßt der Patient das Bad, so legt sich das Therapeutikum wie ein Film auf die Hautoberfläche, geht dann aber beim Abtrocknen zum großen Teil wieder verloren.

2.2.2. Seifen und Syndets

Der Behandlung mit Bädern eng verwandt ist das Aufbringen von Wirkstoffen in Seifen und Syndets, etwa Shampoos. Besonders zur Behandlung von Kopfschuppen werden schwefel- und teerhaltige Präparate empfohlen. Sinnvoll ist eine solche Therapie aber nur, wenn der Seifen- oder Syndetschaum längere Zeit auf der Haut verweilt oder wenn die Wirksubstanz aus dem Detergens an der Hautoberfläche angelagert wird. Allergien, auch phototoxische bzw. photoallergische Reaktionen, durch Zusätze zu Seifen und Syndets (Salizylanilide) sind heute selten.

2.2.3. Puder

Das Auftragen eines Puders vergrößert die Hautoberfläche, die dann mehr Wärme abgibt; Puder haben also einen Kühleffekt. Manche Puder nehmen Wasser auf und wirken deshalb austrocknend. Die Aufnahmefähigkeit ist je nach Auswahl des Puders beschränkt. Puder können durch Zusatz von Fetten und fettähnlichen Stoffen wie Vaselin, Paraffinöl, Lanolin, Triglyzerid, Cetylalkohol ihre austrocknende und entfettende Wirkung verlieren. Organische Puder können einen Nährboden für Bakterien abgeben und bei zu starker Flüssigkeitsaufnahme zu Kleistern werden.

Puder für Kosmetik und Körperpflege enthalten eine große Zahl von Stoffen wie Talkum, Stärke, Zinkoxid, Kolloidkaolin, Zinkstearat, Kalziumkarbonat, daneben Farbstoffe, Parfüms und Konservierungsmittel. Will man Puder, Schüttelmixturen und Pasten der Hautfarbe anpassen, kann man zwischen 0,5 und 1,5 % Eisenoxid (Ferrum oxydatum purissimum), die Eisenoxid-Stammverreibung gelblich, mittel oder rötlich (NRF S. 10), aber auch Farbstoffe zugeben.

In der Medizin sind Puder heute fast ausschließlich Träger von Chemotherapeutika (Antimykotika, bakterielle Antibiotika). Bei Zusätzen zu Pudern ist zu beachten, daß von Ulzerationen oder durch eine erkrankte Hautoberfläche vermehrt Substanzen in den Organismus aufgenommen werden und hier eine toxische Wirkung entfalten können. So ist im besonderen die Anwendung von Borsäurepuder und dessen Vertrieb vom BGA verboten.

Puder werden mit der Streudose oder einem Wattebausch aufgetragen. Um das Puder in Suspension zu halten, ist der Zusatz von Suspendiermitteln erforderlich. Bei Patienten mit ausgedehnter Blasenbildung oder flächenhaftenden, nässenden Hautveränderungen wird ein Bettuch oder ein mit Metallfolie überzogenes Papierbettuch dick mit Puder bestreut, um das Ankleben der Haut auf der Unterlage möglichst zu vermeiden (Puderbett).

Die wohl am meisten verbreiteten Pudersubstanzen sind Talkum ($Mg_{12}[OH]_8Si_{16}O_{40}$) und Zinkoxid. Talkum ist wasserunlöslich und wird nur schwer von Säuren angegriffen. Beim Reiben fühlt es sich fettig an, ohne Fett zu enthalten. Je nach der Herkunft schwanken seine genaue Zusammensetzung und Teilchengröße. Deshalb wurden von einzelnen Firmen Talkumpräparate unter Firmenbezeichnungen in gleichmäßiger Qualität in den Handel gebracht, z. B. Aktivpuder. Talkum ist ein Silikat. In Wunden eingebracht, wird es nicht resorbiert, vermag aber Silikatgranulome hervorzurufen. Talkum darf daher auch nicht mehr verwandt werden, um die Innenseiten von Operationshandschuhen besser gleitfähig zu machen.

Zinkoxid (Zincum oxidatum) ist zahlreichen Pudern, aber auch Schüttelmixturen und Pasten zugesetzt. Es ist fast wasserunlöslich. Unter dem Einfluß von Säuren bildet es Salze und löst sich auf, aber auch im Wundsekret. Intoxikationen sollen möglich sein. Zinkoxid wirkt in vitro wachstumshemmend auf Dermatophyten. In äußerst seltenen Fällen wird eine Überempfindlichkeit gegen Zinkoxid beobachtet.

2.2.4. Schüttelmixturen (Lotiones, Schminken, Trockenpinselung)

Unter Schüttelmixturen versteht man in Lösungsmitteln, vor allem Wasser, suspendierte Puder. Die bekannteste Schüttelmixtur ist Lotio alba aquosa, die Zinkschüttelmixtur (Lotio Zinci NRF 11.22), in der klassischen Form zusammengesetzt aus gleichen Teilen Zinkoxid, Talkum, Glyzerin und Aqua destillata. Zusatz von Alkohol läßt die Schüttelmixtur schneller austrocknen (Lotio alba spirituosa NRF 11.3 mit gleichen Teilen Zinkoxid, Talkum, Glyzerin, Spiritus und Wasser). Von diesen Grundrezepten gibt es zahlreiche Variationen unter

Zusatz von Emulgatoren, Konservierungsmitteln und Gelbildnern anorganischer (z.B. Bentonit, Aerosil) oder organischer Herkunft (z.B. Zellulose-Derivate). Auch hat man die Pudersubstanzen ganz oder teilweise ersetzt, etwa Talkum durch Titandioxid. Die Stabilisierung mit Emulgatoren oder mit anorganischen Gelbildnern verhindert die schnelle Sedimentierung der Fest- und Wirkstoffe und erleichtert das Auftragen.

Beispiele: Emulsions-Zinkoxid-Schüttelmixtur NRF 11.49 oder wäßrige Zinkoxid-Paste FH Z.3: Zinkoxid, Talkum, Propylenglykol aa 15,0 Bentonit Veegum 5,0, Aqua purificata 50,0.

Der Vorteil der Schüttelmixtur gegenüber einem Puder liegt in der besseren Haftung auf der Hautoberfläche; nach Verdunsten der Flüssigkeit bleibt eine gleichmäßige Puderschicht zurück. Diese Puderschicht ist nur begrenzt in der Lage, Wasser aufzunehmen.

Dem flüssigen Puder können Wirksubstanzen zugesetzt werden, vor allem juckreizstillende Mittel, etwa Ichthyol, Tumenol, Teerpräparate, Polidocanol (Thesit, Hydroxypolyäthoxydodecan – Anästhetikum, Antipruriginosum).

Zusatz von bestimmten Substanzen kann die Konsistenz einer Schüttelmixtur verändern. Es muß auch überlegt werden, wieweit Zusätze in Schüttelmixturen wirksam sind. Kortikoide bringt man effektiver zunächst in einer Salbengrundlage auf die Hautoberfläche und trägt dann die Schüttelmixtur auf (Ausnahme: Volon-A-Schüttelmix). Hydrocortison und Prednisolon werden durch Zinkoxid zersetzt.

Bei akuten Kontaktekzemen empfiehlt es sich, Schüttelmixturen, im besonderen in der Form der einfachen Lotio alba aquosa, anzuwenden, da diese von den meisten Patienten vertragen werden. Therapieresistente akute Ekzeme sind in einem erheblichen Prozentsatz durch die Unverträglichkeit äußerlich angewendeter Medikamente oder Körperpflegestoffe bedingt, bei Unterschenkelekzemen bis zu 80%. Schüttelmixturen sollen nicht in behaarten Körperregionen angewandt werden.

2.2.5. Pasten

Pasten sind Mischungen aus Salben und Pudern. Die bekanntesten Pasten sind die Zinkpaste DAB 10 und – von weicherer Konsistenz – Pasta Zinci mollis DAB 10. Zinkpaste enthält: Zinkoxid 25%, Weizenstärke 25%, Vaselinum album 50%. Pasta Zinci mollis besteht aus Zinkoxid 30%, mittelkettigen Triglyzeriden 20% und Wollwachsalkoholsalbe 50%, enthält also Wollwachs. Das Wollwachs kann durch Vaselin ersetzt werden. Eine andere Formel mit einem Wollwachssubstitut ist folgende: Zinkoxid, Weizenstärke aa 25,0, Softisan 649 10,0 Vaselinum album ad 100,0. Oleum Zinci NRF 11.20 dagegen, eine ölige

Suspension, enthält zu gleichen Teilen Zinkoxid und Olivenöl. Durch Reduzierung des Puderanteils oder durch die Auswahl anderer Salbengrundstoffe läßt sich die Konsistenz der Zinkpaste ändern.

Puderförmige Ingredienzien müssen vom Puderanteil, flüssige und salbenartige vom Salbenanteil abgezogen bzw. durch Zusatz anderer Substanzen korrigiert werden.

Pasten sind aus der Mode gekommen; sie werden meist nicht als angenehm empfunden und haben einen negativen Einfluß auf die Wirksamkeit von zahlreichen pharmakologisch hochaktiven und kostspieligen Substanzen. Die Anwendung ist arbeitsaufwendig; behaarte Körperpartien sollen nicht mit Pasten behandelt werden. Eine Paste ist nur dort indiziert, wo eine besonders große Haftfähigkeit auf der Haut gewünscht wird. Zinkpaste wendet man zur wasserdichten Abdeckung an, etwa um Ulcera cruris, aber auch bei der Therapie von Feigwarzen mit Podophyllin.

2.2.6. Hydrogele

Sie sind Zubereitungen meist auf einer Cellulose- oder Polyacrylatbasis, enthalten also keine Fette. Lange Zeit vernachlässigt, kommt man jetzt wieder auf sie zurück.

Beispiele:
Hydroxyethylcellulose-Gel DAB 10 besteht aus
Hydroxyethylcellulose 10 000   2,5
Glycerol 85%   10,0
Wasser   ad 100,0

Carboxymethylcellulose-Gel DAB 10:
Carboxymethylcellulose-Na 600   5,0
Glycerol 85%   10,0
Ger. Wasser   ad 100,0

2.2.7. Salben und Cremes

Salben und Cremes sind streichfähige Zubereitungen, meist komplizierte kolloidchemische Systeme, aus festen und flüssigen Komponenten (= Phasen). Je feinmaschiger das Festkörpergerüst ist, um so stabiler ist die Salbe oder die Creme. Früher kamen vornehmlich Tier- und Pflanzenfette, ferner Vaseline verschiedener Herkunft (auch synthetische) als Grundlage in Frage. Heute stehen Salbengrundlagen zur Verfügung, die aus den Bausteinen von Fetten, deren chemischen Umwandlungsprodukten, synthetischen Bestandteilen oder auch Gemischen bestehen.

2. Äußerliche medikamentöse Therapie

Salbengrundlagen:
- Fette und von diesen abgeleitete Verbindungen, Lipo-Gele, z. B. Schweineschmalz.
- Mineralische Produkte, Kohlenwasserstoff-Gele, z. B. Vaseline.
- Hydrophobe Gele, Oleo-Gele, z. B. hydrophobes Basisgel DAC 86 (Plastibase PL).
- Hydrophile Salben, Gemisch von Polyethylenglykolen (Macrogolen).
- Wasseraufnehmende Salben
  1. W/Ö-Absorptionssalben, z. B. Wollwachsalkoholsalbe,
  2. Ö/W-Absorptionssalben, z. B. Unguentum emulsificans.
- Quasi-W/Ö-Emulsionen, z. B. Unguentum leniens, Kühlsalbe.
- Hydrophobe Cremes (W/Ö-Emulsionen), z. B. Lanolin, Eucerin cum aqua.
- Ambiphile Cremes (Mischemulsionen), z. B. Basiscreme DAC.
- Hydrophile Cremes (Ö/W-Emulsionen), z. B. Ung. emulsif. aquosum, unverträglich mit kationischen Wirk- und Hilfsstoffen: alternativ nichtionische hydrophile Creme DAB 10.

DAC = Deutscher Arzneimittel-Codex.

Manchen Grundlagen läßt sich Wasser in hohem Prozentsatz zusetzen. Durch die Zugabe von Wasser entsteht aus der Salbe zunächst eine Creme, bei hohem Wassergehalt eine Lotion. Cremes lassen sich daher nach der Erscheinungsform klassifizieren (fest – flüssig), aber auch nach dem Fett- bzw. Wassergehalt (Wasser-in-Öl- [W/Ö] oder Öl-in-Wasser-Emulsionen [Ö/W]). In der Körperpflege und in der Kosmetik wird überdies noch nach dem Verwendungszweck unterschieden (Tag-, Nacht-, Reinigungscreme bzw. -lotion oder -milch, Hand-, Gesichts-, Körpercreme).

Mir haben sich bei empfindlichen Patienten folgende Rezepte bewährt:

1. Tagescreme: Lanette N 17,0, Cetiol 3,0, Cetaceum 3,0, Aqua dest. ad 100,0;
2. Nachtcreme: Lanette 12,0, Cetiol 16,0, Paraffinum subliquidum 16,0, Glyzerin 8,0, Aqua dest. ad 100,0.

Beide Cremes sind Ö/W-Emulsionen und müßten nach den Vorschriften des DAB 9 mit 0,1% Sorbinsäure oder mit einem Nipagin-Nipasol-Gemisch (0,1%) konserviert werden.

Emulsionen sind heterogen zusammengesetzt: Mindestens eine unlösliche Substanz (Phase) ist in einer anderen Substanz in Form von kleinsten Tröpfchen verteilt. Diese Verteilung hängt von der Oberflächenspannung der verteilten Substanzen ab. Ist die Oberflächenspannung sehr klein, so bleibt die Emulsion eine lange Zeit stabil; ist

2.2. Grundlagen von Externa

sie groß, so läßt sich die Verteilung nur mittels eines Emulsionsvermittlers, also eines Emulgators, aufrechterhalten.

In der Öl-in-Wasser-Emulsion ist das Öl die disperse Phase, weil es im Wasser verteilt ist. Bei der Wasser-in-Öl-Emulsion ist das Wasser im Öl dispergiert. Je feiner der Zerteilungsgrad der dispersen Phase, um so stabiler ist die Emulsion. Daher hängt die Stabilität einer Emulsion auch von der mechanischen Zubereitung ab.

Die in der medizinischen Rezeptur wohl am meisten verwendeten Grundlagen sind neben Vaselin, Wollwachs, Wollwachsalkohole und Produkte, die davon hergeleitet sind oder die letzten anteilmäßig enthalten, wie die Wollwachsalkoholsalbe (Eucerin).

Wollwachs (Adeps lanae, englisch Lanolin) besteht überwiegend aus dem Talg der Schafe mit 96% Wachs, 3–4% freiem Alkohol, Spuren von freien Fettsäuren und Kohlenwasserstoffen und wird von der Wolle der Schafe gewonnen. Auf der Haut ruft Wollwachs bei Gesunden selten Allergien hervor, da es ein schwaches Allergen ist. Anders ist die Situation, wenn die Oberfläche der Haut defekt ist. *Daher finden sich Wollwachsallergien vornehmlich bei Patienten mit Ulcera cruris venosa.* Allergien gegen Wollwachsester sind häufiger als gegen Wollwachs. Auch werden inzwischen Wollwachssubstitute angeboten, mit denen sich wollwachsfreie und wasserfreie W/Ö-Absorptionssalben oder W/Ö-Cremes herstellen lassen.

Die *Wollwachsalkoholsalbe* DAB 10 (Eucerin anhydricum) besteht aus 6% Wollwachsalkoholen, 93,5% weißer Vaseline und 0,5% Cetylstearylalkohol. Sie läßt sich mit der gleichen Menge Wasser zu der W/Ö-Emulsion, der wasserhaltigen Wollwachsalkoholsalbe DAB 10 (Eucerinum hydrosum, Eucerin cum aqua) verarbeiten. Die maximale Wasseraufnahmefähigkeit von Wollwachsalkoholsalbe beträgt das doppelte des Eigengewichts.

Wollwachsfreie W/Ö-Präparate sind: Unguentum sorbitansesquioleati: Sorbitansesquioleat 10%, Vaselinum album ad 100,0 oder
Cremor Vaselini MB 59: Span 80 2,5%, Vaselinum 47,3%, Aqua dest. 59,9%, Nipagin 0,1%, Nipasol 0,2%.

Vaselin. Es ist ein Gemisch von flüssigen und festen gesättigten Paraffinkohlenwasserstoffen, kann nicht wie tierische oder pflanzliche Fette ranzig werden und bedarf daher keiner Konservierung. Die Konsistenz des Vaselins ist nach der Herkunft (natürlich, halbsynthetisch, synthetisch) unterschiedlich, ist aber nach DAB 10 festgelegt. Vaselin ist wasserabstoßend, kann aber durch den Zusatz von Emulgatoren wasseraufnahmefähig gemacht werden. Durch Zusatz von Paraffin liquidum bis zu 40% kann Vaselin streichfähiger gemacht werden, z. B. Paraffin liquidum 40,0 Vaselinum album ad 100,0 oder Polyethylen MG 21 000 5,0 Paraffin liqu. ad 100,0 (hydrophobes Basisgel DAC 86).

Sehr beliebt, besonders bei Wollwachsunverträglichkeit, ist das **Unguentum emulsificans** DAB 10: Alcohol cetylstearyl. emulsificans 30,0; Paraffinum liquidum 35,0; Vaselinum album ad 100,0.

Diese Grundlage mit 70% Wasser ist das *Unguentum emulsificans aquosum*.

Falls keine Konservierungsmittel zugesetzt sind, muß die Salbe kurzfristig verbraucht werden.

Unguentum leniens DAB 10 besteht aus: Cera flava 7,0; Cetaceum artific. 8,0; Ol. arachid. 60,0; Aqua dest. ad 100,0.

Fast unübersehbar ist die Zahl der Basissalben und Cremes, die von verschiedenen Firmen zugleich mit Rezepturbeispielen angeboten werden. Es empfiehlt sich, diesen Anweisungen zu folgen und nicht ohne spezielle galenische Kenntnisse oder Rat eines Apothekers Mischungen herzustellen. Auch bei diesen vorgeschlagenen Rezepturen ist die Wirksamkeit oft nicht geprüft. Im besonderen ist darauf zu achten, daß Emulsionen kompatibel sind. Weiterhin ist es ratsam, Preisvergleiche anzustellen, ob nicht durch selbstgewählte Rezepturen unnötige Kosten bei zweifelhafter Wirksamkeit entstehen. Sehr stark wasserhaltige Cremes (Feuchtigkeitscremes) können die Haut irritieren, möglicherweise durch Entzug der wasserbindenden Stoffe in der Hornschicht.

2.2.8. Verbände

Ob man Hautveränderungen nach Behandlung verbinden soll oder nicht, ist Ansichtssache des Therapeuten, hängt aber auch von den Umständen ab (Schutz der Kleidung, des Bettes, der Umgebung).

Aus Zeitgründen und aus Gründen der Wirtschaftlichkeit empfiehlt es sich, Baumwollstoffe über die behandelten Hautareale zu legen, falls nicht mit Plastikfolie abgedeckt wird. Schlauch- und Netzverbände ermöglichen es, diese Lappen an Ort und Stelle zu halten, z. B. tg-Schlauchverband und tg-fix-Netzverband, die für unterschiedliche Verwendungszwecke zur Verfügung stehen; tg-fix-Verbände und Surgefix sind erheblich teurer als Schlauchverbände.

2.3. Wirkstoffe

Von den zahlreichen Substanzen, die früher Salbengrundlagen zugesetzt wurden, ist nur bei wenigen die Wirksamkeit im kontrollierten Versuch erwiesen.

2.3. Wirkstoffe

Ein gleichzeitiger Zusatz mehrerer Substanzen führt nicht einfach zu einer Addition der Wirkung der einzelnen Stoffe. Der Effekt kann grundlegend verändert, verstärkt, verlängert oder aufgehoben werden.

Die wichtigsten Zusatzstoffe zu Salbengrundlagen sind solche
- mit Kortikoidwirkung,
- mit chemotherapeutischer Wirkung (antimykotisch, antibakteriell),
- keratolytisch (entschuppend) wirkende Substanzen,
- die Hornschicht hydratisierende Substanzen,
- Mittel gegen Juckreiz,
- Stoffe zur Granulationsförderung von Wunden.

Manche Substanzen lassen sich in mehrere Gruppen einordnen, z. B. wirkt Salizylsäure keratolytisch und antibakteriell.

2.3.1. Substanzen mit Kortikoidwirkung

Die Wirksamkeit hängt ab:

- von der Auswahl des Derivates,
- von der Konzentration,
- von der Trägersubstanz,
- von der Applikationsart.

Die lokal anwendbaren Kortikoide werden in starke und schwache eingeteilt, teilweise unter sehr verschiedenen Gesichtspunkten (Tab. 3). Sogenannte stark wirksame Kortikoide bringen häufig keinen signifikant gesteigerten Erfolg. Die Einteilung in fluorierte Kortikoide = stark wirksam und nichtfluorierte Kortikoide = schwach wirksam, trifft nicht mehr zu. So ist das fluorierte Kortikoid Fluocortin (Vaspit) den schwach wirksamen Kortikoiden zuzurechnen. Es wird im besonderen bei Säuglingen, Kindern, Schwangeren empfohlen. Oft sprechen Patienten auf Kortikoide individuell unterschiedlich an, abhängig vom Wirkstoff, von der Grundlage, von der Konzentration, der Anwendungsfläche und der Anwendungsdauer (s. o.). Die stärker wirksamen Kortikoide, wie Diflucortolon (im besonderen Nerisona forte, Temetex forte), Halcinonid (Halog), Betamethasondipropionat (Diprosone) und vor allem Amcinonid (Amciderm) und Clobetasol (Dermoxin), sollte man nur kurzfristig und nicht bei Schwangeren und Kindern anwenden. Bei manchen Kortikoiden ist die antiproliferative Wirkung zugunsten der entzündungshemmenden zurückgedrängt (veresterte Kortikoide wie Hydrocortisonaceponat). Bei langdauernder großflächiger Anwendung von Kortikoiden stärkerer Wirksamkeit, vor allem unter Plastikfolien, muß man auf systemische Veränderungen achten.

2. Äußerliche medikamentöse Therapie

Tabelle 3 Wirkstärkeneinteilung handelsüblicher Lokalkortikoide, modifiziert nach Niedner aus: Fortschr. Med. 106 (1988) Suppl. 39 (mit freundlicher Erlaubnis des Verfassers und der Fa. Casella-Riedel Pharma GmbH)

Wirkstoff	Konzentration (in %)	Halogenierung F = Fluor Cl = Chlor
Gruppe I: schwach wirksame Kortikoide		
Clobetasonbutyrat	0,05	F + Cl
Dexamethason	0,012–0,1	F
Fluocortinbutylester	0,75	F
Hydrocortison	0,2–2,5	
Prednisolon	0,4	
Gruppe II: mittelstark wirkende Kortikoide		
Alclometasondipropionat	0,05	Cl
Betamethasonbenzoat	0,025	F
Betamethasonvalerat	0,05	F
Clocortolonpivalat +	0,01	
-hexanoat	0,01	F + Cl
Desonid	0,05–0,1	
Desoximetason	0,05	F
Fluocortolonmonohydrat	0,21	F
Fluprednidenacetat	0,05–0,1	F
Hydrocortisonbutyrat	0,1	
Hydrocortisonbutyratpropionat	0,1	
Triamcinolonacetonid	0,0089–0,2	F
Gruppe III: stark wirksame Kortikoide		
Amcinonid	0,1	F
Betamethasondipropionat	0,064	F
Betamethasonvalerat	0,1	F
Desoximetason	0,25	F
Diflorasondiacetat	0,05	F + F
Diflucortolonvalerat	0,1	F + F
Fluocinolonacetonid	0,025	F + F
Fluocinonid	0,05	F + F
Fluocortolon +	0,25	
-hexanoat	0,25	F
Halcinonid	0,1	F + Cl
Hydrocortisonaceponat	0,127	
Prednicarbat	0,25	
Gruppe IV: sehr stark wirksame Kortikoide		
Clobetasolpropionat	0,05	F + Cl
Diflucortolonvalerat	0,3	F + F
Fluocinolonacetonid	0,2	F + F

Als Faustregel für die Auswahl eines Kortikoidpräparates gilt:
1. Bei akuten Prozessen für kurze Zeit Externa mit hochwirksamen Kortikoiden.
2. Bei rezidivierenden chronischen Prozessen wegen der örtlichen unerwünschten Wirkungen Präparate mit schwachwirkenden Kortikoiden z. B. Hydrocortison. Zusatz von Salizylsäure und Harnstoff kann die Wirkung von Kortikoidexterna entscheidend verstärken und stärker wirksamen Kortikoiden angleichen, doch hält die Wirkung nach Absetzen kürzer an. Kontraindiziert sind stark wirksame Kortikoide bei der Behandlung von Veränderungen im Gesicht, im besonderen bei der Rosacea und der rosaceaartigen Dermatitis.

Die Entfettung der Haut oder Vorbehandlung mit einem Penetrationsverbesserer steigert die Wirksamkeit von Kortikoiden. Unter verschiedenen Möglichkeiten hat sich mir folgendes Vorgehen bewährt:

1. Intensive Hautreinigung mit einem Syndet.
2. Einreiben der Haut mit 2%igem Salizylspiritus evtl. mit Zusatz eines Kortikoids (s. u.) vor Auftragen einer Lotion, Creme oder Salbe mit hochwirksamen Kortikoiden (Zweischlagtherapie).
3. Abdecken der behandelten Stellen mit einer Klarsichtfolie, wie sie im Haushalt verwendet wird.

Die Kombination Vorbehandlung mit Triamcinolonacetonid Hautspiritus 0,2% mit Salizylsäure 2% (NRF 11.39) bzw. Volon-A- bzw. Extracorttinktur, Behandlung mit einer Creme oder Salbe mit stark wirksamen Kortikoiden, Abdecken mit Plastik wird als **Dreischlagtherapie** bezeichnet (Triplebehandlung nach Hagermann). Unter dieser Dreischlagtherapie ist mit unerwünschten Wirkungen in erhöhtem Maße zu rechnen, besonders wenn die Therapie über längere Zeit fortgeführt wird. Der Effekt kann noch gesteigert werden, wenn ein Überstand des Kortikoidpräparates auf der Haut belassen und die Plastikfolie durch einen Druckverband (elastische Binde) auf die Haut gepreßt wird. Nach einem Plastik-Okklusionsverband ist die Haut vermehrt strahlendurchlässig und daher auch vermehrt lichtempfindlich. Die Dreischlagtherapie ist eine sehr erfolgreiche, aber auch intensive Behandlungsform, die zeitlich begrenzt bleiben sollte.

Man kann den Versuch machen, Kortikoide lokal in rhythmischem Wechsel mit der kortikoidfreien Grundlage oder mit einem schwächeren Präparat anzuwenden; oft sind die Cremes und Salben in halber Stärke als Miteform oder unter anderem Namen im Handel. Diese *Tandem- oder Intervalltherapie* empfiehlt sich bei Hautveränderungen, die über lange Zeit mit Kortikoiden lokal behandelt werden müssen. Es wird hierbei die Tatsache ausgenützt, daß sich in der Hornschicht ein Reservoir des Kortikoids ansammelt, so daß mit einer gewissen Fortwirkung zu rechnen ist. Dieses Vorgehen ist insbesondere bei Kortikoiden möglich, die nur langsam abgebaut werden, wie etwa Betamethason.

Eine andere Methode, unerwünschte Wirkungen zu verringern, besteht darin, die Kortikoidpräparate nur kurzfristig auf der Haut zu belassen und dann abzuwaschen. Ausreichende Kontrolluntersuchungen liegen aber noch nicht vor.

Als Faustregel kann man davon ausgehen, daß etwa 10% des auf die Haut aufgebrachten Kortikoids resorbiert, damit aber noch nicht notwendig systemisch wirksam werden. Aus der aufgebrachten Menge läßt sich also kalkulieren, mit welcher Kortikoiddosis im Organismus maximal zu rechnen ist. Im Halbseitenversuch kann man prüfen, ob einmaliges tägliches Auftragen den gewünschten Erfolg bewirkt und ob evtl. kortikoidfreie Salben ausreichen.

Neuere Kortikoide, wie Aclomethason-17,21-diproprionat (Delonal) oder Prednicarbat (Dermatop) haben bei hoher antientzündlicher nur geringe lokale und systemische unerwünschte Wirkungen. Fluocortin (Vaspit) wurde bereits erwähnt, ebenso die Tatsache, daß Harnstoffzusatz die Wirkung von Hydrocortison steigert (Hydrodexan).

Umstritten ist, ob höhere Konzentrationen in gleicher Grundlage einen stärkeren therapeutischen Effekt erwarten lassen. Eine Rolle spielt sicher die Zeitdauer, die ein Kortikoid in oder auf der Haut verbleibt und wie rasch es metabolisiert wird. Möglicherweise wird bei einer bestimmten Konzentration ein Maximaleffekt erreicht, der dann nicht mehr überschritten wird.

Länger angewandt, können Kortikoide ihren therapeutischen Effekt einbüßen (Tachyphylaxie). In solchen Fällen empfiehlt sich ein Ausweichen auf kortikoidfreie Präparate. *Zunehmend kommt es zu Allergien gegen lokal angewendete Kortikoide.* Derartige Allergien sind schwer zu erkennen. Der Epikutantest versagt häufig, empfohlen werden Pricktestе, im besonderen auch bei Kortikoidallergien durch Nasensprays.

Als Ersatzstoffe kommen Bufexamac (Parfenac), aber auch andere Stoffe wie Tannin, Harnstoff, Teer, Ichthyol, Tumenol und α-Hydroxycarbonsäuren, im besonderen Milchsäure, oder auch pflanzliche Stoffe in Frage.

2.3.2. Substanzen mit chemotherapeutischer Wirkung

Chemotherapeutika im weiteren Sinne und die Antibiotika im engeren Sinne werden äußerlich angewendet. Die lokale Anwendung von Chemotherapeutika lohnt nur dann, wenn man sicher ist, daß die zu vernichtenden Mikroorganismen entsprechend oberflächlich zu finden sind, also in der Hornschicht und oberen Epidermis liegen, und vom Antibiotikum getroffen werden können, etwa bei einer Impetigo.

2.3. Wirkstoffe

Lokal sollten keine Chemotherapeutika angewendet werden, die bei interner Gabe lebensrettend sind, besonders dann nicht, wenn diese Chemotherapeutika häufig sensibilisieren.

Bei örtlicher Anwendung spielt der Verdünnungsgrad, bis zu welchem ein Chemotherapeutikum noch wirksam ist, ganz im Gegensatz zur internen Anwendung, eine nachgeordnete Rolle. Auf der Haut nämlich lassen sich chemotherapeutisch wirksame Substanzen häufig unverdünnt applizieren.

Jod und Jodersatzpräparate. Trotz sehr breitem Spektrum (Bakterien, Pilze und pilzartige Erreger) bei geringer Resistenz sind einige alte chemotherapeutisch wirksame Substanzen in den Hintergrund gedrängt, so die Jodtinktur (Jodtinktur nach DAB 10: Jod 2,5, Kaliumjodid 2,5, Wasser 28,5, Ethanol 90% ad 100,0). Ein lokal gut verträgliches Jodpräparat ist das Povidon-Jod, ein stabiler chemischer Komplex aus Polyvinylpyrrolidon und elementarem Jod (Betaisodona), oder Polividon-Jod-Lösung NRF 11.16 oder glykolische Jodtinktur FH: Jod 2,0, Natriumjodid 4,0, Propylenglykol 25,0, Aqua dest. ad 100,0. Bei allen äußerlich angewandten Jodpräparaten ist die Aufnahme in den Organismus mit Einfluß auf die Schilddrüsenfunktion und evtl. Auslösung einer thyreotoxischen Krise zu bedenken! Man sollte sie nicht bei Schwangeren und Neugeborenen verordnen!

Jodersatzpräparate sind hier anzuführen, weiter Mittel wie das Vioform (Jod-Chlor-Hydroxychinolin), das verschiedenen Grundlagen zugesetzt werden kann, ferner die Farbstoffe, vor allem Gentianaviolett, Brillantgrün (2%ige wäßrige bzw. alkoholische Lösung) und Farbstoffe in zusammengesetzten Lösungen: Solutio Castellani NRF 11.26 mit Fuchsin, das heute aber meist ohne Wirkungseinbuße weggelassen wird. Solutio Castellani farblos NRF 11.9: Chlorkresol 0,05, Resorzin 5,0, Natriumedetat 0,01, Azeton 2,5, Ethanol 70% 5,0, Wasser ad 50,0. Diese Lösung muß vor Licht geschützt unter 25°C dicht verschlossen gelagert werden; sie ist 6 Monate haltbar.

Nach wie vor sind hervorragende Präparate die:

Arningsche Lösung NRF 11.13: Anthrarobin 1,2, Ammoniumsulfobitol 2,4, Propylenglykol 2,4, Isopropanol 16,0, Ether ad 40,0.

Arningsche Tinktur: Polysorbat 20 14,0, Tumenol-Ammonium 11,5, Anthrarobin 3,0, Ether 28,5, Tinct. benzoes. 43,0 *(abwaschbar)*.

Neomycingruppe. Neomycin ist ein wertvolles Antibiotikum zur lokalen Therapie. Durch unnötige routinemäßige Inkorporation in Externa kam es zu einem hohen Sensibilisierungsgrad in der Bevölkerung, der zu berücksichtigen ist. Zur Neomycingruppe gehören Kanamycin, Paromomycin und Gentamicin. Diese Antibiotika sind vorwiegend oberflächenwirksam und erfassen Bakterien im Proliferationsstadium, vor allem extrazellulär gelegene Keime. Beim Gentamicin aber ist zu überlegen, ob man es lokal anwenden soll, da das Präparat auch innerlich bedeutsam ist; Sensibilisierungen nehmen zu.

Weitere Substanzen. Relativ selten sensibilisieren bei lokaler Anwendung Tetracycline und extrem selten Erythromycin. Die Sensibilisierungsrate bei lokaler Anwendung von Sulfonamiden ist je nach Substanz unterschiedlich. Andere nur lokal anwendbare Antibiotika wie Bacitracin, Mupirocin (Eismycin), Tyrothricin haben sich aus verschiedenen Gründen nicht durchgesetzt oder hatten eine zu hohe Sensibilisierungsrate (Kanamycin). Metronidazol wird auch äußerlich, z. B. bei der Rosacea, verwandt (S. 385 f.).

2.3.3. Schäl- und Desinfektionsmittel

Die *Salizylsäure* ist:
- ein Desinfektionsmittel,
- in hoher Konzentration ein Ätzmittel,
- in niedriger Konzentration ein Schälmittel, d. h. sie erweicht Keratin und löst Krusten ab,
- unter bestimmten Bedingungen, z. B. in Dithranolsalben (s. Psoriasis), ein wichtiges Antioxydans.

Salizylsäure ist in Wasser nur bis zu 0,17%, in Glyzerin zu 1%, in Rizinusöl bis zu 10%, in Salben nur sehr begrenzt löslich mit Ausnahme von Polyethylenglykolsalbe DAB 8.

Salizylsäure soll die Wirksamkeit mancher Therapeutika steigern (Kortikoide), doch ist diese Annahme umstritten.

In geringer Konzentration (unter 2%) wird die Wirkung der Salizylsäure als keratoplastisch bezeichnet. Möglicherweise wird bei diesen geringen Konzentrationen durch Schädigung der Epidermiszellen eine Epidermisproliferation mit verstärkter Hornbildung ausgelöst.

Bei dem Auftragen auf größere Flächen oder in hoher Konzentration ist besonders bei Kindern zu berücksichtigen, daß die Salizylsäure in den Organismus aufgenommen wird und hier eine toxische Wirkung entfalten kann. Todesfälle sind beschrieben worden. Bei hochkonzentrierter oder entsprechend flächenhafter Anwendung von salizylsäurehaltigen Salben ist der Urin regelmäßig zu prüfen, um Nierenschädigungen auszuschließen. Durch Harnstoff- und Milchsäurepräparate läßt sich der Zusatz von Salizylsäure zu Salben weitgehend umgehen.

Resorzin ist ähnlich wie die Salizylsäure ein Desinfektions-, Schäl- und Ätzmittel. Gegen Resorzin treten aber nicht selten Überempfindlichkeiten auf. Es verfärbt die Haare und die Wäsche; Vergiftungen sind möglich. In der Therapie der Akne und in Solutio Castellani wird es noch verwandt. Ein Abkömmling des Resorzins ist Tioxolon (in Stepinpräparaten).

2.3. Wirkstoffe

Borsäure ist wegen schwerer, sogar tödlicher Vergiftungen, besonders bei Kindern, verboten (s. S. 21). In der ursprünglichen Rezeptur von Solutio Castellani DRF war Borsäure enthalten, nicht mehr in den neuen NRF-Formeln (s. S. 31).

Schwefel soll bei Berührung mit Eiweißkörpern Schwefelwasserstoff entwickeln und desinfizieren, in höherer Konzentration schälen. Auch soll er einen Einfluß auf die Talgsekretion haben. Schwefel wird als Sulfur praecipitatum und kolloidaler Schwefel verordnet. Präzipitierter Schwefel ist nicht wasserlöslich.

Quecksilber-Überempfindlichkeiten waren häufig, obwohl Quecksilber äußerlich selten angewendet wird, so wegen seiner Bleichwirkung als Quecksilberpräzipitatsalbe DAB 9 (Unguentum praecipitatum album) 10%. Bei Behandlung größerer Flächen oder Anwendung über lange Zeit ist mit einer so großen Hg-Aufnahme in den Organismus zu rechnen, daß toxische Werte erreicht werden. In Haarwaschmitteln sollen Hg-haltige Substanzen enthalten sein. Die Therapie mit Schwermetallen wie Quecksilber ist heute weitgehend verlassen.

Silbersalze werden immer noch als Argentum-nitricum-Lösung und als Höllenstein zur Ätzung und Desinfektion an umschriebenen Stellen verwandt. Bei jahrelanger übermäßiger Anwendung besteht die Gefahr der Argyrie und Argyrose. Insgesamt betrachte ich die Silberpräparate als überholt. Auch die Silberfolie hat im Kontrollversuch enttäuscht.

Wismutverbindungen (Bismutum subnitricum, Bismutum tribromphenylicum, Bismutum subgallicum [Handelsname: Dermatol], Bibrocathol [Handelsname: Noviform]) werden gelegentlich noch verwandt. Die Wirksamkeit des Wismut wird mit seiner Fähigkeit erklärt, Eiweiß zu fällen und so desinfizierend zu wirken.

Harnstoff. Seit mehr als einem Jahrzehnt gewinnt der Harnstoff wieder zunehmend Bedeutung, vor allem bei der Therapie von Verhornungsstörungen, als Zusatz zu Kortikoidsalben und auch zum Dithranol. Man schreibt dem Harnstoff eine proteolytische, keratolytische, penetrationsfördernde und wasserbindende Eigenschaft zu. Auch soll es unter der Anwendung von Harnstoff zu einer Epidermisverdünnung kommen. Harnstoff soll den Juckreiz stillen, ruft aber bei manchen Patienten auch Juckreiz und Brennen hervor. In hohen Konzentrationen ist der Harnstoff so stark keratolytisch, daß er auch zur Auflösung von Nägeln verwandt wird. Harnstoff wird auch als Ersatz für die Salizylsäure in der äußeren Therapie empfohlen, da keine systemischen Wirkungen bei Aufnahme in den Organismus zu erwarten sind (S. 32).

α-*Hydroxycarbonsäuren* und verwandte Säuren werden wieder besonders von E. J. van Scott zur externen Therapie empfohlen. Dazu gehören Glykolsäure (Hydroxyessigsäure, Acidum glycolicum), die

Milchsäure, die Apfelsäure, die Zitronensäure, die Mandelsäure und die Weinsäure. Je nach Konzentration üben diese Säuren eine unterschiedliche Wirkung auf die Oberhaut aus. Bei schwächerer Konzentration werden die unteren Lagen des Stratum corneums gelöst. Milchsäure wird daher seit langem zur Behandlung der Ichthyose verwandt. In höheren Konzentrationen lösen die α-Hydroxycarbonsäuren die Hornschicht auf und schädigen die tiefer gelegene Epidermis. Sie sind dann wie Ätzmittel mit Vorsicht zu handhaben. Demzufolge sind die therapeutischen Anwendungsmöglichkeiten der α-Hydroxycarbonsäuren groß, von einer Auflockerung und Hydratation der Hornschicht bis zur Verätzung, etwa bei Viruswarzen. Van Scott schreibt den α-Hydroxycarbonsäuren – in entsprechender Kombination und Konzentration angewandt – Wirkungen zu, die denen moderner sehr viel teurerer Arzneien wie etwa den Retinoiden entsprechen. Milchsäure und Zitronensäure sind in geringer Konzentration zahlreichen Externa zugesetzt, z. B. um den „Säuremantel" der Haut zu erhalten und wiederherzustellen.

2.3.4. Teere

Teere werden gewonnen aus

- Laub- und Nadelhölzern (sauer),
- Steinkohle (z.T. alkalisch).

Zwischen den Schwefel- und Teerpräparaten stehen Produkte gewonnen aus bituminösem Schiefer *(Ichthyol, Tumenol)*. Sie werden noch häufig verwendet. Ihre Wirkung ist bis heute nicht befriedigend erklärt.

Teere wirken juckreizstillend und – dank ihres Gehaltes an Phenolkörpern – vielleicht auch desinfizierend. Teere aus Steinkohle machen sonnenstrahlenempfindlich, eine Eigenschaft, die bei der Psoriasis ausgenutzt wurde (Gockerman-Behandlung, inzwischen umstritten). Der bekannteste farblose Teer ist wohl Liquor carbonis detergens, ein Extrakt aus Steinkohlenteer mit Seifenrinden-Tinktur (Quillaja). Ein anderes Präparat ist Anthrasol (gereinigter Wacholderteer, Hermal). Teere sind keine gleichartigen, fest definierten Produkte, im besonderen Steinkohlenteere sind je nach ihrer Bezugsquelle, aber selbst bei gleicher Herkunft zu unterschiedlichen Zeitpunkten verschieden und bestehen aus sehr vielen z.T. noch nicht definierten Einzelkomponenten. Zusatz von Steinkohlenteer zu Dithranolsalben setzt deren hautreizende Wirkung herab, ohne die Wirkung zu mindern.

Nachteile der Teerbehandlung sind Geruch und Farbe, ferner das häufige Auftreten von folikulären Pusteln (Teerakne). Gereinigter Teer ist farblos, aber es bleibt der Geruch. Es kann unter Teereinwirkung zu Vergiftungen (Karbolharn, Nephritis, Lähmungen) kommen, wenn größere Flächen behandelt werden. Auf die mögliche Strahlensensibilisierung ist der Patient aufmerksam zu machen, wenn die behandelten Bezirke sonnenstrahlenexponiert sind.

Bei Langzeittherapie mit Teer und UV-Bestrahlung bei Psoriatikern fand man eine erhöhte Rate von Hautkarzinomen. Im Vergleich zu der sehr verbreiteten Anwendung von Steinkohlenteer beim Menschen ist die Karzinomrate jedoch sehr gering.

2.3.5. Dithranol (Cignolin)

Siehe Psoriasis, S. 113.

2.3.6. Granulationsfördernde Mittel

Hypertonische Lösungen und Puder fördern die Wundheilung. Im Gegensatz zur Salbenbehandlung ist die Wundbehandlung mit Pudern oft schmerzhaft und wird deshalb vom Patienten abgelehnt.

Auch heute noch wird Perubalsam dort mit Erfolg zur Förderung der epithelialen Proliferation angewendet, wo keine Sensibilisierung vorliegt. Ein Ausweichpräparat ist Granugenol, besonders in Form der Granugenpaste. Farbstoffe wie Methylenblau, Fuchsin und Gentianaviolett sollen die Wundheilung verzögern.

2.3.7. Zytostatika

Die lokale Anwendung von Zytostatika spielt bei den Präkanzerosen, superfiziellen Basaliomen und beider Mycosis fungoides eine Rolle (s. dort).

2.4. Rezeptur von Externa

Das Verordnen von Salben verlangt Erfahrung, wieviel für die Behandlung eines bestimmten Areals erforderlich ist. Die erforderliche Menge hängt von der Konsistenz, oft aber auch von der Eigenart des Patienten ab (unerwünschte Wirkungen durch übertriebene Anwendung). Schwierigkeiten bereitet dem Anfänger das Verordnen zusammengesetzter Externa in kleinen Mengen, etwa in 30 Gramm (Prozentzahl durch 10, dann mal 3; bei 3% also 3 g in 100 g, 0,3 g in 10 g, 0,3 mal 3, also 0,9 in 30 g). Die Mengenangaben und die Bezeichnung der Substanz müssen klar sein: Besser als ein schöner lateinischer Name im Genitiv ist eine richtige chemische Bezeichnung.

Vom Apotheker zusammengesetzte Externa müssen nach den Vorschriften des DAB 10 konserviert werden, sofern es sich um Ö/W-Emulsionen oder Hydrogele handelt. Das DAB 10 schreibt 0,1% Sorbinsäure, in Ausnahmefällen 0,1% bzw. 0,14% Parabene in Ö/W-Cremes vor. Bei Hydrogelen wird eine Mischung von 0,1% Sorbinsäure und 0,1% Kaliumsorbat angewendet. Liegt bei einem Patienten eine Überempfindlichkeit gegen eines der genannten Konservierungsmittel vor, sollte sich der Arzt mit dem Apotheker in Verbindung setzen oder auf 10% Propylenglykol zurückgreifen. Da auch gegen Propylenglykol Allergien keine Seltenheiten sind, müssen in diesen Extremfällen kleinste Salbenmengen verordnet werden, die wiederum in sterile Tuben abzufüllen sind. Ich helfe mir mit Zubereitungen, die keiner Konservierung bedürfen, wie Mischungen zwischen Paraffinum liquidum und Vaselinum album (s. S. 25).

Externa sollten häufiger erneuert werden; im besonderen Ö/W-Emulsionen oder Hydrogele werden mit Mikroben und Schimmelpilzen kontaminiert, wenn sie offen stehen oder Patient bzw. Pflegepersonal mit der Hand oder einem Instrument vom Topf auf die Haut einreiben und wieder in den Topf zurückfahren (Familiensalben!).

3. Operative Therapie

Die operative Dermatotherapie gehört zur Weiterbildung. Hinweise auf operative Verfahren finden sich in den einzelnen Kapiteln dieses Buches. Auf spezielle Techniken, darunter die in der Dermatologie notwendigen Hautplastiken, kann hier nicht eingegangen werden (s. die speziellen Lehrbücher). Immer sollen die Schnitte entsprechend den Hauptspaltlinien geführt werden. Kreisförmige Exzision läßt im Zweifelsfall deren Verlauf erkennen; die Exzisionswunde kann dann entsprechend verlängert werden. Neue Möglichkeiten ergeben sich durch die Hautdehnung mit einem Expander (Expandertechnik).

Das Instrumentarium sollte in sterilen verschließbaren Glas- oder Metallschalen aufbewahrt werden. Besonders bewährt haben sich sog. Operationssets, die für die jeweiligen Eingriffe zusammengestellt sind. In der Praxis verwendet man am besten steril verpackte Einmalinstrumente, im besonderen Skalpelle, Stanzen (2–8 mm, Fa. Stiefel, Offenbach), Kanülen und Injektionsspritzen.

3.1. Anästhesie (lokale)

Anästhesien müssen verschieden stark sein, etwa bei einem Eingriff mit dem Kauter gründlicher als bei anderen operativen Maßnahmen (z. B. Curettage). Bei manchen Eingriffen ist die Anästhesie schmerzhafter als der Eingriff selbst, wenn er geschickt vorgenommen wird. Die Anästhetika sollten körperwarm injiziert werden, weil weniger schmerzhaft. Einmalnadeln sind üblicherweise schärfer als mehrfach verwandte Kanülen. So wenig wie möglich Anästhetikum, jedoch ausreichend zur völligen Anästhesie und etwas Geduld nach der Infiltration! Bei ängstlichen Kranken kann die Gabe eines Tranquilizers (z. B. Diazepam 5–10 mg) hilfreich sein, bei Tabletten 60 Min., bei Injektion 30 Min. vor dem Eingriff. Bei sehr geringfügigen Eingriffen genügt manchmal das Setzen einer Quaddel mit physiologischer NaCl. In besonderen Fällen kann man durch lokale Applikation von Analgetika, vor allem bei Kindern, eine Anästhesie erzielen, wenn das Analgetikum mit einem Okklusionsverband bedeckt wird. Ein solches Präparat ist EMLA-Creme, die unter der selbstklebenden Folie Tegaderm appliziert wird. Nachteilig ist die lange Dauer bis zum Eintreten der Anästhesie (30–90 Minuten), auch sind nur die alleroberflächlichsten Schichten der Haut anästhesiert. Ein Einstich wird fühlbar, sobald er in die tiefere Dermis gelangt.

3.1.1. Hinweise zur Lokalanästhesie

1. Kontraindikationen für die einzelnen Anästhesieformen beachten!
2. Prämedikation, wo nötig, nicht vergessen!
3. Dosierung und Konzentration so niedrig wie möglich wählen!
4. Nicht in infizierte Bezirke injizieren!
5. Richtige Kanülenlänge!
6. Langsam unter mehrmaliger Aspiration in zwei Ebenen injizieren (Drehung der Kanüle um 180 Grad)!
7. Bei größeren Mengen Anästhesiemittel Blutdruck kontrollieren!

Adrenalinhaltige Lösungen von Lokalanästhetika dürfen keinesfalls intravenös injiziert werden.

Ein Adrenalinzusatz ist kontraindiziert bei:

1. Anästhesien in Endstromgebieten, insbesondere bei Eingriffen an Finger, Zehe, Penis und Nasenspitze,
2. Glaukom (mit geschlossenem Kammerwinkel),
3. paroxysmaler Tachykardie, hochfrequenter absoluter Arrhythmie.

Auf adrenalinhaltige Lösungen sollte man möglichst verzichten bei Patienten in hohem Alter, Arteriosklerose, Hypertonie und Diabetes mellitus. Im Rahmen der Lokalanästhesie sollen bei einmaliger Applikation nicht mehr als 0,25 mg Adrenalin oder Noradrenalin verabreicht werden. Diese Adrenalindosis wird mit 50 ml Mepivacain oder Articain + Adrenalin 1:200000 erreicht. Sollen mehr als 50 ml Mepivacain 0,5% mit Adrenalin 1:200000 injiziert werden, empfiehlt sich das Mischen mit der adrenalinfreien Lösung. Verdünnen von Mepivacain mit steriler physiologischer Kochsalzlösung oder Ringerlösung auf 0,25% ist möglich. Die Höchstdosen müssen natürlich auch dann beachtet werden.

Prämedikation: Ca. 30–60 Min. vor der Lokalanästhesie empfiehlt sich die Gabe eines Analgetikums und ca. 15 Min. vor der Lokalanästhesie 0,5 mg Atropin beim Erwachsenen.

Bei unerwünschten Wirkungen bei der Lokalanästhesie empfiehlt sich unabhängig vom injizierten Präparat wie folgt vorzugehen:

1. Bei allen Zwischenfällen muß sofort für ausreichende Sauerstoffzufuhr gesorgt werden, evtl. durch Intubation. Viele Intoxikationen können auf diese Weise schon im Entstehen beherrscht werden.

Eine sorgfältige Blutdruckkontrolle ist unerläßlich. Die Beatmung darf noch nicht beim Verschwinden der Symptome, sondern erst dann abgesetzt werden, wenn die Blutdruckwerte zur Norm zurückgekehrt sind.
2. Krämpfe werden mit kleinen Dosen eines ultrakurzwirkenden Barbiturates, z. B. Trapanal 25–50 mg i.v. bzw. 2–5 mg Diazepam, behandelt. (Evtl. auch Curarisierung bei gleichzeitiger künstlicher Beatmung.)
3. Keine zentralen Analeptika verabreichen; sie sind bei Intoxikationen durch Lokalanästhetika kontraindiziert.
4. Ein Blutdruckabfall soll mit einem Vasokonstriktor oder z. B. mit Alupent (0,1–0,2 mg i.v. oder i.v. Tropfinfusion von 1 mg Isoprenalin/200 ml Glukoselösung mit 10–20 Tropfen/Min.) oder Akrinor in eine zentrale Vene bekämpft werden.
5. Bei Atemstillstand – neben Sauerstoffzufuhr – künstliche Beatmung.

Bei schwereren Zwischenfällen ist es ratsam, *sofort* zur Behandlung des Patienten einen Arzt für Notfallmedizin zuzuziehen.

3.1.2. Mepivacain (Meaverin, Scandicain), Articain (Ultracain), Lidocain

Für die Lokalanästhesie empfehlen wir Mepivacain (Scandicain, Meaverin) oder Carticain (Ultracain). Den Flaschen ist Konservierungsmittel zugesetzt, Mepivacainhydrochlorid Methyl-4-Hydroxybenzoat (Paraben), nicht den Ampullen! Die Höchstdosen und die richtige Konzentration sollten den Prospekten entnommen werden.

Articain ist ebenfalls ein Lokalanästhetikum vom Amidtyp, das zur Thiophenreihe gehört. In allen Anwendungstechniken der Infiltrations- und der Regionalanästhesie zeichnet es sich durch eine *rasch* einsetzende, zuverlässige Wirkung und einen auffallend starken analgetischen Effekt aus. Bei den Lösungen ohne Adrenalin beträgt die Wirkungsdauer 60–255 Min., bei Lösungen mit Adrenalin (Suprarenin) 120–420 Min.

Eine Alternative zum Adrenalin stellt der Zusatz von Ornipressin (POR 8 Sandoz) dar. Jeweils frisch vor Gebrauch wird 1 IE pro 10 ml Anästhetikum zugesetzt. Die Vasokonstriktion ist aber erst nach etwa 10 Min. erreicht. Eine Blutstillung bei Sickerblutungen läßt sich durch Instillation von 5–10 IE pro 20 ml physiologische Kochsalzlösung oder durch Betupfen mit der evtl. unverdünnten Lösung erreichen.

Lidocain und seine Abkömmlinge, aber auch Meaverin, können bei Epileptikern Anfälle auslösen.

3.1.3. Besondere Formen der Lokalanästhesie

Anästhesie nach Oberst an Finger oder Zehe: Mepivacain oder Articain 1% oder 2% **ohne** Suprarenin (Adrenalin) 2–4 ml. Andere für den Dermatologen wichtige Nervenblockaden sind z. B. die des N. tibialis und des N. suralis im dorsalen Knöchelbereich. So gelingt es, die Fußsohle zu anästhesieren (s. z. B. Löfström: Atlas der Lokalanästhesie, hrsg. von E. Eriksson. Springer, Berlin 1980, S. 50).

Zur Infiltrationsanästhesie sollte in der Regel nur die 0,5%ige Lösung von Mepivacain angewandt werden.

Eine quaddelartige Infiltration der obersten Hautschichten führt zu einer sehr schnellen Anästhesie der infiltrierten, aber langsamer auch der tieferen Hautschichten. Das Setzen einer bloßen Quaddel ist in diesem Sinn nicht als Infiltrationsanästhesie zu verstehen. Bei extrem geringen Mengen von unter 1 ml kann durchaus eine höherprozentige Mepivacainlösung oder Articain vertretbar sein (sehr rasche, gute Anästhesie).

3.2. Einübung chirurgischer Techniken

Zum Erlernen oder Erproben eignet sich die Haut einer – natürlich ungekochten – Schweinehaxe. An dieser läßt sich auch das Schneiden und Koagulieren mit einem Kauter oder Laser üben.

3.3. Operative Verfahren

3.3.1. Probeexzision

Die Probeexzision spielt in der Dermatologie eine besondere Rolle, da sie an der Haut leicht vorgenommen und das entnommene Material an einen auf diesem Gebiet erfahrenen Untersucher geschickt werden kann. **Keine andere Untersuchungsmethode bietet bisher so aufschlußreiche Informationen, eine so sichere Dokumentation und garantiert einen so guten Beleg.** Zum Nachweis von Mikroorganismen ist die histologische Untersuchung aber weit weniger geeignet als andere Verfahren der Bakteriologie und Mykologie.

Bei der Exzision sind zwei grundsätzliche Absichten zu trennen:

1. Die Diagnose ist unklar; der Untersucher des Gewebes soll die Diagnose stellen. Hier ist eine möglichst typische Effloreszenz im frischen, wenn möglich noch dazu im älteren Stadium zu exzidieren. Kann das Material bei der Exzision nicht ganz entnommen werden, so

ist ein keilförmiger Ausschnitt vom Gesunden über den Rand der Effloreszenz in das Zentrum zu exzidieren.

2. Die Diagnose ist klar, es treten aber ungewöhnliche atypische Effloreszenzen auf, deren Feinstruktur untersucht werden muß. Nur hier sind derartige uncharakteristische Veränderungen zu exzidieren.

Es empfiehlt sich auch, dem Untersucher eine möglichst prägnante Beschreibung des Krankheitsbildes und die differentialdiagnostischen Möglichkeiten mitzuteilen.

Das Gewebe ist sorgfältig zu behandeln. Es wird mit der Unterseite auf Filtrierpapier aufgesetzt oder durch die Mitte mit einem scharfen Skalpell unterteilt und die entstandenen Flächen auf das Filtrierpapier aufgeklebt. Mit Bleistift können Name und Skizze des Vorgehens auf dem Filtrierpapier fixiert werden. Auf diese Weise gelingt es dem histologischen Untersucher, aus dem eingesandten Material einen repräsentativen Schnitt zu gewinnen. Markierung der Ränder ermöglicht später dem histologischen Untersucher und dem Kliniker, sich über die Lage einzelner Tumoranteile in der Haut zu orientieren. **Eine einfache Markierung ist Pinselung eines Randteils mit Argentumnitricum-Lösung.**

Im allgemeinen wird das exzidierte Hautstück in ca. 5%iges Formaldehyd gelegt. Manche Untersuchungsverfahren machen jedoch eine spezielle Fixierung notwendig oder müssen auch am unfixierten Präparat durchgeführt werden. Werden also Spezialmethoden vom Untersucher erwartet, muß vorher mit diesem Kontakt aufgenommen werden.

Mit Hilfe eines Kryostaten lassen sich leicht hochwertige Schnellschnitte gewinnen (Ausschluß bösartiger Tumoren, Differentialdiagnose des TEN [S. 209], Früherkennung der Fasciitis necroticans).

3.3.2. Hautstanzen

In der Praxis besteht die Möglichkeit, durch eine Stanze (Keyes) mit einem Durchmesser von etwa 2–8 mm Gewebe zu entnehmen. Das Gewebe wird senkrecht zum Verlauf der Hautspaltlinien auseinandergezogen, ehe gestanzt wird. Dadurch entsteht eine ovale Wunde, die sich gegebenenfalls leicht durch einen Faden verschließen läßt und eine günstigere Narbe ergibt. Die Stanze schont meist das Gewebe, gibt aber keinen Überblick über die Entwicklung einer Effloreszenz vom gesunden Gewebe her bis zum kranken Zentrum.

3.3.3. Kürettage

In vielen Fällen läßt sich statt einer anderen Behandlung eine Kürettage durchführen. Dies gilt im besonderen bei aktinischen Keratosen, seborrhoischen Warzen, Mollusca contagiosa, oberflächlichen Basaliomen. Nach Anästhesie, bei sehr oberflächlichen Gebilden durch Vereisen, wird das Gewebe kürettiert. Der Wundgrund wird bei ernsteren Veränderungen, z. B. Basaliomen, nach Injektionsanästhesie mit dem Kauter verkocht und nochmals nachkürettiert, der Wundgrund dann wieder verkocht. Mit diesem bewährten Verfahren lassen sich gute Erfolge vor allem bei oberflächlichen und kleineren Basaliomen erzielen. Die Anwendung des Kauters bedingt allerdings eine längere Heilungsphase und führt u. U. zu Narbenhypertrophien, so daß man bei oberflächlichen Basaliomen nur kürettiert und nicht verkocht. Das Verfahren verbietet sich bei solchen Tumoren, bei denen eine Neigung zur Metastasenbildung und ein Wachstum in die Tiefe angenommen werden muß. Kürettierte Tumoren sollten in festen Abständen kontrolliert werden, wenn mit einem Weiterwachsen zu rechnen ist, besonders bei Basaliomen.

Im Augenbereich ist selbst bei Kürettage mit einem Ödem und einem Hämatom, auch auf der anderen Augenseite, zu rechnen. Man tut gut, den Patienten vor der Operation darauf aufmerksam zu machen.

Maurice u. Mitarb. fanden keine Bakteriämie nach Kürettagen. Doch ist bei bakterieller Endokarditis, Ersatz von Herzklappen, Gelenkersatz besonders dann Vorsicht geboten, wenn Hinweise auf eine Immunschwäche (Diabetes, Alkohol, Nierenschäden, medikamentöse Immuntherapie usw.) bestehen.

3.3.4. Kaltkaustik

Vor elektrochirurgischen Maßnahmen ist darauf zu achten, daß der Patient keinen Schrittmacher trägt. Bei Patienten mit Schrittmacher sollte die Elektrochirurgie nur dann angewandt werden, wenn sie unvermeidbar ist, und dann nur nach Rücksprache mit einem Kardiologen.

Vor der Behandlung ist der Patient zu erden, da nur dann das Gerät seine volle Wirkung entfaltet. Er muß sich auf einer isolierenden Unterlage befinden, damit ein Kontakt mit elektrizitätsableitenden Materialien, vor allem Metallen, vermieden wird. Es kann sonst zur Verbrennung an den Berührungspunkten kommen. Entflammbare Stoffe, im besonderen Explosivstoffe (Chlorethyl), sind zu entfernen bzw. dürfen nicht verwandt werden. Der Operateur sollte Handschuhe

tragen, um nicht die Wirkung des Gerätes zu beeinträchtigen. **Kauternarben neigen zur Narbenhypertrophie und Keloidbildung.**
Mit dem Kauter entferntes Gewebe eignet sich schlecht für die feingewebliche Untersuchung, da es erhebliche Artefakte aufweist.

3.3.5. Dermabrasion

3.3.5.1. Manuelles Schleifen

Zum Abschleifen der Haut sind die verschiedensten Mittel empfohlen worden, darunter Handschuhe und Bürsten aus entsprechend rauhem Material, Sandpapier, z. B. mit Aluminiumoxidkörnern verschiedener Grobheit, Reibeisen aus Metall und Plastik, Bimsstein, Kochsalz, Sand und auch ein Gewebe aus Polyester (Polyester fiber webs – Buf-Puf, Riker Laboratories, Inc., einer Tochterfirma von 3M), mit dem sich geringe Hyperkeratosen beseitigen lassen.

3.3.5.2. Hochtouriges Schleifen (Dermabrasion im engeren Sinne)

Dieses Vorgehen ist ein operativer Eingriff mit entsprechenden Risiken, das nicht mit den vorgenannten Verfahren verwechselt werden darf.

Die örtliche Beschaffenheit der Haut begrenzt und die jeweilige Veränderung bestimmt die Schlifftiefe. Diese beiden Fakten schränken die Anwendung des hochtourigen Schleifens ein. Im Gesichtsbereich sind die Erfolge günstig wegen der zahlreichen Hautanhangsgebilde. Von diesen her wird die Epidermis regeneriert. An anderen Körperstellen führt das Schleifverfahren oft zu unschönen Narben. Abgeschliffene Haut neigt zu Pigmentverschiebungen. Deshalb sollten ausgedehnte Hautbezirke in einer strahlenarmen Jahreszeit, im besonderen im Herbst, geschliffen werden. Die Haut ist anschließend durch ein Sonnenschutzpräparat mit möglichst breitem Spektrum zu schützen.

Der Dermabrasion aus ästhetischen Gründen soll ein Probeschliff von ca. 4 cm^2 Größe vorausgehen. Nach 3 Monaten erhalten Patient und Arzt einen Eindruck, was das Schleifverfahren leisten wird und was es für den Patienten bedeutet.

Man anästhesiert durch Injektion oder schleift in Vollnarkose. Kleine Flächen werden vereist. In den USA werden Schleifungen des gesamten Gesichtes nur unter Vereisung durchgeführt; die Schlifftiefe jedoch bleibt geringer, außerdem ist der Operateur zur Eile gedrängt. Die Resultate sind daher oft unbefriedigend.

Die Dermabrasion wird mit hochtourig rotierenden Fräsköpfen, die sterilisierbar sind, durchgeführt. Das Handstück ist jedoch unsteril. Es wird entweder durch eine sterile Manschette oder durch ein steriles Tuch bzw. einem sterilen Schlauch abgedeckt. Der Fräskopf muß gekühlt werden. Die Unterlage wird beim Schleifen straff gespannt und tangential abgeschliffen. Schleifrillen muß man vermeiden. Die tangentiale Haltung des Schleifsteins oder der Fräse zur zu fräsenden Haut und die sorgfältige Kontrolle der Haut- und Fräsentemperatur sind die wichtigsten Voraussetzungen für das Gelingen der Dermabrasion. Keloide sind möglicherweise Verbrennungskeloide! Die Blutung wird mit Mullkompressen gestillt, die mit isotonischer Kochsalzlösung angefeuchtet sind.

Die Nachbehandlung nach dem Schleifen hängt von der Auffassung des Operateurs ab. Abdecken der Wunden nur mit einem Gel ist für den Patienten zunächst unangenehm, führt aber möglicherweise zur rascheren Heilung (S. 46). Die Krusten kann man nach wenigen Tagen mit Wasser und Seife ablösen. Andere Autoren behandeln die Wundfläche mit angefeuchteten Mullkompressen für 48 Std. und legen dann auf die Wundfläche ein nichthaftendes Verbandmaterial. Darüber kommen Mull-Lagen.

Nach der Dermabrasion können sich Milien bilden, die sich leicht entfernen lassen. Mögliche Komplikationen sind vor allem das Auftreten von Keloiden. Die Keloidneigung ist auch beim gleichen Patienten in den verschiedenen Körperregionen unterschiedlich. Tiefere Narben sollen zunächst operativ angepaßt und dann abgeschliffen werden.

3.3.6. Chemochirurgie

Zur Ätzbehandlung der Haut wurden im letzten Jahrhundert verschiedene Substanzen herangezogen. So ätzen manche Autoren die Tätowierungen und Narbenbildungen der oberflächlichen Hautschichten anstelle der Dermabrasion. Ätzverfahren werden zur Entfernung von Xanthelasmen angegeben. Am bekanntesten ist die chemochirurgische Behandlung infiltrierend wachsender Basaliome nach dem Verfahren von Mohs, das aber unseres Erachtens heute nur noch für einige Randfälle in Frage kommt. Durch systematische Kontrolle der Ränder, evtl. durch Schnellschnitte mit dem Kryostaten oder ein anderes Verfahren während der Operation, kann der Tumor vollständig im Gesunden exzidiert werden.

Indikationen zur Chemochirurgie bei Hautkarzinomen und Präkanzerosen waren (nach Robins u. Menn):

1. Primäre Basaliome:
   a) ungewöhnliche Lokalisationen: Augenlid, Kanthus, Nasolabialfalte, Nasenflügel, Ohrmuschel;

   b) klinisch und histologisch besonders aggressive Formen: sklerodermieartig, infiltrierend, fibrotisch;
   c) schlecht demarkierter Tumorrand;
   d) ungewöhnliche Größe.
2. Rezidivierende Basaliome.
3. Primäre Plattenepithelkarzinome (Indikationen wie unter 1.).
4. Rezidivierende Plattenepithelkarzinome.
5. Morbus Bowen und Bowen-Karzinom.
6. Erythroplasie von Queyrat.

3.3.7. Kryotherapie

Es gibt unterschiedliche Möglichkeiten, Hautstrukturen durch Vereisung zu zerstören. Früher wurde meist CO_2-Schnee verwendet. Man kann ihn in Mull einpacken und damit die Haut abreiben oder auf eine bestimmte Hautstelle aufpressen. Meist wurde der CO_2-Schnee in einen Holz- oder Metallstempel eingefüllt, zusammengepreßt und dann auf die Haut aufgedrückt. Kompliziertere Stempel ermöglichen es, den Druck abzulesen, den man auf die Haut ausübt.

   Heute wird vornehmlich flüssiger Stickstoff zur Vereisung verwendet mit Watteträgern, Kunststoffwürfeln oder auch in Pelotten auf die Haut aufgetragen. Watteträger werden in den flüssigen Stickstoff gehalten und auf die Haut gepreßt, besonders zur Warzenbehandlung. Diese Technik ist nur für die Therapie oberflächlicher Hautveränderungen geeignet. Beliebt ist das Aufsprayen von flüssigem Stickstoff mittels eines Kryohandgerätes. Es empfiehlt sich mit Hilfe von Schablonen die gesunde Haut abzuschirmen. Bei der Kontaktvereisung werden Metallsonden entweder in flüssigem Stickstoff gekühlt oder von diesem durchspült und so entsprechend niedrige Temperaturen erreicht. Thermofühler zeigen die Temperatur an der Spitze der Sonde oder auch im Gewebe an. Mit Hilfe solcher Sonden kann ein unterschiedlicher Druck auf einen definierten Gewebsabschnitt ausgeübt werden. Die Sonde friert an der Haut fest, so daß der Gefriervorgang nicht beliebig abgebrochen werden kann. Manche Therapeuten legen daher vor dem Gefrieren eine dünne Gelschicht auf die Haut. Die Sonde kann dann jederzeit abgehoben werden, das Gewebe gefriert aber weniger tief. Für den Erfolg ist schnelles Einfrieren und langsames Auftauen wichtig. An Akren und an den Unterschenkeln ist bei der Kryotherapie besondere Vorsicht geboten; die Gewebsschädigung ist sehr ausgesprochen und die Heilungstendenz schlecht. Bei etwa 20% der Patienten ist durch Untergang der Melanozyten mit einer dauernden Depigmentierung zu rechnen. Die scheinbare Unkompliziertheit der Kryotherapie wird durch die Folgen, u. a. erhebliche Schmerzen und langsame Abheilung, oft mehr als aufgehoben.

3.3.8. Lasertherapie

Siehe S. 62.

3.4. Wundversorgung

Saubere und offene Wunden können mit einem Flächengewebe, z. B. Adaptik, bedeckt werden, das nicht mit der Wunde verklebt. Unter einer Wundabdeckung durch biologische und andere Hautersatzpräparate soll die Heilung gefördert werden. Bei kleineren Wunden zumindest habe ich den Eindruck, daß eine offene Wundbehandlung mit Pudern, Gelen oder Pasten (z. B. Skin Aid Creme) sich bewährt.

Für Hautnähte werden heute möglichst sog. atraumatische Nadeln mit eingelassenem Kunststoff- oder Katgutfaden verwendet. Vorteilhaft haben sich inerte, selbstauflösende Kunstfäden erwiesen mit relativ langer Haltbarkeit, die dadurch einer Narbendehiszenz entgegenwirken.

3.5. Nahtentfernung

Eine allgemeingültige Regel für den Zeitpunkt gibt es nicht. Operationsnähte im Kopf- und Gesichtsbereich kann man meist nach 4 bis 10 Tagen, im Stammbereich nach 8–12 Tagen, an den Extremitäten nach 10–14 Tagen entfernen. Maßgebend ist der Spannungszustand, unter dem die Operationswunde steht, aber auch die Dicke der Dermis. Die Dermis heilt offenbar langsamer als die Epidermis. Nach Entfernung der Fäden, aber auch durch schnelle Resorption des Fadenmaterials bei Intrakutannähten, weicht die Dermis unter der narbenlos geheilten Epidermis auseinander. Dadurch kommt es vor allem im Rückenbereich zu striaeartigen Narben. Gegebenenfalls werden Hautnähte frühzeitig durch Brückenpflaster (z. B. Steristrip, Hansastrip) ersetzt oder ein Wundkleber aufgebracht. Manchmal erreicht man erstaunlich gute Resultate, wenn man die Wunde spontan heilen läßt.

4. Strahlentherapie

4.1. Ionisierende Strahlen

4.1.1. Indikation

Die Indikation zur Strahlentherapie mit ionisierenden Strahlen bei Hautveränderungen sollte vom Hautarzt gestellt werden, da der Erfolg der Strahlentherapie in ganz besonderem Maße von der richtigen Diagnose abhängt.

Manchmal ist die Strahlentherapie die Methode der Wahl, in anderen Fällen lediglich eine Alternative. Röntgenstrahlen müssen angewandt werden, wenn eine andere Behandlung nicht in Frage kommt, wie bei Hautkarzinomen alter Menschen, bei besonderer Lokalisation oder Ausdehnung, wenn man wegen sonstiger Erkrankungen nicht operieren kann oder andere Methoden nicht angezeigt sind.

4.1.2. Bestrahlungsplan

Vor Beginn einer Therapie mit ionisierenden Strahlen ist eine genaue Anamnese in bezug auf vorausgehende Bestrahlungen zu erheben, da bei zu hoher Vorbelastung von weiteren Bestrahlungen Abstand genommen werden muß. Früher applizierte Strahlendosen addieren sich in ihrer Wirkung auf die Haut und können so zu irreversiblen Schädigungen führen. Von einer bestimmten Dosis an kommt es nicht mehr zu einer Restitutio ad integrum. Bei bösartigen Hautaffektionen muß eine sichtbare Strahlennarbe in Kauf genommen werden.

Vor Bestrahlungsbeginn wird ein Bestrahlungsplan aufgestellt. Er enthält die Bestimmung der Strahlenart, der Gesamtdosis, der Fraktionierung und der Feldgröße. Bei der Hautröntgentherapie wird meist nicht einzeitig bestrahlt. Die Gesamtdosis wird in Einzeldosen aufgeteilt (Fraktionierung) und dadurch der Erholungsfaktor der Haut und damit eine erhöhte Hauttoleranz ausgenutzt; Erythem und Epitheliolyse treten erst nach höheren Dosen auf.

Für die Einzeldosen und die Gesamtdosis ist wichtig, daß man sich bei gutartigen Hauterkrankungen nicht an ein starres Schema hält, sondern versucht, mit möglichst geringen Dosen auszukommen. Bei bösartigen Hautveränderungen muß dagegen eine Mindestdosis appliziert werden mit genügender Feldgröße (Tumorfläche + mindestens 0,8 bis 1 cm).

4.1.3. Strahlenschutz gegen ionisierende Strahlen

Bei allen strahlentherapeutischen Maßnahmen ist der Strahlenschutz von Patient und Personal wichtig (s. Röntgenverordnung). Der Patient muß durch strenge Indikation und richtigen Strahlenplan vor unnötiger Strahlenbelastung geschützt werden. Über Knochenwachstumszonen sollte man nach Möglichkeit nicht bestrahlen. Im Bereich der Mammae, in Mund- und Augenumgebung, Schilddrüsen- und in Gonadennähe (besonders bei Ganzkörperbestrahlung zu beachten) ist besondere Vorsicht und eine entsprechende Abdeckung geboten.

4.1.4. Pflege strahlenbehandelter Haut

Die Pflege der strahlenbehandelten Haut ist umstritten. Nach unserer Auffassung besteht kein entscheidender Unterschied zwischen den verschiedenen Vorschlägen, im wesentlichen entweder Trockenhalten und Puderbehandlung oder Salbenbehandlung, häufig mit Kamillenextrakt. Wir lassen die Patienten duschen und baden; im bestrahlten Bereich wird die Haut trockengetupft, nicht gerieben. Anschließend wird die Haut gepudert, etwa mit Aktiv-, Tannosynt- oder Tannolactpuder.

4.1.5. Röntgenstrahlen

4.1.5.1. Strahlenhärte

In der Dermatologie werden besondere Geräte mit relativ weichen Strahlen für die sog. „Weichstrahltherapie" angewandt. Aus diesen Spezialgeräten treten die Strahlen durch Berylliumfenster aus, die eine geringe Absorption infolge geringen Atomgewichtes besitzen. Die Geräte haben eine hohe Dosisleistung; dadurch ergeben sich kurze Bestrahlungszeiten. Ihre Spannungsbereiche umfassen im allgemeinen 10–50 kV (mit Ausnahme des RT 100 mit 10–100 kV). Den verschiedenen kV-Stufen sind entsprechende Filter, meist Aluminiumfilter, zugeordnet.

4.1. Ionisierende Strahlen

Filter bewirken eine Homogenisierung bzw. Härtung der Strahlung. Sicherungen sind eingebaut, die nur bestimmte Kombinationen von Spannung und Filter erlauben.

Grenzstrahlen sind ultraweiche Röntgenstrahlen, die bei Röhrenspannungen von 10 kV entstehen.

4.1.5.2. Tubus

Für jede Feldgröße gibt es einen entsprechenden Tubusvorsatzteil, der den genau zur Größe des bestrahlten Feldes passenden Abstand gewährleistet. Die Auswahl des in Frage kommenden Tubus bedeutet also gleichzeitig schon die Auswahl des richtigen Fokus-Haut-Abstandes. Er soll dem 1fachen Wert des Felddurchmessers entsprechen, um die Homogenität der Feldausstrahlung zu gewährleisten.

4.1.5.3. Dosierung

Die Strahlenmenge wurde in der Ionendosis (R), der sog. Röntgeneinheit, oder in der Energiedosis (rd = radiation absorbed dose) angegeben. *Energiedosis (rd) = f × Ionendosis (R)*. Unter der Annahme, daß es sich bei der Röntgentherapie in der Dermatologie in der Hauptsache um Weichteilgewebe handelt (= Wasseräquivalent), wäre der Umrechnungsfaktor f = 0,88–0,9.

Die heute gültige Bezeichnung statt rd ist das Gray (Gy) = 1 Joule von Energie absorbiert in 1 kg Gewebe. 1 Gy = 100 rd; 1 Joule = 1 Wattsekunde = 0,102 kpm = 0,239 kal. 1 rd = 10 mGy.

Die Tiefenwirkung der Röntgenstrahlung soll der Dicke der zu bestrahlenden Schicht angepaßt sein. Hier ist der Begriff der Gewebshalbwerttiefe (GHWT) für die Dermatoröntgentherapie wichtig. Die GHWT der Röntgenstrahlung bedeutet die Dicke des Gewebes in Millimetern, durch die die Dosis durch Absorption auf die Hälfte des Anfangswertes herabgesetzt wird. Sie soll in der Hautröntgentherapie der Tiefenausdehnung des Krankheitsherdes entsprechen (im allgemeinen 0,25–15 mm). Für röntgenologische Zwecke kann man von folgenden Gewebstiefen ausgehen: Epidermis + Dermis bis 4 mm, Subkutis inklusive Fettgewebe bis 6 mm, Muskulatur bis 10 mm. Die Dicke der Hautschichten ist in den einzelnen Körperregionen verschieden, und die erkrankte Haut kann verdickt oder verschmälert sein.

4.1.5.4. Strahlenreaktion

Bei einzeitiger Bestrahlung zeigen die Strahlenreaktionen an der Haut einen rhythmischen Verlauf. Die Frühreaktion ist eine sofort nach der

Bestrahlung auftretende Rötung, die einige Stunden anhält. Die Spätreaktion ist ein nach 2–3 Wochen entstehendes Erythem. Will man Strahlenfolgen ausschließen, darf die Dosis nicht über 8 Gy betragen. Oberhalb dieser Dosis tritt keine Restitutio ad integrum mehr ein. Es kommt zu einer chronischen Hautveränderung, wobei die Stärke der Veränderungen dosisabhängig ist, ferner kann sich eine Röntgenhaut (Röntgenoderm) mit Induration, Pigmentverschiebungen und Teleangiektasien entwickeln. Oberhalb 30 Gy können noch Jahre bis Jahrzehnte nach der Bestrahlung schlecht heilende Ulzera und Karzinome entstehen. Diese Röntgenulzera heilen meist nur vorübergehend oder gar nicht: *Exzision im Gesunden und plastische Deckung ist die Therapie der Wahl, oft die einzige Möglichkeit.*

Nach Röntgenbestrahlung gibt es auch ein *Pseudorezidiv* in Form einer ringförmig angeordneten, papillomatösen Hautveränderung im Bereich des Tubusrandes, die sich spontan wieder zurückbildet.

4.1.5.5. Indikationen zu einer Therapie mit Röntgenstrahlen

4.1.5.5.1. Ekzem

Das Ekzem in allen seinen Formen wird nur noch selten röntgenbestrahlt. Besonders hartnäckige Ekzemherde kann man 3–4mal mit 500 mGy in wöchentlichem Abstand bestrahlen, ohne ein Risiko einzugehen.

4.1.5.5.2. Psoriasis

Bei der Schuppenflechte können hartnäckige Psoriasisplaques, z. B. in der Lumbalgegend, zusätzlich zur Lokaltherapie mit ähnlich kleinen Dosen bestrahlt werden wie das Ekzem. Ein starres Schema sollte es hier nicht geben. Ist der gewünschte Erfolg mit 1–2 Einzeldosen nicht erreicht, sollte man aufhören.

Bei der Nagelpsoriasis kann der Einsatz der Strahlentherapie versucht werden.

Indiziert ist die Röntgentherapie bei psoriatischen Erythrodermien, die jeder anderen Therapie trotzen. Sie reagieren manchmal gut auf Ganzkörperbestrahlungen. Es werden Dosen von 300–500 mGy im täglichen Wechsel von vorn und hinten, mit Pausen am Wochenende, appliziert. Die Strahlung hat eine GHWT von 2 mm und wird gut vertragen. Die Gesamtdosis sollte 3–5 Gy nicht übersteigen. Tritt vorher eine Besserung ein, wird auf weitere Bestrahlungen verzichtet.

4.1.5.5.3. Lichen ruber planus

Die akuten exanthematischen Lichen-ruber-Formen sind keine Indikation zur Röntgenbestrahlung; sie ist nur in Ausnahmefällen bei chronischen umschriebenen stark juckenden Herden zu erwägen. Man gibt 3–4mal 1 Gy in wöchentlichem Abstand oder 1 Gy bei der ersten Bestrahlung, dann weitere 500 mGy in wöchentlichem Intervall bis zu einer Gesamtdosis von 2,5 Gy. Auch beim Lichen ruber verrucosus kann diese Therapie versucht werden.

4.1.5.5.4. Neurodermitis circumscripta (Lichen Vidal)

Eine Röntgentherapie ist nur in Ausnahmefällen bei besonderer Therapieresistenz angezeigt. Wegen der angenehmen Wirkung auf den Juckreiz verschweigt manchmal der Patient vorausgehende Bestrahlungen, so daß die Gefahr einer Überdosierung besteht. Im wöchentlichen Abstand gibt man 3–4mal 1 Gy. Diese Bestrahlungsserie kann insgesamt 2mal wiederholt werden, und zwar im Abstand von mindestens 2–3 Monaten. Dann aber ist jede weitere Bestrahlung kontraindiziert. Alternative: Dreischlagtherapie (S. 29), Infiltration von Kortikoidsuspension, Sermaka-Folie, evtl. Teerpräparate, am Unterschenkel: plus Kompressionsverband.

4.1.5.5.5. Schweißdrüsenabszesse

Bei rezidivierenden und bereits häufig inzidierten Schweißdrüsenabszessen in den Achselhöhlen kann man mit kleinen Dosen, sog. Entzündungsdosen (sie sollen physikalisch-chemisch das Gewebsmilieu beeinflussen und zur schnelleren Abheilung beitragen), bestrahlen. Sie betragen 2–3mal 200–500 mGy jeden zweiten Tag. Nach unserer Erfahrung sind sie weniger wirksam als eine sog. Epilationsdosis (die Achselhaare fallen vorübergehend aus), bei der an zwei aufeinanderfolgenden Tagen je 2 Gy appliziert werden.

4.1.5.5.6. Keloide

Keloide sind weitgehend strahlenresistent. Verbrennungskeloide bilden sich meist nach einer gewissen Zeit spontan zurück. Es hat wenig Sinn, große, erhabene Keloide zu bestrahlen. Dazu würden Dosen benötigt, die später zu einem Röntgenoderm führen können, das kosmetisch schlechter aussieht als das Keloid. Flache Keloide kann man mit 4 Gy in vierwöchigen Abständen bis zu einer Gesamtdosis von 12 Gy bestrahlen. Besser sind das vorherige Abtragen des Keloids, die gleichzeitige Injektion von Kortikoidkristallsuspension, eine schonende, d. h. traumenarme Hautnaht ohne Spannung und eine prophylaktische Nachbestrahlung, die direkt nach der Operation beginnt. Sie besteht in täglichen Einzeldosen von 2 Gy bei einer Gesamtdosis von 10 Gy. Hiermit gelingt es manchmal, aber nicht immer, die Neubildung des Keloids zu verhindern.

4.1.5.5.7. Induratio penis plastica

Nach meiner Erfahrung ist die Induratio penis plastica durch Röntgenbestrahlung nicht wirksam zu beeinflussen, besonders, wenn sie schon länger besteht oder gar schon Kalkablagerungen in dem verdichteten Bindegewebe nachzuweisen sind.

Bestrahlt wird folgendermaßen: Man appliziert an zwei aufeinanderfolgenden Tagen je 4 Gy und wiederholt diesen Turnus in 2monatigem Abstand 3–4mal. Falls nach 24 Gy keine Wirkung festzustellen ist, sind weitere Bestrahlungen zu unterlassen. Eine Erhöhung der Gesamtdosis über 32 Gy führt zu Schäden, aber nicht zu besseren Resultaten. Wichtig sind die richtige GHWT – etwa 10–15 mm –, die korrekte Durchführung der Bestrahlung und der Strahlenschutz der Testes. Am besten fixiert man den Penis auf einem mit 2 mm Blei überzogenen Holzbrettchen, blendet die zu bestrahlende Stelle mit einer Bleischablone gut aus und komprimiert beim Aufsetzen des Tubus mit einer 2 mm dicken Cellonscheibe. Hiermit werden weichere Strahlenanteile abgefiltert, die die Haut unnötig belasten würden. In entsprechender Weise wird bei der Dupuytrenschen Kontraktur bestrahlt. In Frühstadien soll so die Progression verhindert werden, auch später lassen sich manchmal gute Erfolge erzielen.

4.1.5.5.8. Lymphadenosis cutis benigna

Die Lymphadenosis cutis benigna (Lymphozytom) wird mit je 500 mGy in 3tägigen Abständen bis zu einer Gesamtdosis von 2–3 Gy bestrahlt. Die Rückbildung tritt manchmal bereits nach einer niedrigen Gesamtdosis ein.

4.1.5.5.9. Maligne Lymphome und Dermatoleukosen

Bei sehr oberflächlichen Herden ist die PUVA-Therapie angezeigt (S. 58), bei tieferen und vor allem bei Tumoren dagegen eine Röntgenbestrahlung. Besonders bewährt hat sich die Hochvolttherapie. Zu einer endgültigen Heilung kommt es aber nicht; bei infauster Prognose kann man nur die jeweiligen Hautveränderungen zur Abheilung bringen. Dies soll mit den geringst benötigten Dosen geschehen: 4mal 2 Gy bei Röntgenbestrahlung von Einzelherden (tägliche Bestrahlungen oder in 8tägigen Abständen) dürften zur Rückbildung ausreichen. Sind die Hautveränderungen zu ausgedehnt, kommen Ganzkörperbestrahlungen in Frage. Die Strahlenempfindlichkeit nimmt im weiteren Verlauf ab, die Rezidive treten schneller auf. Eine Ganzkörper-Hochvolttherapie ist in derartigen Fällen angezeigt.

Bei der Lymphogranulomatose der Haut (Morbus Hodgkin) sind es meist nur Einzelherde, die sich nach Röntgenbestrahlungen gut zurückbilden; 3mal 2 Gy bei täglichen Bestrahlungen dürften im allgemeinen ausreichen.

Bei den tumorösen Formen, etwa der lymphatischen Leukämie, genügen Einzeldosen von täglich 500 mGy und Gesamtdosen von 5 bis 6 Gy bei 3–4wöchigen Bestrahlungen zur Rückbildung.

Die Mycosis fungoides spricht auf die Therapie mit Röntgenstrahlen an. Sie kommt im 2. und 3. Stadium in Frage. Im 1. Stadium ist ein Versuch mit Sonnenbestrahlung, Höhensonnenduschen und PUVA bzw. Re-PUV (S. 59) angezeigt. Auch nach Röntgenbestrahlung kommt es immer wieder zum Rezidiv und zu einer zunehmenden Strahlenresistenz. Daher ist eine Strahlenökonomie am Platze.

Bei Bestrahlung von Einzelherden reicht eine Gesamtdosis von 3mal 2 Gy zur Rückbildung aus. Im weiteren Verlauf werden wegen Gewöhnung höhere Dosen benötigt. Bei generalisiertem Hautbefall behandelt man mit Ganzkörperbestrahlung in Einzeldosen von 1 Gy, täglich abwechselnd von vorn und hinten (wöchentlich 4 Bestrahlungen mit Pause an einem Tag, und am Wochenende); die Gesamtdosis liegt bei 10 Gy, evtl. Hochvolttherapie (s. oben). Bei der Wegenerschen Granulomatose oder dem Midline-Granulom kann versuchsweise mit schnellen Elektronen in Verbindung mit hochdosierter Kortikoidmedikation und Cyclophosphamid (S. 12) behandelt werden.

4.1.5.5.10. Kavernöses Hämangiom

Bei den kavernösen Hämangiomen (plan, tuberös und subkutan) kommt es zur Spontanrückbildung, zuweilen mit einem atrophischen Rest, der dann später operativ korrigiert werden muß. Wächst ein Hämangiom noch nach Abschluß des ersten Lebensjahres oder zeigt es nach diesem Zeitpunkt keinerlei Rückbildungstendenz – richtige Führung der Eltern und regelmäßige Kontrolle unter Photovergleich sind wichtig –, so wird man, wenn notwendig, durch eine Kortikoidtherapie versuchen, das Wachstum zu beeinflussen oder man kann mit kleinen Röntgendosen einen Anstoß zur Rückbildung geben. Wenn nötig und möglich, wird man jedoch operative Maßnahmen bevorzugen (s. S. 407f.).

Die GHWT soll, wie immer in der Dermatoröntgentherapie, der Tiefenausdehnung entsprechen. Um eine weichere Strahlenqualität anwenden zu können, kann man die Tiefenausdehnung durch Kompression des Hämangioms mit einer 0,5–2 mm dicken Cellonscheibe bei der Bestrahlung verringern. Appliziert werden 2–3 Gy in 8wöchigen Abständen, insgesamt 2–3mal. Noch besser fraktioniert man die Einzeldosen in 2–3mal 1 Gy. Ist die Rückbildung deutlich, kann der zeitliche Abstand vergrößert oder auf die weitere Strahlentherapie verzichtet werden.

Auch das Kasabach-Merritt-Syndrom (s. S. 407) kann eine Indikation zur Röntgentherapie sein.

4.1.5.5.11. Naevus flammeus

Beim Naevus flammeus handelt es sich nicht um Zellwucherungen, sondern lediglich um erweiterte Gefäße im oberen Dermisbereich. Eine Therapie mit ionisierenden Strahlen hat hier keinen Wert. Dagegen ist der Naevus flammeus die Indikation für eine Lasertherapie in der Dermatologie (s. S. 62f.).

4.1.5.5.12. Keratoakanthom

Mit 5 Gy in wöchentlichem Abstand und einer Gesamtdosis von höchstens 20 Gy bilden sie sich langsam – es dauert 4–6 Wochen und noch länger nach Ende der Bestrahlungen – zurück. Der kosmetische Effekt ist oft besser als nach der operativen Entfernung, die Differentialdiagnose gegen ein Plattenepithelkarzinom aber oft selbst histologisch schwierig, daher ist die Entscheidung für eine Röntgentherapie verantwortungsvoll.

4.1.5.5.13. Nävi

Nävuszellnävi, Naevi sebacei, Oberhaut- und Bindegewebsnävi sind strahlenresistent. Für sie kommt nur eine operative Therapie in Frage. Zylindrome (Naevus epitheliocylindromatosus) bilden sich unter Röntgenstrahlen zurück, ohne ganz zu verschwinden. Bestrahlte Zylindrome können später karzinomatös entarten. Man sollte kleine Tumordosen applizieren und sich vor Feldüberschneidungen hüten.

4.1.5.5.14. Lymphektasien

Diese bilden heute keine Indikation mehr für eine Röntgentherapie.

4.1. Ionisierende Strahlen

4.1.5.5.15. Seborrhoische Warzen

Sie werden kürettiert, aber nicht bestrahlt.

4.1.5.5.16. Präkanzerosen der Haut

Morbus Bowen

Hier besteht eine Indikation zur Strahlentherapie bei älteren Menschen und in ungünstiger Lokalisation und Größe. Appliziert werden in täglichen Bestrahlungen 6mal 5 Gy einer relativ weichen Strahlung (GHWT 1,0 mm). Das Bowen-Karzinom muß wie ein Plattenepithelkarzinom bestrahlt werden (s. unten).

Erythroplasie Queyrat

Röntgenbestrahlungen sind angezeigt bei älteren Menschen und bei durch die Lokalisation bedingter schlechter Operabilität. Man gibt täglich 5 Gy bis zu einer Gesamtdosis von 40 Gy. Nach der Hälfte der zu applizierenden Dosis kann man eine Pause von 8 Tagen einlegen.

Lentigo (prae-)maligna

Wenn noch kein Übergang zu einem Melanom festzustellen ist, wird man ebenfalls bei älteren Menschen in einigen Fällen eine Strahlentherapie durchführen und unter Grenzstrahlenbedingungen 5mal 20 Gy einstrahlen. Es kommt aber zu einer kosmetisch unschönen Röntgenhaut. Eine Alternative ist die Bestrahlung mit 20 kV 16–20mal 5 Gy.

Aktinische Keratosen

Sie werden kürettiert oder exzidiert.

4.1.5.5.17. Bösartige Hautgeschwülste

Basaliome und Plattenepithelkarzinome

Die Therapie der Wahl ist die Operation. Handelt es sich aber um ältere Menschen, denen man diese Therapie nicht mehr zumuten möchte, die eine Operation ablehnen oder bei denen die Ausdehnung des Tumors einen operativen Eingriff erschwert oder unmöglich macht, so kann man mit gutem kosmetischem Erfolg eine Röntgentherapie vornehmen. Bei Größen des Tumors bis 1 cm Durchmesser ist eine Einzeitbestrahlung von 30 Gy möglich. Bei größeren Karzinomen wird die Gesamtdosis unterteilt, d. h., es wird fraktioniert bestrahlt.

Basaliome benötigen bei Einzeldosen von 5 Gy – bei über 4 cm Durchmesser 2–3 Gy – im allgemeinen eine Gesamtdosis von 40 Gy, Plattenepithelkarzinome eine von 60 Gy. Hauttumoren bei alten Menschen können sehr strahlenresistent sein. Sie benötigen höhere Gesamtdosen bis zur erosiven exsudaktiven Reaktion, die für den Erfolg der Strahlentherapie notwendig ist. Bestrahlungen werden täglich oder – mit gleich gutem Effekt – jeden 2. Tag durchgeführt. Nach der Hälfte der Gesamtdosis kann eine Pause von 8 Tagen eingelegt werden. Bei Rumpfhautbasaliomen – der Stamm ist strahlenempfindlicher als das Gesicht (häufigste Lokalisation der Hautkarzinome bei Weißhäutigen) – genügt eine Gesamtdosis von 30 Gy. Am Unterschenkel alter Menschen heilen durch Röntgenstrahlen verursachte Hautdefekte besonders schlecht.

Maligne Melanome

Sie sind unterschiedlich strahlenempfindlich, leider meist sehr wenig, und müssen daher operativ entfernt werden. Auch nach hohen Strahlendosen bis zu 200 Gy kam es nach Jahren noch zu Rezidiven. Bei multiplen Melanommetastasen in der Haut ist ein Versuch als palliative Maßnahme angezeigt.

4.1.6. Hochvolttherapie, Therapie mit schnellen Elektronen

Beschleunigte Elementarteilchen, in der praktischen Anwendung heute fast ausschließlich Elektronen, werden ebenfalls zur Therapie von Hauttumoren verwendet. Ihr Vorteil gegenüber der Röntgentherapie ist vor allem der wesentlich steilere Dosisabfall zur Tiefe hin. Es können also wesentlich höhere Oberflächen- oder Herddosen appliziert und trotzdem unter dem Tumor gelegenes strahlensensibles Gewebe, z. B. Knochen oder Knorpel, geschont werden. Die Hochvolttherapie wird besonders bei Hauttumoren mit großer Eindringtiefe angewendet, etwa als letzte Möglichkeit bei bestimmten Fällen von ulzerierendem Basaliom.

Indikation für die Bestrahlung an der Haut, evtl. auch als Ganzkörperbestrahlungen mit schnellen Elektronen mit einem sogenannten Linearbeschleuniger, sind fortgeschrittene Stadien der Mycosis fungoides.

4.2. Ultraviolettstrahlen-Therapie

4.2.1. Heliotherapie und Höhensonne

Die Sonnen- bzw. Globalstrahlung ist die Strahlung von Sonne und Himmel:

UVC-Strahlen	100– 280 nm, werden durch Ozonschicht absorbiert
UVB-Strahlen	280– 320 nm
UVA-Strahlen	320– 400 nm
sichtbares Licht	400– 760 nm
Infrarot	760–3000 nm

Es handelt sich um eine willkürliche physikalische, nicht um eine biologische Unterteilung, die noch aussteht.

Der kurzwellige Anteil des Sonnenlichtes reicht infolge von Absorption und Streuung kurzwelliger Spektralanteile in der Atmosphäre nur bis 297 nm. Biologisch wirksam ist vor allem der ultraviolette Anteil des Spektrums. UVA macht eine Direktpigmentierung; UVB erzeugt ein Erythem, also eine entzündliche Reaktion, mit nachfolgender indirekter Pigmentierung.

Die natürlichen Strahlen der Sonne sind bei der Therapie mancher Hautkrankheiten von Wert. Im Rahmen von Klimakuren werden sie unter der Bezeichnung Heliotherapie angewendet.

Um UV-Strahlen jederzeit zur Verfügung zu haben, wurden Quecksilberhochdruckstrahler (Höhensonnen) entwickelt. Bei der Psoriasis wird mit diesen Geräten in Kombination mit Steinkohlenteer (Göckerman-Schema) oder mit Dithranol (Ingram-Schema) bestrahlt, doch sind beide Verfahren bezüglich ihrer Wirksamkeit umstritten.

Ein entscheidender Nachteil dieser Strahlenquellen liegt aber in dem hohen Anteil kürzerer Wellenlängen in ihren Emissionsspektra und damit der Tendenz, Erytheme zu erzeugen und kanzerogen zu wirken. Durch unerwünscht heftige Erythemreaktionen sind der Anwendung Grenzen gesetzt.

4.2.2. Selektive Ultraviolett-Phototherapie (SUP), Hochdosierungs-UV-Bestrahlung mit selektierter Wellenlänge

In neuerer Zeit wurden UV-Strahlenquellen (Hochdruckstrahler oder Fluoreszenzröhren) entwickelt, deren Strahlenemission maximal und selektiv in dem Grenzbereich von UVB und UVA liegt. Wichtige Indikationen der SUP sind die Psoriasis, die Parapsoriasis en plaques Brocq, die Akne und manche Ekzemformen, insbesondere das endogene Ekzem. Bei polymorphen Lichtdermatosen kann eine Prophylaxe versucht werden. Auch kommt es manchmal unter dieser Therapie zu einer Hyposensibilisierung (s. unten), wie überhaupt UV-Strahlen das Immunsystem schwächen, möglicherweise aber nur bei einem Teil der Exponierten.

Vor der Bestrahlung kann das Anfeuchten der Haut, z. B. mit kaltgesättigter Kochsalzlösung (nicht bei Rhagaden), nützlich und auch subjektiv angenehm sein. Ein vorausgehendes Bad mit 0,5 kg NaCl in einem Wannenbad (ca. 1%) soll nach Haas die Strahlenempfindlichkeit heraufsetzen, so daß 50% der Strahlendosis eingespart werden kann. Die Wirkung eines Bades von 10 Minuten Dauer soll 2 Std. anhalten. Abstand und Strahlendosis hängen von dem jeweiligen Gerät ab. Der Vorteil dieser Therapie liegt darin, daß eine Strahlensensibilisierung überflüssig ist (s. unten).

Salizylsäurehaltige Externa resorbieren UVB-Strahlen und setzen so die Wirkung einer UVB-Bestrahlung herab. Man sollte sie also vor UVB- und auch SUP-Bestrahlungen vermeiden, z. B. bei der Abschuppung der Psoriasisherde vor der UVB-Bestrahlung.

Eine Variante ist die Hochdosis-UVA-1-Therapie mit einer Wellenlänge von 340–440 nm. Diese Strahlenart soll sich bei dem akut exazerbierten endogenen Ekzem bewähren.

4.2.3. Photochemotherapie

Mit zunehmender Wellenlänge nimmt die biologische Aktivität der ultravioletten Strahlen ab. Im Bereich von 360 nm läßt sich diese aber durch Gabe photosensibilisierender Furocumarine wesentlich steigern und damit therapeutisch nutzbar machen. Furocumarinderivate (Psoralene) werden aus verschiedenen Pflanzen extrahiert, aber auch synthetisch gewonnen. Die UVA-Therapie kann nach lokaler oder systemischer (oraler) Photosensibilisierung vorgenommen werden (Psoralen + UVA = PUVA). Die gebräuchliche Form des Psoralens in Deutschland ist das 8-Methoxypsoralen (8-MOP, Ammoidin). Es ist als Meladinine-Tabletten à 10 mg und als 0,15%ige Meladinine-Lösung im Handel. 8-MOP-Gelatinekapseln enthalten die Wirksubstanz in gelöster Form, sind aber in der Bundesrepublik nicht käuflich erhältlich. Der Plasmaspiegel der Wirksubstanz soll rascher und höher ansteigen. Manche Autoren bevorzugen das 5-Methoxypsoralen (5-MOP, Bergapten). Die Erythembildung soll bei gleichem Effekt geringer sein; es soll seltener Juckreiz oder auch Übelkeit hervorrufen, ist aber bisher kommerziell nicht eingeführt.

Bei der lokalen PUVA-Therapie wird die Meladinine-Lösung oder die Emulsion auf die erkrankten Hautbezirke aufgetragen. Eine Stunde später wird mit niedrigen UVA-Dosen, je nach Empfindlichkeit mit etwa 0,5 bis 1 Joule/cm^2 Anfangsdosis, bestrahlt. Vorsicht ist bei Dosissteigerung geboten. Bei der Vitiligo (s. S. 67), in den Randgebieten von Effloreszenzen, bei der Psoriasis plantaris, z. B. im Fußgewölbe oder am lateralen Fußrand, treten zuweilen heftige Reaktionen mit stärkerer Blasenbildung auf. Eine Ursache läßt sich dafür nicht immer ermitteln. Es empfiehlt sich also, jeden Patienten vor Beginn einer lokalen PUVA-Therapie auf die Möglichkeit bullöser Reaktionen aufmerksam zu machen. Die Blasenbildung kann in Art eines lokalisierten Pemphigoids (s. S. 235) noch eine Weile andauern.

Es ist auch ratsam, am Anfang die Lösung weiter zu verdünnen. Die lokale PUVA-Therapie ist bei flächenmäßig wenig ausgedehnten Dermatosen, z. B. der Psoriasis palmoplantaris, indiziert.

Eine Variante der lokalen PUVA-Therapie ist die Balneo-PUVA-Therapie, bei der 8-Methoxypsoralen in geringer Konzentration dem Badewasser zugesetzt und unmittelbar im Anschluß an ein etwa viertelstündiges Bad bei feuchter Haut bestrahlt wird. Bereits der Zusatz von NaCl zum Badewasser soll die Strahlenempfindlichkeit steigern (S. 58). Bekannt ist der Effekt von Salzwasser plus UV-Strahlen (Totes-Meer-Kuren). Leider ist die lokale PUVA-Therapie durch die systemische weitgehend verdrängt worden.

Bei der systemischen PUVA-Therapie werden Meladinine-Tabletten in einer Dosierung von etwa 0,5 mg pro kg KG gegeben. 2 Stunden später wird mit hohen UVA-Dosen bestrahlt, je nach Empfindlichkeit 1–4 J/cm^2. Die Anfangsdosis läßt sich aufgrund des Hauttyps des Patienten oder besser mittels Austestung der minimalen Erythemdosis (MED) ermitteln. Das Testergebnis wird nach 72 (Erythem) und 120 (Pigmentierung) Stunden abgelesen. Falsch negative Testbefunde kommen vor. Wegen des späten Auftretens der maximalen Erythemreaktion (bis zu 48 Stunden) muß bei der PUVA-Therapie mit einer Kumulation der Strahlenwirkung gerechnet werden. Eine Bestrahlungspause, etwa in der Wochenmitte, ist anzuraten. Retinoide verstärken den Effekt der PUVA- und auch der SUP-Therapie und verringern so die Gesamtstrahlendosis (Re-PUVA, Re-SUP). Der Nutzen ist jedoch gegenüber den unangenehmen Begleiterscheinungen und den Risiken, aber auch den Kosten der zusätzlichen Retinoidtherapie abzuwägen (S. 7ff.).

Innerlich sollten Psoralene nicht bei Schwangeren, Kindern bis zu 12 Jahren, Patienten mit Strahlen- oder strahlenprovozierten Dermatosen, schweren Erkrankungen innerer Organe und auch nicht nach Staroperationen angewandt werden. Bisher hat sich die PUVA-Therapie allerdings nicht als teratogen erwiesen, also nicht zu Mißbildungen von Kindern geführt. Psoralene verordnet man nicht zusammen mit anderen lichtsensibilisierenden Medikamenten.

Die UVA-Bestrahlung allein ist bei manchen, vor allem juckenden Dermatosen wie dem endogenen Ekzem (s. S. 188), wirksam.

Die PAUVA-Therapie (Phenylalanin + UVA) wird bei der Vitiligo (S. 68f.) besprochen.

4.2.3.1. Geräte und Dosierung

Zur PUVA-Therapie stehen heute zahlreiche Geräte mit hohen UVA-Emissionen zur Verfügung. Einheitliche Dosierungsrichtlinien lassen sich für diese Vielzahl von Geräten nicht erstellen. Technische Daten liefert der Hersteller. Große Bedeutung kommt der persönlichen Erfahrung zu. Der Hauttyp (Tab. 4) und Angaben über Sonnenstrahlenverträglichkeit sind wichtig. *Das Maximum des Strahlenerythems, bei hoher Dosierung mit Blasenbildung, tritt meist erst ab 48 Stunden nach der Gabe des Psoralens und Strahlenexposition auf. Ein Urteil nach 24 Stunden ist daher ungenügend.*

Tabelle 4 *Sonnenempfindlichkeit* bei Menschen verschiedenen Hauttyps (nach Pathak u. Mitarb.)

Haut-typ	Hautreaktionen bei Sonnenbestrahlung*	Beispiele
I	keine oder geringe Tendenz zur Sonnenbräunung. Haut schält sich leicht, immer Neigung zu Sonnenbrand erheblichen Grades	Menschen keltischen Hauttyps mit heller Haut, blauen Augen, rötlichem Haar und Sommersprossen
II	schlechte Bräunungstendenz, Haut schält sich nach Sonnenbestrahlung. Es kommt gewöhnlich zu Sonnenbrand erheblichen Ausmaßes	ähnlicher Hauttyp wie unter I, aber nicht so ausgesprochen Häufig braune Augen
III	Sonnenbräunung durchschnittlich, mäßige Tendenz zum Sonnenbrand	übliches Verhalten bei Menschen weißer Hautfarbe
IV	gute Bräunungstendenz über dem Durchschnitt, deutliche Sofortpigmentierung, nur geringe Tendenz zum Sonnenbrand	Menschen mit weißer oder leicht bräunlicher Hautfarbe, dunklen Augen und dunkler Haarfarbe, Bewohner südlicher Länder
V	sehr gute Bräunungstendenz, immer deutliche Sofortpigmentierung, selten Sonnenbrand	dunkelhäutige Personen Schon die nichtstrahlenexponierte Haut ist braun, z. B. Indianer
VI	intensive Bräunung, starke Tendenz zur Sofortpigmentierung, niemals Sonnenbrand	Schwarzhäutige

* Bestrahlungen entsprechen zwei- bis dreifacher MED.

4.2.3.2. Unerwünschte Wirkungen

Unerwünschte Wirkungen treten infolge Überdosierung auf und äußern sich in Brennen, Rötung und Blasenbildung sowie monatelang anhaltender Pigmentierung; fleckige Melanoderme, ähnlich senilen Lentigines, findet man vor allem im Hüftbereich. Hauttrockenheit, Elastikadegeneration und Hypertrichose sind weitere unerwünschte Wirkungen; auf die pemphigoidartige Blasenbildung wurde bereits hingewiesen (S. 59).

Eine weitere, regelmäßig auftretende, unerwünschte Wirkung ist die über die eigentliche Bestrahlungszeit mindestens 6–8 Stunden anhaltende Photosensibilisierung von Haut und Augen. Diese tritt ein bei systemischer, aber auch bei ausgedehnter lokaler Meladinine-Anwendung (20–30 % der Körperoberfläche). Strahlenschutz ist für den Rest des Tages, auch in hell erleuchteten Räumen, angeraten. Die Rezeptur einer geeigneten Lichtschutzbrille mit hoher UVA-Absorption und Seitenschutz ist als Bestandteil der Therapie kassenüblich. Bei der Bestrahlung soll das männliche Genitale geschützt werden, da es besonders strahlenexponiert ist.

Übelkeit nach Einnahme der Meladinine-Tabletten, besonders am frühen Morgen, wird manchmal beobachtet sowie ein sehr heftiger Juckreiz und gelegentlich sogar ein brennender Schmerz ohne Vorliegen einer sichtbaren Bestrahlungsreaktion. Lichtprovozierbare Dermatosen, z. B. Rosacea, Lupus erythematodes oder Porphyrien, stellen Kontraindikationen mit unterschiedlichem Gewicht dar. Bei Herpes simplex, vor allem Herpes solaris, kann es infolge einer herabgesetzten zellulären Immunität unter der UV-Bestrahlung zu Rezidiven kommen.

Nach einer lang anhaltenden und hochdosierten Photochemotherapie sind Spätschäden nicht auszuschließen. Dazu gehören neben Lentigines, aktinischen Keratosen und Plattenepithelkarzinomen in erster Linie Bowen-Karzinome, in seltenen Fällen sogar maligne Melanome, vornehmlich bei Patienten mit vorangegangener Röntgen-, Arsentherapie und Zytostatikatherapie bzw. anderen Hautneoplasien in der Anamnese.

4.2.3.3. Indikationen

SUP- und PUVA-Therapie sind bei der Psoriasis, bei der Parapsoriasis en plaques Brocq und dem exanthematischen Lichen ruber indiziert. Wegen der höheren Eindringtiefe des UVA eignet sich die PUVA-Therapie eher zur Behandlung tiefer dermal gelegener Prozesse, z. B. der Mycosis fungoides in den ersten Stadien, Pityriasis lichenoides chronica oder des generalisierten Granuloma anulare. Andere Indikationen sind die Vitiligo (s. S. 67f.) und Pruritusformen, vor allem der urämische Pruritus. Auch beim endogenen Ekzem kann man manchmal den Juckreiz durch UV-Bestrahlung lindern. Bei der Urticaria pigmentosa ist ein Versuch angezeigt, zumindest verdeckt die Hautbräune die Effloreszenzen. Die Psoriasis inversa und tylotisch-rhagadiforme Ekzeme der Handflächen und Fußsohlen sind eine Domäne der lokalen PUVA-Therapie, eventuell in Kombination mit der sogenannten Dreischlagtherapie (S. 29).

Bei der Akne, dem endogenen Ekzem und nummulären Ekzemen ist die SUP gelegentlich vorteilhafter.

Insgesamt sollte bei jüngeren Menschen die SUP-Therapie der PUVA-Therapie vorgezogen werden, insbesondere bei solchen, bei denen noch Kinderwunsch besteht.

Mit Hilfe der Ultraviolett-Therapie, einschließlich SUP und PUVA, kann man bei strahlenempfindlichen Patienten, im besonderen bei der UVA-bedingten polymorphen Lichtdermatose, versuchen, vor einer zu erwartenden stärkeren Sonnenstrahlenexposition die Toleranzgrenze zu heben. Es wird also eine Art Strahlenhyposensibilisierung betrieben, nicht zuletzt durch Verdickung der Hornschicht und Pigmentierung der Epidermis.

Dauertherapie: Zur Aufrechterhaltung des Therapieerfolges ist in vielen Fällen eine UV-Therapie (PUVA oder SUP) in größeren Abständen möglich. Es hat sich gezeigt, daß nicht selten eine Therapie in längerem Abstand, etwa alle 3 Wochen, ausreicht, somit die Strahlenbelastung gering gehalten werden kann.

4.3. Lasertherapie

Das Wort Laser ist zusammengezogen aus den Anfangsbuchstaben von Light Amplification by Stimulated Emission of Radiation. Die stark gebündelten monochromatischen Laserstrahlen werden im Gewebe in Wärme umgesetzt. Absorption und Streuung hängen von der Wellenlänge des emittierten Laserstrahles ab. Die Vorteile der Lasertechnik ergeben sich aus der gezielten, berührungslosen und homogenen Gewebszerstörung ohne Blutung, verbunden mit einer günstigen Wundheilung. Mit Laserstrahlen kann man Gewebe schneiden, koagulieren und verdampfen.

Verschiedene Typen von Lasergeräten stehen zur Verfügung. Drei Lasertypen werden in der Dermatologie vorrangig genutzt:

Mit dem *CO_2-Laser* (10600 nm) kann man berührungslos schneiden. Blutungen werden weitgehend vermieden, die Nekrosezonen sind gering. In der Dermatologie ist das Arbeiten mit dem defokussierten Strahl wichtig zur Vaporisierung des Gewebes. Man kann unter günsti-

4.3. Lasertherapie

ger Sicht das Gewebe wegdampfen; insbesondere wird dies Vorgehen zur Therapie von Problem-Viruswarzen, so von Condylomata acuminata, Leukoplakien der Schleimhaut und zur Beseitigung von Tätowierungen verwendet.

Der *Nd-YAG-Laser* (Neodym-Yttrium-Aluminium-Granulat, 1064 nm) koaguliert das Gewebe bis zu einer Tiefe von 6 mm. Er dient zur Therapie von knotigen Angiomen. Dieses Lasersystem bedingt ein höheres Risiko im Hinblick auf Narben. Im Vergleich mit dem Argonlaser wirkt der Nd-YAG-Laser weniger spezifisch auf Gefäße.

Der *Argonlaser* (488–515 nm) ist das in der Dermatologie am häufigsten verwandte Lasersystem. Die Strahlen werden bis zu einer Tiefe von 1 mm vor allem von Hämoglobin absorbiert und so kleinste oberflächliche Gefäßräume koaguliert. Auf diese Weise lassen sich der Naevus flammeus, Teleangiektasien, Naevi aranei, papulöse (senile) Angiome, Angiokeratome, der Morbus Osler und Venektasien der Lippen erfolgreich behandeln, vor allem dann, wenn die Gefäße genügend rote Blutkörperchen enthalten. Daher sind schwach gefärbte Naevi flammei zur Behandlung weniger geeignet oder sogar ungeeignet. Weitere Indikationen sind die Angiofibrome bei Morbus Bourneville-Pringle und die Makrulie der Gingiva unter Hydantoin. Mit dem Argonlaser kann man auch Gewebe schichtweise abtragen und so Tätowierungen, gutartige Hauttumoren und palliativ auch Melanommetastasen angehen.

Der *gepulste Farbstofflaser* wird wegen der hohen Anschaffungs- und Folgekosten nur selten angewendet, hat aber große Vorteile. Er läßt sich auf eine Wellenlänge von 577 nm einstellen, die noch stärker im Absorptionsmaximum des Hämoglobins liegt. Die Absorption durch Melanin wird vermindert und somit die Epidermis stärker geschont. Auch die blaßrosa gefärbten Naevi flammei bei Kindern können mit dieser Technik behandelt werden.

Die Erfahrung in Laserabteilungen lehrt, daß etwa 60% der dermatologischen Laserindikationen vom Argonlaser abgedeckt werden, je 20% fallen auf den CO_2- und den Neodym-YAG-Laser.

Das am meisten gefürchtete *Risiko* der Lasertherapie besteht in der Keloidbildung. Auch entstehen gelegentlich eingesunkene Narben, Hyper- und Hypopigmentierungen; Lichtschutz ist stets erforderlich. Probebehandlungen sollen der eigentlichen Therapie mindestens 4 Monate vorausgehen, um das Keloidrisiko zu mindern.

Arbeitsschutzbedingungen sind bei der Laserbehandlung einzuhalten, im besonderen sollten die Augen geschützt und ein Mundschutz getragen werden; Absaugvorrichtungen sollten vorhanden sein. Viren werden mit dem verdampften Gewebe verbreitet.

Die Lasertherapie erfordert Erfahrung, Zeit und Geduld. Der Versuch, rasch ungewöhnliche Erfolge zu erreichen, führt nicht selten zu Mißerfolgen.

Teil II
Spezielle Therapie und Diagnostik

5. Dyschromien

Kosmetisch störende Pigmentierungen und Depigmentierungen treten unter dem Einfluß von Medikamenten (Chloroquin, Busulfan, Phenothiazinen, Tetracyclinen [Minocyclin], Metallen, Psoralenen u. a.), durch Einlagerung von Farbstoffen und Metallen (Silber, Quecksilber, Eisen) auf. Sie können auch die Schleimhäute, Haare und Nägel betreffen. Durch Rosteinsprengung kam es zu blauen punktförmigen Pigmentierungen nach Benutzung eines nicht ausreichend gepflegten Dermo-Jet-Druckinjektors. Farbänderungen kommen als Folge von Hauterkrankungen (Melanoderm, Leukoderm), Stoffwechselstörungen (Ikterus, Einlagerungskrankheiten) und endokrinologischen Erkrankungen vor. Häufig sind Pigmentstörungen auch Resultat der Unverträglichkeit von Körperpflegemitteln und Kosmetika, im besonderen von Parfüms (Chloasma, Melanodermitis toxica, Poikilodermie von Gesicht und Hals, Berloque-Dermatitis). Die langjährige Anwendung von Haarwässern, die verschiedene Phenole und Phenolderivate enthielten, führte zunächst zu einer hellgelben, dann zu einer bräunlichen Pigmentierung der Handflächen, der Volarfläche der Finger und der Fingerzwischenräume.

Dyschromien können genetisch bedingt und mit Stoffwechselstörungen verbunden sein (z. B. Hermansky-Pudlak-Syndrom), Differentialdiagnose partieller Albinismus. Naturgemäß muß zunächst die Ursache der Dyschromie erforscht werden, ehe man zu einer Behandlung der Folgen schreiten kann.

5.1. Chloasmaartige Veränderungen

Chloasmaartige Veränderungen im Gesicht entstehen häufig durch parfümierte Kosmetika und Körperpflegemittel meist unter Einwirkung von Sonnenstrahlen, heute nur noch selten durch Ovulationshemmer. Die Betroffenen haben offenbar eine besondere Disposition. Verwandt damit ist eine Scheckhaut der Wangen und des seitlichen Halses besonders bei Männern ebenfalls unter dem Einfluß von parfümierten Körperpflegemitteln, ein häufiges an sich harmloses Phänomen.

Differentialdiagnose bei chloasmaartigen Pigmentierungen: Schwangerschaftschloasma, Pigmentierung durch Medikamente (S. 65). Die lokale Anwendung quecksilberhaltiger Bleichcremes oder anderer quecksilberhaltiger Salben und Kosmetika kann zu einer Pigmentierung von Haut und Nägeln führen mit Steigerung des Quecksilbergehaltes in der Haut und den Nägeln um ein Vielfaches des Normalwertes. Gleichzeitig können auch die Symptome einer Quecksilbervergiftung vorhanden sein.

Therapie: Weglassen aller suspekten Substanzen, im besonderen aller parfümierten Kosmetika und Körperpflegemittel, auch wenn sie nicht unmittelbar auf das Gesicht aufgetragen werden, aber doch in das Gesicht gelangen können, z. B. Haarwässer, Haarsprays, parfümierte Handcremes.

Manche Firmen liefern unparfümierte Produkte. Der Patient soll sich nur mit einer unparfümierten Seife waschen (etwa Akne-Aid-Seife oder Neutrogena-Seife unparfümiert).

Unparfümierte Lichtschutzmittel, am besten mit totalem Lichtschutz, sog. Sunblocker, werden morgens nach dem Waschen aufgetragen.

Ein Rezept für ein unparfümiertes Lichtschutzmittel nach Dr. G. Wolf, Köln: Titandioxid 3–5%, Eusolex 8020 1,5%, SofiO (Eusolex 6300) 5%, SofiW 6%, EDTA 0,1%, Oxynex LM 0,1%, Cremor Vaselini MB 59 ad 100,0. Diese Wasser-in-Öl-Emulsion kann in eine ambiphile Creme umgewandelt werden, indem statt Cremor Vaselini Basiscreme DAC 86 ad 100 zugegeben wird.

Mittags wird der Strahlenschutz durch erneutes Auftragen des Präparates ergänzt. Entsprechendes gilt natürlich nach allen Waschungen des Gesichtes.

Abends wird versucht, eine Depigmentierung durch Schälen der Haut zu erreichen oder durch ein gegen die Pigmentbildung gerichtetes Präparat, etwa Hydrochinonmonobenzyläther (Depigman), Azelainsäure (Skinoren), Benzoylperoxid.

Kligman u. Willis empfahlen die Applikation von Vitamin-A-Säure 0,1%, Hydrochinon 5%, Dexamethason 0,1% in hydrophiler Salbengrundlage ad 100,0. Zu Beginn dieser Salbenapplikation ist mit Rötung und Schuppung zu rechnen. Eine entsprechende Creme ist Pigmanorm Creme Widmer. Unter Einfluß einer hydrochinonhaltigen Bleichcreme kam es nicht zu einer Depigmentierung, sondern zum Entstehen dunkel gefärbter Papeln mit Bindegewebsveränderungen, bei Farbigen zu einer ochronoseartigen Einlagerung. Hydrochinonhaltige Präparate können auch, besonders bei zur Pigmentierung neigenden Personen, unschöne konfettiartige Leukoderme hervorrufen. Ein heute meist verlassenes Vorgehen besteht in dem Auftragen von weißer quecksilberhaltiger Präzipitatsalbe (Unguentum hydrargyrum praecipitatum album 2%ig und 5%ig).

Manche Autoren empfehlen die lokale Behandlung der chloasmaartigen Pigmentierungen mit Kortikoidpräparaten.

5.2. Aktinische (senile) Lentigines, Epheliden und Pigmentflecke

Senile Lentigines sollen auf eine dem Chloasma entsprechende Therapie nicht reagieren, wohl aber Epheliden. Einzelne Pigmentflecke (Lentigines) lassen sich durch Vereisung mit flüssigem Stickstoff oder auch mit Phenolum liquefactum beseitigen. Lentigines sind Folge der PUVA-Therapie.

5.3. Vitiligo

Die Vitiligo wird heute auf eine genetisch mitbedingte Antikörperbildung gegen Melanozyten zurückgeführt. Autoantikörper finden sich bei der Vitiligo vermehrt. Manche Autoren halten die Vitiligo nicht für ein einheitliches Krankheitsbild.

Vitiligo unterscheidet sich vom Leukoderm durch eine vollständige Depigmentierung der betroffenen Hautbezirke. Um die Follikelöffnungen sind Reste einer Melaninpigmentierung häufig noch erhalten. Die nicht betroffene Haut neigt zu einer besonders deutlichen Pigmentierung, wodurch die Vitiligoherde erst richtig auffallen. Bei Vitiligokranken führt der Kontakt mit depigmentierenden Substanzen wie Phenol-, Katechol-, Thioverbindungen oder Hydrochinonmonobenzyläther leichter zu einer Depigmentierung als beim Normalen. Katechole werden als Antioxydanzien in Industrieölen, Phenole bei der Herstellung von Kunstharzen und als keimabtötende Substanzen in Seifen und Waschmitteln verwendet (berufsbedingte Vitiligo).

Differentialdiagnose: Leukoderm bei der tuberkuloiden Form der Lepra, aber mit erheblichen Störungen der Sensibilität. Der Lichen sclerosus et atrophicus und die umschriebene Sklerodermie führen ebenfalls zu einer vitiligoähnlichen Depigmentierung, aber bei diesen Krankheiten ist die Konsistenz der Haut verändert. Bei der Pityriasis versicolor, Alba-Typ, finden wir eine Schuppung auf der Hautoberfläche. Schwer von der Vitiligo zu unterscheiden sind umschriebene Formen des Albinismus, also ein angeborenes Fehlen der Pigmentierung. Auch die Depigmentierung nach Schwund von Halo-Nävomelanozytennävi kann eine Vitiligo vortäuschen. Manche Syndrome gehen mit einer vitiligoartigen Depigmentierung einher. Mit kleinen weißen Flecken beginnt auch der Morbus Bourneville-Pringle (s. dort). Schließlich bleiben Narben häufig depigmentiert, darunter auch die der

Varizellen. Der Naevus anaemicus ist eine auf anlagenmäßiger Engstellung der Gefäße beruhende umschriebene Abblassung der Haut. Im Bartbereich kann eine Alopecia areata eine Vitiligo vortäuschen. Kombination mit Vitiligo und Alopecia areata ist überdurchschnittlich häufig.

Bei Vitiligo muß man das Blutbild kontrollieren, evtl. den Vitamin-B_{12}-Stoffwechsel (Schilling-Test), ferner die Schilddrüsen- und Leberfunktion. Eine chronische Gastritis, besonders in der atrophischen Form, soll bei Vitiligo gehäuft auftreten.

Therapie: Die Therapie der Vitiligo ist unbefriedigend. Bei frischen Vitiligoherden soll die äußerliche Anwendung stark wirksamer Kortikoidpräparate in Art der Dreischlagtherapie (S. 29) oder die Unterspritzung mit Kortikoid-Kristallsuspension geholfen haben. Bei einem Patienten mit Pemphigus und Vitiligo führten aber hohe Dosen von Kortikoiden nicht zu einer Besserung der Vitiligo.

Die Vitiligo war die ursprüngliche Indikation für das Verfahren, das später als PUVA-Therapie bekannt wurde (S. 58). Bei einzelnen oder wenigen Herden sollte man die äußere PUVA-Therapie bevorzugen, dem Patienten aber klarmachen, daß unerwünschte Pigmentierungen oder Blasenbildung in Kauf genommen werden müssen. Da die volle Wirkung sich erst binnen 48 Stunden zeigt, sollte die Strahlenbehandlung erst am übernächsten Tag wiederholt werden.

Ist die Therapie erfolgreich, so beginnt die Repigmentierung an den Follikeln der Peripherie der Herde nach wenigen Wochen. Es empfiehlt sich, nach 6 bis 8 Wochen nur diejenigen Patienten weiter zu behandeln, bei denen dieser Anfangserfolg festzustellen ist. Die Therapie darf nicht abgebrochen werden, ehe die Herde komplett repigmentiert sind. *Etwa 200 Bestrahlungen sind notwendig, um einen deutlichen Effekt zu erzielen. Die Therapie muß für 1–2 Jahre fortgesetzt werden.* Bei etwa 10% der Patienten kann man einen guten Erfolg erwarten, bei etwa 60–70% soll es zu einer teilweisen Repigmentierung kommen.

In sonnenreichem Klima oder im Hochsommer kann man eine Sonnenbestrahlung versuchen, die je nach der Strahlenempfindlichkeit des Patienten und nach der Stärke der Sonnenbestrahlung von wenigen Minuten bis etwa 20 Minuten pro Tag variieren muß. Es empfiehlt sich, die ersten Bestrahlungen gegen 16 Uhr durchführen zu lassen, da danach die Sonnenstrahlung vornehmlich aus UVA besteht und in der Intensität nachläßt.

Die Einnahme von Khellin 100 mg, UVA-Bestrahlung (5–10 J pro cm^2) 1 Std. später, 3mal wöchentlich über 12 Monate war erfolgreich bei einem Teil der Patienten. Khellin ist nicht phototoxisch.

Cormane u. Mitarb. gaben 50 mg/kg KG L-Phenylalanin und bestrahlten 30–45 Minuten später zur Zeit des höchsten Blutspiegels mit UVA 350–365 nm *(PAUVA-Therapie, L-Phenylalanin + UVA).*

Man beginnt mit einer Joule-Dosis unter der MED. Andere Autoren empfehlen 100 mg/kg KG, manche statt UVA SUP oder SUP allein (S. 57). Bestrahlungsfrequenz etwa 3mal wöchentlich, Behandlungsdauer 2 Jahre. Bei 40% der Patienten Repigmentierung von mehr als 70% der depigmentierten Fläche. Je früher die Therapie nach Beginn der Vitiligo einsetzt, um so besser der Erfolg, enttäuschend dagegen bei akraler Depigmentierung oder einer Anamnese über 10 Jahre.

Das L-Phenylalanin (Fa. Merck, Fa. Synopharm, Barsbüttel) wird wegen des bitteren Geschmackes in gesüßten Getränken oder Speisen eingenommen.

Kontraindikationen: Phenylketonurie, koronare Herzkrankheiten, Lebererkrankungen.

Eine andere Möglichkeit liegt in der Färbung und im Abdecken der Herde, so durch das Auftragen von Dihydroxyazeton (Rezept Dr. Wolf: Dihydroxyaceton 2,4, Propylenglykol 6,0, Gelbildner PN 73 0,3, Aqua dest. ad 60,0), Aufbrauchfrist 5 Wochen. Schminken, etwa mit Covermark-Puder und -Stiften (Spotsticks), Dermacolor-Camouflage-System oder auch mit getönten Sonnenschutzcremes (Anthélios getönt). Durch das letzte Vorgehen wird der Strahlenschutz mit dem kosmetischen Effekt verbunden. Bei Patienten mit akraler Vitiligo und entsprechend gelblichem Teint wird die Gabe von β-Carotin (Carotaben) empfohlen. Initialdosis für 3–4 Wochen 3–4mal tgl. 25 mg, dann 1–2mal tgl. 25 mg. 1 Kapsel = 25 mg (S. 252).

Meiden bräunender Bestrahlung (Strahlenschutz gegen UVA und UVB; s. S. 250f.) verhindert die Pigmentierung der normalen Haut und macht damit die Vitiligoherde unauffällig. Die gesunde Haut pigmentiert sich aber leichter als die kranke zu repigmentieren ist. Auch kommt es in den Vitiligoherden leichter zu einem Sonnenbrand als in der umgebenden Haut.

Bei besonders störenden Formen der Vitiligo, aber auch beim Leukoderm, wird die Transplantation von Melanozyten aus pigmentierten Arealen auf die unpigmentierten vorgenommen, so von R. Falabella. Drei Verfahren kommen in Frage:

1. Übertragung von Spalthaut aus pigmentierten Arealen.
2. Übertragung der Decke von Saugblasen, nachdem die Epidermis an der Implantationsstelle entfernt wurde. Durch flüssigen Stickstoff werden dort Blasen erzeugt, die Blasendecke entfernt und die Saugblasendecke eingepflanzt.
3. Winzige Stanzbiopsien (1,2 mm Durchmesser) aus pigmentierter Haut werden implantiert. Von den Transplantaten aus soll sich im Laufe von Monaten das gesamte Areal repigmentieren. Dieses Verfahren kommt dann in Frage, wenn sich im Haarfollikel keine funktionsfähigen Melanozyten mehr nachweisen lassen (Dopa-Reaktion im Gefrierschnitt).

5.4. Tätowierungen

Unfreiwillige Tätowierungen, etwa durch Straßenstaub nach einem Unfall, sind innerhalb der ersten 24 Std., am besten möglichst rasch nach dem Unfall, in Lokalanästhesie oder Allgemeinanästhesie mit Bürste, Wasser und Seife so gründlich wie möglich zu entfernen. Mit einer Splitterpinzette lassen sich einzelne kleine Partikel aus der Haut entnehmen. Später ist die Beseitigung aller Tätowierungen schwierig, daher ein Aufschub der Entfernung ein fundamentaler Fehler.

Bei absichtlich gesetzten Tätowierungen werden folgende Möglichkeiten empfohlen: Erodieren der Haut etwa durch intensives Reiben mit Kochsalz oder Schmirgelpapier und Auflegen eines Verbandes mit einer nichtklebenden Folie. Manchmal wird von der Haut der noch nicht entfernte Farbstoff an diese Folie abgegeben. Die Aufrauhung ist auch mittels der Dermabrasion möglich. Meist liegt aber, besonders bei nicht professionell gesetzten Tätowierungen, das Pigment zu tief in der Dermis, um es durch Schleifen allein entfernen zu können. Zu tiefes Fräsen führt zu häßlichen Narben.

Gegebenenfalls wird man Tätowierungen exzidieren, evtl. durch Serienexzision, oder versuchen, durch plastisch-operative Maßnahmen die tätowierte Haut zu ersetzen. Auch wurde empfohlen, die über der Tätowierung gelegenen Hautanteile in Art eines dünnen Spalthautlappens mit dem Dermatom zu entnehmen, den Wundgrund durch Dermabrasion zu reinigen, so die Tätowierung zu entfernen und dann den Spalthautlappen wieder aufzulegen.

Mittels Lasertherapie lassen sich Tätowierungen behandeln. Auch hier kommt es zur Narbenbildung, deren Ausmaß und Häufigkeit von der Erfahrung des Therapeuten abhängt.

Vor der Entfernung von Tätowierungen empfiehlt es sich, den Patienten eingehend mündlich und schriftlich über das Vorgehen, die möglichen Folgen, die Dauer und Kosten aufzuklären. Es handelt sich um eine Operation kosmetischer Natur, deren Vornahme nicht drängt. Krankenkassen übernehmen die Kosten nur unter besonderen Voraussetzungen.

6. Pruritus

Beim Pruritus unterscheidet man den Pruritus als Folge von Hautkrankheiten und den Pruritus „sine materia".
Immer muß die Ursache gesucht und beseitigt werden (s. unten).
Zahlreiche Hautveränderungen gehen mit Juckreiz einher. Bei manchen Hautveränderungen wird von fast allen Patienten Juckreiz angegeben, bei anderen nur von wenigen. Hautveränderungen mit starkem Juckreiz sind u. a.: die Epizoonosen – vor allem die Skabies –, das endogene Ekzem, das allergisch bedingte Kontaktekzem, die Urtikaria, der Lichen sclerosus et atrophicus des weiblichen Genitales (Craurosis vulvae), die Prurigogruppe, die Miliaria rubra, der Lichen ruber planus, manche Arzneiexantheme.
Milben, etwa an Haustieren, Vögeln, Pflanzen, Nahrungsmitteln, Möbeln, Kissenfüllungen, können Menschen befallen und Juckreiz hervorrufen. Oft sind die Milben mit bloßem Auge nicht sichtbar und bleiben auch nicht auf der Haut, so daß die Ursache verkannt wird. Für eine solche Genese spricht der Befall mehrerer Personen; andererseits haben nicht alle Exponierten Beschwerden. Es muß zu einer Sensibilisierung gegen die Milben gekommen sein. Auch sieht man keine Stiche oder Bisse, nur Kratzeffekte.
Pruritus vulvae ist häufig durch Fluor aus den verschiedensten Gründen veranlaßt, im besonderen ist nach Trichomonaden, pathogenen Hefen, Mykoplasmen und heute nach Chlamydien zu fahnden. *Fluor bei älteren Patienten soll immer an ein Karzinom der Genitalorgane denken lassen.* Eine Zystitis, Harninkontinenz, Proktitis, Würmer, ein Lichen ruber planus und eine Fox-Fordycesche Erkrankung muß man ausschließen. Häufig wird eine umschriebene Neurodermitis im Vulvabereich verkannt.
Analpruritus s. S. 434.
Bei Pruritus sine materia ist vor allem an Stoffwechselstörungen (Diabetes, Hepatopathien, primäre biliäre Zirrhose), Nierenleiden, Lymphome, Leukosen und interne Karzinome zu denken. Pruritus tritt nach PUVA- und SUP-Therapie, bei Dumping-Syndrom (Therapie: Pektingaben), bei Afrikanern nach Chloroquin-Einnahme auf. Persistierender Pruritus wird nach Infusionen von Hydroxyethylstärke beobachtet, manchmal mit einer Latenz von 1 bis 4 Wochen, und kann Monate anhalten.

6. Pruritus

Zu starke Austrocknung der Haut führt zu Juckreiz (erworbene Ichthyosis). Betroffen sind vor allem alte Menschen im Winter durch die geringe Luftfeuchtigkeit in zentralgeheizten Räumen, ferner den Entzug wasserbindenden Materials aus der Hornschicht durch zu häufiges Waschen unter Gebrauch stark entfettender Detergenzien. Dialysepatienten und Patienten mit Leukämien sind ebenfalls häufig Opfer eines solchen Juckreizes durch Austrocknung.

Bei Pruritus durch Austrocknung muß man die Haut rückfetten, etwa durch überfettete Seifen, Ölbäder (Ölbad Cordes, Balneum Hermal F, Prevabal), rückfettende Duschgels (Oleatum Gel), durch Einfetten der Haut mit entsprechend fettenden Lotions (Nivea Milch, pH 5 Eucerin Lotio F), Cremes, Öle oder Salben unter Zusatz von Harnstoff. Bei Dialysepatienten läßt sich der Pruritus durch eine stark wasserhaltige Harnstoffcreme lindern, etwa Urea 20,0, Aqua dest. 180,0, Ung. Cordes ad 400. Bei älteren Menschen hat sich mir folgendes Rezept bewährt: Urea pura 5%, Propylenglykol 10% in Ung. emulsificans aquosum, evtl. vorübergehend unter Zusatz eines Kortikoids. Optiderm-Creme enthält 5% Harnstoff und 3% Polidocanol.

Interne Ursachen für einen Juckreiz sind: Schwangerschaft, Lebererkrankungen (Ikterus), leukämische Erkrankungen, Karzinome des Körperinneren, parasitäre Erkrankungen, Diabetes mellitus, chronische Nierenleiden, Prostatahypertrophie – evtl. mit Urämie –, Myxödeme, Eisenmangelanämie, psychische Veränderungen – darunter besonders der *Epizoonosenwahn*. Beim Wahn bildet sich der Patient ein, von Parasiten befallen zu sein und ergreift entsprechende Maßnahmen. Bei der Phobie hingegen befürchtet er, befallen werden zu können. Im ersten Fall handelt es sich um eine Psychose, manchmal mit paranoischen Zügen; im zweiten Fall um eine Neurose. Bei der Wahnvorstellung werden zur Therapie Phenothiazinpräparate oder auch Pimozid, bei der Phobie dagegen werden Tranquilizer und Psychotherapie empfohlen.

Zur symptomatischen Bekämpfung des Juckreizes werden feuchte Umschläge (S. 18) angewendet, im besonderen mit Zusatz von Essig, ferner Teerbäder und Teerpräparate (Liquor carbonis detergens, Anthrasol, Tumenol ammonium 2%ig in Oleum Zinci oder Lotio alba aquosa NRF 11.22). Tumenol ammonium führt zu einer Verflüssigung der Lotio, deshalb ist der Zusatz eines Gelbildners (z. B. Bentonit Veegum) zu erwägen, um die Ausgangskonsistenz wiederherzustellen.

Juckreizlindernd bei Insektenstichen sind Kortikoide, etwa in Form von Sprays oder Lösungen. Auf umschriebenen Arealen kann man Crotamitonpräparate (z. B. Crotamitex Gel, Euraxil Creme, Lotion) anwenden. Eine bekannte juckreizlindernde Substanz ist Polidocanol (Thesit), etwa 2% Thesit in Lotio Hermal, Lotio Cordes oder Lotio alba aquosa, auch in Bademitteln (Balneum Hermal Plus). Thesit verändert die Konsistenz mancher Grundlagen und kann daher nicht beliebig zugesetzt werden.

Manche häufig angewandte analgesierende Mittel empfehlen wir zur Juckreizlinderung nicht, da die Sensibilisierungsquote gegen solche Mittel hoch ist und oft ein Circulus vitiosus entstehen kann, wenn solche Substanzen selbst ein allergisch bedingtes Kontaktekzem oder durch Aufnahme in den Organismus ein juckendes Arzneiexanthem mit Juckreiz hervorrufen. Wegen der Möglichkeit einer Überempfindlichkeit mit Gruppensensibilität vermeiden wir die lokale Anwendung von Antihistaminika völlig, zumal die Wirksamkeit fraglich ist. Bei umschrieben stark juckenden Veränderungen, etwa einer umschriebenen Neurodermitis, wirkt die lokale Anwendung von Kortikoiden in Form der Dreischlagtherapie (S. 29) oder die Unterspritzung mit Kortikoid-Kristallsuspension vorteilhaft; auch ein Versuch mit Volon-A-Schüttelmix ist angezeigt, vor allem auch bei Anal- und Skrotalpruritus. Bei allgemeinem Pruritus hilft manchmal UVA-, SUP- oder auch PUVA-Bestrahlung. Juckreiz bei Sonnenbrand lindern Kortikoidcremes oder -sprays.

Innerlich kann man sedierende Antihistaminika geben, und zwar abends vor dem Einschlafen. Nichtsedierende Antihistaminika enttäuschen bei dieser Indikation meist.

7. Genetisch bedingte Störungen

Die Vorbeugung und Behandlung anlagemäßig bedingter Störungen ist bis zu einem gewissen Grade möglich geworden. Sie besteht in eugenischer Beratung, um die Anhäufung negativer Anlagen geringzuhalten. Die Änderung von Genen (genetic engineering) durch Beeinflussung der Mutation, Veränderungen am DNA-Molekül, Transduktion, Transformation und Induktion kommt in den Bereich des Möglichen. Auch werden modifizierte Enzyme entwickelt, die im Organismus einen Enzymdefekt kompensieren, aber nur langsam abgebaut werden.

Bei zahlreichen Krankheiten wie der Neurofibromatosis von Recklinghausen, der tuberösen Sklerose, der Epidermolysis bullosa, dem Pseudoxanthoma elasticum, der Fabryschen Erkrankung, dem Marfan-Syndrom, der fokalen dermalen Hypoplasie, der Incontinentia pigmenti, der kongenitalen anhidrotischen ektodermalen Dysplasie, der Epidermolysis bullosa, ist leider eine Heilung bisher nicht möglich. Bei schweren genetisch bedingten Mißbildungen gewinnt die intrauterine Diagnostik zunehmende Bedeutung, im besonderen auch bei den narbenbildenden Formen der Epidermolysis bullosa und schweren Formen der Ichthyosis.

Die euphänische Behandlung ist der Versuch, wenigstens die Genmanifestation, also das Erscheinungsbild, zu ändern.

A. Diätetische Maßnahmen

1. Phenylketonurie: Restriktion des Phenylalanin, Gabe von Cymogran;
2. Homozystinurie: Restriktion von Methionin, Zufuhr von Cystein, Vitamin B_6;
3. Tryptophanämie: Behandlung mit Niacinamid;
4. Argininosukzinaturie: eiweißarme Diät;
5. Xanthome: s. S. 156;
6. Galaktosämie: Eliminierung von Laktose;
7. Acrodermatitis enteropathica (Zinkmalabsorption): Zufuhr von Zink (etwa zweimal 400 mg Zink-Aspartat [Franz Köhler Chemie KG, Alsbach]);
8. Refsum-Syndrom: Phytolarme Kost: Restriktion von Milch und Milchfett;
9. Richner-Hanhart-Syndrom: Restriktion von Phenylalanin und Tyrosin.

7. Genetisch bedingte Störungen

Tabelle 5 Angeborene und genetisch bedingte Veränderungen mit malignen und nichtmalignen Tumoren (nach Reed)

Veränderung	Vererbungsmodus	Hautveränderungen	Hamartome	Maligne Veränderungen: Haut	Maligne Veränderungen: interne
tuberöse Sklerose*, Morbus Bourneville-Pringle	autosomal dominant, aber 80% durch Spontanmutation, sporadisch, geringe Lebenserwartung	Angiofibrome (Gesicht, Nagelwall), weiße Flecke	ja Hirntumoren, Nierentumoren 42%, Rhabdomyome des Herzens 23% der Patienten	nein	selten
Neurofibromatose*	autosomal dominant	Café-au-lait-Flecke, Hauttumoren	ja	selten	2–10%, Phäochromozytome 5%
Neurilemmome der Mukosa, Williams-Syndrom	autosomal dominant	Wallungen, Schleimhautneurilemmome	ja	nein	ja Schilddrüse, Phäochromozytome
Basalzellnävus-Syndrom	autosomal dominant	Basaliome, punktförmige Kreatosen der Handflächen und Fußsohlen u. a.	ja	ja	Medulloblastome des Gehirns, Fibrosarkome des Kiefers
Peutz-Jeghers-Syndrom	autosomal dominant	melanotische Flecke der Schleimhaut, an Handtellern und Fußsohlen	ja	nein	ja maligne Polypen, Granulosazelltumoren des Ovars
Gardner-Syndrom	autosomal dominant	epitheliale Zysten, Talgzysten	ja	?	Darmtrakt, Ovar

* Molekulargenetische Diagnose möglich

Tabelle 5 *(Fortsetzung)*

Veränderung	Vererbungsmodus	Hautveränderungen	Hamartome	Maligne Veränderungen: Haut	Maligne Veränderungen: interne
"Blue-rubber-bleb"-Nävus	autosomal dominant	Hämangiome	ja	nein	Medulloblastome
Gorlin-Syndrom Mukosa-Neurome	autosomal dominant	multiple Neurome an Zunge, Lippe und angrenzende Schleimhäute	nein	nein	Schilddrüsenkarzinome, Phäochromozytome
Epidermolysis bullosa dystrophica	autosomal dominant	Blasen bei Reibung	nein	ja	Ösophagus
multiple Leiomyome	autosomal dominant	Myome	ja	nein	Uterus und selten Gastrointestinaltrakt
Down-Syndrom	Trisomie 21	Elastosis perforans, Cheilitis, Ichthyosis	Syringome	Progerie, Hautkarzinome	Leukämie, Retinoblastom, Hirntumoren?
Turner-Syndrom	meist XO	vorgeschobene Haargrenze, Nagelveränderungen, exzessive Häufigkeit von Nävomelanozytennävi	nein	maligne Melanome	
Klinefelter-Syndrom	XXY, XXXXY und XXYY	mangelnde Sexualbehaarung, extreme Elastose, Varikosis	nein	nein	?

Tabelle 5 *(Fortsetzung)*

Veränderung	Vererbungsmodus	Hautveränderungen	Hamartome	Maligne Veränderungen: Haut	interne
Madelungscher Fetthals	anlagemäßig	Lipome im Hals-Nacken-Bereich mit Systemcharakter	nein	nein	Karzinome, Mund-Rachen-Pharynx-Bereich
Torre-Muir-Syndrom	autosomal dominant?	Talgdrüsentumoren, Keratoakanthome, Basaliome	ja	ja	Karzinome, vor allem Magen-Darmtrakt-Lymphome
Naevus sebaceus	kongenital	organoider Nävus	ja	gelegentlich Basaliome, <5%, selten andere Karzinome	nein
Tierfellnävi	kongenital	Umstrukturierung der Haut mit Hyperpigmentierung, Hypertrichie, Ansammlung von Nävomelanozyten	ja	5–10% maligne Melanome	Hirntumoren
Mafucci-Syndrom	kongenital	Hämangiome, Phlebolithen	ja	selten	20% Chondrosarkome u. a. Bindegewebstumoren, extrem selten Melanome, Tumoren
Naevus Ota	kongenital	Pigmentierung von Haut und Auge			

Tabelle 5 *(Fortsetzung)*

Veränderung	Vererbungsmodus	Hautveränderungen	Hamartome	Maligne Veränderungen: Haut	Maligne Veränderungen: interne
Keratome der Palma und Planta	autosomal dominant	Keratome von Handtellern und Fußsohlen	nein	nein	Ösophagus- und Bronchialkarzinome, erworbene Palmoplantarkeratosen auch mit anderen Karzinomen
Epidermodysplasia verruciformis Lewandowsky-Lutz	autosomal rezessiv	multiple flache Warzen	?	ja bei entsprechenden HP-Viren plus UV	nein
Sklerotylosis	autosomal dominant	Keratosen an Handtellern und Fußsohlen, Atrophie der Haut und Nagelveränderungen	nein	ja	ja
Cowden-Syndrom	autosomal dominant	Papillomatosis der Lippen und des Oropharynx	ja	ja	ja Brustkrebs u.a.
Ataxia teleangiectatica	autosomal rezessiv	Teleangiektasien, Progerie der Haut, sklerodermieartige Veränderungen, weiße Makeln	nein	ja	Lymphome u.a. maligne Veränderungen
Wiskott-Aldrich-Syndrom	X-chromosomal, rezessiv	Ekzeme, Hautinfektion	nein	nein	ja Lymphome, Leukämien

7. Genetisch bedingte Störungen

Tabelle 5 *(Fortsetzung)*

Veränderung	Vererbungsmodus	Hautveränderungen	Hamartome	Maligne Veränderungen: Haut	Maligne Veränderungen: interne
Chediak-Higashi-Syndrom	autosomal rezessiv	verminderte Pigmentierung von Haar und Haut, Photosensibilität	nein	nein	Lymphome
Werner-Syndrom, Pangerie	autosomal rezessiv	sklerosierende Hautveränderungen, Progerie, Unterschenkelgeschwüre	nein	nein	ja, hauptsächlich Sarkome
Xeroderma pigmentosum	autosomal rezessiv	Photosensibilität, Pigmentflecke, Keratosen	nein	ja	ja
Bloom-Syndrom	autosomal rezessiv	Teleangiektasien, Photosensibilität	nein		Leukämien und selten Karzinome
Rothmund-Thomson-Syndrom	autosomal rezessiv	Photosensibilität bis 30%, Teleangiektasien, Progerie	nein	ja	nein
Dyskeratosis congenita	X-chromosomal dominant und X-chromosomal rezessiv	Leukokeratose des Mundes, Dystrophie der Nägel, Poikilodermie der Haut	nein	ja	nein

B. Kontrolle der Umwelteinflüsse

1. Kontrolle der Umgebungstemperatur bei:
   a) familiärer Kälteurtikaria;
   b) Störung der Schweißbildung (anhidrotische ektodermale Dysplasie, Ichthyosis),
2. Vermeidung von Traumen bei:
   a) Epidermolysis bullosa;
   b) Psoriasis.
3. Schutz vor Ultraviolettstrahlen bei:
   a) Albinismus;
   b) Xeroderma pigmentosum (besondere Gefährdung durch Umweltkarzinogene, UV-Strahlenschutz LF > 15, Sonnenbrille);
   c) Porphyrien (s. auch S. 161f.);
   d) Dyskeratosis follicularis vegetan (Morbus Darier);
   e) Psoriasis im Eruptivstadium.

C. Meiden schädlicher Drogen

1. Glukose-6-Phosphatdehydrogenase-Insuffizienz: Meiden von Sulfonamiden und *Sulfonen*, Primaquin, Nitrofurantoin, Salizylaten, Phenazetin, Antimalariamitteln, s. auch S. 92.
2. Niedrige Serumcholesterinesterase: Meiden von Succinylcholin.
3. Hepatische Porphyrie: Meiden von Alkohol, Barbituraten und verwandten Medikamenten, Apronalid, Östrogenen, Griseofulvin.
4. Lupus erythematodes: Einschränkung von Medikamenten, im besonderen solcher, die einen Lupus erythematodes provozieren (S. 98).
5. α-1-Antitrypsin-Defizienz: Meiden von Zigarettenrauchen, Staubexposition.

D. Behandlung durch Medikamente, Seren usw.

1. Einsatz fehlender Eiweiße und Enzyme:
   a) Fabrysche Erkrankung: Transfusion von Plasma oder gereinigter Ceramidtrihexosidase, Nierentransplantation (S. 408);
   b) Angioödem: Zufuhr von C_1-Inhibitor, Androgene S. 223.
2. Symptomatische Behandlung:
   a) Erythropoetische Protoporphyrie: β-Carotin, Transfusionen hochkonzentrierter Erythrozyten (S. 162);
   b) Gougerot-Haileysche Erkrankung (Morbus Hailey-Hailey): Therapie der bakteriellen Infektion; evtl. operative Maßnahmen (S. 227);
   c) manche Ichthyosisformen, Dariersche Erkrankung, Xeroderma pigmentosum: Retinoide;
   d) Epidermolysis bullosa, rezessive dystrophische Form: Versuch Phenytoin, Retinoide.
3. Vitaminzufuhr:
   a) Hartnupsche Erkrankung: Zufuhr von Niacin 40–200 mg tgl.;
   b) Homozystinurie.

E. Operative Behandlung
1. Symptomatisch:
    a) Peutz-Jeghers-Syndrom: ggf. operative Behandlung der Polypen, Suche nach Neoplasmen;
    b) Riesennävuszellnävi (Tierfellnävi): Dermabrasion in den ersten Lebenswochen;
    c) Leopard-Syndrom: evtl. operative Behandlung der obstruktiven Kardiomyopathie;
    d) Marfan-Syndrom: evtl. operative Behandlung der Deformitäten von Sternum und Aorta;
    e) Porphyria cutanea tarda: Aderlässe, Chloroquin, S. 161;
    f) Gardner-Syndrom, ggf. Kolektomie;
    g) Muir-Torre-Syndrom: operative Entfernung interner Tumoren.
2. Transplantation:
    a) Übertragungen von Knochenmark und Thymus, ggf. bei Immundefekten;
    b) plastische operative Maßnahmen bei anlagemäßig bedingten Hauttumoren.

Molekulargenetische Untersuchungen können einen klinischen Verdacht bestätigen oder ausschließen und Aussagen über den künftigen Gesundheitszustand einer Person oder seiner Nachkommen erlauben.

Die molekulare Pathogenese von Erbkrankheiten ist oft sehr heterogen (verschiedene Mutationen am gleichen Gen – *allelische Heterogenität;* verschiedene Gen-Orte – *Gen-Locus-Heterogenität*).

8. Verhornungsstörungen

8.1. Ichthyosis

Klassifkation der erblichen Störungen mit Ichthyosis s. Tab. 6

Bei der autosomal dominanten Ichthyosis und bei Ichthyosen im Rahmen des endogenen Ekzems findet man eine Retentionshyperkeratose. Die Proliferationshyperkeratose dagegen sieht man bei allen Formen der Ichthyosis congenita. Die bullöse kongenitale ichthyosiforme Erythrodermie weist eine granuläre Degeneration (atypisches verbreitertes Stratum granulosum) mit epidermolytischer (akantholytischer) Blasenbildung auf.

Differentialdiagnose: erworbene Formen der Ichthyose, Xerose der Haut, epidermale Nävi. Von der genetisch bestimmten Ichthyosis ist die sekundäre Ichthyosis als eine übermäßige Austrocknung der Haut zu unterscheiden. Als paraneoplastisches Syndrom sieht man ichthyotische Hautveränderungen, die durchaus mit schweren Formen der genetisch bestimmten Ichthyosis vergleichbar sind.

Therapie: Retinoide, im besonderen das Etretinat bzw. das Acitretin (S. 8) sind bei den Ichthyosisformen mit Proliferations- bzw. akantholytischer Hyperkeratose wirksam. Auch bei anderen Ichthyosisformen ist ein *Versuch* mit Etretinat angezeigt. Die unerwünschten Wirkungen sind besonders bei hochdosierter Langzeitanwendung, vor allem bei Kindern (Exostosen, Knochenbildung in Sehnen), zu beachten (S. 9). Es empfiehlt sich möglichst nicht über 30 mg/tgl. die Therapie zu beginnen und dann nach Eintritt des Erfolges auf die niedrigst mögliche Erhaltungsdosis zu gehen.

Zur lokalen Therapie werden Harnstoffsalben in einer Cremegrundlage, evtl. mit Zusatz von Vitamin-A-Säure (Tretinoin) empfohlen, bei der geschlechtsgebundenen Ichthyosis die Applikation von cholesterinhaltigen Salben. Ich rezeptiere z. B. Vitamin-A-Säure 0,02–0,2 g, Urea 15 g, Ung. Cordes 200 g, Aqua dest. ad 300–400 g.

Van Scott empfiehlt Cremes, die α-Hydroxycarbonsäuren (S. 33), im besonderen Milchsäure oder Zitronensäure, enthalten, und die mehrfach täglich angewendet werden. Ich verordne etwa Acid. lactic. 5,0, Propylenglykol 10,0, Ung. emuls. aquos. ad. 100,0 und steigere oder vermindere die Milchsäurekonzentration je nach Erfolg und Verträglichkeit.

8.1. Ichthyosis

Eine Alternative ist ethanolhaltiges Salizylsäuregel 6% NRF 11.54 oder andere salizylsäurehaltige Präparate (s. aber S. 32).

Vitamin-A-Säure oder Retinoide sind auch bei anderen genetisch bedingten Verhornungsstörungen angezeigt, so bei der Dyskeratosis follicularis Darier (s. unten).

Die Porokeratosis Mibelli, eine seltene Verhornungsstörung, läßt sich mit Etretinat (S. 8) unterdrücken, allerdings nur die anlagebedingten, nicht die superfiziellen aktinischen Formen. Hier ist ein Versuch mit Vitamin-A-Säure-Präparaten möglich (s. oben).

Die Hyperkeratosis lenticularis perstans Flegel ist äußerst therapieresistent, 5-Fluorourazil-Salbe wurde versuchsweise empfohlen (Efudix Roche).

Als symptomatische Therapie bei Netherton-Syndrom wird die äußerliche PUVA-Therapie empfohlen.

Der Effekt von Etretinat, Prednisolon innerlich und stark wirksamen Kortikoiden äußerlich bei schwerer Ichthyosis congenita (Harlekin-Fetus) ist offenbar überschätzt worden, sollte aber zusammen mit Etretinat versucht werden.

Hautpflege bei Ichthyosis. Die Hornschicht wird mit Ölbädern, Lotions und Cremes geschmeidig gehalten, wobei offenbar weniger die Fettung als andere Einflüsse auf die Hornschicht entscheidend sind. In Frage kommen Bäder mit Detergenzien und Ölbäder, die die Haut geschmeidig machen. Die Auswahl des Präparates kann individuellen Gesichtspunkten folgen.

Eine überfettete Öl-in-Wasser-Emulsion wird von den Patienten als angenehm empfunden, etwa Tegin 3%, Miglyol 812 20–25%, Propylenglykol 10%, Aqua dest. ad 100,0, Haltbarkeit ca. 5 Wochen (Rezept Dr. G. Wolf). W/Ö-Emulsionen für diesen Zweck sind pH 5 Eucerin Lotio F oder Praecutan Lotio fett. Evtl. können die Patienten solchen Lotiones noch weitere Öle zusetzen und so in der Hohlhand das Ausmaß der Fettung selbst bestimmen.

Mir hat sich der Zusatz von Harnstoff (Urea 5–10%) in einer Creme bewährt (Rezept S. 72). Optiderm-Creme s. S. 72.

Eine ältere Therapie besteht in der Anwendung von Kochsalzbädern (3%) oder in der Anwendung kochsalzhaltiger Salben, die wasseranziehend und hydratisierend auf die Hornschicht wirken.

Ein besonderes Problem ist die Ansammlung von Sekret mit Sekundärinfektion mit und ohne Auftreten von Rhagaden bei warzigen Ichthyosisformen, besonders in den Körperfalten. Sorgfältige Reinigung im Bad mit Detergenzien und damit Vermeidung der Sekretstauung, evtl. chemotherapeutische Behandlung zur Vernichtung der Mikrobenflora, sollte man versuchen.

Tabelle 6 Hereditäre Ichthyosen (nach Anton-Lamprecht)

Gruppe und Typ	Erbgang	Histologischer Typ	Epidermopoese	Ultrastruktur	Defekt
Ichthyosis-vulgaris-Gruppe					
Ichthyosis vulgaris (oft Atopiker)	autosomal dominant	Retentionshyperkeratose	normal	Keratohyalin atypisch	Keratohyalindefekt Fehlen von Fillagrin
Ichthyosis Wells Kerr (Korneaveränderungen)	X-chromosomal rezessiv	Retentionshyperkeratose	normal	quantitative Abweichungen	Steroidsulfatase- und Arylsulfatasedefekt
Refsum-Syndrom	autosomal rezessiv	Retentionshyperkeratose	?	Lipidspeicherung	Defekt der α-Oxidation: Phytansäurespeicherung
Ichthyosis-congenita-Gruppe					
Ichthyosis congenita 1. kongenitale ichthyosiforme Erythrodermie	autosomal rezessiv	Proliferationshyperkeratose	gesteigert	heterogen: quantitative Abweichungen, Lipidspeicherung im Horn	heterogene Störungen im epidermalen Lipidstoffwechsel
2. lamelläre Ichthyosis	autosomal rezessiv autosomal dominant	Retentionshyperkeratose	normal	?	?
Sjögren-Larsson-Syndrom (geistige Defekte, Tetraplegie, Retinadegeneration)	autosomal rezessiv	Proliferationshyperkeratose	?	quantitative Abweichungen	abnormales Keratohyalin ?

Tabelle 6 *(Fortsetzung)*

Gruppe und Typ	Erbgang	Histologischer Typ	Epidermopoese	Ultrastruktur	Defekt
Ichthyosis linearis circumflexa Comel	autosomal rezessiv	Para- und Orthohyperkeratose, spezifische Histologie, Exoserose	?	phasenweise Bildung unbekannter Substanzen, spezifische Ultrastruktur	?
Ichthyosis-hystrix-Gruppe					
Bullöse kongenitale ichthyosiforme Erythrodermie	autosomal dominant	Akanthokeratolyse	gesteigert	Tonofibrillenklumpen	Alkane erhöht?
Ichthyosis hystrix im engeren Sinne					
– lokalisiert – generalisiert	seltene Formen z.T. Einzelfälle	extreme Hyperkeratosen			

8.2. Sekundäre Ichthyosis, Xerosis

Bei der sekundären Ichthyosis (zu starke Austrocknung und Entfettung bei Altershaut, paraneoplastisch, Dialysepatienten) erweisen sich die gleichen Maßnahmen zur Hauptpflege wie bei der Ichthyosis (s. S. 82) als nützlich. Rückfettung durch überfettete Seifen und Detergenzien und Nachfetten nach Duschen und Baden, Beseitigung von Waschmittelrückständen aus der Wäsche, helfen oft. Gaben von Vitamin A und vielleicht auch essentiellen Fettsäuren in hoher Dosis wirken unterstützend.

Bei der Xerosis der Haut, also einer Austrocknung durch Schweißmangel, die mit einer Ichthyosis verbunden sein kann, empfiehlt es sich, den Organismus zur Schweißabsonderung zu erziehen (S. 191f.). Bei Störungen der Schweißsekretion ist die Schwierigkeit der Akklimatisation in heißem Klima zu berücksichtigen (Fieberschübe) (s. auch S. 366ff.).

8.3. Umschriebene Hyperkeratosen

Folliculäre Hyperkeratosen treten als Minimalvarianten der Ichthyosis auf, im besonderen bei jungen Mädchen auf den Streckseiten der Arme und Beine, oft mit gleichzeitiger leichter Zyanose. Die Therapie ist symptomatisch, ähnlich wie bei der Ichthyosis (S. 82).

Die *Pityriasis rubra pilaris* ist ein seltenes Krankheitsbild, das in eine klassische Psoriasis übergehen kann und daher von manchen Autoren zur Psoriasis gezählt wird. Die Therapie ist entsprechend.

Die *Dyskeratosis follicularis vegetans Darier* ist ein therapeutisches Problem. Die Behandlung ist symptomatisch wie bei der Ichthyosis. Eine hochdosierte innerliche Vitamin-A-Gabe zusammen mit Vitamin E in hohen Dosen kann versucht werden (Vorsicht, Vitamin-A-Hypervitaminose!): Ayres u. Mihan gaben 200 000 IE Vitamin A tgl. und Vitamin E, 400 IE, 3mal tgl. vor den Mahlzeiten. Retinoide, vor allem das Etretinat (S. 7), haben sich als wirksam erwiesen, allerdings nur solange sie gegeben werden und leider nicht bei allen Patienten.

Es fehlt auch an einer wirksamen Behandlung der palmoplantaren Keratosen. Da diese Teilsymptome ernster Erkrankungen, z.B. von Karzinomen im Körperinnern, sein können, empfiehlt sich vor allem bei erworbenen Formen eine Tumorsuche (Ausschluß: Arsenkeratosen!) und bei den angeborenen eine genaue Klassifizierung.

Kleine verhornte Papeln an Handtellern und Fußsohlen (Keratosis punctata) sollen ein Hinweis auf eine Atopie (S. 188), aber auch auf Tumoren im Körperinneren sein.

8.4. Klavi

Klavi, d. h. schmerzhafte Hyperkeratosen an Druckstellen, werden nicht selten mit Plantarwarzen verwechselt. Die Beseitigung der Ursache durch entsprechendes Schuhwerk, Einlagen, Aufkleben von Schutzringen gegen Druck ist meist erfolgreich. Manchmal aber helfen selbst operative Maßnahmen (z. B. Beseitigung von Exostosen) nicht.

Balkin empfiehlt die Injektion eines Silikons in Lokalanästhesie unter den Klavus (Dimethicon 350, in der Bundesrepublik Silikonöl Bayer „M" Typ 300). Die Anästhesieflüssigkeit wird unter den Klavus gebracht (insgesamt 0,2–0,3 ml) und gleichzeitig die richtige Injektionsstelle für das Silikonpräparat vorgefühlt und dann unter den Klavus in die Dermis 0,1 ml des Silikonpräparates unter Zurückziehen der Nadel eingespritzt. Das Gewebe wird kräftig massiert und ein Klebeverband angelegt. Im Abstand von 1–2 Wochen werden bis zu 4 solcher Injektionen gegeben.

Das Verfahren kann bei solchen Patienten versucht werden, bei denen die oben genannten Maßnahmen versagt haben oder bei denen ohne Injektion größere operative Eingriffe notwendig wären. Nach Injektion von Silikonölen sind jedoch noch Jahre später Granulome aufgetreten, die zwar meist Zusätzen oder einer falschen Injektionstechnik angelastet werden, in ihrer Genese aber oft ungeklärt bleiben.

8.5. Akanthosis nigricans

Formen der Akanthosis nigricans:

- Anlagemäßig bedingt (irregulär dominantes Gen). Keine endokrine Störung (Auftreten im Kindesalter).
- In Zusammenhang mit anderen Syndromen, auch schweren endokrinen Störungen (z. B. Stein-Leventhal-Syndrom) (frühes Auftreten).
- „Maligne" Formen, d. h. als Paraneoplasie (Adenokarzinome, Lymphome), Erwachsene! Evtl. Auffinden von Tumorwachstumsfaktoren im Urin.
- Pseudoakanthosis nigricans. Übergewichtige brünette Erwachsene; Ausschluß: Heroinsucht!
- Medikamentös bedingte Akanthosis nigricans.

Therapie: Wenn möglich, Auffinden und Ausschalten der Ursache, Behandlung der endokrinen Störungen. Abtragen von Wucherungen, evtl. Therapie wie bei Ichthyosis (S. 82), auch Versuch mit Retinoiden, lokal Azelainsäure- (Skinoren), Vitamin-A-Säure-, Harnstoff- oder Milchsäuresalben.

9. Papulöse Erkrankungen

9.1. Lichen ruber planus

Den Lichen ruber planus kennzeichnen blaurote oder bräunlich-rote Papeln, vor allem an den Beugeseiten der Handgelenke. An Handflächen und Fußsohlen können klavusartige Papeln vorkommen. Weißliche Netze und ringartige Herde findet man an den Schleimhäuten (Fehldiagnose: Soor oder Leukoplakie). Traumen der Haut rufen neue Veränderungen hervor (isomorpher Reizeffekt). Quälender Juckreiz ist ein Symptom des Lichen ruber planus. Arbeiter, die beruflich Farbfilme entwickelten, wiesen typische Lichen-ruber-Effloreszenzen auf. Die seltenere bullöse Variante des Lichen ruber planus mit Blasenbildung und Atrophie, vor allem an den Schleimhäuten (Lichen ruber pemphigoides), ist eine Präkanzerose im weiteren Sinne; auch der Ösophagus kann mitbefallen sein.

Offenbar gibt es zwei Formen des Lichen ruber planus: eine relativ schnell verlaufende, mit einer durchschnittlichen Dauer von 1–2 Jahren (68%), und eine andere Form, die sich über viele Jahre hinzieht und sehr therapieresistent ist. Rasch verläuft auch der Lichen ruber tropicus.

Differentialdiagnose: Andere Krankheiten mit Papeln, vor allem papulöse Arzneiexantheme, wie sie Schwermetalle (Goldpräparate, Arsenpräparate), Antimalariamittel, Aminophenazon, Chlorothiazid, selten Penicillin, Hexamethylentetramin, Chinidin, Paramin, Salizylsäure, Salizylate, Methyldopa, Chloralhydrat und andere Medikamente hervorrufen. Die Gabe von Mesalazin soll zum Auftreten eines Lichen ruber geführt haben. Der stark juckende Lichen amyloidosus findet sich meist auf der Streckseite der Schienbeine. Als Symptom der Graft-versus-Host-Erkrankung, besonders nach Knochenmarktransplantation, traten Lichen-ruber-artige Exantheme auf.

Therapie: Bei dem eben aufgezeigten Verlauf ist die Beurteilung des Therapieerfolges schwierig. Es sind daher viele Medikamente zur innerlichen und äußerlichen Behandlung des Lichen ruber planus angegeben worden, so höhere Dosen von Bellergal, Tetracycline, Isonikotinsäurehydrazid, Chloroquin, Dapson (50–150 mg, S. 233).

Falls keine Kontraindikation gegeben ist, kann man den Lichen ruber planus innerlich mit Kortikoiden, und zwar 3 Wochen lang täg-

9.1. Lichen ruber planus

lich mit einem Prednisonäquivalent von 30 mg behandeln. Diese Dosis wird anschließend schrittweise vermindert (ausschleichen). *Retinoide* sind beim Lichen ruber planus indiziert (etwa 30 mg Tigason [S. 7] tgl.).

Griseofulvin (S. 341) erweist sich in der für Mykosen üblichen Dosierung manchmal als wirksam. Auch eine PUVA-, SUP- oder Röntgentherapie kann versucht werden.

Der Lichen ruber soll auf Cyclosporin A ausgezeichnet ansprechen (S. 12, 119).

Bei geringer Ausdehnung, besonders bei umschriebenen Herden, besteht die Möglichkeit, die Herde mit Kortikoid-Kristallsuspension zu unterspritzen oder lokal im Sinne der Dreischlagtherapie zu behandeln (S. 29). Teerzusätze zu den Kortikoidpräparaten (Vobaderm Plus Tinktur, Teer-Linola-Fett-Emulsion) und Teerbäder unterstützen, weil juckreizlindernd, die Therapie.

Hypertrophische umschriebene Herde: Versuch der Unterspritzung mit Kortikoid-Kristallsuspension.

Schleimhautherde sind häufig durch Traumen provoziert, besonders im Mundbereich. Die Sanierung des Gebisses, Beseitigung unterschiedlicher Metalle und guter Sitz einer Prothese sind deshalb Voraussetzungen für den Therapieerfolg. Man kann an den Schleimhäuten eine Therapie mit Volon-A-Haftsalbe oder Betnesol-Pastillen oder Vitamin-A-Säure-Präparaten versuchen, z. B. Vitamin-A-Säure 0,01, Betamethasonvalerat 0,02, Hermal-Haftgel ad 20. Die lokale Wirksamkeit von Cyclosporin A wird unterschiedlich beurteilt. Therapeutisch geht man so vor: Die Patienten nehmen 5 ml einer Cyclosporinlösung 100 mg/ml in den Mund, lassen sie kurz einwirken und spucken sie wieder aus. Andere ließen die Patienten 100 mg Cyclosporin tgl. in die Schleimhautveränderungen mit dem Finger einreiben.

Bullöse Formen des Lichen ruber planus, vor allem an der Mundschleimhaut mit Atrophien, sind ein Therapieproblem. Innerlich: Therapie wie schon angegeben, evtl. wie beim Pemphigoid (gemeinsames Vorkommen möglich, Ausschluß gemeinsames Vorkommen Pemphigus-Lichen ruber planus). Lokal Volon-A-Haftsalbe, Versuch mit Mundisal- oder Neogel bzw. Dontisolon M Heilpaste, regelmäßige Mundspülung, evtl. flüssige Kost. Kontrolle der notwendigen Kalorien- und Nährstoffzufuhr. An der Mundschleimhaut neigt diese Form des Lichen ruber planus mit Atrophie zur karzinomatösen Entartung. Retinoide unterdrücken die Leukokeratosen, aber nach eigenen Erfahrungen kann es nach Absetzen zu einer vermehrten Proliferation, evtl. zur Karzinomentstehung kommen. Ausreichende Erfahrungen liegen aber bisher nicht vor.

Nagelveränderungen: stark wirksame Kortikoidcremes und Salben, z. B. Dermoxine oder Nerisona forte. Monatliche Injektionen von Kortikoid-Kristallsuspension unter die proximale Nagelfalte, also nahe der Nagelmatrix. Dosis insgesamt nicht mehr als etwa 10 mg Triamcinolon pro Sitzung, evtl. ein Versuch mit PUVA oder SUP. Die Nagelveränderungen müssen frühzeitig intensiv behandelt werden, um Dauerschäden zu verhüten.

9.2. Neurodermitis circumscripta – Lichen Vidal

Ovale bis runde Herde gruppierter glänzender bräunlicher bis rötlicher Papeln kennzeichnen dieses Krankheitsbild unklarer Genese mit quälendem Juckreiz.

Prädilektionsstellen: Nacken, perianal, perivaginal, Unterschenkel.

Differentialdiagnose: Lichen ruber planus, lokalisierte Amyloidose; am Hinterkopf: Psoriasis.

Therapie: stark wirkende Kortikoide, Dreischlagtherapie (S. 29), Teerpräparate, Kortikoid-Kristallsuspension-Quaddeln oder Unterspritzung, am Unterschenkel Kompressionsverbände, im besonderen bei Varikosis. Ausschaltung örtlicher Reizfaktoren. Entsprechende Veränderungen können Teilsymptom eines endogenen Ekzems (s. dort) sein. Röntgentherapie S. 51.

9.3. Prurigo nodularis

Die Therapie der Prurigo nodularis ist unbefriedigend; ihre Ursache ist unklar. Wucherungen nervöser Elemente in der Dermis sind offenbar nicht die Ursache, sondern die Folge des durch den Juckreiz bedingten Kratzens. Spätreaktionen auf Insektenstiche können eine Prurigo nodularis vortäuschen und sich ebenfalls als extrem therapieresistent erweisen. Die Prurigo nodularis ist eine der wenigen Krankheiten, die schlecht auf Kortikoidpräparate und andere immunsuppressive Maßnahmen reagieren.

Linderung bringt die lokale Anwendung von Kortikoid- oder Teerpräparaten, evtl. beide kombiniert. Eine Exzision oder Kryotherapie, PUVA, Retinoide, Vitamin-A-Säure oder andere Maßnahmen brachten nur vorübergehende oder keine Besserung. Teerbäder, Bäder mit Gerbstoffen (Tannolact, Tannosynt), Schüttelmixturen mit Teer und Tumenol-Ammonium werden als angenehm empfunden. Innerlich können Sedativa versucht werden, Psychopharmaka haben nur einen schwachen Einfluß. Die Anwendung von Thalidomid ist in der Praxis nicht vertretbar, der Erfolg nur vorübergehend.

9.4. Strophulus (Prurigo simplex acuta, Lichen urticatus)

Es handelt sich um urtikarielle Veränderungen: kleine Quaddeln mit Bläschen und Krusten in der Mitte. Meist liegt eine Epizoonose (tierische Milben? Trombididen? Insektenstiche?) oder ein Arzneiexanthem vor. Therapie entsprechend der Grundkrankheit oder symptomatisch entsprechend Pruritus.

9.5. Granuloma anulare

Die Ursache des Granuloma anulare ist bisher unbekannt. Es befällt vornehmlich Kinder und junge Erwachsene, kann aber in jedem Lebensalter auftreten und äußert sich in glatten, festen weißlichen oder hautfarbenen Knoten mit zentrifugaler Ausbreitung. Weite Ausdehnung über das Integument kommt vor; dann erinnert das Granuloma anulare an fixe Arzneiexantheme. Das histologische Bild ist charakteristisch.

Therapie: Das Granuloma anulare heilt spontan ab, manchmal nach Monaten, oft erst nach Jahren. Ähnlich wie beim Lichen ruber sind daher therapeutische Maßnahmen schwer zu beurteilen. Nach Probe- oder Teilexzision verschwindet zuweilen der ganze Herd, ja mehrere Herde. Empfohlen wurde auch die Behandlung des Granuloma anulare in Art eines Scratch-Tests: Die einzelnen Herde werden nach vorausgehender Desinfektion mit einer Kanüle durch die Epidermis bis zur Dermis einmal wöchentlich aufgekratzt und nachher steril verbunden, dieser Eingriff wird für 8 Wochen jede Woche wiederholt und dann im Abstand von 2 bis 3 Wochen. Mit einer Abheilung ist erst nach Monaten zu rechnen. Andere Behandlungsversuche bestehen in der Dreischlagtherapie mit Kortikoiden (S. 29) oder in der intrafokalen Injektion von Kortikoid-Kristallsuspension oder auch PUVA-Bestrahlung. D-Penicillamin (S. 103) soll wirksam sein, dem Absetzen aber ein Rezidiv des Granuloma anulare folgen. Ein Versuch mit Voltaren Emulgel Gel (Diclofenac, Diethylaminsalz) sollte gemacht werden.

Beim disseminierten oder generalisierten Granuloma anulare wurden Niacinamid, 1500 mg tgl., Dapson (S. 233) oder sogar Zytostatika, so Chlorambucil 2 mg 3mal tgl. oral empfohlen.

In einem Fall von disseminiertem Granuloma anulare kam es unter E-Mulsin forte unter Okklusion, 1mal tgl. über 6 Stunden, zu einer Rückbildung. Vitamin E innerlich blieb dagegen ohne Erfolg.

Dapson wurde auch beim Granuloma faciale eosinophilicum und beim Erythema elevatum et diutinum angewendet, zwei sonst therapeutisch kaum beeinflußbaren Dermatosen.

10. Bindegewebserkrankungen

Einige der folgenden Bindegewebskrankheiten werden unter dem Begriff Kollagenosen zusammengefaßt. Offenbar liegt eine genetisch disponierte Störung mit Autoantikörperbildung im Organismus vor.

10.1. Lupus erythematodes (LE)

Beim LE unterscheiden wir zwei Hauptformen. Den systemischen (akuten, viszeralen) LE (SLE) und den diskoiden (chronischen, integumentalen) DLE, ferner – als Unterform des SLE – den subakuten kutanen LE (SCLE im Sinne von Sontheimer u. Mitarb.). Die Prognose ist bei diesen drei Formen grundverschieden. Der SCLE hat im Gegensatz zum SLE eine wesentlich bessere Prognose.

10.1.1. Systemischer Lupus erythematodes (SLE)

Die Diagnose des SLE ist im typischen Fall einfach, im atypischen schwierig.
In Anlehnung an die Klassifikation der Amerikanischen Rheumagesellschaft liegt ein SLE vor, wenn 4 oder mehr der folgenden Kriterien vorhanden sind, wobei diese Einteilung lediglich ein Hilfsmittel zur Diagnose darstellt:

- schmetterlingartiges Erythem im Gesicht;
- diskoide Hautrötung mit Hyperkeratosen und Atrophie bei älteren Herden;
- Photosensibilität (s. unten);
- Ulzera der Mund- und Nasopharyngealschleimhaut, gewöhnlich schmerzlos;
- Arthritis, nicht erosiv, Befall von 2 oder mehr peripheren Gelenken;
- Serositis (Pleuritis, Perikarditis);
- renale Störungen, persistierende Proteinurie 0,5 g, zelluläre Zylinder;

10.1. Lupus erythematodes (LE)

- neurologische Störungen, Krämpfe ohne erkennbare andere Ursachen, Psychosen ohne erkennbare andere Ursachen;
- hämatologische Störungen, Anämie mit Retikulozytose, Leukopenie 5000 mm^3, Lymphopenie 1500 mm^3, Thrombozytopenie 100000;
- immunologische Störungen, Antikörper gegen native DNA in abnormal hohem Titer, antizytoplasmatische Antikörper;
- antinukleäre Antikörper (ANA), also sämtliche Antikörper, die gegen Komponenten des Zellkerns gerichtet sind, mit hohem Titer ohne erkennbare andere Ursache, im besonderen Medikamente und bestimmte Krankheiten wie rheumatoide Arthritis;
- falsch positive serologische Teste, im besonderen Komplementbindungsreaktionen gegen Syphilis (Kardiolipidreaktion), infolge des Auftretens von Phospholipidantigenen; die Antigene sind aber wahrscheinlich gegen einen Eiweißfaktor gerichtet;
- ein positiver Lupusbandtest, d. h. die Anlagerung von Immunglobulinen entlang der dermoepidermalen Junktion, im besonderen in klinisch unveränderter Haut, nachgewiesen mit Hilfe der Immunhistologie, ein heute noch kaum durchgeführtes Verfahren.

Über die Häufigkeit der klinischen Symptome gibt eine Aufstellung nach Schur Auskunft (Pathologische Laboratoriumsbefunde s. Tab. 7):

– Gelenkbeschwerden (Arthralgie, Arthritis)	90%
– Fieber	83%
– Hautsymptome (einschl. Provokation von LE-Herden durch Sonnen- und andere UV-Strahlen, Alopezie, Schleimhautbefall, Raynaud-Phänomen, Purpura, Urtikaria, Urtikariavaskulitis, Angioödem; periungual: Rötung und Teleangiektasien)	74%
– Gewichtsverlust	62%
– renale Komplikationen	53%
– pulmonale Komplikationen	47%
– kardiale Komplikationen einschl. Perikarditis	46%
– Lymphknotenschwellung	46%
– gastrointestinale Komplikationen	38%
– Symptome des ZNS	32%
– Leberschwellung	25%
– Milzschwellung	15%
– Psychosen	15%

Pathognomonisch sind, falls vorhanden, Rötung, Teleangiektasien auf der Streckseite der Fingergelenke, eventuell Rötung und Atrophie am Nagelwall. Ähnliche Veränderungen werden bei der Dermatomyositis beobachtet, bei dieser jedoch über den Knöcheln, während beim LE vornehmlich die Phalangen befallen sind. Nicht flüchtige urtikariaartige Effloreszenzen, im besonderen solche im Sinne der Urtikaria-

Tabelle 7 Pathologische Laboratoriumsbefunde beim Lupus erythematodes in Prozent (nach Schur u. Rowell)

	Systemischer LE	Chronischer LE
1. antinukleäre Antikörper	96	35
2. positives LE-Zell-Phänomen	82	1–2
3. Anämie	71	
4. Komplementmangel im Blut (besonders bei akuter Nephritis)	66	
5. Leukopenie	56	12,5
6. Hypalbuminämie	50	
7. Hyperglobulinämie	37	
8. Rheumafaktor positiv	19–37	15
9. biologisch falsch positive Syphilisserologie	15	5
10. Thrombozytopenie	11	5
11. hämolytische Anämie	8	

vaskulitis (s. dort), kommen vor. Bei 1–2% der chronischen Urtikaria soll ein SLE vorliegen.

Das LE-Zell-Phänomen wird zur Diagnose des SLE nicht mehr verwendet.

Besonders ernst ist die Prognose des SLE beim Mitbefall der Nieren oder des Zentralnervensystems. **Bei Verdacht auf SLE sofort Eiweiß im Urin kontrollieren!** Endokard, Myokard, Perikard und Koronargefäße sind bei bis zu 50% der SLE-Patienten betroffen. Die Echokardiographie ermöglicht, den Befall der Herzklappen in verschiedene Formen zu unterteilen.

Hochtitrige Antikörper gegen doppelsträngige DNS (ds-DNS), antinukleäre Antikörper (ANA) (1:100 und mehr) sprechen für einen klinisch aktiven SLE. Die Titerhöhe ist aber nur im systematisch verfolgten Einzelfall bei gleicher Technik als ein Hinweis auf eine Verschlimmerung bzw. eine Besserung des Leidens verwertbar. Antinukleäre Antikörper (ANA) finden sich auch bei anderen chronischen Bindegewebserkrankungen, Tumoren, bei Verwandten von SLE-Patienten, Frauen unter hormonellen Kontrazeptiva und bei Menschen über 60 Jahren, jedoch in niedrigerem Titer. Gegensinnig zu den Antikörpern gegen ds-DNS- bzw. den ANA verhält sich der Serumkomplementspiegel (C3, C4). Er steigt an, wenn der SLE inaktiv wird und fällt bei Exazerbation infolge des Komplementverbrauchs ab.

Das Verteilungsmuster der Antikörper auf den Kernen bei SLE ist meist homogen oder gesprenkelt, selten ringförmig (peripher-membranös) und noch seltener nukleolär.

Häufigere Fehldiagnosen bei systemischem Lupus erythematodes sind rheumatoide Arthritis, rheumatisches Fieber (besonders bei Kindern), Glomerulonephritis, Tuberkulose, progressive Sklerodermie, verschiedene Formen der Vaskulitis einschließlich der Panarteriitis, thrombozytopenische Purpura, Lymphome, andere Formen der Anämie oder Leukopenie, chronische Urtikaria, Urtikariavaskulitis, polymorphe Lichtdermatosen.

Symptome des SLE sind manchmal mit denen anderer Bindegewebskrankheiten kombiniert (mixed connective tissue syndrome, Overlap-Syndrom, S. 101, 106f.).

Medikamente können zur Induktion von Zellkernantikörpern führen und einen SLE zum Ausbruch bringen oder verschlimmern, aber auch SLE-ähnliche Symptome einschließlich Hautveränderungen hervorrufen. Hautefloreszenzen eines SLE werden im besonderen durch Medikamente vorgetäuscht, die zu einer Photosensibilisierung, sei es einer phototoxischen Reaktion oder zu einer Photoallergie, führen.

Solche Medikamente, die Zellkernantikörper induzieren und somit einen SLE negativ beeinflussen, sind vor allem Hydralazin, Isoniazid, Procainamid, Carbamazepin, Chlorpromazin, Phenytoin, Ethosuximid, Äthylphenazimid, Mephenytoin, Methyldopa, Nitrofurantoin, Phenobarbital, Primidon, Propylthiouracil, Sulfonamide, Trimethadion; angeschuldigt werden aber auch andere Präparate wie Chinidin, Griseofulvin, Goldsalze, hormonelle Kontrazeptiva, Tetracycline u. a.

Therapie: Eine spezifische Therapie zur Heilung des SLE gibt es nicht. Die Behandlung zielt darauf ab, eine Exazerbation zu verhindern, zu überwinden oder Rückfälle zu verhüten.

Die Kranken sind häufig sonnenstrahlenempfindlich, auch gegen entsprechende Strahlen künstlicher Strahlenquellen. Kälte und starke körperliche Belastung beeinflussen den SLE ungünstig. Andererseits soll bei manchen Patienten langwelliges UVA (340–400 nm) die arthritischen Beschwerden positiv beeinflussen. Medikamente, die sich auf den SLE negativ auswirken könnten (s. oben), sind abzusetzen, oft kann dadurch schon eine entscheidende Besserung des SLE erreicht werden.

Geringere Beschwerden werden mit nichtsteroidalen Antiphlogistika behandelt; amerikanische Autoren empfehlen vor allem Acidum acetylosalicylicum.

Bei ernsteren Störungen sind Kortikoide das Mittel der Wahl. Diese Behandlung wird ergänzt durch die Gabe von Antimalariamitteln, im besonderen Chloroquin. Der Wert von Immunsuppressiva, wie Imurek, oder Zytostatika, wie Cyclophosphamid oder Chlorambucil, ist umstritten. Die Wirkung von Azathioprin (Dosis 1–2,5 mg/kg tgl.) setzt oft erst 1–2 Monate nach Therapiebeginn ein (s. auch S. 229). Die Erfahrung mit Cyclosporin A ist noch gering.

Die Kortikoiddosis muß individuell dosiert und dem Stadium der Krankheit angepaßt werden. Bei Verdacht oder Vorliegen einer mangelnden Resorption aus dem Magen-Darm-Kanal werden die Kortikoide intravenös, etwa als Infusion, verabfolgt. Bei Befall des Zentralnervensystems und der Nieren muß die Kortikoiddosis besonders hoch sein; als Faustregel gilt bei plötzlichem Auftreten renaler Veränderungen die Kortikoiddosis zu verdoppeln. *Als besonders empfindliche, aber einfache Hinweise auf eine Nierenstörung sind die Kontrolle des Auftretens von Eiweiß im Urin anzusehen und eine genaue Überwachung des Urinsedimentes.*

Bei akuten Schüben eines SLE sind Dosen von 100 bis 300 mg Prednisolonäquivalent und mehr angezeigt. Mit Rückgang der Symptome wird die Dosis langsam abgebaut, wobei man immer das Gesamtbild, nicht einzelne Laborparameter, bewerten muß. Die Reduktion der Kortikoide beim SLE muß sehr langsam erfolgen, eventuell mit Übergang auf eine Intervalltherapie mit Gaben der doppelten Kortikoiddosis jeden 2. Tag und einem Tag ohne Kortikoide oder einer geringeren Dosis. Durch eine ergänzende Gabe von Chloroquin kann man versuchen, Kortikoide einzusparen. Chloroquin kommt auch als Zwischentherapie beim SLE in Frage (unerwünschte Wirkungen s. S. 98). Die Fortsetzung einer niedrig dosierten Chloroquintherapie nach Abklingen der Symptome soll Rezidive verhüten. Die Anwendung der Plasmapherese beim SLE ist umstritten. In bedrohlichen Situationen kann man die Plasmapherese mit Kortikoidtherapie und Zytostatikabehandlung kombinieren, nach 3 Plasmapheresen (Tag 1–3, je 60 ml/kg KG) gaben Euler u. Mitarbeiter am 3.–5. Tag jeweils einen Cyclophosphamidstoß (12 mg/kg KG i.v.) und anschließend abhängig von der Leukozytenzahl Cyclophosphamid 1–5 mg/kg KG tgl. Kortikoide wurden nach dem 3. Cyclophosphamidstoß wiederaufgenommen (2 mg/kg KG tgl. Prednisonäquivalent am 6., 7. Tag, dann ab 8. Tag 0,5 mg/kg KG) im Laufe von 6 Monaten wurde die Dosis auf 0,1 mg/kg KG gesenkt, wöchentlich um etwa 0,1 mg/kg KG.

In akuten Stadien ist Bettruhe angezeigt, auch bei Remissionen sollen dem Patienten längere Ruhephasen gewährt werden. Bei Sonnenstrahlenexposition ist entsprechender Schutz (Lichtschutzcreme, entsprechende Bekleidung) notwendig. Patienten mit SLE sind aus „Licht- und Hitzeberufen" herauszunehmen. Entsprechendes gilt für Kälte- und schwere körperliche Belastung.

Thivolet u. Mitarbeiter sahen eine Wirksamkeit von rekombiniertem α_{2a}-Interferon beim akuten, subakuten und beim chronischen LE,

18–54 × 10^6 E/Woche 4–8 Wochen, evtl. 100–120 × 10^6 E/Woche über 12 Wochen.

10.1.1.1. Subakuter kutaner Lupus erythematodes

Der subakute kutane Lupus erythematodes (SCLE) ist gekennzeichnet durch oberflächliche, nicht vernarbende Hautveränderungen ohne schwere systemische Veränderungen. Ein häufiges Symptom ist die Arthralgie. Antinukleäre Antikörper sind bei 81% der Patienten nachzuweisen. Zwei Formen müssen unterschieden werden: die papulosquamöse und die anulärpolyzyklischen. Die letzten sind in 70% mit Auftreten von Anti-Ro-Antikörper verbunden. Interne Neoplasmen müssen besonders bei dieser Form des LE ausgeschlossen werden.

Die Therapie entspricht der des SLE und richtet sich nach dem Schweregrad der Veränderungen.

10.1.1.2. Lupus-erythematodes-Pannikulitis

Bei Pannikulitiden kann es sich um ein Symptom eines LE, und zwar eines SLE oder eines CLE handeln. Entsprechende serologische Untersuchungen müssen die Diagnose sichern.

Die Therapie entspricht der des SLE.

10.1.2. Chronischer Lupus erythematodes

Das klinische Bild des systemischen LE und das des chronischen LE können übereinstimmen, besonders bei der exazerbierten Form des chronischen LE. Charakteristisch für den chronischen LE ist die lokale Berührungsempfindlichkeit bei 80% der Patienten. Nur bei etwa 35% der Patienten mit chronischem LE lassen sich antinukleäre Faktoren nachweisen (s. Tab. 7).

Strahlen führen zu einer Exazerbation des chronischen LE mit klinischen Symptomen, die denen des systematischen ähnlich sind, die Prognose ist aber besser. Zur Provokation des LE bedarf es höherer UV-Dosen. Oft ist bei den Patienten die minimale Erythemdosis nicht erniedrigt.

Differentialdiagnose:
1. LE-artige anuläre Erytheme, auch bei bösartigen Tumoren im Körperinneren. Das Sjögren-Syndrom I ist gekennzeichnet durch Keratoconjunctivitis sicca, Xerostomie, positive Rheumafaktoren, positive antinukleäre Antikörper, positive SS-A- oder SS-B-Antikörper und durch Exantheme verschiedener Art (anuläre, Ery-

thema exsudativum multiforme, pernioartige Purpura) ferner Lichtempfindlichkeit und geschwollene Finger.
Die noduläre Form des LE täuscht Tumoren vor, die tiefe (profunde) Form des LE läßt dagegen an eine Pannikulitis denken. Andererseits sollte bei Pannikulitiden immer auch an einen LE gedacht werden (LE-Pannikulitis bei SLE und chronischem LE! s. oben).

2. Die Lymphocytic Infiltration ist dem chronischen LE ähnlich, zeigt aber keine Narbenbildung. Es handelt sich bei diesem Phänomen meist um Arzneiexantheme (Analgetika!).
3. Die verschiedenen Poikilodermieformen, im besonderen das Bloom-Syndrom bei zwergwüchsigen Kindern, können als LE verkannt werden, auch als LE der Neugeborenen (neonataler LE), bei dem Autoantikörper von der Mutter auf das Kind übertragen werden. Diese LE-Form ist selbstlimitierend, macht aber kardiale Veränderungen.
4. Die Mittellinien-Muzinosen:
   a) Die retikuläre erythematöse Muzinosis (REM) führt zu roten Flecken im oberen Thorax-, im Hals- und im Abdominalbereich. Histologisch findet man Schleimablagerungen (Therapie 1–2 Tbl. Resochin tgl.).
   b) Die plaqueartige Form der kutanen Muzinose ist ähnlich dem REM, aber durch stärkere Schleimeinlagerungen gekennzeichnet. Sie ist auch resistenter gegen die Resochintherapie.
   c) Sonnenstrahlenprovozierte Formen unter dem Bilde von a) und b). Behandlung wie a), aber Sonnenschutz.

Therapie des CLE: Schutz vor Strahlen und Kälte entsprechend dem systemischen LE.
Kortikoidpräparate werden lokal, insbesondere in Form der Dreischlagtherapie (S. 29) appliziert. Die lokale Injektion von Kortikoid-Kristallsuspensionen (Gefahren s. S. 5) ist eine weitere therapeutische Möglichkeit.
Innerlich gibt man Antimalariamittel, insbesondere Resochin.
Resochin-Tabletten enthalten 250 mg Chloroquindiphosphat. Möglichst soll eine Dosis von 250 mg/tgl. nicht überschritten werden, meist reicht diese Gabe beim LE aus. Unter dieser Dosierung von 1 Tbl. à 250 mg tgl. sollen ernstere Nebenwirkungen, im besonderen am Auge, meist ausbleiben. Als sicher gelten Dosen bis 3,5 mg/kg/Tag.
Unerwünschte Wirkungen der Chloroquintherapie sind Pruritus, Schweißausbrüche, Übelkeit, Erbrechen, Nervosität, Paralyse des N. abducens, toxische Psychosen, Myasthenie, Leuko- und Thrombozytopenie, im besonderen aber Veränderungen von Hornhaut und Retina. Agranulozytose und Hämolyse kann bei Patienten mit einer

Glukose-6-Phosphatase-Schwäche auftreten. Pigmentverschiebungen an Haut, Schleimhaut, Haaren (Weißfärbung) und Nägeln (braune Längsstreifen), phototoxische und photoallergische Reaktionen sind möglich. 4 g beim Erwachsenen, 1 g beim Kind können tödlich sein. Die Retinopathie durch Antimalariamittel soll besonders dann auftreten, wenn die tägliche Dosis hoch ist, meist erst nach einer Gesamtdosis von mehr als 200 g insgesamt. Diese Angabe wird allerdings bestritten, da kumulative Dosen von über 1 kg ohne ernste unerwünschte Wirkungen vertragen wurden. Die Augenveränderungen bestehen in einer Atrophie des N. opticus, einer Verengerung der Arteriolen und einer Pigmentdegeneration der Makula, die irreversibel sein soll. Solche Veränderungen kommen auch bedingt durch andere Schädigungen vor. Frühe visuelle Störungen durch Antimalariamittel sind, auch durch ein Elektroretinogramm, schwer zu erkennen. Bei 40% der Patienten lagern sich Salze der Antimalariamittel in der Kornea ab, meist ohne Symptome zu verursachen. Dieses Phänomen ist reversibel und zwingt daher nicht, die Therapie abzubrechen. Andere Malariamittel, z. B. Hydroxychloroquinsulfat (Quensyl), haben sich nicht als unschädlicher erwiesen.

Der Augenbefund soll vor der Behandlung mit Antimalariamitteln, vier Wochen nach Aufnahme der Therapie und später im Abstand von 3 bis 6 Monaten kontrolliert werden. Auch auf die Funktion der Augenmuskeln ist zu achten.

Bei Exazerbationen des chronischen LE (Lupus erythematodes chronicus cum exacerbatione) werden Kortikoide und Immunsuppressiva innerlich gegeben (s. systemischer LE, S. 95).

Kontraindikationen gegen die Behandlung des LE mit Antimalariamitteln sind Lebererkrankungen und evtl. Psoriasis.

Manche, aber nicht alle Psoriatiker, vertragen Chloroquin schlecht, die Psoriasis exazerbiert.

Bei Resistenz gegen Antimalariamittel kann ein Versuch mit Retinoiden (S. 7f.) gemacht werden.

10.2. Sklerodermie

10.2.1. Systemische Sklerose (progressive Sklerodermie)

Die systemische Sklerose setzt meist im Alter von 35–55 Jahren ein; Frauen sind dreimal häufiger betroffen wie Männer; bei Männern soll die Prognose aber noch schlechter sein als bei Frauen.

Zwei Hauptformen:
1. Mit primärer Stammsklerose: schlechte Prognose, früher Befall der inneren Organe, pathologisches Myokardszintigramm.
2. Akrosklerose-Typ:
   a) Sklerodaktylie-Typ;
   b) Befall der Extremitäten und des Gesichts, aber Aussparung des Stammes;
   c) manche Autoren sehen Übergänge zwischen a) und b) als 3. Form an.

Diagnose: Gewöhnlich beginnt die Erkrankung mit dem Raynaud-Phänomen, gefolgt von einer Akrosklerose, gelegentlich mit Kalkeinlagerung.

Andere Initialsymptome sind allgemeine Abgeschlagenheit, Gewichtsverlust, Steifheit, Beschwerden in mehreren Gelenken und diffuse Ödeme der Hände.

Mitbetroffen können die Lunge, der Intestinaltrakt, besonders der Ösophagus, und auch das Herz sein. Gefährliche Komplikationen sind fibrinoide Nekrosen der kleinen renalen Arterien und Arteriolen und eine Verdickung der Basalmembran um die Glomeruli. Die Muskulatur ist häufig atrophisch; zugleich treten antimuskuläre Antikörper auf.

Die Pathogenese der systemischen Sklerose bleibt weiterhin unklar. 3 Hauptfaktoren für das Zustandekommen werden diskutiert: 1. Eine primäre Veränderung der Gefäße durch einen das Endothel der kleinen Gefäße schädigenden zytotoxischen Faktor mit Aggregation der Blutplättchen und Freisetzung von Mediatoren. 2. Krankhafte Reaktionen des Immunsystems mit Bildung von Autoantikörpern. 3. Gestörte Funktion der Fibroblasten mit gesteigerter Kollagensynthese. Alle 3 Störungen wirken wahrscheinlich kombiniert. Der Rheumafaktor ist bei 25–35% der Patienten positiv. Antinukleäre Antikörper finden sich bei 40–90%, abhängig von der Nachweismethode; meist sind die Kerne in der Immunhistologie „gesprenkelt" oder nukleolär gezeichnet. Ob ein solches Fluoreszenzmuster einen Hinweis auf Prognose oder Organbeteiligung erlaubt, ist umstritten. Antizentromere Antikörper finden sich vornehmlich beim Akrosklerose-Typ, eine „Sprenkelung" der Kerne bei dem MCTD (s. unten). Antikörper gegen DNA-Topoisomerase 1 (Scl-70) bedeuten eine schlechte Prognose.

LE-Zellen sind bei weniger als 10% der Patienten vorhanden. Zwischen dem Titer der Autoantikörper und der Schwere des Befalls besteht kein Zusammenhang. Die Ausscheidung von Hydroxyprolin im Urin ist erhöht, ganz besonders bei aktiven Verlaufsformen. Das Elektrokardiogramm ist bei nahezu 50% der Patienten verändert.

Der Verlauf der systemischen Sklerose ist sehr variabel. Gewöhnlich schreitet das Leiden nur langsam voran. 20–40% der Patienten sterben an Nierenversagen. 50–70% überleben zumindest die ersten 5 Jahre.

Differentialdiagnose: Von der progressiven Sklerodermie sind anlagemäßig bedingte atrophische Hautveränderungen (Poikilodermien, Werner-Syndrom, Progerie, Akrogerie) zu unterscheiden. Die Differentialdiagnose dieser Fehlanlagen ist schwierig, da es zahlreiche seltene Abarten gibt. Es empfiehlt sich, anhand einschlägiger Lehrbücher (z. B. Leiber u. Olbrich) den Patienten auf jedes Merkmal hin zu untersuchen oder untersuchen zu lassen. Mitunter können ernste Störungen vorhanden sein, die man durch Substitution (Diabetes, Hodenunterfunktion) oder durch rechtzeitige Operation behandeln kann. Differentialdiagnostisch müssen bei den sklerosierenden Hauterkrankungen auch Veränderungen unter dem Einfluß von L-Tryptophan ausgeschlossen werden (Eosinophilie-Myalgie-Syndrom, s. unten).

Mixed connective tissue disease (Sharp-Syndrom, MCTD). Bei diesem findet man vornehmlich 3 Symptome: 1. sklerotische bzw. geschwollene Finger, Wurstfinger (66%), 2. ein Raynaud-Phänomen (85%) und 3. Arthralgien (95%). Es wurde deshalb vorgeschlagen, statt von MCTD, von SRA-Erkrankung zu sprechen. 67% der Kranken hatten eine Störung der Ösophagusmotilität, 67% eine verminderte Diffusionskapazität der Lunge. Hochtitrige antinukleäre Antikörper von gesprenkeltem Ablagerungsmuster und vor allem ein hoher Antikörpertiter gegen extrahierbares nukleäres Antigen, das ribonukleaseempfindlich ist (RNase empfindliches ENA, immunologisch identisch mit U1-n-RNP) sind bei Patienten mit MCTD, aber in einem gewissen Prozentsatz auch bei anderen Bindegewebserkrankungen, nachzuweisen. Ein Teil der als MCTD beschriebenen Patienten sind wahrscheinlich anderen Bindegewebskrankheiten zuzuordnen.

Therapie: nichtsteroidale Antiphlogistika. Kortikoide unterdrükken die Gelenkbeschwerden.

Overlap-Syndrom. Hier sind die Symptome mehrerer Bindegewebskrankheiten vorhanden (s. S. 106f.). Es fehlen aber die Charakteristika des MCTD.

Eosinophile Fasziitis. Männer sind häufiger als Frauen betroffen. Charakteristisch ist eine schmerzhafte derbe Schwellung des distalen Anteils der Extremitäten, vor allem der Arme; auch andere Körperregionen können befallen werden. Die internen Organe sind nicht betroffen. Das Raynaud-Syndrom fehlt meistens. Auch können keine antinukleären Antikörper nachgewiesen werden. Charakteristisch ist dagegen eine ausgesprochene Eosinophilie im Blutbild (Ausschluß Eosinophilie-Myalgie-Syndrom). Neben einer Verdichtung des dermalen Bindegewebes finden sich entzündliche Veränderungen im Fettgewebe und in den darunterliegenden Faszien. Daher kann nur eine entsprechend tiefe Biopsie zur Diagnose führen.

Episodisch auftretendes Angioödem mit Eosinophilen s. S. 223.

Sklerodermieartige Veränderungen wurden nach Umgang mit Vinylchlorid, Perchloräthylen und Trichloräthylen, Epoxyresin, Pestiziden berichtet, vor allem aus der früheren DDR nach beruflichem Umgang mit Silikaten, hier aber in Bereichen des Uranbergbaus.

Das *Sklerödem* tritt meist symmetrisch im Gesicht, Hals, Schulterbereich auf, angeblich besonders nach Infekten, im Alter bei Diabetikern. Eine befriedigende Therapie gibt es nicht, Versuch Retinoide (Tigason), evtl. Zytostatika oder entsprechend der systemischen Sklerose (s. unten).

Sklerodermieartige Veränderungen, Fasziitis und Eosinophilie (*Eosinophilie-Myalgie*-Syndrom) fand man bei Patienten nach Einnahme von Tryptophan. Möglicherweise war das Präparat mit einer anderen Substanz kontaminiert. Raynaud-Symptomatik und Sklerodaktylie fehlen. Makulöse und urtikarielle Exantheme können der Sklerosierung vorausgehen. Therapie. Absetzen des Präparates, Kortikoide systemisch.

Therapie: Eine zur Heilung führende Therapie der systemischen Sklerose gibt es bisher nicht. Entsprechend den obengenannten pathogenetischen Faktoren existieren viele Vorschläge, die sich meist auf objektiv nur schwer faßbare und für den Krankheitsverlauf nur bedingt bedeutsame Kriterien stützen, wie etwa die Erweichung der Haut oder eine bessere Durchblutung. *Der schubweise Verlauf der systemischen Sklerose täuscht therapeutische Erfolge vor.*

Vor allem gilt es, durch ständiges Üben (Betätigen von Handhanteln, Kneten von warmem Paraffin ([Fango-Paraffin ca. 40°C Aufwärmtemperatur], Druck auf einen Gummiball usw.) die Funktionsfähigkeit von Muskeln und Gelenken zu erhalten und vor einer Versteifung zu schützen. Andere physikalisch-therapeutische Maßnahmen, im besonderen auch Unterwassermassagen, werden als angenehm empfunden.

Eine schlackenreiche Kost soll die Darmperistaltik anregen. Bei Motilitätsstörungen des Ösophagus muß man den Rückfluß von Magensäure aus dem Magen in den Ösophagus vermeiden (Hochlagern des Kopfes, Vermeiden von Säurelockern, Gabe von Antazida), da es sonst zu einer Entzündung des Ösophagus mit Strikturbildung kommen kann. Im Laufe der Sklerodermie tritt häufiger eine Eisenmangelanämie durch Ösophagusblutungen auf oder es kommt zu einem Mangel an Vitamin B_{12} und an Folsäure, auf die geachtet und die entsprechend kompensiert werden müssen. Ein Ileus bei systemischer Sklerose ist selten, aber möglich, und macht eine Operation unausweichlich. Eine Malabsorption bei Befall des Intestinalkanals steht manchmal in Zusammenhang mit einer bakteriellen Überwucherung des Magen-Darm-Kanals und soll sich unter Antibiotika (14 Tage lang Tetracyclin 1 g oral/Tag [besser Mysteclin 100 mg] oder Ampi-

10.2. Sklerodermie

cillin 2 g/Tag) bessern. Hoffnungen werden auf die Gabe von Octreotid, einem Somatostatin-Analogum, gesetzt (100 µg subkutan). Es soll die Darmmotilität anregen und so die Abdominalsymptome und das Bakterienwachstum positiv beeinflussen.

Die Temperaturregelung ist gestört. Alle gefäßverengenden Mittel und Einflüsse sind zu vermeiden, darunter Nikotin, also Rauchverbot; und nur ein absolutes Rauchverbot nützt, da bereits eine Zigarette Gefäßspasmen auslöst.

Die Patienten sind besonders empfindlich gegen Infekte. Daher müssen sie in einer gleichmäßig warmen Umgebung gehalten und vor Ansteckungen, im besonderen grippalen Infekten, geschützt werden.

Nach intensiver Röntgenbestrahlung kam es zu einer intensiven Sklerose, die weit über das Bestrahlungsfeld hinausging und auch auf interne Organe übergriff mit tödlichem Ausgang.

Man hat bei Sklerodermie immunsuppressive Maßnahmen versucht, so Cyclophosphamid, Azathioprin und neuerdings Cyclosporin (2,5 mg/kg KG/tgl. per os). Der Erfolg der erstgenannten Zytostatika hat enttäuscht; Cyclosporin ist noch nicht genügend erprobt. Hohe Dosen von Kortikoiden sind nach meiner Auffasung bei der Sklerodermie kontraindiziert. (Gefahr opportunistischer Infektionen, etwa Kandidapneumonien.) Geringe Dosen (5–10 mg Prednisonäquivalent) schaffen vorübergehend Erleichterung, verhindern aber nicht das Fortschreiten an den inneren Organen. Anders ist die Situation bei dem MCTD (S. 101).

Mit *Penicillamin* (Trolovol 300 mg Film-Tbl., Metalcaptase 150 mg, 300 mg Film-Tbl.) wurde versucht, die Kollagensynthese zu unterdrükken. Penicillinallergie ist eine Kontraindikation. Vor Beginn der Behandlung sind Blutbild, Transaminasen, Kreatinin und Cholestaseparameter zu kontrollieren; eine neurologische Untersuchung ist anzuraten, um bei der Therapie auftretende Nebenwirkungen besser als solche erkennen zu können. Während der Behandlung sollen der Urinstatus und das Blutbild, Serumtransaminasen und γ-GT, zunächst in wöchentlichen, bei Verträglichkeit später in 4wöchigen Abständen geprüft werden. Bei jeder Vorstellung der Patienten muß nach neurologischen Ausfällen, Sehstörungen und nach Blasen – vor allem im Mund – gefragt werden, auch eine kurze Sensibilitäts-, Motilitäts- und Reflexprüfung ist anzuraten. Andere Nebenwirkungen sind Magenunverträglichkeit des Medikamentes (Übelkeit, Brechreiz), Exantheme an der Haut, LE-ähnliche Veränderungen, Muskelveränderungen, Geschmacksirritation und Geschmacksverlust. Kommt es zu einer Leukopenie, Thrombozytopenie oder Proteinurie, ist die Therapie abzusetzen.

Die 1. und 2. Woche werden abends 150 mg, die 3. und 4. Woche morgens und abends 150 mg, die 5. und 6. Woche morgens 150 mg, abends 300 mg, die 7. bis 16. Woche morgens und abends 300 mg gegeben. Bei unzureichender Wirkung langsame Erhöhung auf 1,2, in besonderen Fällen 1,8 g tgl. Erhaltungsdosis 300–600 mg tgl. Penicillamin soll nüchtern oder 1 Std. vor der Nahrungsaufnahme eingenommen werden.

Drei Tage vor einem operativen Eingriff und danach bis zur Wundheilung soll die Therapie ausgesetzt werden.

Asboe-Hansen empfahl die Penicillamintherapie über mindestens 3 Jahre, möglichst 4 Jahre fortzusetzen. Eine entsprechend lang und hochdosiert durchgeführte Therapie mit D-Penicillamin soll zu einer Besserung des Hautbefundes, einer verlängerten Überlebenszeit und zu einem geringeren Befall der Organe, vor allem der Niere führen, soweit retrospektive Studien erkennen lassen. Andererseits ist unter Penicillamin wegen eines Morbus Wilson, allerdings in einem Einzelfall, eine progressive Sklerodermie aufgetreten. Zahlreiche andere Substanzen wie Phenytoin, Dextrathyrosin, Chlorpromazin, Retinoide, Penicillinkuren über 14 bis 21 Tage, Colchicin, Griseofulvin, Interferone oder Plasmapherese, bei Niereninsuffizienz ACE-Hemmer und Diuretika, wurden und werden angewendet, ohne daß ein dauerhafter Erfolg bisher nachgewiesen ist. Mensing gab γ-Interferon 50 μg 3mal wöchentlich subkutan in den ersten 2 Wochen, ab der 3. Woche 2mal 50 μg wöchentlich über 6 Monate. Die Sklerosierung der Haut, die Myalgien und Arthralgien besserten sich. Die Fibrose und der Funktionszustand der inneren Organe blieben unbeeinflußt. Hein u. Mitarb. sahen zusätzlich einen Anstieg des pO_2 nach 12 Monaten γ-IFN-Therapie (50 mg 3mal/Woche).

Ferner werden gefäßaktive Substanzen, Ketanserin, Kalziumantagonisten wie Nifedipin, Betarezeptorenblocker und ACE-Hemmer wie Captopril, im besonderen bei mit Sklerodermie verbundenem Raynaud-Syndrom und durch renale Komplikationen verursachter Hypertonie, „Prostacycline", auch Infusionen mit Dextran niedrigen Molekulargewichtes geprüft; ihre Wirkung ist aber nicht gesichert. Gefäßerweiternde Mittel werden lokal und systemisch von den Patienten oft als angenehm empfunden; sie haben z.T. den Vorteil der Ungefährlichkeit, z.B. Pentoxiphyllin oder lokal Amasincreme. Die Refluxösophagitis empfehlen Goldermann, Goerz und Strohmeyer mit Omeprazol/Antra 20 mg tgl. zu behandeln.

Die Therapie der Sklerodermie mit Östrogen- und Gestagenpräparaten ist offenbar aufgegeben worden.

Wieder aufgegriffen wurde die Therapie mit Faktor XIII (Fibrogamin, Behringwerke) 1250 E tgl. über 15 Tage und eine zweite Behandlung mit 16 Injektionen tgl. einen Monat später.

Kommt es bei jüngeren Menschen zu chronischem Nierenversagen, so ist an eine Nierentransplantation zu denken. Eine Hypertonie durch Reninausschüttung unter Krampfanfällen, Sehstörungen, Proteinurie und Azotämie wird gefürchtet und muß durch rechtzeitige intensive Behandlung der Hypertonie bekämpft werden. Schmerzhafte

Hautulzera kann man mit Anästhetika in Salben behandeln, etwa Scandicain Gel.

Therapie der Raynaud-Anfälle s. S. 135 f.

10.2.2. Umschriebene Sklerodermie und bandförmige Sklerodermie

1. Die umschriebene Sklerodermie betrifft im Gegensatz zur systemischen Sklerodermie die Hände sehr selten, selbst wenn das ganze übrige Integument befallen wird. Die sehr oberflächlichen Formen äußern sich mit Herden, die klinisch nicht sklerosiert wirken.

Differentialdiagnose: Necrobiosis lipoidica, der Lichen sclerosus et atrophicus, Lipatrophien verschiedener Art, sklerodermieartige Veränderungen bei der Porphyria cutanea tarda, Sklerosierungen bei Borreliose (Acrodermatitis atrophicans), bei dem Eosinophilie-Myalgie-Syndrom, bei der Phenylketonurie, bei der Graft-versus-Host-Reaktion, im besonderen nach Knochenmarktransplantation, umschriebene Pigmentierungen und in sehr seltenen Fällen ein sklerodermieartiges Basaliom. Ob die umschriebene Sklerodermie im Rahmen von Borrelien-Infektionen auftreten kann, ist umstritten. Auch nach Siliko-Implantaten ist es, im besonderen im Mammabereich, zu Veränderungen im Sinne einer umschriebenen Sklerodermie gekommen.

2. Die bandförmige Sklerodermie – auf der Stirn als Säbelhiebsklerodermie bezeichnet – führt in den befallenen Regionen meist zur Atrophie des Gewebes (Skelettierung) bis auf den Knochen. Im Gesichtsbereich kann auch die Zunge einbezogen werden. Wahrscheinlich handelt es sich um ein eigenständiges Krankheitsbild mit Auftreten von Autoantikörpern.

Differentialdiagnose: Hemiatrophie des Gesichtes, bandförmige Fettgewebsatrophien, strangartige Sklerosierung bei Lymphangitiden und Phlebitiden, bei Acrodermatitis atrophicans.

Therapie: Auf jeden Fall soll man physikalisch, das heißt durch Massage, Bewegungsübungen, behandeln – besonders bei der bandförmigen Sklerodermie –, um die Funktion der betroffenen Gelenke zu erhalten (s. S. 102).

Behandlung mit Penicillin, etwa 1–2 Mill. IE wäßriges Depotpenicillin täglich, über 14 Tage oder D-Penicillamin (S. 103) sind Behandlungsvorschläge. Ein eindeutiger Effekt wurde nicht erzielt. Eine Ausnahme machen vielleicht Fälle von umschriebener Sklerodermie, die durch Borrelien bedingt sind; der Borrelientiter im Blutserum sollte kontrolliert und nach Anhaltspunkten für eine Zeckeninfektion gesucht werden. Andere therapeutische Versuche bestehen in der lokalen Behandlung mit stark wirksamen Kortikoiden, evtl. in der

Dreischlagbehandlung (S. 29) oder in der Injektion von Kortikoid-Kristallsuspension. Kollageninjektionen in die Narben bei bandförmiger Sklerodermie haben enttäuscht. Eine operative Korrektur ist manchmal möglich, aber erst wenn die Atrophie nicht mehr fortschreitet. Bei der bandförmigen Sklerodermie soll die Gabe von Colchicin mit Steigerung bis zum Auftreten unerwünschter Wirkungen, maximal bis 3,5 mg tgl., die Sklerosierung der Haut gemindert haben.

10.3. Dermatomyositis

Die Dermatomyositis ist eine charakteristische klinische Entität mit Haut- und Muskelbefall. Sie muß von der Polymyositis, der Neuromyositis mit Überwiegen neurologischer Veränderungen, von der Einschlußkörper-Myositis, aber auch von zahlreichen anderen Muskelerkrankungen abgetrennt werden.

Je später die Dermatomyositis im Leben auftritt, um so wahrscheinlicher ist ein gleichzeitiges Karzinom im Körperinneren; die Häufigkeit liegt zwischen 20 und 71% je nach Lebensalter (Karzinome der Lunge, des Magens, des Intestinums, der Prostata, der Eierstöcke, Gebärmutter und Brust). Die Hautveränderungen können früher als die Karzinome im Körperinnern erfaßbar sein. Die Dermatomyositis *bei Kindern* ist *keine* paraneoplastische Erkrankung, verläuft aber hochakut mit schweren Gefäßveränderungen und erheblichen muskulären Infiltraten.

Hinweisend auf die Dermatomyositis ist das etwas bläuliche Erythem des Gesichtes mit Befall der Augenlider (heliotropes Lidödem). Die Beteiligung der Gesichtsmuskulatur gibt den Kranken oft den Ausdruck verhaltener Müdigkeit. Die Haut ist im Nacken, Schulter und Brustbereich manchmal in Form eines Schals befallen. Am Nagelwall und über den Fingerknöcheln finden sich ähnliche Veränderungen wie beim systemischen LE.

Insgesamt imitieren die Hautveränderungen die eines systemischen Lupus erythematodes oder bei sehr chronischem Verlauf die einer Sklerodermie (Overlap-Syndrome, S. 101, 107). Urtikarielle Veränderungen kommen als Seltenheit bei der Dermatomyositis vor.

Die Hauthistologie ist ähnlich der eines systemischen Lupus erythematodes. Die Muskulatur wird in sehr unterschiedlicher Ausdehnung befallen; daher muß der erkrankte Muskel mit dem Elektromyogramm bestimmt und dann operativ freigelegt werden, ehe man Muskelgewebe für die feingewebliche Untersuchung entnimmt. Der Ausfall der Muskelhistologie gilt als beweisend.

Die Blutsenkung ist beschleunigt; eine Leukozytose mit Eosinophilie liegt vor. Enzyme, die vom Muskel herstammen, vor allem die

10.3. Dermatomyositis

Kreatinphosphokinase und Aldolase, die Laktatdehydrogenase und die SGOT können erhöht sein. Besonders bei Frühformen können diese Laborbefunde fehlen. Sie sind andererseits keineswegs beweisend und sollten nicht dazu führen, den Kreatinkinasespiegel anstatt die Muskelschwäche zu behandeln. Die Serumproteine sind bei 50% der Patienten verändert; meist sind Alpha-2- und Gammaglobuline vermehrt. Bei 10–50% der Patienten sind die Rheumafaktoren positiv, aber nur bei 5% der Patienten finden sich LE-Zellen. Im Urin wird häufig aber nicht immer vermehrt Kreatin ausgeschieden. Normale Ausscheidung beim Mann 0–24 mg in 24 Std., bei der Frau 0–100 mg in 24 Std., bei Kindern und in der Schwangerschaft liegt die Ausscheidung höher. Bei akuten schweren Muskelveränderungen kommt es im Urin zum Auftreten von Myoglobin, was wiederum zu einem akuten Nierenversagen führen kann. Autoantikörper gegen die Muskulatur sind bisher nicht einwandfrei nachgewiesen worden.

Differentialdiagnose: Charakteristisch für die Dermatomyositis ist eine Schwäche der proximalen Muskeln, ganz im Gegensatz zu manchen neurologischen Erkrankungen.

Zahlreiche Erkrankungen ziehen die Muskulatur in Mitleidenschaft, auch Dermatosen. Folgende Erkrankungen muß man abgrenzen: systemischer Lupus erythematodes, systemische Sklerodermie (auch bei der Dermatomyositis gibt es Kalkeinlagerungen), die muskuläre Dystrophie, die Polymyalgia rheumatica (die erwähnten Veränderungen der Serumenzyme fehlen gewöhnlich, anderes histologisches Bild), Sjögren-Syndrom, karzinomatöse Myopathie (besonders bei Lungenkarzinomen), Plasmozytome, Makroglobulinämien und andere Gammopathien, Panarteriitis nodosa, Riesenzellarteriitis, endokrine Störungen (thyreoide Myopathie – auch Befall der proximalen Muskeln –, Hyperparathyreoidismus, Hyperinsulinismus), Psoriasis-Myopathie, Toxoplasmose, Trichinose, in den Tropen Trypanosomiasis und Schistosomiasis, Sarkoidose und arzneibedingte Myopathien (ACTH, Kortikoide, Colchicin, Vincristin, Chloroquin, Guanethidin u. a.). Die hochdosierte oder langdauernde Anwendung von ACTH und Kortikoiden führt zu Muskelschwund und Muskelschwäche zunächst der proximalen Muskulatur und des Beckengürtels. Der M. quadriceps ist häufig atrophisch. Die Beschwerden sind im Verhältnis zum Muskelschwund auffallend gering, ebenso die histologischen Veränderungen. Eine der wichtigsten Myopathien unserer Zeit, die alkoholische, kann auch zur Ausscheidung von Myoglobin führen. Bei der Dermatomyositis kommt es zum Überlappen (Overlap-Syndrome) mit dem systemischen LE, der rheumatoiden Arthritis, Sjögren-Syndrom, systemischer Sklerose und dem Mixed connective tissue disease, ein Ausdruck dafür, daß bestimmte Symptome den Kollagenosen gemeinsam sind.

Therapie: Es gilt, die aktiven Phasen der Erkrankung zu überwinden, aber den Patienten leistungsfähig zu erhalten oder zu machen.

Tabelle 8 Veränderungen bei Thymushyperplasie oder Thymomen (parathymische Syndrome) (nach Janzen u. Lachenmayer)

1. neuromuskuläre Syndrome:
   - myasthenische Reaktion
   - myasthenische Myopathie
   - Polymyositis
   - Dermatomyositis
   - Riesenzellenmyositis, Riesenzellenmyokarditis

2. hämatologische Syndrome:
   - aplastische Anämie
   - autoimmunhämolytische Anämie
   - Erythrozytose
   - Megakaryozytopenie
   - akute Leukämie
   - multiples Myelom
   - A- und Hypogammaglobulinämie
   - monoklonale IgM-Erhöhung

3. systemischer Lupus erythematodes

4. Thyreoiditis Hashimoto

5. Colitis ulcerosa

6. Cushing-Syndrom

7. Pemphigus

8. kutane Kandidose

Am geeignetsten sind Kortikoide, bevorzugt Prednison, und andere Immunsuppressiva, im besonderen Azathioprin. Die Initialdosis für Prednison liegt üblicherweise 1 mg/kg KG tgl. für 3–4 Wochen und wird dann über 10 Wochen langsam gesenkt auf 1 mg/kg KG jeden 2. Tag. Die Kortikoidbehandlung kann durch immunsuppressive Substanzen ergänzt werden, vor allem Azathioprin (bis 2,5 mg/kg KG tgl. über 4–6 Monate) und Methotrexat (15 bis 25 mg oral wöchentlich). Hochdosierte intravenöse Gabe von Immunglobulin ist eine neue, sehr teure Therapie. Bei der Behandlung der Kalzifizierungen haben bisher alle therapeutischen Versuche versagt. Schon in Frühstadien der Dermatomyositis soll eine physikalische Therapie zur Muskelstärkung eingeleitet werden.

10.4. Lichen sclerosus et atrophicus (Lichenatrophie, LSA)

Der LSA beginnt mit kleinen roten Papeln, die porzellanweiß werden. Die Haut erscheint atrophisch und läßt sich zigarettenpapierartig fälteln. Häufig findet man in den Follikeleingängen Hyperkeratosen. Die an die Haut grenzenden Schleimhäute werden befallen, besonders im Bereich der Vulva als Craurosis vulvae, im Bereich des Penis als Craurosis penis, aber auch die Mundschleimhaut. In höherem Lebensalter auftretende Phimosen sind oft ein monosymptomatischer LSA (typische Histologie). Im weiblichen Genitalbereich, extrem selten im männlichen, können sich auf dem Lichen sclerosus Karzinome entwickeln, aber nur dort. Die Genitalherde jucken meist stark, die Körperherde selten.

Der Lichen sclerosus et atrophicus wird oft mit der umschriebenen Sklerodermie verwechselt. Das feingewebliche Bild ist durch den Schwund der elastischen Fasern charakterisiert. Gemeinsames Vorkommen von LSA und Sklerodermie, selbst im gleichen Herd, ist möglich.

Bei Patienten mit Lichen sclerosus et atrophicus treten vermehrt Autoantikörper auf. Auch Autoimmunkrankheiten finden sich gehäuft; man muß deshalb danach suchen.

Therapie: Örtlich kommen Kortikoide, evtl. in Form der Dreischlagtherapie (S. 29), oder die lokale Injektion von Kortikoid-Kristallsuspension in Frage. Oft hilft eine Kortikoidsalbe mittlerer Stärke, etwa eine Betamethason-V-Creme 0,05% (NRF 11.37) oder Betnesol-V-mite Salbe. Ein neuerer Therapievorschlag ist das Auftragen hochpotenter Kortikoide, etwa Clobetasol-Creme 0,05%, 2mal tgl., aber begrenzt auf 12 Wochen. Es soll zu dauernder Beschwerdefreiheit gekommen sein. Oft bewährt sich, im besonderen zur Dauerbehandlung, Thym-Uvocal Creme, die allerdings von manchen Kassen nicht erstattet wird. Bei Craurosis penis ist die Zirkumzision des Präputiums, möglichst unter Erhaltung des Frenulums, angezeigt. Manche Autoren empfehlen hier die Anwendung von Kortikoiden unter Plastik evtl. mit Applikation flüssiger Präparate von Kortikoid-Lotions in den Präputialsack. Das Auftragen einer 2%-Testosteronproprionat-Salbe bei LSA der Vulva 1–2%, 2mal tgl. über 3 Monate bringt bei einem Teil der Patientinnen Erfolge, evtl. kombiniert mit Kortikoidanwendung. Bei Frauen mit LSA der Vulva soll nämlich ein Testosteronmangel vorliegen, der durch die Anwendung von Testosteronsalben behoben werden kann.

Im Vulvabereich wurden auch mit Erfolg Salben appliziert, die eine Kombination von Östrogenen und Kortikoid enthalten wie Linoladiol-H. Innerlich geben manche Therapeuten 100–200 mg Vitamin

E/Tag, ein unschädliches Vorgehen. In schweren Fällen soll auch D-Penicillamin helfen (S. 103). Bei therapieresistenter Kraurosis kann die Infiltration von je 100 mg Kortikoid-(Volon-A-)Kristallsuspension pro Vulvahälfte in Allgemeinanästhesie versucht werden (radiäre Infiltration vom unteren Pol der großen Labien). Operative Maßnahmen im Bereich der Vulva kommen nur bei karzinomatöser Entartung in Betracht.

Juckreiz bei LSA kann durch Allergien gegen Salben (auch kortikoidhaltige) bedingt sein.

10.5. Induratio penis plastica

Die Induratio penis plastica äußert sich in einer Verhärtung der Tunica albuginea, meist des dorsalen Schwellkörpers. Infolgedessen knickt bei der Erektion das Glied ein und ist nicht gerade, sondern hornförmig.

Therapie: Leider gibt es keine befriedigende Therapie: Weder Röntgenstrahlen (S. 52) noch Ultraschall noch systemische Therapie mit Kortikoiden noch die lokale Injektion von Kortikoid-Kristallsuspensionen führen, wie auch andere noch empfohlene Therapieverfahren, z.B. Potaba-, Orgotein-(Peroxinorm-)Injektionen, zu einem überzeugenden Erfolg.

Unter Peniswurzelanästhesie wird Peroxinorm, Superoxiddismutase, 4–8 mg in 2–4 ml Lösung in 1–2wöchentlichem Abstand in die Induration injiziert. Gefahr des allergischen Schocks! Die Verhältnismäßigkeit der Mittel erscheint mir bei dieser Therapie nicht gewahrt.

Die Therapie mit Vitamin E soll 300–800 mg/Tag betragen und über Monate fortgeführt werden. Bei Hypertonikern soll man eine Dosis von 100 mg/die nicht überschreiten. Da die Induratio penis plastica als Folge chronischer Urethritiden angesehen wird, muß man nach derartigen Veränderungen suchen und evtl. diese behandeln. Auch die operative Therapie der Induratio penis plastica ist unbefriedigend und nur für besonders schwere Fälle angezeigt, evtl. die plaque-kontralaterale Raffung der Tunica albuginea mit nichtresorbierbarem Nahtmaterial oder in besonderen Fällen der Ersatz des Schwellkörpers durch eine Plastikprothese. Angeblich soll es im Verlauf von Jahren bei etwa 75% der Patienten zu einer teilweisen oder kompletten Rückbildung der Veränderung gekommen sein, daher nimmt man von eingreifenden therapeutischen Maßnahmen besser Abstand. Bei der Beurteilung therapeutischer Verfahren ist diese Möglichkeit zu berücksichtigen.

11. Erythematosquamöse Dermatosen

11.1. Psoriasis

Die Psoriasis ist in den klassischen Formen leicht, in den subklinischen Formen schwerer zu diagnostizieren. Bei atypischen Veränderungen ist erst durch Untersuchung des gesamten Integuments die Diagnose zu sichern.

11.1.1. Manifestationstypen der Psoriasis

Wir trennen in:

1. genotypische Psoriasis = entsprechende Veranlagung ohne Manifestation;
2. subklinische oder genophänotypische Psoriasis = Minimalveränderungen wie silbrigweiße Kopfschuppung, geringe Schuppung an den Ellbogen und an den Knien, angedeutete psoriatische Nagelveränderungen (geringer Ölrand, angedeutete Grübchen), Rötung und Schuppung im Bereich des Brustbeins und der Nasolabialfalten. Geringfügige psoriatische Herde, aber auch eine ausgesprochene Psoriasis auf dem Kopf, werden häufig als seborrhoisches Ekzem verkannt. Die Manifestation einer Psoriasis hängt trotz entsprechender Veranlagung von Umwelteinflüssen ab, wie man am Manifestationsalter bei eineiigen Zwillingen erkennen kann;
3. phänotypische, also manifeste Psoriasis:
   a) eruptiv exanthematischer Typ,
   b) chronisch statischer Typ.

11.1.2. Therapie

Voruntersuchung: Ausschluß provozierender Faktoren wie mechanische Traumen der Haut, Allergene, Pilzerkrankungen. Suche nach Gelenkveränderungen. Festlegung des Psoriasistyps. Eine gute Therapie soll die Abheilungsdauer deutlich unter 6 Wochen abkürzen und die Rezidive möglichst lange hinauszögern.

11.1.2.1. Behandlungsmöglichkeiten des eruptiv exanthematischen Psoriasistyps

Die eruptiv exanthematische Psoriasis ist reizbar, manchmal ausgesprochen strahlenempfindlich; zu intensive Behandlung, z.B. mit Dithranol (S. 113), kann zu Erythrodermien führen. Eine Spontanabheilung binnen 5–6 Wochen kommt vor. Daher muß man bei der Beurteilung des Therapieerfolges immer mit Irrtümern rechnen.

1. Geringe innerliche Kortikoidgaben (5–10 mg Prednisonäquivalent) sind vertretbar, um einen exanthematischen Schub im Frühstadium zu unterdrücken.
2. Goeckerman-Therapie: Heute: Einreiben mit einer 1%igen Steinkohlenteersalbe, etwa Liquor carbonis detergens, 2 Stunden vor der UVB-Bestrahlung. Abölen, Abwaschen oder Abbrausen (etwa mit Psoralen Gel, Oleatum Gel) vor der UVB-Bestrahlung. Bleibt man unter der Erythemdosis, ist die Teervorbehandlung wirkungssteigernd, etwa bei Beginn mit ⅓ der minimalen ED. Bestrahlt man dagegen gleich mit einer MED, genügt eine vorausgehende Einsalbung ohne Teer einige Stunden vor der Therapie. Die Teerpräparate müssen vor der Bestrahlung von der Haut entfernt werden, da Teer UV-Strahlen absorbiert und somit die Strahlen zum Teil durch auf der Haut liegenden Teer abgefangen werden und nicht in die Haut gelangen.
   Durch die SUP-Therapie erscheint mir die Goeckerman-Therapie überholt.
3. PUVA- und SUP-Therapie (S. 57f.). Durch Vorbehandlung mit der Dreischlagtherapie oder durch innerliche Gabe von Retinoiden (S. 7, 59) evtl. schon 14 Tage voraus (S. 119) wird der Erfolg der PUVA- und SUP-Therapie beschleunigt.
4. Kombinierte äußere Anwendung von stark auch antiproliferativ wirksamen Kortikoiden, Tinkturen plus Cremes, evtl. unter Okklusion mit Plastik (Dreischlagtherapie, S. 29).
   Meist rasche Rezidive (S. 117)!
5. Sonnenbestrahlung in entsprechendem Klima zur entsprechenden Jahreszeit mit UVB-reicher Strahlung evtl. kombiniert mit Bädern in salzreichem Wasser (Totes Meer).

Ausschluß einer exanthematischen Psoriasis provoziert durch Arzneiexantheme. Bei häufigen Anginen: Entfernung der Tonsillen, Absetzen von hormonellen Kontrazeptiva bei anamnestischer Verschlechterung der Psoriasis in der Schwangerschaft.

Die Psoriasis ist eine der häufigsten Ursachen der Erythrodermie.

Differentialdiagnose: Erythrodermie bei Lymphomen, im besonderen Sézary-Syndrom (S. 432). Dieses beginnt zuweilen unter dem Bilde der Psoriasis.

Folgende Komplikationen sind bei einer Erythrodermie möglich: Hypothermie, Infektionen des Respirationstraktes, Hypoproteinämien, gestörtes Haar- und Nagelwachstum, Pyodermien, Soor, gestörte Resorption im Magen-Darm-Kanal (Neoplasmen), kardiale Dekompensation, periphere Durchblutungsstörungen (Thrombophlebitis), Elektrolytverschiebungen.

11.1.2.2. Behandlungsmöglichkeiten des chronisch statischen Psoriasistyps

Dithranol (Synonyme: Cignolin, 1,8-Dihydroxyanthranol, 1,8,9-Trihydroxyanthracen, Anthralin).

Dithranol
Cignolin

Dithranol in 2%iger Salizylsalbengrundlage, etwa Vaseline oder einer leichter abwaschbaren Salbe (S. 24). Beginn mit 0,1% Dithranol und Steigerung jeweils auf die doppelte Konzentration, aber so, daß es zu einer Hautrötung, aber nicht zu einem Ekzem kommt. Die Salizylsäure wirkt nicht direkt auf die Psoriasis, wohl aber auf die Hornschicht. Sie unterstützt die Dithranolwirkung, indem sie der Oxidation des Dithranols zu unwirksamen Produkten entgegenwirkt.

Bei niedriger Konzentration des Dithranol kann durch Zusatz von 5% Steinkohlenteer die Dithranolreizung unterdrückt werden. Der Patient empfindet dies als angenehm, der therapeutische Effekt wird nicht gemindert, eher gesteigert. Bei Dithranol-Fertigpräparaten (Psoralon MT, Psoradexan, Stielasan) kann man mit einer Teersalbe 1–2 Tage oder unmittelbar vor der Therapie vorbehandeln. Im besonderen zur Kurzzeittherapie kann man in entsprechender Konzentration besser abwaschbare Dithranolsalben verordnen, so abwaschbare Dithranolsalbe NRF 11.52 oder Dithranol-Macrogolsalbe NRF 11.53 mit entsprechender Dithranolkonzentration und 2% bzw. 3% Salizylsäure.

Die Herde werden täglich 1–3mal eingerieben. Jeweils vor Steigerung der Dithranolkonzentration wird der Patient aufgefordert, die Salbenreste mit Schmierseife oder einer anderen gut reinigenden Seife zu entfernen und anschließend ein Öl-Bad, evtl. ein Teer-Öl-Bad zu nehmen (Dauer 20 Min.). Die Behandlung muß so lange fortgesetzt werden, bis die bräunliche Pigmentierung der umgebenden Haut auch den Psoriasisherd völlig erfaßt und das psoriatische Leukoderm verschwunden ist. Zum Schutz gegen Verfärbung der Wäsche kann man

11. Erythematosquamöse Dermatosen

die behandelten Herde mit Nobecutan Spray abdecken. Dithranol und Salizylsäure lassen sich auch in Traumaticin verarbeiten. Rezept: Dithranol 0,1, Acid. salic. 0,75, Traumaticin ad 50,0. Doch ruft diese Lösung auf der Haut ein Brennen hervor; sie ist daher nur zur Therapie kleiner Herde geeignet.

Psoriasistherapie mit Dithranol-(Cignolin-)Salizylsäure-Präparaten (DSU) beim chronisch statischen Typ:

1. Voruntersuchung (Provokationsfaktoren, Typ der Psoriasis: für DSU-Therapie geeignet?),
2. Dithranol-Salizylsäure-Vaselin in steigender Dosierung (DSU$_1$ → DSU$_2$ → DSU$_3$ usw., evtl. in abwaschbarer Grundlage *[abwaschbare Dithranolsalbe NRF 11.52, Dithranol-Macrogolsalbe NRF 11.53, s. oben] oder mit Zusatz von 5% Steinkohlenteer)* bis zur individuellen Reizgrenze;
3. an der Reizgrenze behandeln und vor jedem Konzentrationswechsel intensive Hautreinigung mit einem Detergens;
4. bei stärkeren Reizungen: „Ruhetag" mit Applikation von Salizylsäure (3 oder 5%) Vaseline oder Zinköl, evtl. Schüttelmixtur.

Bei ambulanter Therapie abends auftragen (Papierwäsche, alte Bettwäsche), morgens abbaden, tagsüber Cremes, evtl. Kurzzeitanwendung (S. 115).

In hartnäckigen Fällen zusätzlich: PUVA oder SUP (S. 57f.). Keine systemische Kortikoidmedikation!

Rezepturen zur DSU-Therapie:
1. DSU-Therapie:

Dithranol (Cignolin)	0,01 – 0,05 – 0,1 – 0,25 – 0,5 – 1,0
Acid. Salicyl.	2,0
Vaselin. alb. oder	
abwaschbare Grundlage	ad 100,0

2. Bei Wechsel, Reizungen, zur Abschuppung:

Acid. salic.	3,0 – 5,0
Vaselin. alb.	ad 100,0
Bei Reizung der Haut	Oleum Zinci oder Lotio alba aquosa

Zur Behandlung von Einzelherden stehen Dithranolstifte (Plesialstifte 2%, Psoralon MT 2% und 5%) zur Verfügung.

3. Therapie der behaarten Kopfhaut:
– Dreischlagtherapie (S. 29):
  Volon-A-Tinktur oder Sali-Decoderm-Tinktur oder Triamcinolonacetonid-Hautspiritus 0,2% mit Salizylsäure 2% (NRF 11.39) + Lotion mit stark wirksamen Kortikoiden + Plastik (Badehaube)
– Dithranol in abwaschbarer Grundlage (Konzentration steigend, s. oben)

- Psoriasis-Kopfsalbe:
  Acid. salic.
  Liqu. carb. det. aa   5,0
  Hydrophile Salbe DAB 10
  oder eine andere leicht auswasch-
  bare Grundlage, z. B. Lygal
  Salbengrundlage   ad 100,0
- Kopfwaschmittel: Seleniumdisulfid-Präparate (Ellsurex, Selsun, Selukos), Zinkpyrithion (Desquaman-Hermal), Anatel-Antischuppen-Shampoo, Fongitar oder eines der zahlreichen teerhaltigen Kopfwaschmittel, Squamasol-Lösung oder Gel vor der Kopfwäsche.

4. Gesicht:
Psoriasiskopfsalbe (s. oben), schwächer wirksame Kortikoidsalben über kürzere Zeit.

5. Hautfalten:
Dithranol (Cignolin) 0,05% in 2%iger Salizylvaseline, Perianal: Candio-Hermal E comp. Paste oder Salbe, Decoderm trivalent Creme oder Topsym-Polyvalentsalbe.
Äußerer Gehörgang: anfangs Kortikoidsalben bzw. Tinkturen, später Schwefel (3–5%), Salizylsäure (2%)-Creme.

Tägliche Kurzzeitanwendung von Dithranol in höherer Konzentration ("Minutentherapie"). Befriedigende Erfolge lassen sich mit Dithranol im Sinne des eben vorgeführten DSU-Schemas auch dann erzielen, wenn dieses nur kurzfristig, aber in höherer Konzentration aufgetragen und dann abgewaschen wird (Abb. 2), selbst dann, wenn nur jeden 2. Tag behandelt wird. Statt der Vaseline können leichter abwaschbare Grundlagen genommen werden (s. oben). *Unser Therapieschema stellt eine allgemeine Richtlinie dar. Individuelle Abweichungen sind – je nach Verträglichkeit – häufig notwendig.* Es wird eine wöchentliche Vorstellung der Patienten in der Sprechstunde empfohlen. Die Therapie beginnt gewöhnlich mit einer Konzentration von 0,5%, Therapiedauer 10 Minuten, dann Abwaschen oder Abbrausen, nicht durch Bad entfernen, da es dann durch Cignolineinwirkung zu einer Reizung des gesamten Integumentes kommen kann. Die Dithranolkonzentration wird gesteigert, wenn der Patient das Dithranol gut verträgt und die gewünschte Wirkung nicht mehr eintritt. Durch eine Ganzkörpereinreibung mit Dithranolpräparaten als Kurzzeittherapie kann man versuchen, die ungleichmäßige Dithranolpigmentierung zu verhindern und so bei gutem Therapieerfolg ein besseres kosmetisches Resultat zu erzielen. Der Zusatz von Harnstoff zu Dithranolpräparaten reduziert die Verfärbung der Haut (Psoradexan, Psoradexan mite bzw. forte Creme).

Dithranol verliert seine Wirksamkeit durch Lagerung oder Einwirkung anderer Substanzen unterschiedlich rasch. Bei Verschreibung einer neuen Salbe kann es daher selbst ohne Steigerung der Konzentration

11. Erythematosquamöse Dermatosen

Cignolin

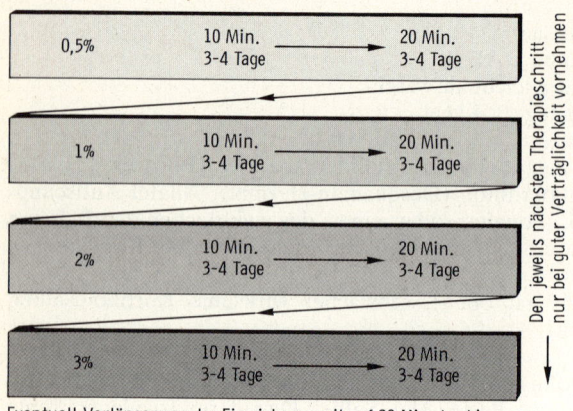

Eventuell Verlängerung der Einwirkungszeit auf 30 Minuten bis zur Abheilung

Abb. 2 Therapieempfehlung für die Minutentherapie mit Psoralon MT (mit Erlaubnis der Fa. Hermal-Chemie)

zu einer Reizung kommen, wenn das früher angewendete Dithranol nicht voll aktiv war. *Ich empfehle deshalb, in der Praxis Fertigpräparate anzuwenden, die für diese Thearpie geeignet sind und deren Stabilität in einem angemessenen Zeitraum garantiert ist (Psoralon MT, Psoradexan, Stie-Lasan).* Verwendung von Salben anderer Zusammensetzung gleichzeitig mit Dithranolpräparaten kann die Wirkung des Dithranol steigern.

Die Kleidung, die Badewanne, Badevorhänge und Wände werden durch Dithranol verschmutzt, und zwar so, daß die Schäden oft nicht mehr zu beseitigen sind. Um eine Verfärbung der Nägel zu vermeiden, reibt man mit Plastikhandschuhen ein.

Die Anwendung von Dithranolpräparaten unter einem semipermeablen Material im besonderen unter Plastikokklusion verstärkt die Wirkung, aber auch die Reizung der unveränderten Haut. Bei besonders hartnäckigen Herden ist an dieses Verfahren zu denken (Ellbogen, Knie).

Von der Dithranolreizung ist die seltene (?) Kontaktallergie gegen Dithranol oder die Grundlage, in extrem seltenen Fällen selbst gegen Vaseline, zu unterscheiden, was meist nicht geschieht.

Kortikoide: Stark antiproliferativ wirksame Kortikoide sind wirksam, im besonderen in Form der Dreischlagtherapie (S. 29), bei kleineren Herden Sermaka-Folie.

11.1. Psoriasis

Die Psoriasis spricht oft auf äußere Kortikoidbehandlung gut an, der Rückfall folgt aber oft auf dem Fuße. Kombination der lokalen Kortikoidtherapie mit anderen Verfahren soll die Rezidivneigung fördern.

Topisch angewendet, unterdrücken Kortikoide die Dithranolreizung nicht, wohl dagegen Zinkschüttelmixturen und Oleum Zinci.

PUVA- und *SUP-Therapie:* Die Voraussetzungen und die Technik dieser Formen der Ultraviolettbehandlung sind bereits auf S. 57 ff. besprochen.

Indikationen zur Photochemotherapie sind eine generalisierte Schuppenflechte, häufige Rezidive, die manchmal wiederholte stationäre Aufenthalte notwendig machen, und kein oder schlechtes Ansprechen auf die konventionelle Therapie. Kontraindikationen sind zu jugendliches Alter (möglichst nicht unter 12 Jahren) und Schwangerschaft. Bei pathologischen Leberwerten (Transaminasen, LDH, Bilirubin) sollte man ebenfalls von der inneren oder einer sehr ausgedehnten lokalen Behandlung mit Psoralenen Abstand nehmen. Bei Frauen im gebärfähigen Alter ist ein Konzeptionsschutz anzuraten. Zur Vermeidung von Rezidiven wird man für einige Monate nach Abheilung der Psoriasisherde zunächst prophylaktisch zweimal wöchentlich, dann einmal wöchentlich und später einmal alle 14 Tage die PUVA-Bestrahlung fortsetzen.

Die selektive Ultraviolettherapie (SUP) ist besonders dann geeignet, wenn die Indikation zur PUVA-Behandlung gegeben ist, aber die genannten Kontraindikationen die Gabe von Psoralenen ausschließen. Der Effekt tritt langsamer ein als bei der PUVA-Therapie. Durch kombinierte Behandlung mit Retinoiden läßt sich der Effekt der PUVA- und der SUP-Therapie verbessern und die UV-Gesamtdosis vermindern, Re-PUVA, Re-SUP, S. 59, 112, 119).

Für die Behandlung der Psoriasis an Handfläche und Fußsohle bietet sich die lokale PUVA-Therapie mit kleinen Strahlern an, die besonders für diese Indikation konstruiert sind. Auch für die SUP-Therapie stehen kleine Strahler zur Therapie von Handflächen und Fußsohlen und auch ein Strahlenkamm zur Therapie der Kopfhaut zur Verfügung (z. B. Saalmann-Psor-Kamm). Die Einnahme von Fischöl zusätzlich zur UVB-Therapie soll sich vorteilhaft ausgewirkt haben, vorausgesetzt, die Therapie (1,8 g Eicosapentainsäure tgl.) wurde über 6 Monate (!) fortgesetzt. Nach 8–12 Wochen war lediglich der Juckreiz gemindert, von dem nur ein Teil der Psoriasis-Patienten betroffen ist.

Methotrexat (MTX): Nur bei besonders schweren Fällen ist die Gabe von MTX indiziert! Dem Absetzen der Methotrexattherapie folgt allerdings meist rasch ein Rezidiv der Psoriasis.

Kontraindikationen sind Gravidität, Leber-, Nieren- und Knochenmarkschädigungen, gastrointestinale Blutungen, Magen- und Darmulzera. Vor jeder Methotrexatbehandlung muß man Hämoglobin, Leukozyten, Thrombozyten, den Harnstoff im Blutserum, die Kreatininclearance, die Serumelektrophorese, die Transaminasen, die alkalische Phosphatase bestimmen, eine Urinanalyse durchführen und den Thorax röntgen; ferner soll man vor Therapiebeginn eine Lebersonographie vornehmen und diese dann unter der Therapie alle 3–4 Monate wiederholen. Manche Autoren bestehen jedoch auf einer Leberbiopsie durch Leberblindpunktion.

Im weiteren Verlauf soll man Leukozyten und Thrombozyten zunächst jede Woche, später alle 14 Tage, bei guter Verträglichkeit alle 4 Wochen, kontrollieren. Die Nieren- und Leberproben und die Hb-Bestimmung sollen alle 3–4 Monate wiederholt werden. Jährlich ist der Thorax zu röntgen. Weisen die Untersuchungsmethoden, im besonderen auch die Sonographie, auf eine Leberfunktionsstörung oder Fettleber hin, dann sollte man eine Leberblindpunktion und später weitere Kontrollpunktionen vornehmen.

Adipositas, Diabetes und Alkoholismus sind Risikofaktoren bei der MTX-Therapie! Wer MTX verordnet, muß Leucovorin als Antidot zur Verfügung haben. Bei kritischem Abfall der Leukozyten werden 6–12 mg i.m. 3mal im Abstand von 6 Std. gegeben (bei sehr hoher Methotrexatdosierung bei der Behandlung von Leukämien wird Leucovorin als Infusion verabfolgt). Die Leucovorindosis hängt vom Plasmaspiegel des MTX ab und muß um so höher sein, je höher dieser liegt und muß fortgesetzt werden, bis der MTX-Spiegel unter 5mal 10^{-8} mol/l sinkt. Manche Autoren schließen die Gabe von Leucovorin jedem MTX-Stoß an, und zwar 6–8 Std. nach der MTX-Gabe über 24 bis 72 Std.

Während der MTX-Behandlung darf dem Patienten kein folsäurehaltiges Medikament zugeführt werden, auch kein Multivitaminpräparat, das die Wirkung des Methotrexats aufhebt. Bei der gleichzeitigen Gabe von MTX mit anderen Medikamenten bedarf es besonderer Vorsicht, besonders bei solchen, die MTX von der Plasmaalbuminbindung verdrängen und es damit toxischer machen, wie Salizylate, Sulfonamide, vor allem auch Co-Trimoxazol, Tetracycline, Barbiturate, Probenecid, Phenylbutazon oder Colchicin.

Verschlechterung der Nierenfunktion bedingt ein Ansteigen des MTX-Plasmaspiegels.

Die Gefährlichkeit des MTX im Hinblick auf die Unterdrückung der Immun- bzw. Tumorabwehr oder den Einfluß auf die Chromosomen wird unterschiedlich beurteilt, ist aber wahrscheinlich bei der niedrigen Dosierung bei Psoriasis gering. Ich habe allerdings zweimal das Auftreten von malignen Melanomen, einmal von multiplen primären, nach MTX-Therapie gesehen.

MTX ist nicht mutagen, darf aber Schwangeren nicht gegeben werden. Es ist sehr toxisch für Embryonen und kann zum Abort führen. Eine Schwangerschaft sollte bis 12 Wochen nach Absetzen des

11.1. Psoriasis

MTX verhütet werden. Auch sollten mit MTX behandelte Männer bis zu diesem Zeitpunkt kein Kind zeugen. MTX bewirkt eine Oligospermie. Daß ein mit Methotroxat behandelter Mann ein krankes Kind gezeugt hat, ist bisher nicht bekannt.

Folgende Therapie-Schemata werden empfohlen: An 5 Tagen der Woche werden zunächst jeden Tag 5 mg MTX i.m. injiziert. Bei guter Verträglichkeit statt dessen einmalige wöchentliche Injektion von 25 mg MTX. Eine andere Möglichkeit ist die einmalige wöchentliche Gabe per os von 15–25 mg MTX.

Häufig angewandt wird die von dem Zellzyklus abgeleitete Therapie nach Weinstein: 3mal je 2,5–5 mg MTX in 12stündigem Abstand oder 4mal je 2,5–5 mg im Abstand von 8 Std. Jede Woche wird diese MTX-Dosierung wiederholt. Einige Autoren geben 36 Std. später Leucovorin, etwa 9 mg i.m., bei psoriatischen Erythrodermien 100 mg MTX i.v., gefolgt von Leucovorin i.m. In der Altershaut wirkt MTX sehr rasch, führt aber leichter zu unerwünschten Wirkungen (Keratitis).

Cyclosporin A (Sandimmun) hat sich in niedriger Dosis bei der Psoriasis als wirksam erwiesen. Ein Teil der Patienten spricht bereits auf eine Dosis von 2,5 mg/kg KG tgl. an. Die günstigste Dosis ist offenbar 5 mg/kg KG tgl. (S. 12); sie sollte nicht überschritten werden. Auch die Psoriasis arthropathica wird günstig beeinflußt.

Unerwünschte Wirkungen sind dosisabhängig: Gastrointestinale Beschwerden, Kopfschmerzen, Tremor, Gingivahyperplasie. Vor allem ist die Nierenfunktion zu überwachen: Kontrolle des Blutdruckes, des Serumharnstoffes und des Serumkreatinins. Funktionelle Störungen gehen den strukturellen in der Niere voraus und sind damit – rechtzeitig erkannt – reversibel. Der Anstieg des Serumkreatinins weist auf die Gefahr einer drohenden irreparablen Nierenschädigung hin. Steigt die Konzentration des Serumkreatinins um mehr als 30% des Ausgangswertes, soll die Cyclosporindosis verringert werden. Der Erfolg der Therapie wird oft erst nach 6–8 Wochen deutlich, daher ist eine gleichzeitige lokale Therapie notwendig. Empfohlen werden stärker antiproliferativ wirkende Kortikoide. Interaktionen des Cyclosporins mit anderen Medikamenten sind beschrieben worden (S. 12). *Keine Behandlung mit Cyclosporin vor oder nach Methotrexat, keine UV-Therapie wegen möglicher karzinogener Wirkung.*

Retinoidtherapie: Die Prinzipien wurden auf S. 7f. dargelegt. Zur Psoriasistherapie kommt in erster Linie das Tigason, jetzt Neo-Tigason in Frage, im besonderen als Zusatztherapie zur PUVA- und SUP-Therapie (Re-PUVA, Re-SUP, S. 59, 112, 117). Da die Wirkung der Retinoide nur langsam einsetzt, empfiehlt sich gegebenenfalls eine Vorausbehandlung, etwa 14 Tage vor Aufnahme einer UV-Therapie oder stationärer Aufnahme. Besonders bei schweren *pustulösen Formen* der *Psoriasis* haben sich Retinoide als wirksam erwiesen.

Fumarsäure (trans-Butendisäure): Die Therapie mit Fumarsäure ist bis heute umstritten. Ich konnte keine sicheren Erfolge erzielen, wenn man die naturgegebene Abheilungstendenz der Psoriasis berücksichtigt. Andere Autoren sahen bei kontrollierten Vergleichsuntersuchungen über Monate Erfolge. Präparate stehen als Badezusatz, Salbe, Einreibung (Natriumfumarat und Fumarsäuremonoethylester, Anti-Psoriaticum Koronis) und Tabletten zur Verfügung (z. B. Psoriasis-Tabl. Balneopharm, empfohlene Dosis 3mal 2 Tbl. tgl., Fumarderm mite [120 mg] und forte [240 mg], 1 Tbl. Fumarderm mite im Anfang bis 2 Tbl. Fumarderm forte 2mal tgl., Steigerung über Wochen). Der Dimethylester der Fumarsäure soll antipsoriatisch wirksamer sein als das Natriumsalz. Als unerwünschte Wirkung wurden neben gastrointestinalen Beschwerden, Leukopenien, Hypoglykämie, Flush-Reaktionen, aber auch ernste nephrotoxische Reaktionen beobachtet, darunter Fälle mit akuter Niereninsuffizienz.

Vitamin D: Vitamin-D-Analoga wie Calcitriol (Rocaltrol) (1–25 [OH] 2 D3) und Calcipotriol (Psorcutan) wirken der gesteigerten Proliferation der psoriatischen Epidermis entgegen und fördern die Zelldifferenzierung. Sie wurden in verschieden hoher Konzentration in unterschiedlichen Grundlagen auch äußerlich angewendet; der Effekt soll mit einem stärker wirksamen Kortikoid vergleichbar gewesen sein, doch bedarf es weiterer Erfahrungen. Ernste unerwünschte Wirkungen blieben aus.

Hormonelle Kontrazeptiva: Bei Frauen, die eine deutliche Besserung der Psoriasis während der Gravidität erfahren haben, empfiehlt sich ein Versuch mit hormonellen Kontrazeptiva.

Die von G. Weber inaugurierte Somatostatin-Therapie bzw. die Behandlung mit Bromocriptin gewinnt an Boden. Vernier u. Mitarb. gaben bei schweren therapieresistenten Psoriasisformen 250 μg/Std. Somatostatin-Infusionen über 4 Tage, gefolgt von einer eintägigen Infusion mit physiologischer Kochsalzlösung. 2–3 Wochen nach Absetzen der Therapie kam es zu einem deutlichen Erfolg. Bei Versagen oder Rückfall wurde das Vorgehen nach 6 Monaten nochmals wiederholt. Inzwischen steht mit Octreotid (Sandostatin) ein potentes, besser verträgliches Somatostatin-Analogon zur Verfügung, das die Wirkung des insulinartigen Wachstumsfaktors unterdrückt. Erfahrungen bei der Psoriasis liegen noch nicht vor.

Amerikanische Autoren behandelten Psoriasiseffloreszenzen auch operativ durch Abtragen mit dem Dermatom bis zur Mitte der Dermis. Es kam dann zur Abheilung, wenn tief genug exzidiert wurde und keine Tendenz zu einem isomorphen Reizeffekt bestand. Dies Vorgehen dürfte schon im Hinblick auf die Narben nur ausgewählten Einzeleffloreszenzen vorbehalten bleiben.

11.1.3. Prophylaxe psoriatischer Veränderungen

Mechanische Traumen der Haut sollten, soweit wie möglich, vermieden werden. Die Haut wird durch Ölbäder und regelmäßiges Einfetten geschmeidig gehalten. Rasch ist das mit einer entsprechend fetthaltigen Lotion zu erzielen. Wollstoffe sollen nicht direkt auf der Haut getragen werden. Medikamente, die den Ausbruch einer Psoriasis provozieren könnten wie Chloroquin, vielleicht auch Analgetika, Betablocker, Bleomycin, Lithiumverbindungen, soll man vermeiden. Hochdosierter Gabe von Kortikoiden folgt bei Entzug eine Exazerbation.

11.1.4. Besondere Formen der Psoriasis

Mit Hilfe szintigraphischer Untersuchungen lassen sich in einem hohen Prozentsatz im Knochen- und Gelenkbereich bei Psoriatikern Entzündungs- und Proliferationsvorgänge erfassen (psoriatische Osteoarthropathie). In einer neueren Untersuchung fand man bei 40% der Kranken mit psoriatischer Osteoarthropathie deformierende erosive Gelenkveränderungen. Bei 17% waren 5 oder mehr Gelenke deformiert. Ausgedehnte Hautveränderungen in frühem Lebensalter sind

Tabelle 9   Gelenkveränderungen bei Psoriasis (nach O'Duffy)

Form	Prozentualer Anteil unter den Patienten mit psoriatischer Arthritis (%)	Wesentliche Symptome
klassischer Typ	5	vornehmlich distale Interphalangealgelenke befallen
mutilierende Arthritis	5	Osteolysis der Interphalangeal- und Metatarsalgelenke
symmetrische Polyarthritis	15	imitiert rheumatoide Arthritis
asymmetrische Oligoarthritis	70	befällt vornehmlich Hände und Füße (Wurstfinger)
psoriatische Spondylitis	5	atypische ankylosierende Spondylitis
HLA B27		bei axialer Arthritis

Tabelle 10 Röntgenbefund bei psoriatischer Arthritis (nach O'Duffy)

1. Destruktive Gelenkveränderungen besonders an den Interphalangealgelenken
2. Ankylotische Veränderungen an den Interphalangealgelenken
3. Erweiterung der Gelenkspalten
4. Destruktion vor allem des Interphalangealgelenkes des Daumens mit Knochenproliferation an der Basis der distalen Phalanx
5. Atypische Syndesmophyten an den unteren Thorax- und oberen Lendenwirbeln, ähnlich denen bei der Reiterschen Erkrankung
6. Sklerose und Obliteration der Sakroiliakalgelenke, besonders bei mutilierender Arthritis und psoriatischer Spondylitis

Hinweis auf schwere Verlaufsformen. HLA B27 war bei dieser Form nicht gehäuft zu finden, wohl bei den axialen Formen (Tab. 9 und 10).

Die Psoriasis osteoarthropathica ist ein therapeutisches Problem. Zunächst muß eine rheumatoide Arthritis ausgeschlossen werden (Rheumafaktor bei der Psoriasis meist negativ). Die Psoriasis osteoarthopathica sollte mit niedrigen Dosen von Kortikoiden (5–10 mg Prednisolonäquivalent) und möglichst solchen analgetisch und antiinflammatorisch wirksamen Medikamenten behandelt werden, die nicht oder nur wenig die Prostaglandinsynthese hemmen. Meist wird bis jetzt Indometacin empfohlen, für das diese Forderung nicht zutrifft. Chloroquin kann die Psoriasis provozieren. Methotrexat oder auch Azathioprin (S. 229) sind manchmal hilfreich. Eine weitere Möglichkeit besteht in der Gabe von Cyclosporin A (s. S. 119). Retinoide (S. 119) sollen es ermöglichen, Kortikoide und Analgetika einzusparen. Im übrigen sind physikalisch-therapeutische Maßnahmen, im besonderen Aufenthalte in warmem Klima, angezeigt. Bei schweren Mutilationen der Hände: operative Eingriffe.

Psoriasis pustulosa: Retinoide sind bei pustulösen Psoriasisformen besonders wirksam. Eine PUVA- oder SUP-Therapie ist bei allen Formen der Psoriasis pustulosa angezeigt, evtl. in Form der Re-PUVA und Re-SUP (S. 119).

Psoriasis pustulosa generalisata vom Zumbusch-Typ mit hohem Fieber: zusätzlich zu Retinoiden hochdosierte Antibiotika, evtl. kombiniert. Blutkulturen!

Bei sehr schweren Fällen sind Kortikoide innerlich in höheren Dosen nicht zu vermeiden. Alternativen sind Methotrexat, Cyclosporin A und Retinoide (langsamer Wirkungseintritt), evtl. um die Kortikoiddosis ohne Rezidiv zu vermindern. Alle Medikamente, die einen solchen Schub provozieren könnten, sind abzusetzen.

Lokalisierte Formen der Psoriasis pustulosa sind selten und z.T. in ihrer Zuordnung umstritten.

Nur wenn typische psoriatische Herde am Integument vorhanden sind, ist die Diagnose berechtigt; dies gilt besonders für die Psoriasis pustulosa an Handtellern und Fußsohlen. Die Therapie entspricht den obengenannten Richtlinien bzw. denen der Pustulosis palmaris et plantaris (S. 125). Diese wird heute von der Psoriasis völlig abgetrennt. Übergänge bestehen zwischen pustulösen Formen der Psoriasis und der Reiterschen Erkrankung (S. 124).

Bei der *psoriatischen Erythrodermie* muß man den Elektrolyt- und Eiweißstoffwechsel überwachen. Nach eigenen retrospektiven Untersuchungen ist durch die innerliche Gabe von Kortikoiden keine Abkürzung des Verlaufs zu erzielen. Im allgemeinen empfiehlt sich eine blande äußere Behandlung mit 2–3%iger Salizylsäure-Vaseline, ggf. auch mit Kortikoidsalben. Methotrexat ist bei der Erythrodermie erstaunlich wirksam, bei Absetzen aber mit einem Rückfall zu rechnen. Eine weitere Möglichkeit besteht in der Gabe von Retinoiden (S. 119). Die Erythrodermie ist eine Indikation zur PUVA-, falls diese kontraindiziert ist, zur SUP-Therapie.

Röntgenduschen sind u. E. durch die PUVA-, Re-PUVA-, SUP- und Re-SUP-Therapie überholt, zumal sich bei röntgenbestrahlten Psoriatikern unter UV-Strahlen häufiger Präkanzerosen und Karzinome entwickeln als bei nicht mit ionisierenden Strahlen vorbehandelten Patienten.

Vorausgehende Röntgenbestrahlung gilt als relative Kontraindikation gegen Phototherapie.

In besonders schweren therapieresistenten Fällen kann ein Versuch mit einer Plasmapherese gemacht werden, doch haben die Ergebnisse enttäuscht.

Nagelpsoriasis: s. unter Nagelveränderungen, S. 362.

Psoriatische Myopathie: In seltenen Fällen kommt es zu einer Myopathie bei Psoriatikern, unabhängig von Muskelveränderungen als Folge der Psoriasis osteoarthropathica. Muskelbiopsien zeigen keine spezifischen Veränderungen, die LDH im Blutserum ist erhöht, Aldolase und Kreatinkinase sind normal; das Elektromyogramm ist bei Vorhandensein von Muskelkontrakturen verändert. Eine spezifische Therapie ist nicht bekannt. Eine erfolgreiche Therapie der Hautveränderungen bessert auch die Myositis.

Psoriatische Alopezie: Meist führt die Psoriasis des behaarten Kopfes nicht zu einem Haarausfall, wohl in Ausnahmen, selten sogar zu einer narbigen Alopezie. Intensive Therapie der psoriatischen Herde des behaarten Kopfes (S. 114) ist die entsprechende Gegenmaßnahme.

11.2. Dermatitis (palmo-)plantaris sicca

Synonyma: Recurrent juvenile eccema, Winterfüße bei atopischen Kindern, peridigitale Dermatitis.

Es handelt sich um eine chronische, trockene, rhagadiforme Dermatitis, die meist symmetrisch an den Plantarseiten der Zehen und am vorderen Drittel der Fußsohlen auftritt, im Winter stärker als im Sommer. Zuweilen werden auch die Handflächen in Mitleidenschaft gezogen.

Heute betrachtet man die Veränderung als ein Symptom des endogenen Ekzems (S. 188ff.).

Differentialdiagnose: Mykosen, allergisch bedingtes Kontaktekzem (Gummi), Psoriasis.

Therapie: keine eng anliegenden Schuhe, keine rein synthetischen Strümpfe, möglichst keine Schuhe mit Gummisohlen oder Gummistiefel; im übrigen symptomatisch: etwa Salbenfettung der betroffenen Hautareale, salizylsäure-, milchsäure- oder harnstoffhaltige Salben oder Kortikoidsalben.

11.3. Reitersche Erkrankung

Der Morbus Reiter ist von pustulösen Formen der Psoriasis oft schwer abzugrenzen, besonders von der Psoriasis osteoarthropathica (Tab. 11). Charakteristisch für die Reitersche Erkrankung sind die Balanitis und die Trias: Urethritis (Enteritis), Konjunktivitis, Polyarthritis. Andere Symptome sind hohes Fieber, Reizerscheinungen der Schleimhäute (Diarrhö), gelegentlich auch Beteiligung der serösen Häute und inneren Organe (Nephritis, Hepatitis, Parotitis, Iritis, Iridozyklitis, Lymphknotenschwellung): Fast ausschließlich Männer (9,6:1) im 2.–4. Lebensjahrzehnt sind befallen.

Urethrale Infektionen sollen den Weg bereiten, so Chlamydia trachomatis. Möglicherweise besteht eine funktionelle Relation zwischen Infektionen mit bestimmten Mikroorganismen und HLA B27. Die Ursache ist unbekannt.

Differentialdiagnose: reaktive Arthritiden nach Infektionen (Shigellen, Salmonellen, Campylobakter, Yersinien, Chlamydien, Mykoplasmen), Psoriasis pustulosa, Psoriasis osteoarthropathica.

Therapie: symptomatisch, Salizylate, Indometacin, immunsuppressive Therapie mit höher dosierten Kortikoidgaben. Versuch mit Azathioprin evtl. Cyclosporin A, aber nur während akuter Perioden (S. 12), evtl. Retinoide (S. 7). Bei Anhalt für eine Chlamydien- oder Mykoplasmeninfektion ist ein Therapieversuch mit 2 g Tetracyclin/die über 14 Tage angezeigt.

Tabelle 11 Differentialdiagnose zwischen Psoriasis arthropathica und Morbus Reiter (nach Hornstein)

	Psoriasis arthropathica	Reiter-Syndrom
Geschlechtsverteilung	fast gleich	fast nur Männer (9,6:1)
Urogenitalbeteiligung (Urethritis, Prostatitis usw.)	meist fehlend (ggf. Prostatitis)	in 95–100% (als Prostatitis in 55–95%)
Augenbeteiligung (Konjunktivitis, Iritis, Uveitis)	meist fehlend (ggf. Iridozyklitis)	in 48–83%
Polyarthritis	fast stets	nur in < 20% (häufiger Oligarthritis)
Prädilektionsgelenke	kleine > große Gelenke	große > kleine Gelenke
Befall der Wirbelsäule	in 10–25%	selten (3–5%)
Fasciitis plantaris	meist fehlend	in über 20%
bleibende Gelenkversteifungen	häufig	selten
Hauterscheinungen	meist vorhanden (zumindest temporär)	Balanitis in 20–50%, sonst in 10%

11.4. Pustulosis palmaris et plantaris, persistierende palmoplantare Pustulosis (PPP), pustulöses Bacteriid

Das Krankheitsbild wurde lange Zeit mit der Psoriasis pustulosis der Handflächen und Fußsohlen identifiziert (s. oben). Unter psoriasiformer Schuppung treten schubweise Pusteln an Handteller und Fußsohlen auf, die eine Mykose imitieren (Pseudomykose von O. Gans). Zeichen der Psoriasis fehlen. Die Ursache ist unklar. Auch über Gelenk- und Knochenbeteiligung bei PPP wurde berichtet (pustulöse Arthroosteitis). Akute cheiropomphylixartige Varianten nach Infekten heilen spontan.

Differentialdiagnose: Mykosen der Palmae und Plantae, pustulöse Psoriasis, dyshidrotisches Ekzem (S. 180). Veränderungen im Sinne der PPP finden sich auch bei der seltenen, vornehmlich in Japan beobachteten, eosinophilen pustulösen Dermatose (Follikulitis) von Ofuji u. Mitarb. Im Gegensatz zur PPP ist der Kopf mit follikulären Pusteln befallen und in den Pusteln auch an Palma und Planta finden sich reichlich Eosinophile.

Therapie: Sie ist unbefriedigend. Lokale Anwendung stark wirksamer Kortikoide, evtl. lokale Injektion mit dem Dermojet, Dreischlagtherapie (S. 29). Intradermale Injektion von Triamcinolon-Kristallsuspension in Quaddeln unter Einzelstellen oder fächerförmig unter die Herde soll ein Abheilen unter Inkaufnahme von Hautatrophien bewirken, z. B. Volon A 10 verdünnt auf 2 ml mit 2% Mepivacain. Der Einstich ist schmerzhaft und soll durch geringe Vereisung der Einstichstelle gemildert werden.

Orale geringe Kortikoiddosen, 5 mg Prednisolonäquivalent, unterdrücken die Veränderungen. Colchicin in einer Dosis von 1–2 mg tgl. per os (2–4 Drgs. Colchicum dispert) über 2–8 Wochen bei langsamer Reduzierung der Dosis auf 0,5–1 mg soll zu einem Rückgang der Pustelbildung führen. Die Pustelbildung kann man versuchen, mit einer 4% Nelkenölsalbe zu unterdrücken.

PUVA hatte wenig Effekt, Etretinat (Tigason) war der PUVA-Therapie überlegen.

Entfernung auch der scheinbar gesunden Tonsillen hat bei einem Teil meiner Patienten nach vorübergehendem Aufflammen vollständige oder jahrelange Abheilung gebracht.

11.5. Seborrhoisches Ekzem, Pityrosporon-ovale-Dermatitis

Obwohl die Bezeichnung seborrhoisches Ekzem falsch ist, denn es besteht oft keine Seborrhö, wurde dieser Name international beibehalten. In vielen Fällen war seborrhoisches Ekzem eine Verlegenheitsdiagnose, und die Güte einer Klinik zeigte sich darin, je seltener diese gestellt wurde. Wahrscheinlich muß man 2 Formen unterscheiden: 1. eine Minimalvariante der Psoriasis in talgdrüsenreichen Lokalisationen, evtl. provoziert durch Pityrosporon ovale, 2. eine Dermatitis durch Pityrosporon ovale in talgdrüsenreichen Lokalisationen, vor allem nasolabial und in der vorderen und hinteren Schweißrinne. Diese Form findet man zentrofazial in Frühstadien bei HIV-Infizierten.

Das seborrhoische Ekzem befällt die behaarte Haut und die Regionen mit zahlreichen großen Talgdrüsen. Die Herde sind gelblichrötlich gefärbt und schuppen. In typischer Form sind sie häufig über dem Brustbein zu finden. Auch Follikulitiden im Gesichts- und Bartbereich werden zum seborrhoisches Ekzem gezählt, früher sogar die Pityriasis alba, also weißliche, schuppende Herde im Gesicht, fast ausschließlich bei Kindern, obwohl die Haut der meisten Betroffenen ständig trocken und nicht fett ist.

11.5. Seborrhoisches Ekzem

Differentialdiagnose:
- Minimalvarianten oder ungewöhnlich lokalisierte Formen der Psoriasis, manchmal ohne typische Herde (S. 111),
- allergisch bedingte Kontaktekzeme bei psoriatischer Veranlagung (Eczema in psoriatico),
- Pityriasis rosea,
- Pityriasis versicolor,
- Lichtdermatosen,
- Streuherde bei Arzneiexanthemen und allergisch bedingten Ekzemen, im besonderen bei Psoriatikern,
- ungewöhnliche Herde des endogenen Ekzems,
- Pilzkrankheiten.

Therapie: Die klassische Behandlung des seborrhoischen Ekzems waren Schwefelpräparate; hartnäckige Herde sprechen gut auf eine antipsoriatische Therapie an. Selbst schwach wirksame Kortikoide führen zum Erfolg. Im Gesichtsbereich ist jedoch Vorsicht geboten, um eine Kortikoidrosacea oder eine Kortikoidakne zu vermeiden.

Patienten mit seborrhoischem Ekzem vertragen oft schlecht Salben, im besonderen fette Salben.

Ich mache zunächst einen Therapieversuch mit folgender Ö/W-Creme: Sulf. praecip. 2–5%, Acid. salicyl. 2%, Propylenglykol 10%, Ung. emuls. aquos. ad 100.

Tagsüber kann man Gesichtsherde mit einer Aknelotion oder Creme abdecken: Aknichthol Lotio, Aknefug simplex, Skin-Aid-Creme.

Die Therapie der Wahl ist derzeit die Gabe von Breitspektrumantimykotika (S. 338), etwa Imidazolpräparaten, äußerlich. Eine Behandlung im Sinne der Minutentherapie ist möglich (SD-Hermal Minuten Creme, auch auf dem behaarten Kopf anwendbar). Bei hartnäckigen oder kosmetisch entstellenden Veränderungen führt der Zusatz eines schwachwirksamen Kortikoids zu einem Breitspektrumantimykotikum zum raschen Erfolg, der dann durch eine fortgesetzte Behandlung ohne Kortikoid oder die eben erwähnte Schwefel-Salicyl-Creme erhalten werden kann. Nützlich erweisen sich Shampoos, die zur Behandlung der Kopfschuppung verordnet werden, auch an anderen Körperstellen, im besonderen Pyrithion-Zink (De-Squaman), Anatel-Antischuppen Shampoo, Selen-(IV-)sulfidpräparate, Ketokonazolshampoo (Terzolin).

Zur Nachbehandlung empfehlen sich fettarme Cremes und Lotions evtl. mit Harnstoff und Milchsäure etwa 2–5% (z. B. Physiane, Hydraplexan, Pityval).

Falls sich unter dem seborrhoischen Ekzem allergische Kontaktekzeme, deren Streuherde oder auch eine Photoallergie verbergen, muß man die eigentliche Ursache beseitigen und evtl. einen entsprechenden Strahlenschutz anstreben.

11.6. Pityriasis rosea

Die Pityriasis rosea beginnt mit einem ovalen Primärherd, der den Hautspaltlinien folgt, eine nach innen geöffnete Schuppenkrause am Rand hat und an ein Medaillon erinnert. Er besteht 2–3 Wochen allein.

Ihm folgt ein Schub ähnlicher, aber oft kleinerer Flecken und Papeln. Die Pityriasis rosea bevorzugt den Stamm und läßt das Gesicht meist frei. Die Ursache ist unklar, wegen örtlicher und jahreszeitlicher Häufungen denkt man an eine Virusinfektion.

Differentialdiagnose: Parapsoriasisformen, Psoriasis, Arzneiexantheme und auch eine Syphilis II.

Therapie: Die Pityriasis rosea heilt nach meist 4–6 Wochen von selbst ab. Ultraviolettstrahlen sollen die Abheilung beschleunigen. Die Therapie mit Schüttelmixturen oder Oleum Zinci beruhigt den Patienten, verhindert eine Übertherapie und damit eine Reizung der Haut, die zu einer verlängerten Dauer der Erkrankung unter dem Bilde der irritierten Pityriasis rosea führt, oft mit starkem Juckreiz. Irritation der Haut, besonders durch intensives Waschen, bewirkt eine urtikarielle Umwandlung und Ekzematisierung der Herde. Die Differentialdiagnose ist dann schwierig, der Ablauf verzögert.

11.7. Parapsoriasisformen

11.7.1. Pityriasis lichenoides chronica (Parapsoriasis guttata)

3–10 mm große, bräunliche bis rötliche Papeln treten schubweise vor allem an Stamm, Oberarmen und Oberschenkeln meist ohne Juckreiz auf. Sie sind von festhaftenden Schuppen bedeckt. Nach Abkratzen sieht man eine feine rötliche Fläche.

Unterform: Parapsoriasis varioliformis, Pityriasis lichenoides et varioliformis Mucha-Habermann, tritt mit papulonekrotischen Effloreszenzen auf, und zwar nicht selten unter Allgemeinbeschwerden, manchmal sogar mit Gelenkschwellung und Gelenkschmerzen. Charakteristisch ist eine ödematöse rosa Papel mit zentraler Nekrose. Ihr histologisches Substrat ist eine Vaskulitis. Sehr selten wird auch die Zunge ähnlich Plaques lisses befallen.

Differentialdiagnose: Lymphome, Syphilis II, Epizoonosen und papulonekrotische Arzneiexantheme. Verwechslungen mit der malignen atrophischen Papulose sollen vorgekommen sein.

Die *lymphomatoide Papulosis Macaulay,* ein Pseudolymphom, wird als Variante dieser Parapsoriasisform angesehen. Tatsächlich handelt es sich um ein sehr variables Pseudolymphom mit einzelnen Tumoren und exanthematischen Herden völlig unklarer Ursache. Therapieversuch: PUVA, Kortikoide, Methotrexat (S. 117f.).

Therapie: Die Pityriasis lichenoides ist resistent gegen jede Therapie. Empfohlen werden PUVA- und SUP-Therapie und die innerliche Gabe von Kortikoiden (Äquivalent 15 mg Prednison tgl.) mit langsamer Reduktion der Kortikoiddosis. Glücklicherweise heilt die Erkrankung in den meisten Fällen von selbst ab.

11.7.2. Parapsoriasis en plaques

In der klassischen Form handelt es sich um ovale münzengroße bis flächenhafte Herde an Stamm und Extremitäten, meist längs der Hautspaltlinien angeordnet. Die Farbe ist bräunlich-rötlich bei geringer Schuppung. Es gibt zwei Formen: Eine heilt nach Jahren von selbst ab; die andere großflächige kann in eine Mycosis fungoides (s. dort) übergehen. Juckreiz, großfleckige oder poikilodermieartige Herde, hohes IgE im Blutserum, weisen auf letztere hin.

Bei retikulärer Anordnung der Herde spricht man von einer Parapsoriasis lichenoides; die Haut ist netzartig pigmentiert und weist Teleangiektasien und Depigmentierungen ähnlich einer Röntgenhaut oder einer Poikilodermie auf.

Differentialdiagnose: Frühformen der Mycosis fungoides, s. oben.

Therapie: Man kann die Parapsoriasis en plaques mit UV-Strahlen behandeln, am einfachsten mit Sonnenstrahlen. Als sehr günstig haben sich die PUVA-, aber auch die SUP-Therapie erwiesen (S. 57ff.). Die lokale Anwendung von Kortikoiden hat nur geringen Effekt.

12. Gefäßleiden

Hinweise auf eine akute Ischämie durch Gefäßverschluß: Schmerz, Blässe, Gefühlsstörung, Pulsverlust, Bewegungsunfähigkeit, Schock. Weitere Maßnahmen: Opiate i.v., Tieflagerung der gepolsterten Extremität; sofort Klinikeinweisung!

Akuter Arterienverschluß durch einen Embolus verlangt die sofortige Gabe von 10 000 IE Heparin i.v.! Solche Embolien treten ohne vorausgehendes örtliches Gefäßleiden auf, aber im Zusammenhang mit anderen Leiden, z. B. nach einem kürzlichen Herzinfarkt. Der Embolus muß so rasch wie möglich, etwa mit einem Ballonkatheter, durch einen Gefäßchirurgen entfernt werden.

12.1. Nekrotisierende Angiitiden

- Panarteriitis nodosa (Polyarteriitis nodosa):
  a) allgemeine,
  b) Hautformen (Knoten, Livedo racemosa);
- allergische Angiitis und Granulomatosis Churg u. Strauss (Polyarteriitis nodosa mit Lungenbeteiligung);
- Hypereosinophiliesyndrom;
- Riesenzellarteriitis;
- Hypersensitivitätsangiitis;
- Arzneireaktionen (noduläre Vaskulitis, Arteriolitis, Erythema nodosum u. a.);
- akute febrile Neutrophilendermatose, Sweet-Syndrom (Ausschluß Leukosen und anderer Neoplasien, Yersinia enterocolitica);
- Schoenlein-Henoch-Purpura;
- hypergammaglobulinämische Purpura;
- O_2-Defizit mit Vaskulitis;
- Wegenersche Graunulomatosis und Varianten;
- maligne atrophische Papulosis Degos;
- Morbus Behçet.

Diese z.T. sehr seltenen Erkrankungen können nicht im einzelnen besprochen werden, zumal in den meisten Fällen die Therapie unbefriedigend ist oder diese darin besteht, daß man z. B. auslösende Medikamente wegläßt. Immer sollte man nach Antiphospholipid-Antigenen suchen, d. h. Cardiolipin-Antikörper entsprechend der Syphilisserologie bestimmen lassen. Therapeutisch werden meist Kortikoide in Dosen von 40 bis 60 mg Prednisonäquivalent tgl. empfohlen. Doch ist diese Behandlung umstritten. Das gleiche gilt für die innerliche Gabe von Jodkali (S. 232, 293) bei nodulärer Vaskulitis und Erythema nodosum, da Jodkali selbst entsprechende Symptome hervorrufen kann (Jododerme).

Manche Autoren verwenden im besonderen bei der Panarteriitis nodosa ausschließlich Zytostatika oder Azathioprin. Bei einigen Formen wurde Cyclosporin A mit Erfolg gegeben (S. 12, 119).

Eine Vaskulitis kann sich auch unter den Symptomen einer Urtikaria, im besonderen beim SLE, äußern (Urtikaria-Vaskulitis, S. 221).

Die kutane, relativ benigne Verlaufsform der Panarteriitis nodosa findet man vor allem an den Unterschenkeln als Livedo (Vasculitis) racemosa oder als Knoten, die zu Ulzerationen und Narbenbildungen neigen.

12.2. Livedo (Vasculitis) racemosa und Systemerkrankungen

Die Livedo racemosa ist eine unregelmäßige rankenartige livide Hautverfärbung, die im Gegensatz zur Livedo reticularis (Cutis marmorata) auch bei Wärme bestehen bleibt. Die Ursachen sind unterschiedlich:

1. Verlegung des Zuflusses:
 Arteriosklerose, multiple kleine Embolien, Panarteriitis nodosa, Riesenzellenarteritis, systemischer Lupus erythematodes, Arteriitis bei rheumatischen Erkrankungen, Hyperparathyreoidismus, Hyperkalzämie.
2. Hyperviskosität des Blutes und Blutstase in Kapillaren und Venolen:
 – Zellen: Polyzythämie, Thrombozythämie;
 – Plasma: Kältepräzipitine verschiedener Art (Kälteagglutinine, Kryofibrinogene, Kryoglobuline usw.), Makroglobulinämien;
 – herabgesetzte Fibrinolyse oder gesteigerte Fibrinablagerung: lokal, generalisiert;
 – neurologische Erkrankungen oder Schäden; s. auch unten Sneddon-Syndrom;
 – Medikamente, die die Blutgefäße direkt beeinflussen (physiologisch, toxisch, immunologisch) oder über das autonome Nervensystem; Freisetzung natürlicher vasoaktiver Substanzen (Karzinoidsyndrom);

- primär-pathologisch veränderte Blutgefäße, z. B. bei Cutis marmorata teleangiectatica congenita.
3. Abflußbehinderungen:
   - Ablagerung von Immun- und anderen Proteinkomplexen (Arzneiexantheme, Bindegewebserkrankungen usw.), kryoglobulinämische Venolitis, kutane Angiitis, Erythema elevatum et diutinum;
   - Endotoxinschäden (generalisierte oder lokale Shwartzman-Reaktionen), Enzymschäden, z. B. akute Pankreatitis;
   - Infektionen (Syphilis, Tuberkulose, Meningokokkensepsis, Streptokokkensepsis, Rickettsien-Erkrankungen, Viruserkrankungen) – wahrscheinlich verbunden mit Immunvorgängen;
   - Kristallablagerungen: Hyperkalzämie, Hyperoxalurie.

   Die Behinderungen des oberflächlichen Abflusses werden verstärkt durch andere Abflußbehinderungen, so bei Herzversagen.
4. Defekter Wärmeaustausch (thermale Schädigungen): Kälteschäden, Schäden durch Wärmestrahlen.
5. Livedo racemosa generalisata apoplectica (Sneddon-Syndrom). Die Ursache ist unbekannt. Das Syndrom kommt durch die Intimaproliferation in mittelgroßen Arterien in Haut und ZNS mit reaktiver Einwanderung glatter Muskelzellen zustande. Die Hautveränderungen gehen denen des ZNS voraus (Computertomogramm des Schädels!).

Therapie: Eine wirksame Behandlung des Sneddon-Syndroms gibt es bisher nicht. Bei den übrigen Formen der Livedo racemosa muß nach der Ursache (s. oben) gesucht und diese, falls möglich, angegangen werden.

12.3. Livedo-Vaskulitis

Die Livedo vasculitis verläuft mit schmerzhaften hämorrhagischen Ulzera in der Knöchelregion unter weißlich fleckiger oder retikulärer Atrophie (Atrophie blanche) der Haut.

Ursache sind Fibrinthrombi, wahrscheinlich durch äußere Ursachen (Wärme, Kälte) provoziert. Therapieversuch mit Salizylaten, lokal Heparin und Heparinoide.

12.4. Hautblutungen

Bei den Hautblutungen müssen wir zwei Formen unterscheiden:
1. Flächenhafte Blutungen: Sie weisen, falls nicht durch ein Trauma oder Kortikoide (S. 2ff.) bedingt, auf ernste Störungen des Gerinnungssystems hin. Flächenhafte Blutungen sind Folge anderer Erkrankungen, z. B. angeborenen oder erworbenen Gerinnungsstörungen, Stoffwechselerkrankungen (Hepatopathien) oder Leukosen.
2. Blutung in kleinen Flecken (Purpura): Solche exanthemartig auftretenden Hautblutungen aus den Kapillaren sind häufig Ausdruck allergischer Vaskulitiden, besonders durch Arzneimittel.

Die *Pigmentpurpura* ist eine Sonderform der Purpura, die meist an den unteren Extremitäten, besonders den Unterschenkeln, beginnt und sich in kleinen bräunlich-roten Flecken innerhalb größerer bräunlicher Flecken äußert. Manche Medikamente (carbromalhaltige, selten andere Schlaf- und Beruhigungsmittel, Chinin) kommen als auslösende Substanzen in Frage, aber auch Zusatzstoffe zu Nahrungsmitteln.

Differentialdiagnose: Bei Venenleiden findet man ebenfalls bräunliche Verfärbung und punktförmige Blutungen mit einer Sklerosierung der Haut: die Angiodermite purpurique et pigmentée Favre und Chaix. Hautblutungen treten an abhängigen Partien, besonders bei Störungen der venösen Durchblutung, im Rahmen anderer Dermatosen, z. B. auch der Psoriasis, auf.

Therapie: Sie besteht im Aufsuchen der Ursache (Blutbild, Gerinnungsanalyse, Bluteiweißbild, Kälteagglutinine) und, soweit möglich, in ihrer Beseitigung, etwa das auslösende Medikament aufzufinden und wegzulassen. Die Rückbildung wird beschleunigt durch die innerliche und äußerliche Anwendung von Kortikoiden, auch bei der Pigmentpurpura. Steht die Purpura im Zusammenhang mit venösen Durchblutungsstörungen, so müssen diese zuerst behandelt werden.

12.5. Arteriosclerosis obliterans (Endangiitis obliterans) und Thrombangiitis obliterans

Die Arteriosclerosis obliterans ist die häufigste Ursache peripherer arterieller Verschlußkrankheiten der Extremitäten bei über 30jährigen Patienten. Zu 90% sind die Femoralarterie, weniger häufig die aortoiliakalen und die poplitealen Arterien betroffen. Männer sind 9mal häufiger als Frauen, Diabetiker häufiger als Nichtdiabetiker befallen. Bei fast 40% der Kranken sind die Triglyzeride, bei 15% das Cholesterin im Blutserum erhöht. 30% haben einen erhöhten Blutdruck.

Eine Thrombose kann zum plötzlichen völligen Gefäßverschluß führen.

Die mangelhafte Blutversorgung löst besonders nachts einen Ruheschmerz in Zehen und Unterschenkeln aus. Das bekannteste Symptom ist das intermittierende Hinken. Die Diagnose wird vor allen Dingen durch sorgfältige Palpation der Beinpulse und Auskultation der Arterien gesichert. Wenn der Patient im Liegen das befallene Bein bis zu einem Winkel von 45 Grad anhebt, wird die Fußsohle am geschädigten Bein blaß, in leichten Fällen erst bei Rollen im Fußgelenk. Eine sehr wichtige Hilfe ist die Arteriographie und die Untersuchung mit der Ultraschall-Doppler-Sonde, um einen Stopp in der Blutzirkulation aufzufinden und ggf. operativ (perkutane transluminale Angioplastie, Bypass) zu beseitigen. Die Blutfettwerte und der Blutdruck müssen kontrolliert und ein Diabetes ausgeschlossen werden. Der Gefäßverschluß konnte aber nachweislich nur in Frühstadien durch Senkung des Cholesterins i. S. gebessert werden.

Eine oberflächliche Thrombophlebitis in Form der Thrombophlebitis saltans geht häufiger voraus. Andere Symptome sind Raynaud-Phänomen, Ulzerationen der Finger, Hyperhidrose.

Differentialdiagnose: trophische Ulzera oder Akroosteolyse bei neurologischen Störungen auf familiärer Grundlage, oder Diabetes mellitus. Nach neuen Vorstellungen sind Ulzera bei Diabetes weniger Folgen von Mikroangiopathien, sondern von sensorischen Ausfällen. Deshalb ist hier der Schutz vor Traumen wichtig. Im Gegensatz zu den eben genannten Gefäßerkrankungen finden sich die Ulzuera meist an Druckstellen der Fußsohlen.

Therapie: Bei leichten Fällen wird konservativ behandelt. Rauchen in jeder Form ist zu verbieten; eine Reduktion der Zigarettenzahl hilft nicht. Der Patient soll das Bein bewegen, bis es schmerzt, und dann ruhen, bis die Schmerzen wieder vollständig verschwunden sind. Kälte und Traumen (auch beim Nagelschneiden) gilt es zu meiden. Systematisches Gehtraining ist hilfreich.

In schweren Fällen sind gefäßchirurgische Maßnahmen (Katheterdilatation, Bypass, Ersatz der Arterie durch ein Venentransplantat oder Thrombendarteriektomie) erforderlich. Je größer das befallene Gefäß, um so besser die Chance des Erfolges. Der Erfolg einer präganglionären lumbalen Sympathektomie wird unterschiedlich beurteilt.

Der Erfolg von Vasodilatatoren ist zweifelhaft; sie könnten sogar den Blutzufluß zur befallenen Extremität verringern und das Defizit erhöhen. Langzeittherapie mit Gerinnungshemmern (oralen Antikoagulanzien) und fibrinolytischen Substanzen wird unterschiedlich beurteilt. Bei chronisch arterieller Verschlußkrankheit Fontaine-Stadium III und IV wird die i.a. oder i.v. Infusion mit Alprostadil (Prostavasin) empfohlen, wenn andere konservative Maßnahmen nicht möglich und eine Gefäßrekonstruktion, eine Katheterdilatation, eine Beseitigung der Stenose mittels Laser-Verfahren oder eine Thrombolyse nicht möglich sind, aber Ruheschmerzen und Nekrosen auftreten.

Ulzerationen an den Akren müssen symptomatisch behandelt werden, so mit Hautersatzpräparaten, wie sie ähnlich bei Ulcera cruris venosa verwendet werden. Letztlich hilft aber nur eine Besserung der Durchblutung. Abgeheilte Ulzera brechen sonst unter Belastung sofort wieder auf.

12.6. Infarktulkus (sog. Ulcus hypertonicum Martorell, ischämische Beinulzera)

Diese Ulzera entwickeln sich meist plötzlich auf zyanotischen Flecken, oft symmetrisch an den Unterschenkelvorderseiten; sie wirken schwärzlich nekrotisch. Eine Obliteration größerer arterieller Gefäße läßt sich nicht nachweisen; der venöse Kreislauf ist intakt. Andere Anzeichen einer Angiopathie mit zeitweiliger oder dauernder Blutdrucksteigerung sind oft vorhanden.

Differentialdiagnose: Pyoderma gangraenosum (S. 139). Venös bedingtes Ulcus cruris.

Therapie: Ruhigstellung, innerliche Gabe von Kortikoiden (Äquivalent von 10–20 mg Prednison tgl.); lokal Wundpuder, Zinkpaste.

12.7. Raynaud-Phänomen

Das Raynaud-Phänomen befällt Frauen 5mal häufiger als Männer, meist nach der Pubertät, aber vor dem 40. Lebensjahr. Kälte aber auch seelische Erregungen lösen Attacken aus. Vornehmlich sind die Hände, aber auch die Füße und sehr selten Nase, Wangen, Ohren und Kinn betroffen. Häufig lassen sich Autoantikörper nachweisen. Oft ist keine Ursache erkennbar (idiopathische Form).

Das Raynaud-Syndrom wird als sekundäres Phänomen (Leitsyndrom) beschrieben bei:

1. Bindegewebs- und Gefäßkrankheiten:
   – vor allem der progressiven Sklerodermie (S. 99ff.);
     einschließlich Akrosklerose und CRST-Syndrom; häufig, fast obligatorisch, doppelseitig, manchmal einseitig;
   – Panarteriitis nodosa;
   – Wegenersche Granulomatose;
   – Dermatomyositis;

- Lupus erythematodes, chronische und akute Form;
- Arteriosclerosis obliterans.
2. Neurovaskuläre Kompression, Halsrippen, Scalenus-anterior-Syndrom, degenerative Wirbelveränderungen, Karpaltunnelsyndrom.
3. Kryoglobulinämie-Kälteagglutininkrankheit.
4. Intoxikationen.
5. Posttraumatisch.

Therapie: Die wichtigste Maßnahme besteht im Schutz vor Kälte (Handschuhe, Mitführen von wärmeabgebenden Einrichtungen, wie sie etwa von Sportanglern verwendet werden). Rauchen ist streng zu verbieten. Alle anderen therapeutischen Maßnahmen sind von zweifelhaftem Wert.

Reserpin, 0,125–0,5 mg tgl., soll Schwere und Häufigkeit der Anfälle reduzieren, ebenso Prazosinhydrochlorid (Minipress) 1 mg 3mal tgl. oral.

Ein Versuch mit Kalziumantagonisten, etwa mit Nifedipin (Adalat), oder ACE-Blockern (z.B. Captopril) ist angezeigt. β-Rezeptoren-Blocker sind kontraindiziert. Weitere Empfehlungen sind Ketanserin, ein Serotoninantagonist 2mal 40 mg tgl. oral oder Calcitonin-Infusionen in 5 Std. tgl., evtl. Calcitonin-Injektionen i.m. 2mal tgl. 100 I.E.

Vasodilatatoren (z. B. Butalamin) sollen hilfreich sein.

In schweren Fällen wurden versuchsweise Prostaglandinpräparate, wie Alprostadil oder das Prostacyclinanalogum Iloprost, infundiert. Der Effekt war aber nur vorübergehend und symptomatisch. Klinische Überwachung von Herz- und Kreislauffunktion mit den entsprechenden Apparaturen durch einen, auf diesem Gebiet geschulten Arzt ist bei Anwendung solcher Medikamente notwendig. Das Calcitonin Gene Related Peptide (CGRP) soll dem Prostaglandin Epoprostenol in einer Vergleichsuntersuchung überlegen gewesen sein.

Nach dem Anfall können Beruhigungsmittel und Tranquilizer gegeben werden.

Zur lokalen Therapie werden Glyzerolinitratsalben angeraten (Nitronal Gel, Nitro Rorer Salbe), auch Isosorbidnitratsalbe (Isoket Salbe) (Achtung unerwünschte Wirkungen, nicht bei Glaukom) oder einfache gefäßerweiternde Mittel (Methylsalicylat, Campher, z.B. Amasin Creme).

Bei leichten Anfällen sind warme Handbäder, 2mal tgl., anzuraten.

12.8. Wegenersche Granulomatose

Die Wegenersche Granulomatose wird von einem Teil der Autoren von dem Lethal-Midline-Granulom abgegrenzt, das jedoch wiederum nur als Symptom anderer Erkankungen aufgefaßt wird. Allgemein hält man die Wegenersche Granulomatose für ein arterielles Gefäßleiden.

Therapie: Kortikoide und Zytostatika, vor allem Cyclophosphamid, evtl. nach Plasmapherese, um die Zytostatikadosis zu reduzieren, denn in einigen Fällen folgte der Zytostatikatherapie eine Leukämie. Röntgentherapie S. 53.

Es wurde geraten, bei Therapieerfolg die Medikamente noch 1 Jahr nach Abheilen weiterzugeben.

12.9. Noduläre Vaskulitis

Die noduläre Vaskulitis ist eine mit Knoten in der Haut einhergehende Gefäßerkrankung; sie beruht auf einer Antigen-Antikörper-Reaktion an der Gefäßwand (Immunfluoreszenz!). Oft sind die Knoten an den Beinen lokalisiert, aber nicht vorwiegend auf der Streckseite wie beim Erythema nodosum. Noduläre Vaskulitiden können symptomatisch im Laufe anderer Erkrankungen auftreten, vor allem bei Arzneiallergien, häufig läßt sich aber die Ursache nicht ermitteln.

Differentialdiagnose s. Erythema nodosum.

Therapie: Interne Gaben von Kortikoiden (10–30 mg Prednison) führen gewöhnlich zum Abklingen der Symptome. Falls aber die Ursache nicht beseitigt ist, neigen solche Vaskulitiden zu Rezidiven. Die Rolle von Foci (bakterielle Ursache) ist fraglich, Kontrolle, vor allem der Tonsillen, aber ratsam. In besonders schweren Fällen Versuch einer Plasmaaustauschtherapie.

12.10. Erythema nodosum

Das Erythema nodosum ist meist auf die Streckseiten der Unterschenkel begrenzt, doch können auch andere Körperregionen, hauptsächlich die Streckseiten der Unterarme und das Gesicht, betroffen sein. Gewöhnlich treten die Knoten schubweise auf mit allgemeiner Abgeschlagenheit, Fieber- und Gelenkbeschwerden, aber auch mit Lymphknotenschwellung, Albuminurie und einer leichten sekundären Anämie.

Bei etwa 20% der Patienten mit Erythema nodosum läßt sich keine Ursache auffinden. Die übrigen Fälle stehen meist im Zusammenhang mit Arzneiunverträglichkeiten (bestimmte Sulfonamide, orale Kontrazeptiva, Jodide, Bromide, Salizylsäure, Phenazetin und andere), mit der Sarkoidose, mit bakteriellen Erkrankungen (vor allem Streptokokkenpharyngitis [Antistreptolysintiter], Yersiniainfektionen [insbesondere Yersinia enterocolitica: Bauchschmerzen, Diarrhö, Appendizitis-Symptome vorausgehend, Yersinia manchmal im Stuhl und sogar serologisch trotz Infektion nicht nachweisbar, nur mikroskopisch in Rektumschleimhaut], Lepra [S. 277], Gonorrhö, Katzenkratzkrankheit, bei Kindern evtl. Tuberkulose), mit Viruserkrankungen (Keuchhusten, Masern, Lymphogranuloma inguinale), mit Pilzerkrankungen (Trichophytien, Histoplasmose, Kokzidioidomykose) oder mit Autoimmunerkrankungen (Colitis ulcerosa, Morbus Behçet). Das Erythema nodosum tritt ferner zusammen mit Enteritiden, Kolitiden und Urethritiden (Chlamydien, Mykoplasmen) auf. Infektionen können dem Erythema nodosum vorausgehen; umgekehrt kann das Erythema nodosum erstes Anzeichen einer Grundkrankheit sein, die erst längere Zeit später faßbar wird. Das Erythema nodosum soll, wie andere Vaskulitiden auch, ein paraneoplastisches Symptom sein, doch dürfte es sich hier um seltene Ausnahmen handeln.

Eine Variante des Erythema nodosum ist das Erythema nodosum migrans; die Therapie entspricht der unten angeführten.

Differentialdiagnose: noduläre Vaskulitis, Erythema induratum, Phlebitis saltans, Pannikulitiden, einschl. Lipogranulomen, Kandidosen, Trichophytien.

Therapie: Die Behandlung besteht vor allem im Auffinden und in der Therapie der Grundkrankheit. Das idiopathische Erythema nodosum hat eine hohe Selbstheilungstendenz nach etwa 3–4 Wochen, wodurch sich der Effekt mancher früher empfohlener Maßnahmen erklärt. Symptomatische Maßnahmen sind: Bettruhe, schwacher Kompressionsverband der Beine, ggf. Gabe von Analgetika und Antiphlogistika. Kortoide (10–20 mg Prednisonäquivalent) beschleunigen das Abheilen der Knoten.

Örtliche Kühlung mit Umschlägen oder Cremes und Gelen empfinden die Patienten als angenehm.

12.11. Behçetsche Erkrankung

Die Behçetsche Erkrankung ist eine Multisystemerkrankung mit Aphthen und Ulzerationen im Mund, an den Genitalien, entzündlichen Veränderungen an den Augen, rheumaartigen Gelenkbeschwerden, Befall des Magen-Darm-Kanals, Entzündungen oberflächlicher und tiefer Gefäße (Thrombophlebitis, Erythema nodosum, andere Exantheme). Auch das Zentralnervensystem kann betroffen sein. Bei allen Veränderungen spielen Vaskulitiden eine entscheidende Rolle. Eine große Gefahr ist der Verlust der Sehfähigkeit, HLA-B5-positive Männer sollen in den beiden ersten Jahren der Erkrankung besonders gefährdet sein. Deshalb soll die immunsuppressive Therapie möglichst rasch eingesetzt werden. Bei Beteiligung großer Blutgefäße ist die Prognose besonders ernst und daher eine entsprechend intensive Therapie gerechtfertigt.

Diagnostik: Injektion physiologischer Kochsalzlösung in die Haut führt zu einer Papel feingeweblich mit Vaskulitis und Infiltrat aus zerfallenden Leukozyten (Pathergie-Test). Doch fällt der Test je nach ethnischer Herkunft der Kranken sehr unterschiedlich aus. Nur ein positiver Test zählt.

Therapie: Eine befriedigende Therapie steht nicht zur Verfügung, daher symptomatisch mit Kortikoiden und anderen Immunsuppressiva, besonders Methotrexat (15 mg/Woche, S. 117), Azathioprin (Imurek, 1,5–3 mg/kg KG/Tag) und bei Gefäßkomplikationen fibrinolytische Medikamente. Cylosporin A führte in einer Doppelblindstudie zu einer Besserung der Symptome. Beginn mit 10 mg/kg KG tgl., Erhaltungsdosis 3–5 mg/kg KG tgl. (S. 12, 119) wurden gegeben. Colchicin wird in Dosen von etwa 1,5 mg tgl. gegeben (3mal; 1 Drg. Colchicum Dispert). Unerwünschte Wirkung der Colchicintherapie: Diarrhöen, bes. bei höheren Dosen. Aufgrund einer kontrollierten Studie wird der therapeutische Wert mit Ausnahme eines positiven Effektes auf die Arthralgien bezweifelt. Auch Dapson wurde in Dosen von 100–200 mg tgl. angewendet (S. 233). Antibiotika sind nur bei Sekundärinfektion angezeigt.

12.12. Pyoderma gangraenosum

Beim Pyoderma gangraenosum handelt es sich nicht um eine Pyodermie im eigentlichen Sinne, sondern um einen vaskulären Prozeß mit oberflächlich ulzerierenden, am Rand unterminierten Herden, die sich zenrifugal ausdehnen. Sie treten zusammen mit einer Colitis ulcerosa, Crohnscher Erkrankung, rheumatoider Arthritis, chronischer Hepatitis, Leberzirrhose, Lymphomen und Leukosen und anderen systemischen Erkrankungen auf (Paraneoplasie).

Differentialdiagnose: Infarktulkus, nekrolytisches migrierendes Erythem bei glukagonproduzierenden Tumoren des Pankreas, pyodermieartige Veränderungen bei Zinkmangel (parenterale Ernährung). Im Anogenitalbereich ist an eine apokrine Akne, eine Dermatitis perianalis fistulosa, exulzerierte Langerhanszell-Granulome (früher: eosinophiles Granulom des Knochens) oder ein Karzinom, aber auch einen Morbus Behçet zu denken. Auch nekrotisierende Pannikultiden muß man ausschließen, so die α_1-Antitrypsin-Defizienz-Pannikulitis. Therapeutisch kommt bei der letzteren die Zufuhr des geschädigten Enzyms, ferner die Gabe von Dapson und auch von Tetracyclinen in Frage.

Therapie: Beim Pyoderma gangraenosum gilt es, die Grundkrankheit zu finden und zu behandeln. Im Falle einer Colitis ulcerosa sind die Mittel der Wahl Sulfasalazin, initial 3–4 g, Rezidivprophylaxe 3 g tgl., bzw. Mesalazin 3mal 0,5 g tgl. Die Kontraindikationen des Sulfasalazins sind die der Sulfonamide, also keine gleichzeitige Anwendung von Procain, Hexamethylentetramin, nicht bei schwereren Leber- und Nierenfunktionsstörungen, schwereren Blutbildveränderungen und nicht bei Sulfonamidallergien.

Führt die obengenannte Therapie nicht zum Ziel, so muß man das Pyoderma gangraenosum immunsuppressorisch behandeln, vor allem mit Kortikoiden (40–60 mg Prednisonäquivalent) oder mit Azathioprin (S. 229), evtl. mit beiden, entsprechend dem Pemphigusschema (S. 231) Johnson und Lazerus hatten gute Erfolge mit der Infusion von 1 g Methylprednisolon in 150 ml Infusionsflüssigkeit morgens zwischen 8.30 und 10 Uhr bei einer Infusionsdauer über 60–90 Minuten, insgesamt über 5 Tage. Auch Cyclosporin A wurde empfohlen (S. 12, 119).

Die Herde kann man mit Kortikoid-Kristallsuspension infiltrieren.

12.13. Necrobiosis lipoidica

Die Necrobiosis lipoidica wird heute meist als Vaskulitis unklarer Ursache aufgefaßt und nicht mehr als Stoffwechselstörung angesehen. Sie äußert sich klinisch in bräunlichen Herden mit zentraler Atrophie, gelegentlich Ulzerationen, vor allem an den Unterschenkeln. Solche Herde können aber auch am ganzen Körper auftreten und andere Erkrankungen vortäuschen.

Überdurchschnittlich häufig besteht ein Diabetes mellitus; manchmal folgt er aber erst Jahrzehnte später. Umgekehrt fand man nur bei 3 von 1000 Diabetikern eine Necrobiosis lipoidica.

Differentialdiagnose: umschriebene Sklerodermie, feingeweblich Granuloma anulare.

Therapie: Eine befriedigende Therapie ist nicht bekannt. Versuche können gemacht werden mit der lokalen Anwendung von Kortikoiden (Dreischlagtherapie s. S. 29) oder der Injektion von Kortikoid-Kristallsuspension oder mit gefäßerweiternden Mitteln. Ferner wird die Therapie mit Nikotinsäurederivaten (Inositolnikotinat, 1 g 3mal tgl.) oder Dipyridamol (Persantin) 225 mg kombiniert mit 1 g Azetylsalizylsäure tgl. empfohlen (Asasantin, 3mal 1 Kaps. tgl.). Eine niedrig dosierte Aspirintherapie besteht in der Gabe von 3,5 mg/kg KG alle 48 Std., später alle 72 Std. über Monate; ein Erfolg wird bezweifelt.

12.14. Störungen des venösen Rückflusses an den unteren Extremitäten (Veneninsuffizienz)

Die Varikosis ist definiert als eine Erweiterung und Schlängelung klappeninsuffizienter Venen. Die Varizenbildung kann auf einer Fehlanlage beruhen oder erworben sein. Schwangerschaft und statische Fehlbelastungen, aber auch andere Einflüsse, wie hormonelle Antikonzipienzien, fördern die Varizenbildung.

Sind Varizen Ausdruck eines Umgehungskreislaufes bei verlegten tiefen Venen, so muß man sie belasten und darf sie keinesfalls operativ beseitigen oder veröden.

12.14.1. Primäre oder anlagemäßig bedingte Varikosis

Sie äußert sich meist in Form der Stammvarikosis und beruht auf einer wohl erblich bedingten Erweiterung und Klappeninsuffizienz oberflächlicher Venen, vor allem der V. saphena magna und/oder parva. Die Beschwerden bestehen vornehmlich in einem Schweregefühl der Beine und im Auftreten von Ödemen. Eine Komplikation ist die Thrombophlebitis solcher Varizen. Primäre Varizen ohne gleichzeitige Schädigung der tiefen Venen führen nur selten zu Ulzerationen.

Die gegebene Behandlung der Stammvarikosis ist die Venenexhairese. Variköse Venen werden für plastische Gefäßoperationen verwandt; die Entfernung wird daher zurückhaltender beurteilt, besonders bei Patienten, bei denen eine solche Operation abzusehen ist.

Besenreiser-, retikuläre oder Astvarizen werden in der Regel verödet.

12.14.2. Varikosis als Folge der Schädigung tiefer Venen

Diese Form der Varikosis ist die Folge einer Schädigung der tiefen subfaszialen Leitvenen, meist durch eine Thrombose oder Thrombophlebitis. Die Klappen der Vv. perforantes werden insuffizient und damit die oberflächlichen Venen überlastet und überdehnt und deren Klappen auch schlußunfähig. Dieser Vorgang deutet sich durch Besenreiservarizen an und erreicht seinen Höhepunkt mit dem Ulcus cruris varicosum, das oft über einer insuffizienten V. perforans liegt.

Bei Varizenblutung, etwa nach Verletzung einer Varize, Hochlagerung des Beines, Desinfektion, Umstechung und Unterbindung der blutenden Varize mit einem resorbierbaren Faden, dann Druckverband. Bei starkem Blutverlust müssen in den nächsten Stunden Hämoglobin und Erythrozyten kontrolliert und eventuell verlorenes Blut durch eine Infusion ersetzt werden. In vielen Fällen genügt ein Kompressionsverband.

12.14.2.1. Medikamentöse Behandlung

Eine medikamentöse Therapie kann nur in Frühstadien einer venösen Insuffizienz und nur unterstützend wirken. Man unterscheidet eine antiödematöse, eine venentonisierende und eine gerinnungswirksame Therapie (thrombolytisch, Antikoagulanzien). Ödemprotektive und venentonisierende Pharmaka sind Triterpenglykoside (Saponine der Roßkastanie), Steroidglykoside (Mäusedorn, Ruscus aculeatus), synthetische Glykoside (Tribenosid, Benzaron), Flavonoide (Rutoside), Kalziumdobesilat u. a. synthetische Produkte.

12.14.2.2. Behandlung mit Kompressionsverbänden

Kompressionsverbände komprimieren die oberflächlichen Venen. Sie erfüllen ihren Zweck nur, wenn die „Muskelpumpe" intakt ist und gebraucht wird, nämlich den Blutstrom durch die richtigen Venen in die richtige Richtung zu lenken. Scheinbar therapieresistente Ulcera cruris heilen, wenn der Patient regelrecht wandert. Die notwendige Kompression wird durch *Kurzzugbinden* erreicht, wenn diese vorschriftsmäßig von den Zehen bis zum Knie angelegt werden.

Die Binden müssen daher morgens unmittelbar nach dem Aufwachen, möglichst vor dem Aufstehen, angelegt werden, auf alle Fälle am abgeschwollenen Bein. Ruhe und Hochlagerung lassen das Bein abschwellen. Vor dem Schlafengehen wird der Verband abgewickelt. Der Kompressionsverband muß an den Schwächestellen, besonders oberhalb des Knöchels, durch Schaumgummiunterlagen verstärkt werden. Die Binde sitzt fester am Oberschenkel, wenn man Pflasterquerstreifen aufklebt oder zunächst eine Schaumstoffbinde, z. B. Autosana, um den Oberschenkel wickelt und die elastische Binde darüber anlegt.

Die Ferse muß stets in den Kompressionsverband eingeschlossen sein.

Ist der Patient nicht in der Lage, einen Kompressionsverband morgens anzulegen und abends abzulegen, so dürfen Kurzzugbinden ohne Gummizug, etwa Rosidal oder Durelast, in der Praxis angelegt, über Nacht belassen und in Abständen von 2–3 Tagen in der Praxis oder durch Fachkräfte zu Hause ausgewechselt werden.

12.14. Störungen des venösen Rückflusses

Manche Autoren empfehlen auch heute noch einen Zinkleimverband. Vorgefertigte Zinkleimbinden sind käuflich erhältlich. Zinkleim DAB 10 besteht aus:

Zinc. oxydat. crud	10,0
Gelatinum alb.	15,0
Glycerol	40,0
Aqua dest.	ad 100,0

Der Unterschenkel wird zum Abschwellen 1–2 Std. hochgelagert, bei starker Behaarung rasiert, ein Ulkus oder ekzematöse Stellen mit einem Lappen bedeckt, evtl. vorher gepudert oder mit Paste bestrichen. Fußgelenk und Knie werden mit einer Wattemanschette gepolstert, die Haut mit Zinkleim gepinselt und Mullbinden von den Zehen bis zum Knie glatt angewickelt wie ein Unterschenkelverband. Um drückende Falten zu vermeiden, muß die Mullbinde öfters abgeschnitten werden. Die Binden werden wieder mit Zinkleim bepinselt. Die Kompression läßt sich abstufen, indem man an den zu komprimierenden Stellen mehrere Schichten übereinander legt bzw. verstärkende Längsstreifen einklebt. Der Verband läßt sich leicht in einem warmen Wasserbad abnehmen.

Ein Zinkleimverband empfiehlt sich auch bei Hautveränderungen, von denen man annimmt, daß der Patient sie durch Selbstbeschädigung verursacht oder unterhält.

Sind keine akuten Veränderungen am Bein mehr zu erkennen, können genau passende Kompressionsstrümpfe von verschiedenen Firmen den Kompressionsverband ersetzen (Tab. 12). Einzelne Firmen stellen dem Arzt Meßeinrichtungen und Tabellen zur Verfügung, so daß er selbst ohne Bandagisten den Kompressionsstrumpf anmessen kann. In den meisten Fällen ist auch ohne Maßanfertigung ein genau passender Strumpf der richtigen Kompressionsstärke zu finden (Tab. 12).

Tabelle 12 Klasse der Kompressionsstrümpfe

Klasse 1:	Besenreiservarizen
Klasse 2:	C.V.I. Grad I und II
Klasse 3:	C.V.I. Grad III
Klasse 4:	jeder C.V.I-Grad mit Indurationen

C.V.I. = chronisch venöse Insuffizienz

Kompressionsverband, Stützstrumpf oder Zinkleimverband sind dem Patienten auf die Dauer so unangenehm, daß er sich meist zu operativen Maßnahmen entschließt.

12.14.2.3. Operative Maßnahmen

Bei der Auswahl der Behandlung sind das ganze Bein und der Gesamtorganismus zu berücksichtigen (Alter, zusätzliche Risiken wie kardiale Störungen, hoher Blutdruck, Gerinnungsstörungen, Diabetes, extreme Neigung zu Allergien).

Vor jeder Maßnahme, die zu einem Verschluß der hautnahen Venen führt, muß man prüfen, ob die tiefer gelegenen Venen durchgängig sind. Dies kann man mit Hilfe der Messung des Venendrucks, auch mit Hilfe der Lichtreflexionsrheographie, der Ultraschall-Doppler-Sonographie, in besonderen Fällen der Farbduplexsonographie oder einer aszendierenden Preßphlebographie feststellen. Mit solchen Spezialverfahren kann man auch das Verhalten einzelner Gefäße und den Effekt von Verödungen und operativen Eingriffen besser beurteilen.

Mir hat sich für die Praxis folgendes einfache Verfahren zur Beurteilung der Durchgängigkeit der tiefen Venen bewährt: Am Bein wird vorschriftsmäßig ein Kompressionsverband (S. 142f.) angelegt. Der Patient soll damit einen Tag, möglichst aber eine Woche, laufen. Bestehen arterielle Durchblutungsstörungen oder ist bei Verschluß der tiefen Venen kein Umgehungskreislauf vorhanden, kommt es zu unerträglichen Beschwerden. Kann der Patient dagegen längere Zeit mit vorschriftsmäßig gewickelten Beinen laufen, ist anzunehmen, daß entweder die tiefen Venen durchgängig sind oder ein Umgehungskreislauf sich ausgebildet hat. Nach jeder operativen Varizenbehandlung wird über 4–12 Wochen noch ein Kompressionsverband angelegt. Die Therapie soll in erster Linie auf den Verschluß insuffizienter Vv. perforantes zielen.

Die insuffizienten Vv. perforantes findet man am einfachsten mit dem Test von Albanese: Mit dem Daumen fährt man am stehenden Patienten von distal nach proximal eine Vene entlang. Überfährt man mit dem Daumen eine insuffiziente perforierende Vene, so füllt sich die distale Varize wieder mit Blut.

Die Lokalisation insuffizienter Venen wird durch das Ultraschall-Doppler-Verfahren erleichtert, im besonderen hilft es bei der Diagnostik der Klappeninsuffizienz der V. saphena magna einschließlich der Einmündung in die V. femoralis („Crosse"), der Klappeninsuffizienz der V. femoralis und auch bei der Diagnose der Becken- oder Oberschenkelthrombose. Die Lichtreflexionsrheographie soll es ermöglichen, den Effekt der Ausschaltung bestimmter Perforanten zu beurteilen.

12.14.2.3.1. Ligatur

Bei der perkutanen Umstechung wird die perforierende Vene in Höhe der Subkutis mit einem resorbierbaren Faden (4-0, 3-0) umschlungen. Man kann dabei durch dieselbe Öffnung ein- und ausstechen, doch läßt sich die Naht leichter versenken, wenn man den Einstich durch einen kleinen Schnitt erweitert. Nach der Ligatur entzündet sich die Venenwand, die reichlich mit Nerven, sogar ähnlich Endkörperchen, ausgestattet ist. Es ist verständlich, daß die Venen danach druckschmerzhaft und äußerst empfindlich bei jedem weiteren Eingriff sind, bis die Entzündung abgeheilt ist.

Diese Technik sollte nur bei Seitenästen durchgeführt werden, da bei Anwendung im Bereich der Varizenstämme (V. saphena magna, V. saphena parva) eine Schädigung der begleitenden Nerven (N. saphenus, N. suralis) zu langanhaltenden, schmerzhaften Parästhesien führen kann.

12.14.2.3.2. Ligatur und Durchtrennung

Die Vv. perforantes können auch von einer kleinen Hautinzision in Richtung der Hauptspannungslinien aufgesucht und unterhalb der Faszienlücke, durch die sie laufen, mit Catgut an 2 Stellen ligiert und durchtrennt werden (subfasziale Perforantenligatur). Die Faszienlücke muß dabei meist etwas erweitert werden. Faszie und Haut müssen schichtweise genäht werden.

Die Faszienlücke sollte nach der Ligatur stets geschlossen werden, um ein Rezidiv zu vermeiden. Eine Variante ist die Perforantendiszision nach Feuerstein: Erfassen der V. perforans mit einem Haken von einem 1 cm langen Hautschnitt aus, Durchtrennung der V. perforans und der subkutanen anhängenden Vene.

Abgesehen von der Exhairese der Varizen kann man von kleinen Hauteinschnitten aus, die immer den Hauptspaltlinien folgen sollten, die Krampfadern freipräparieren, ligieren und abtrennen. Oft lassen sich Venenkonvolute oder auch ganze Venen über weitere Strecken extrahieren und von ihren Verbindungen lösen.

Es ist auch möglich, die perforierende Vene mit einem langstieligen Bogenmesser im subkutanen Bereich zu durchschneiden. Dieser Eingriff muß am liegenden Patienten bei hochgelagertem Bein vorgenommen werden; ein fester Kompressionsverband (Schaumgummidruckverband, S. 142) für mindestens 4 Tage ist nötig. V. perforans bei Ulcus cruris s. S. 149.

12.14.2.3.3. Venenexhairese

Die Venenexhairese ist im besonderen bei Stammvarikosis zu empfehlen. In manchen Fällen führt schon eine Ligatur der V. saphena magna (Crosse) unterhalb der Leiste zu einer wesentlichen Besserung. Auch als Beginn einer Verödungstherapie ist dieser Eingriff geeignet, da er die Venen entscheidend entlastet.

12.14.2.3.4. Verödung

Vor einer Venenverödung sind die Gesichtspunkte zu beachten, die ich der operativen Therapie der Venen vorausgeschickt habe (S. 144). Die insuffizienten Venen werden aufgrund theoretischer Überlegungen und auch nach unserer Erfahrung am besten von proximal nach distal verödet.

Zunächst sollen die varikösen Vv. perforantes verödet werden, erst dann die übrigen Varizen. Auch hier empfehle ich von proximal nach distal vorzugehen und evtl. vorher die Einmündung der V. saphena magna in die V. femoralis (Crosse) operativ zu durchtrennen (Abb. 3).

Die Mündungsregionen der V. saphena magna und parva sollten operativ dargestellt und ligiert werden, da sonst ein Verödungserfolg je nach Mündungsklappeninsuffizienz langfristig nicht gegeben und die Komplikationsrate höher ist. Um einem Rezidiv vorzubeugen, müssen bei der Durchtrennung der Crossenklappe der V. saphena magna alle hier einmündenden Venen mitausgeschaltet werden. Meist folgt der schwierigen und nicht ungefährlichen Verödung der Crosse über die den Venenstern bildenden Seitenäste eine Rekanalisation des mündungsnahen Venenstammes und ein Rezidiv der Crosseninsuffizienz.

Die Verödung sollte möglichst mit einer Testinjektion in der schwächsten Konzentration des Verödungsmittels und der geringsten Menge begonnen werden. Besonders gefährlich sind allergische Reaktionen auf konservierende Substanzen, die Verödungsmitteln und Lokalanästhetika zugesetzt werden. Man muß auch bei einer chemisch anderen Sklerosierungsflüssigkeit mit einer allergischen Reaktion rechnen, wenn das gleiche Konservierungsmittel enthalten ist.

Der Arzt muß daher auf solche Reaktionen vorbereitet sein (s. Schocktherapie S. 207). Ein Beatmungsgerät sollte stets zur Verfügung stehen (Ambu-Atembeutel, möglichst mit Sauerstoff-Flasche). Am allerwichtigsten für die Schockbehandlung ist eine Hilfsperson. Deshalb nie allein veröden!

Die Konzentration des Verödungsmittels und auch die Menge muß dem Kaliber der Vene angepaßt sein; zu geringe Dosierung schadet eher als sie nützt. Ein günstiges Verödungsmittel ist das Äthoxy-

12.14. Störungen des venösen Rückflusses

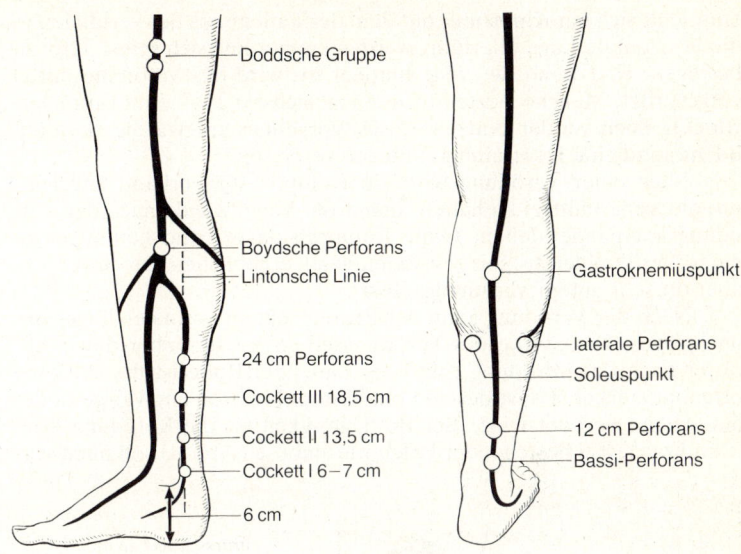

Abb. 3 Hämodynamisch wichtige Perforansvenen an der unteren Extremität (nach Falk und Schulz; aus R. May, H. Partsch, J. Staubesand: Venae perforantes. Urban & Schwarzenberg, München 1980)

Tabelle 13   Verödungsmittel (nach Stemmer)

– hypertone Lösungen:	Na-Salizylat, NaCl, Glukose
– anionische Detergenzien:	Na-Tetradecylsulfat (1–3%)
– nicht ionische Detergenzien:	Polidocanol (1–6%)
– korrosive Mittel:	Jod-Na-Jodatlösung (2–12%)
	Chromglyzerin (72%)

sklerol, da eine paravenöse Injektion weniger folgenreich ist als bei anderen Verödungspräparaten (Tab. 13).

Die Verödungstechnik selbst wird auch von namhaften Phlebologen unterschiedlich gehandhabt; beweiskräftige Vergleichsuntersuchungen liegen nicht vor. Meist wird mit einer kurzgeschliffenen dikken Kanüle beim stehenden Patienten in das Gefäß eingestochen, bis die Kanüle gut im Gefäßlumen liegt und venöses Blut aus der Kanüle fließt. Sodann wird der Patient auf den Rücken gelagert und das Bein hochgehoben. Falls in größerem Maße in einer Praxis verödet wird, empfiehlt sich ein Kippstuhl, mit dem der Patient aus der vertikalen in die horizontale Lage überführt werden kann, ohne sich selbst aktiv zu bewegen. Erst wenn die Vene blutleer ist, wird das Verödungsmittel eingespritzt. Manche Ärzte injizieren zunächst 0,25–0,5 ml Luft (Air-Block), doch ist der Nutzen dieses Vorgehens fragwürdig. Lymphödeme sind eine Kontraindikation zur Verödung.

Nach einer Verödung wird ein Kompressionsverband angelegt, um die Vene blutfrei zu halten, damit die Venenwände nach der Verödung aneinanderkleben. Ohne Kompressionsverband kommt es zu einer Varikophlebitis mit vorübergehend erheblichen Beschwerden, aber oft sehr gutem Verödungseffekt.

Nach der Verödung kann der Patient seinem normalen Tagewerk nachgehen. Die Stärke des Verödungseffektes hängt aber davon ab, ob er nach der Verödung ruht oder läuft; bei Ruhe ist die Wirkung offenbar stärker. Es ist deshalb ein Unterschied, ob am Morgen oder am Abend verödet wird. Bei Bettlägerigkeit ist die Verödung kontraindiziert. Bei bestehender Phlebothrombose (Abb. 4) soll nicht ver-

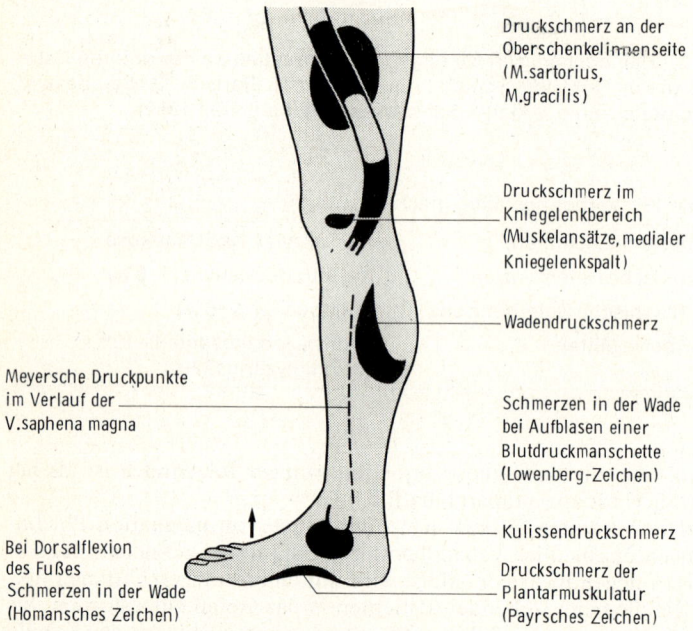

Abb. 4 Druckpunkte und Hinweiszeichen bei tiefer Phlebothrombose der Beinvenen (nach Mörl)

ödet werden. Mit einem teilweisen Ausfall der Sensibilität ist im Gebiet der verödeten Vene zu rechnen. Er wird jedoch meist nicht von den Patienten bemerkt.

Für ein gehäuftes Auftreten von tiefen Thrombosen und Embolien nach Venenverödung liegen u. E. in der Literatur keine beweiskräftigen Aussagen vor. Im Gegenteil war die Zahl der Thrombosen und Embolien im Krankengut einiger Phlebologen mit sehr hohen Pateintenzahlen geringer als in einem Kontrollkollektiv ohne Verödung zu erwarten.

Etwa 6 Wochen vor einem Eingriff an den Venen (Verödung oder Operation) sollte man hormonelle Kontrazeptiva oder andere die Blutgerinnung beeinflussende Medikamente absetzen.

Hinweise auf eine Lungenembolie sind: Schocksymptome, Tachykardie, Dyspnoe, Herzrhythmusstörungen, Husten mit Hämoptoe, akute obere Einflußstauung (Halsvenen), verminderte Atemexkursion der betroffenen Seite, plötzlich einsetzender retrosternaler oder präkardialer Schmerz. Nachweis: Röntgenbild unsicher, Szintigraphie, Pulmonalisangiographie.

Therapie: Sauerstoff, Reanimation, Analgetika und Sedativa, Spasmolytika, Digitalisierung, falls keine Sofortüberführung in die Klinik möglich: Heparin 15000–29000 IE i.v., evtl. Fibrinolyse oder auch Embolektomie mit steuerbarem Saugkatheter möglich.

Eine weitere Gefahr bei der Venenverödung ist die Möglichkeit, das Verödungsmittel statt in die Vene in eine Arterie zu injizieren. Diese Verwechslungsmöglichkeit nimmt an der unteren Extremität von proximal nach distal zu. In solchem Falle sofort Gabe von 10000 E Heparin, Bein in Watte packen und den Patienten in die Klinik bringen lassen (s. auch S. 153). Lymphödeme nach Verödung und Venenexhairese sind eine seltene Komplikation.

12.14.3. Ulcus cruris venosum

Erfolgreich zu behandeln sind diese Ulzera nur, wenn man die primäre Ursache, die gestörte Venenzirkulation beseitigt, ferner der Patient bereit ist, mitzuhelfen und den ärztlichen Anweisungen zu folgen.

Differentialdiagnose: Pyoderma gangraenosum, diabetische Ulzera, Ulzera bei Necrobiosis lipoidica, ulzerierte Hauttumoren, im besonderen Plattenepithelkarzinome und Basaliome, Lymphome, Artefakte, ulzerierte Granulome, Infarktulzera. Ulzera bei Tuberkulose und Syphilis III sind heute Seltenheiten und werden gerade deshalb verkannt. Ulzera im Fersenbereich entwickeln sich meist in Narben und erweisen sich als äußerst therapieresistent. An ihrem Rande entsteht oft eine erhebliche Epithelproliferation, der nicht selten Karzinome folgen.

Therapie: Patienten mit Ulcera cruris leiden oft an Anämien, besonders an einer Eisenmangelanämie. Eine Analyse der Blutbestandteile einschließlich der Mineralien (Fe) ist nötig. Bei Ödemen empfiehlt es sich, die Herzleistung zu prüfen und eine kardiale Insuffizienz zu behandeln. Diabetes, Übergewicht und Abusus von Kaffee müssen beseitigt werden. Zur Rehabilitation gehört eine dem Zustand und Alter der Patienten angemessene Gymnastik. Medikamente können das Abheilen des varikösen Ulkus bestenfalls unterstützen. Orale Gabe von Pentoxifyllin 3 × tgl. 400 mg soll die Heilung von Ulcera cruris fördern.

Die Ulcera cruris befinden sich häufig im Bereich der Vv. perforantes der Knöchelgegend, und da darunter meist eine insuffiziente V. perforans liegt, gilt es, diese zu verschließen – am besten durch einen Kompressionsdruckverband (s. unten) oder operativ.

Kompressionsdruckverband: Über das dick eingepuderte Ulkus kommt ein Baumwolläppchen, möglichst kein Verbandmull, da dieser die Heilung stören soll. Das Läppchen muß den Ulkusrand um etwa 2 cm überragen. Über das Ulkus und das Läppchen wird ein fester Schaumgummi aufgelegt, der passend zugeschnitten und überall 1 cm breiter als das Ulkus ist. Der Gummi soll konische Form haben, d. h. eine schmalere Basis und eine breitere Oberfläche, damit durch die Kurzzugbinde ein entsprechender Druck auf das Ulkus ausgeübt wird.

Eine insuffiziente V. perforans unter dem Ulkus kann man mit einem Gummifingerling zu ertasten versuchen. 1–2 cm vom Ulkusrand entfernt schneidet man ein und unterminiert das Ulkus von hier aus mit einer Schere. Die V. perforans wird dann unterbunden. Die Inzisionswunde kann man offenlassen. Anschließend wird ein Kompressionsdruckverband auf das Ulkus angelegt.

Auf den Ulzera finden sich die Mikroben der Umgebung. *Wirksam werden sie bekämpft, wenn die normale Blutzirkulation wiederhergestellt wird. Dies gelingt am schnellsten durch einen richtig sitzenden Kompressionsverband, wenn der Patient in der Lage und willens ist zu laufen.*

Für die Heilung des Ulkus ist ein granulationsanregender Puder, z. B. ein einfacher Zucker, am günstigsten, falls der Patient bereit ist, die Schmerzen unter einer solchen Puderbehandlung zu ertragen. Wenn die Patienten Puder ablehnen, nimmt man nach meiner Erfahrung am besten Granugenpaste oder auch spezielle Wundauflagen (Wundtüll, Wundgazen), die nicht auf der Wunde kleben. Vorsicht bei Unverträglichkeit von Inhaltsstoffen (Antibiotika, z. B. Neomycin, Wollwachs!). Hautersatzpräparate, Hydrogele, hydrokolloidale Wundauflagen werden angeboten, die oft sehr teuer sind. Beweiskräftige Vergleichsuntersuchungen mit konventionellen Methoden fehlen.

Patienten mit Ulcera cruris haben eine ungewöhnlich hohe Sensibilisierungsquote, besonders gegen Antibiotika und Wollwachsester. Puder sollen möglichst kein potentes Allergen (Antibiotika, Chemotherapeutika) enthalten. Manche Chemotherapeutika, Antibiotika, im besonderen Farbstoffe unterdrücken die Wundgranulation. Sog. granulationsfördernde Mittel sind oft sehr teuer, enttäuschen aber häufig.

Die Deckung von Wunden mit Lagen von Keratinozyten, die vom Patienten selbst entnommen und gezüchtet wurden, ist – ebenso wie eine plastisch-operative Deckung oder das Einpflanzen von Reverdinläppchen – nur dann aussichtsreich, wenn die Blutzirkulation normalisiert ist.

Hat das Ulkus einen kallösen Rand, so kann man es umschneiden, etwa 1 cm vom Ulkusrand entfernt. Im empfehle, die zirkulären Schnitte durch radiäre zu unterbrechen und diese Radiärschnitte durch das sklerotische bis in das gesunde Gewebe zu führen.

Die paratibiale Fasziotomie nach Hach beseitigt die Dermis und Subkutis (Dermatoliposklerose) erfassende Sklerose. Es wird ein breiter Faszienspalt geschaffen, der das Neueinsprossen von Kapillaren aus dem Subfaszialraum ermöglicht.

Ein besonderes Problem sind große manschettenartige Ulcera cruris (Gamaschenulzera) durch Insuffizienz zahlreicher kleinerer Venen. Meist treten sie bei Patienen auf, die nicht oder falsch behandelt sind. Werden die Patienten klinisch betreut, so heilen die Ulzera, wenn der Patient kooperiert. Gerade hier ist es wichtig, daß weitere Störfaktoren beseitigt werden (S. 149f.).

12.14.4. Phlebothrombose (tiefe Thrombophlebitis, Thrombose der tiefen Venen)

Die Phlebothrombose ist klinisch oft stumm. In den ersten (1–3) Tagen, beim Thrombosebeginn, ist die Emboliegefahr am größten, beim Auftreten klinischer Symptome ab 3.–5. Tag dagegen deutlich geringer. Klinische Hinweise und Teste (Abb. 4) täuschen und enttäuschen häufig. Die Haut kann an der betroffenen Extremität überwärmt und livide gefärbt sein, periphere Venen und oberflächliche Kollateralen können prall gestaut hervortreten. Thrombose großer Teile des Venensystems eines Beines führt zur *Phlegmasia coerulea dolens*. Zur Diagnostik der Oberschenkel- und Beckenvenenthrombose tragen die Untersuchung mit der Ultraschall-Doppler-Methode, die sonographischen Techniken (Realtime-Sonographie, Duplexsonographie, farbkodierte Duplexsonographie, am Unterschenkel unsicher), die Plethysmographie und der Radiofibrinogentest (Uptake-Test) wesentlich bei. Als „Goldstandard" unter den Untersuchungsmethoden gilt weiterhin die aszendierende Phlebographie, bei Fußsohlendruckschmerz (Payrsches Zeichen, Abb. 4) das Fußphlebogramm, bei Lungenembolien ohne auffällige Zeichen an Unter- und Oberschenkelvenen die Beckenphlebographie durch Kontrastmittelinjektionen in die V. femoris communis. Am Krankenbett hilft bei einer orientierenden Untersuchung ein unidirektionales Doppler-Gerät. Über einer thrombosierten Vene kann kein Doppler-Signal abgeleitet werden; distal ist die Atemmodulation aufgehoben. Vor allem läßt sich durch den Kompressionstest eine Ausdehnung der Thrombose auf den Oberschenkel ausschließen (fehlende Ausdrückbarkeit einer durch einen Thrombus komplett verschlossenen Vene). Bei nicht völlig verschließenden Thromben ist die Diagnose erschwert; andererseits lassen sich, z. B. mit Hilfe von Ultraschallverfahren (Echogenität) besonders im Oberschenkelbereich, der Phlebographie und dem Radiofibrinogentest im gesamten Beinbereich, Thromben lokalisieren. Bei Verdacht sollte man den Patienten *so rasch als möglich* einer Institution überweisen, der die entsprechenden Apparate und Methoden zur Verfügung stehen und wo Kollegen diese Techniken beherrschen.

Differentialdiagnose. *Kompartmentsyndrom:* Zirkulationsstörungen durch erhöhten Gewebedruck oder Druck von außen innerhalb eines anatomischen Kompartments, z. B. in Faszienlogen, etwa durch Ödeme, in der Dermatologie durch unglücklich gesetzte Allergeninjektionen möglich. Symptome: Schwellung, livide Verfärbung, Blasenbildung. Rasche Dekompression durch operative Maßnahmen, ehe Dauerschäden, auch an Nerven eintreten, ist nötig.

Therapie: Allgemeine Maßnahmen sind Bettruhe, Hochlagerung des Beines über die Höhe des rechten Herzvorhofes, Regelung des Stuhlganges, Abbeugen des Knies in einem Winkel von 20 Grad, kleine Kissen unter die Waden, Wickeln der Unterschenkel. Im Gegensatz zu älteren Auffassungen soll der Patient wieder zu gehen anfangen, sobald die Schwellung der Beine zurückgeht, aber nicht sitzen; nach der alten Regel für Venenkranke: „Liegen oder Laufen", aber nicht Sitzen oder Stehen. Die grundsätzlichen Maßnahmen sind: Heparinbehandlung intravenös, zunächst durch „gesteuerte" Infusion mit einem Infusionsapparat, dann überlappend Übergang auf Cumarintherapie bei Kontrolle der entsprechenden Gerinnungsfaktoren.

Eine fibrinolytische Therapie ist bei frischen Thromben, vor allem der Iliofemoralvenen, erfolgreich, wenn keine Kontraindikationen bestehen, im besonderen auch angezeigt bei Phlegmasia coerulea dolens. Wenn der Verschluß frisch ist, aber die ebengenannten Maßnahmen binnen 24 oder 48 Stunden keinen Erfolg zeigen, der Befund sich sogar verschlechtert, muß eine Thrombektomie erwogen werden. Dies geschieht mit Hilfe eines Ballonkatheters in der Femoralvene und durch Auswickeln der Thromben aus den Venen im Wadenbereich. Bei ausschließlicher Thrombose im Wadenbereich genügt eine alleinige Heparintherapie, weil die Thromben hier meist klein sind und daher meist keine gefährlichen Embolien verursachen. Die Mehrzahl dieser Thromben wird spontan aufgelöst; gefährlich werden sie dann, wenn sie durch Vergrößerung in die Knievenen einwachsen. Eine moderne Methode zur Thromboseprophylaxe besteht in der Einlage eines Filters in die V. cava unterhalb der Einmündung der Nierenvenen mittels eines operativen Eingriffes in Lokalanästhesie von den Jugularvenen aus.

Bei Patienten unter gerinnungshemmender Therapie keine i.m. Injektionen.

12.14.5. Oberflächliche Thrombophlebitis (Varikophlebitis)

Die Thrombophlebitis äußert sich als roter schmerzhafter Strang, entsprechend einer oberflächlichen Vene. Die Körpertemperatur ist im Gegensatz zum Erysipel meist normal, das Allgemeinbefinden abgesehen vom Schmerz meist nicht beeinträchtigt. Derartige Thrombosen können Hinweis auf andere Erkrankungen sein (Phlebitis saltans, Thrombangiitis obliterans, Morbus Behçet, Neoplasmen).

Handelt es sich um eine superfizielle Thrombose bei primärer Varikose, so ist im Gegensatz zur sekundären Varikose bei Klappeninsuffizienz der tiefen Venen nicht mit einer tiefen Venenthrombose zu rechnen.

Therapie: Der betroffene Venenteil wird, evtl. mehrfach im Abstand von etwa 3 cm, inzidiert. Mit einem scharfen Einmalskalpell schmerzt die Inzision meist auch ohne Anästhesie wenig. Schmerzhaft ist hingegen oft das Ausdrücken des Thrombus. Anschließend wird ein Kompressionsverband angelegt. Der Patient erhält Analgetika, die zugleich entzündungswidrig und gerinnungshemmend wirken, etwa Salizylsäurepräparate (Colfarit, 4mal 1 Tbl. tgl.), bei Unverträglichkeit Paracetamol. Vorsicht ist im Kniebereich geboten, da es hier bei dem Ausdrücken der Thromben zu Embolien kommen soll.

Verhalten bei Fehlinjektion in eine Arterie statt Vene:

Kanüle liegen lassen;
Nachinjektion 10–20 ml sterile physiologische Kochsalzlösung;
50–100 mg Prednisonäquivalent eines geeigneten Kortikoids;
Hoch- und Ruhiglagerung der betroffenen Extremität;
stationäre Einweisung
(s. auch S. 149).

Paravenöse Injektion: Infiltration mit physiologischer steriler Kochsalzlösung plus Lokalanästhetikum. Ruhigstellung, Druckverband.

13. Stoffwechselstörungen und -ablagerungen

13.1. Amyloidosen

Die Haut wird vorwiegend bei der primären systemischen Amyloidose (perikollagene Amyloidose) betroffen mit einer Purpura, Hämorrhagien, manchmal auch sklerodermieartigen Einlagerungen. Eine Therapie steht ebensowenig zur Verfügung wie bei anderen symptomatischen Einlagerungen von Amyloid in die Haut. Der Lichen amyloidosus kommt vornehmlich in den Tropen und Subtropen vor, nicht allzu selten auch in Mitteleuropa. Die Therapie richtet sich vor allem gegen den Juckreiz (S. 71 f.). Eine Photo(chemo)therapie kann versucht werden.

Bei der sekundären Amyloidose liegt das Amyloid tief in der Dermis und Subkutis, es wird daher klinisch nicht erfaßt.

13.2. Myxödeme

Schleimablagerungen sind ein häufiges Phänomen bei Hautveränderungen sehr verschiedener Art, so beim Lupus erythematodes und beim Basaliom.

Bei den Myxödemen ist die Schleimablagerung das wesentliche Phänomen. Folgende Formen sind zu unterscheiden:

1. Myxödeme bei gestörter Schilddrüsenfunktion:
   - diffuses (hypothyreotisches) Myxödem, echtes Myxödem, seltene Ausnahme: umschriebenes Myxom; Therapie: Herstellung der normalen Schilddrüsenfunktion;
   - prätibiales umschriebenes Myxödem (mit oder nach behandelter Hyperthyreose). Therapie: Wenig aussichtsreich: lokale Intensivtherapie mit Kortikoiden, Dreischlagtherapie (S. 29), Infiltration von Kortikoid-Kristallsuspension. Korrektur der Schilddrüsenfunktion führt meist nicht zum Abklingen. Ein neuer Therapievorschlag von Chang u. Mitarb. 100 μg Octreotid 3mal tgl. über 3 Monate. Octreotid ist ein langwirkendes Somatostatin-Analogum, das die Aktivität des insulinartigen Wachstumsfaktors unterdrückt.

2. Myxödeme ohne Störung der Schilddrüsenfunktion:
   - Lichen myxoedematosus, Skleromyxödem mit Störungen der Bluteiweiße (Immunelektrophorese). Therapie evtl. Zytostatika, Versuch Retinoide;
   - *Papulosis mucinosa* ohne nachgewiesene systemische Störungen;
   - Mittellinienmuzinosen;
   - Plaque-like-Form of Cutaneous Mucinosis (S. 98);
   - retikuläre erythematöse Muzinose (REM-Syndrom) (S. 98);
   - entsprechende Veränderungen bei Sonnenstrahlenempfindlichkeit;
   - akral persistierende papulöse Muzinose (Variante der papulösen Muzinose);
   - selbstheilende juvenile kutane Muzinose (streifenförmig, keine Therapie nötig);
   - kutane Kindheitsmuzinose mit Papeln, vornehmlich am Ellbogen.

Von den papulösen Muzinosen ist das Auftreten gelblicher Papeln und Knoten bei chronischem Lupus erythematodes zu unterscheiden.

Umschriebene Schleimablagerungen in der Haut können zusammen mit Pigmentnävi (Lentigines, Nävomelanozytennävi und blaue Nävi) Hinweise auf bedrohliche kardiale Myxome und endokrine Neoplasmen sein.

Therapie: Bei den verschiedenen Formen der Schleimeinlagerung kann ein Therapieversuch mit Chloroquin gemacht werden (S. 98).

13.3. Kalzinosis

Die Kalzinosis der Haut wird nicht mehr als eigenständige Stoffwechselstörung anerkannt. Ablagerung von Kalksalzen und Verknöcherungen stehen im Zusammenhang mit anderen Hautveränderungen oder systemischen Störungen (Sklerodermie, Dermatomyositis, selten Granuloma anulare, kalzifizierende Hornzysten u. a.), möglicherweise auch wiederholten Traumen.

13.4. Fettstoffwechselstörungen

13.4.1. Xanthome

Xanthome sind Fetteinlagerungen, besonders Einlagerungen von Cholesterinkristallen, in Bindegewebszellen der Haut. Die Xanthome treten entweder knotenförmig auf (tuberöse Xanthome) oder eruptiv wie ein Exanthem (eruptive Xanthome). Gerade die letzte Xanthomform wird häufig verkannt. Xanthome äußern sich auch als streifenförmige Fetteinlagerungen in den Leisten der Handflächen und Fußsohlen. Hier sind sie oft sehr schmerzhaft. Der Xanthomtyp gestattet Rückschlüsse auf die Art der Hyperlipoproteinämie (Tab. 14 und 15).

Tabelle 14 Xanthome bei primärer Hyperlipoproteinämie

Xanthom	Hyperlipoproteinämie nach Fredrickson				
Typ	I	II	III	IV	V
eruptiv	+			+	+
tuberös		+			
tuberös/eruptiv			+		
Sehnen		+			
Xanthelasma		+	+		

Tabelle 15 Primäre Hyperlipoproteinämie, Einteilung aufgrund der genetischen Defekte (aus Th. Krieg u. Mitarb.: Hautarzt 41, Suppl. X [1990] 56)

Erkrankung	Xanthome	Lipoproteine	Defekt
Lipoprotein-lipasen-Defekt	eruptive	Chylomikronen	Fehler der LPL
Apolipoprotein-CII-Defekt	–	Chylomikronen	Fehler der Apolipoproteine CII
Familiäre kombinierte Hyperlipidämie	–	VLDL	Synthese von VLDL
Familiäre Hypertriglyzerinämie	–	VLDL	Abbaustörung von VLDL
Familiäre Hyperlipoproteinämie Typ V	eruptive	VLDL (Chylomikronen)	Synthese und Abbaustörung von VLDL
Familiäre Dysbetalipoproteinämie Typ III	palmare, tubero-eruptive, tuberöse Xanthelasmen	Chylomikronen-Überreste	Aufnahmestörung der Überreste
Familiäre Hypercholesterinämie	Sehnen; tuberöse, intertriginöse, Xanthelasmen	LDL	LDL-Rezeptor

13.4. Fettstoffwechselstörungen

In der Praxis ist beim Auftreten eruptiver Xanthome in erster Linie an einen Diabetes mit Erhöhung der Blutfette zu denken, evtl. mit sahneartigem Serum, wobei es sich möglicherweise um eine Sonderform des Diabetes handelt. Andere Ursachen einer sekundären Erhöhung der Blutfette sind Hypothyreoidismus, nephrotisches Syndrom, Urämie, primäre biliäre Zirrhose, Alkoholhyperlipidämie und orale Kontrazeptiva. Bei den anlagebedingten Lipidstoffwechselstörungen ist vor allem mit einer dominant vererblichen Hypercholesterinämie, meist vom Typ II a (Tab. 14), zu rechnen. Ursache ist eine Defizienz der LDL-Rezeptoren.

Früher wurden die Hyperlipoproteinämien aufgeteilt in die Phänotypen I, II a, II b (a ohne, b mit erhöhten Triglyzeriden), III, IV, V nach Fredrickson, heute wird größere Bedeutung bei der Diagnostik und Therapie auf die Quantität der einzelnen Lipoproteinklassen im 14-Stunden-Nüchternserum gelegt, nämlich VLDL – very low density lipoproteins, LDL – low density lipoproteins, IDL – intermediate density lipoproteins, HDL – high density lipoproteins und deren Cholesterin-, Triglyzerin- und Eiweißanteile. Alter, Diät, Medikamente, Änderungen des Körpergewichtes, Krankheiten beeinflussen die Blut-

Tabelle 16 Vorgehen bei der Behandlung von Xanthomen (nach LaRosa)

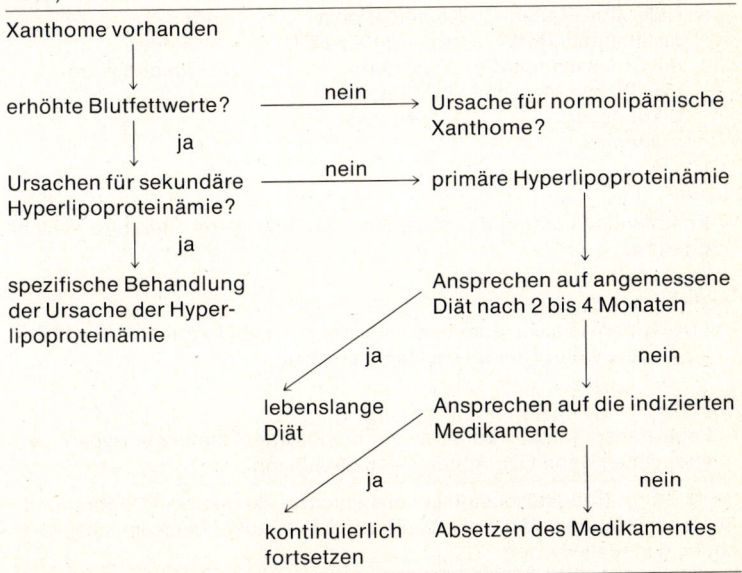

fettwerte. Es genügt keinesfalls nur das Gesamtcholesterin zu bestimmen, auch nicht als alleinige Verlaufskontrolle. Wichtig ist für die Beurteilung einer Lipidstoffwechselstörung der Quotient aus Cholesterin/HDL. Liegt er unter 4, besteht keine Behandlungsbedürftigkeit, auch bei erhöhtem Gesamtcholesterin. Das umgekehrte kann aber bei nur gering erhöhtem Gesamtcholesterin und hohem Quotienten der Fall sein.

Tabelle 17 Behandlung von Fettstoffwechselstörungen (nach P. Schwandt: Fortschr. Med. 108 [1990] 30)

1. Stufe

- Ausschaltung möglicher Ursachen einer sekundären Dyslipoproteinämie
- Beseitigung anderer kardiovaskulärer Risikofaktoren

2. Stufe

- Steigerung der körperlichen Aktivität
- fettmodifizierte Ernährung

3. Stufe

- medikamentöse Monotherapie, wenn Therapieziel nicht erreicht

Erhöhtes LDL-Cholesterin	Erhöhte Triglyzeride, besonders auch in Kombination mit erniedrigtem HDL-Cholesterin	Erhöhtes Cholesterin und erhöhte Triglyzeride
– HMG-CoA-Reduktasehemmer, evtl. mit Cholestyramin* – evtl. Probucol, Nikotinsäurepräparate	– Fibrate – Nikotinsäure	– Fibrate – Nikotinsäure

4. Stufe

- Kombination lipidregulierender Medikamente, wenn Therapieziel nicht erreicht

5. Stufe

- LDL-Apherese allein oder in Kombination mit lipidregulierenden Medikamenten, wenn Therapieziel nicht erreicht

6. Stufe

- Lebertransplantation bei schwerer homozygoter familiärer Hypercholesterinämie, wenn LDL-Apherese unzureichend

* HMG-CoA-Reduktasehemmer sollen nicht zusammen mit Cofibrat und Analoga (Fibrate) und nicht in Verbindung mit starker Muskelbeanspruchung gegeben werden

Eine Hilfe für die Einteilung der Fettstoffwechselstörungen ist die Betrachtung des Nüchternserums nach 12stündiger Aufbewahrung im Kühlschrank. Nur der Typ II a nach Fredrickson hat ein klares Serum; beim Typ I ist das klare Serum von einer Fettzone überschichtet, bei anderen Typen sind deutliche Trübungen des Serums, bei Typ V noch zusätzlich eine Überschichtung erkennbar.

Bei den familiären Lipoproteinstoffwechselstörungen ist weitgehend der Mechanismus des Zustandekommens und der Erbgang geklärt. Die Art der Stoffwechselstörung und der Erbgang entsprechen nicht notwendig den Phänotypen von Fredrickson, vielmehr sind bei einem Phänotyp mehrere Möglichkeiten gegeben, etwa bei Typ II a. Demnach muß auch die Therapie unterschiedlich sein.

Es bedarf also einer eingehenden Diagnostik, auf der dann die Therapie aufgebaut (Tab. 16 und 17). Am Beginn der Therapie soll immer bei erworbenen und vererbten Fettstoffwechselstörungen die diätetische Behandlung stehen, die dann erst durch die medikamentöse Therapie ergänzt wird.

Cholestyramin, Cholestipol, β-Sitosterin, D-Thyroxin, Nikotinsäure und deren Abkömmlinge, Probucol senken die LDL, Bezafibrat, Clofibrat und Gemfibrozil senken die LDL und VLDL, also cholesterin- und triglyzeridreiche Lipoproteine. Inzwischen sind Präparate bekannt, die die β-Hydroxy-β-Methylglutaryl-Coenzym-A-(HMG-CoA-)Reduktase hemmen, also die Umwandlung von HMG-CoA zu Mevalonsäure, eines Zwischenproduktes der Cholesterinsynthese (CSE-Hemmer, CSE für Cholesterinsynthese), nämlich Lovastatin (Mevinacor), Simvastatin (Denan, Zocor), Pravastatin (Pravasin). Mit solchen Präparaten läßt sich der Cholesterinspiegel bis zu 40% senken und der HDL-Spiegel zugleich anheben. Kombinationen der Präparate, z. B. eines Ionenaustauscherharzes (Colestyramin) mit einem CSE-Hemmer, werden angewendet. Die medikamentöse Therapie sollte immer mit einer Diät und körperlichem Training verbunden sein, nicht diese ersetzen. Bei besonders schweren therapieresistenten Fällen erblicher Lipidstoffwechselstörungen, im besonderen der familiären Hypercholesterinämie, hat sich eine regelmäßige Plasmapherese als lebenserhaltend erwiesen.

13.4.2. Xanthelasmen

Sind die Blutfettwerte bei Xanthelasmen erhöht, so muß man zunächst diese Fettstoffwechselstörung behandeln (s. oben). Ist dies nicht der Fall, so können die Xanthelasmen operativ angegangen werden. Bei einem Durchmesser von unter 0,5 cm kann man sie schichtweise kaltkaustisch koagulieren und kürettieren, bis alles gelbliche Material entfernt ist. Manchmal ist es notwendig, den gesamten Herd in Lokalanästhesie mit der spitzen Schere auszuschneiden und per secundam heilen zu lassen. Bei größeren Xanthelasmen ist eine Exzision dann angezeigt, wenn am Lid genügend überschüssiges Material zur Verfügung steht, so daß es nicht zu einem narbigen Ektropium kommt.

Auch die Ätzung der Xanthelasmen, etwa mit 35–50% Trichloressigsäure, wird empfohlen.

Die Säure wird streng isoliert auf die Xanthelasmen mit einem Wattestäbchen aufgetragen. Sobald sich die Haut weißlich färbt, wird die Säure mit Alkohol abgewaschen und anschließend die Stelle gepudert. Cave Schädigung des Auges durch Ablaufen oder Verschmieren der Säure und Vorsicht vor zu starker Schädigung der Augenlider!

Eine Alternative ist das Einreiben der Xanthelasmen mit Solco-Derman-Lösung mit Plastikstäbchen, 1mal wöchentlich, ca. 2–5 Sitzungen. Auch hier guter Augenschutz!

13.4.3. Langerhanszell-Granulomatosen, Hand-Schüller-Christiansche-Erkrankung, Histiozytosis X

Therapie: systemisch Kortikoide und Zytostatika, bei einzelnen Granulomen Röntgenbestrahlung. Nach Zachariae: Versuch der Lokaltherapie mit Mechlorethamin 10 mg gelöst in 40 ml 0,9% NaCl-Lösung am 1. Tag, 20 mg am 2., 30 mg am 3. und 40 mg ab 4. Tag über 2 Wochen, dann 1mal alle 14 Tage zur Erhaltung des Therapieerfolges.

Bei isolierten xanthomatösen Veränderungen ohne Fettstoffwechselstörung: Exzision im Gesunden, Ausschluß maligner Wucherungen oft schwierig. Bei Kindern kommt es zu transitorischen Wucherungen histiozytärer Zellen.

Diese seltenen Erkrankungen werden heute meist den lymphozytär-histiozytären Proliferationen zugeordnet.

13.5. Porphyrien

13.5.1. Porphyria cutanea tarda

Die Porphyria cutanea tarda, eine Form der hepatischen Porphyrie, hat eine größere Bedeutung erlangt, da mit zunehmendem Alkoholismus auch die Zahl dieser Kranken zunimmt. Während sie früher vornehmlich bei Männern vorkam, wird sie jetzt auch häufiger bei Frauen

13.5. Porphyrien

beobachtet. Symptome sind rotbraune Blasen an lichtexponierten Stellen, vor allem im Gesicht und an den Handrücken, und sklerodermieartige Verhärtungen der Haut. Die groben Hautfalten treten hervor, die feinen schwinden, die Felderung der Gesichtshaut ist verstärkt. Die Haut ist sehr empfindlich gegen Verletzungen; die Behaarung nimmt zu. Im Bereich ehemaliger Blasen ist die Haut depigmentiert mit Hyperpigmentierung des Randes. In den Blasennarben können sich Milien ausbilden. Der Urin ist häufig bräunlich, manchmal auch braunrot. Nach Ansäuern mit Essigsäure fluoresziert er im Woodlicht rot (Suchtest). Die exakte Differentialdiagnose verlangt u. a. die Bestimmung der Porphyrinausscheidung im 24-Stunden-Sammelurin (Tab. 18–20).

Auch manche Medikamente wie Sulfonamide, Griseofulvin, Östrogene, Isonikotinsäurehydrazid, aber auch die Aufnahme von Stoffen wie Herbizide, Arsen, Quecksilber, Eisen, Kobalt lösen eine Porphyria cutanea tarda aus oder beeinflussen sie negativ. Besonders nachteilig ist eine Unter- oder Fehlernährung bei gleichzeitig relativ hohem Alkoholgenuß. Bei der angeborenen familiären Form liegt im Gegensatz zur erworbenen ein Uroporphyrinogen-Dekarboxylase-Mangel in allen Geweben vor, der sich z. B. bei Prüfung der Erythrozyten (Rotfluoreszenz) erkennen läßt.

Therapie: In erster Linie muß die Ursache ausgeschaltet werden; im besonderen muß jeder Alkoholkonsum unterbleiben. Energische Angehörige sind manchmal eher in der Lage, einen Patienten vom Alkohol fernzuhalten, als der beste therapeutische Zuspruch. Gegebenenfalls ist eine Entziehungskur mit ärztlicher Betreuung durch Fachleute angezeigt.

Zwei Therapieformen haben sich durchgesetzt, die Aderlaßtherapie nach Ippen und die Gabe von Chloroquin. Die Aderlaßtherapie spricht schneller an. Beide Therapieformen lassen sich erfolgreich kombinieren. Über 3–5 Monate werden insgesamt 3–5 l Blut in Einzeladerlässen bis 500 ml abgenommen, anschließend jeden Monat ein Aderlaß von 500 ml. Fällt das Hb unter 11, werden die Aderlässe vorübergehend ausgesetzt. Die Aderlaßtherapie soll so lange fortgeführt werden, bis die Uroporphyrinausscheidung im Urin unter 500 μg tgl. liegt. Eine Alternative zur Phlebotomie ist die Gabe von Desferrioxamin.

Chloroquin Tbl. (= 125 mg) wird als Therapie der Wahl 2mal **wöchentlich** gegeben. Durch Freisetzung des Porphyrins aus den Leberzellen kann es zu Fieber, Gelenkschmerzen und Übelkeit kommen.

Lokal: Strahlenschutz, Vermeidung von Traumen.

Piomelli u. Mitarb. behandelten ein Kind mit kongenitaler erythropoetischer Porphyrie erfolgreich mit hochkonzentrierten Erythrozyten-Transfusionen.

13. Stoffwechselstörungen und -ablagerungen

Tabelle 18 Klassifikation und Diagnose der Porphyrien (nach Magnus)

Name	Vorkommen	Diagnose
1. erythropoetische Uroporphyrie (Morbus Günther)	sehr selten, autosomal rezessiv Defekt: Uroporphyrinogen-III-Kosynthase	starke Vermehrung von Uroporphyrin, Coproporphyrine, besonders Uroporphyrin I in Urin, Stuhl und Erythrozyten, in den letzten stabile Fluoreszenz
2. erythropoetische Protoporphyrie	relativ häufig, autosomal dominant Defekt: Ferrochelatase Therapie β-Carotin	Vermehrung des Protoporphyrins in Erythrozyten und oft im Stuhl; Porphyrine im Urin normal; Erythrozyten zeigen nur vorübergehend Fluoreszenz, autosomal dominant. Differentialdiagnose: hepatoerythropoetische Porphyrie (Simon-Piñol-Aguadé-Erkrankung), sehr selten
3. Porphyria cutanea tarda (hepatische kutane Porphyrie, symptomatische Porphyrie)	häufig erworben, selten autosomal dominant Defekt: Uroporphyrinogendekarboxylase	Uroporphyrine im Urin meist nur in der aktiven Phase vermehrt; Porphyrine können im Stuhl bei der Remission vermehrt sein, angeboren oder erworben
4. Porphyria variegata (gemischte Porphyrie, südafrikanische genetisch bedingte Porphyrie)	häufig bei Afrikaanders, familiär, autosomal dominant Defekt: Protoporphyrinogenoxidase	Porphyrin im Stuhl vermehrt; während akuter Phasen Porphobilinogen im Stuhl stark vermehrt, autosomal dominant
5. akute intermittierende Porphyrie	relativ häufig, autosomal dominant Defekt: Porphobilinogen-Deaminase	Porphobilinogen im Urin stark vermehrt während und zwischen Anfällen, Auslösung Arzneien, Hunger

13.5. Porphyrien

Tabelle 19 Suchteste bei Porphyrien (nach Magnus)

	Porphyrin im Urin	Porphyrin im Stuhl	Porphyrin in Erythrozyten	Porphobilinogen im Urin
Porphyria cutanea tarda	++ (Urop. 1 mg/24 Std.)	+ oder ±	neg.	neg.
erythropoetische Protoporphyrie	neg.	+ oder ±	++ Protop. 1 mg/100 ml)	neg.
Porphyria variegata*	+ oder ±	++	neg.	++ nur während akuter Episoden
akute intermittierende Porphyrie	±	±	neg.	++ während akuter Episoden und bei Remission

* Charakteristische Fluoreszenz im Plasma, maximal bei 626 nm

Tabelle 20 Normalwerte des Porphyrins und seiner Vorläufer (nach Goldberg u. Magnus)

Urin		Stuhl		Erythrozyten	
Coproporphyrin	0–280 µg/24 Std.	Coproporphyrin	0– 50 µg/g TG*	Coproporphyrin	0– 4 µg/100 ml Zellen
Uroporphyrin	0– 40 µg/24 Std.	Protoporphyrin	0–115 µg/g TG	Protoporphyrin	0–30 µg/100 ml Zellen
Porphobilinogen	0–0,5 mg/24 Std.	X-Porphyrin	0– 20 µg/g TG		
δ-Aminolaevulinsäure	0–0,5 mg/24 Std.				

* Trockengewicht

13.6. Gicht

Bei der Gicht müssen wir zwischen zwei Formen unterscheiden:
1. Die primäre Gicht stellt wahrscheinlich eine heterogene Gruppe von erblichen Störungen des Purinstoffwechsels und der Harnsäureausscheidung dar.
2. Die sekundäre Gicht ist eine Komplikation von Prozessen, die mit einem vermehrten Anfall an Nukleinsäuren im Stoffwechsel und damit einer Überproduktion von Harnsäure einhergehen (Polycythaemia vera, chronische Leukämien, Medikamente, Röntgenbestrahlungen).

Primäre Gicht: Befallen werden hauptsächlich Männer; Frauen meist erst nach der Menopause. Meist sind die peripheren Gelenke der Extremitäten betroffen, hier vor allem das Grundgelenk der großen Zehe. Uratkristalle werden im Bereich der Füße, Knöchel, Knie, Hände und an der Ohrmuschel abgelagert. Nierensteine und Gichtnephropathien sind andere Komplikationen.

Differentialdiagnose: an der Großzehe isolierte psoriatische Arthropathie.

Therapie: Bei erhöhtem Serumharnstoff (mehrfache Kontrolle, Ausschluß medikamentöser Faktoren) ist zunächst als Prophylaxe eine purinarme Diät, eine Gewichtsreduktion und Alkoholabstinenz angezeigt. Vor einer prophylaktischen medikamentösen Behandlung ist der Nutzen-Risiko-Faktor abzuwägen. Allopurinol hemmt die Harnsäuresynthese; zur verstärkten Harnsäureausscheidung wird Sulfinpyrazon oder Benzbromaron gegeben. Allopurinol führt nicht selten zu juckenden Hautexanthemen. Im akuten Anfall helfen bei Gicht Colchicin (Spezifikum gegen Gichtarthritis, gastrointestinale u. a. unerwünschte Wirkungen!), ferner Indometacin und andere nichtsteroidale Antiphlogistika.

13.7. Störungen im Vitaminhaushalt, Pellagra

Unter den Bedingungen in Mitteleuropa ist mit einem Vitaminmangel nicht zu rechnen, jedenfalls nicht mit einem so schweren, daß es zu Hautveränderungen kommt. Eine Ausnahme macht die Pellagra, die bei einseitiger Diät (endogene Psychosen, Alkoholabusus, Malabsorption), auch unter Isoniacid (antituberkulöse Therapie) oder Morazon gelegentlich auftritt. Sie beruht auf einem Mangel an Tryptophan, dem Vorläufer des Niacins, und einem Mangel an Niacin. Auch beim Karzinoid kommt es zu pellagraähnlichen Veränderungen infolge des gestörten Tryptophanstoffwechsels. Kennzeichen der Pellagra ist eine

Dermatitis der lichtexponierten Körperregionen, also vor allem des Gesichtes, des Nackens, der Handgelenke und der Handrücken. Die Radialseite des Handgelenkes ist gewöhnlich stärker als die ulnare befallen. Im Winter bessert sich die Pellagra und wird im Frühling wieder schlimmer. Bei langem Bestehen ist die Haut stark pigmentiert oder sogar atrophisch.

Therapie: entsprechende Diät mit tierischen Proteinen, Eiern, Milch und Gemüsen. Intramuskulär und oral wird Vitamin-B-Komplex zusammen mit Vitamin C gegeben. Außerdem erhalten die Patienten viermal täglich Nicotinamid. Eine orale Gabe von Vitaminen führt manchmal nicht zum Erfolg; offenbar sind die Schleimhäute zur Aufnahme nicht in der Lage durch die Entzündung und Ulzeration der Schleimhäute, auch der Intestinalmukosa. Bei schweren Fällen von Pellagra ist Bettruhe notwendig unter hoher Kalorienzufuhr. Hefe, Leber, mageres Fleisch, Geflügel und Erdnüsse sind besonders reich an Niacin.

13.7.1. Hypervitaminosen

Vitamin-D-Analoga werden neuerdings vor allem topisch zur Therapie der Psoriasis empfohlen (S. 120). Vitamin D dagegen wird zur Behandlung von Hauterkrankungen nicht mehr benutzt. Gefährliche Nebenwirkungen in Form von Kalziumphosphatablagerungen in den internen Organen und Gelenken, vor allem auch in den Nieren, sind bekannt.

Vitamin A (Retinol) wird im Körper gespeichert, und zwar in der Leber. Bei hohen Dosen von Vitamin A oder bei langdauernder relativ niedriger Dosierung, aber auch bei Aufnahme von Vitamin-A-Säure und deren Derivaten in den Organismus, ist mit einer Hypervitaminose zu rechnen. Reizbarkeit, Kopfschmerzen, Benommenheit und Erbrechen, Hepatomegalie, Splenomegalie, eine hyperchrome Anämie, Symptome in Art eines Pseudotumors des Gehirns sind beschrieben worden. An der Haut finden sich zunächst eine Cheilitis mit Fissurenbildung am Mund und an den Nasenlöchern, follikuläre Hyperkeratosen, eine eigenartige gering entzündliche Erythrodermie, Verlust der Haare und der Augenbrauen, Dystrophie der Nägel und eine Hyperpigmentierung des Gesichtes und des Nackens, die ein Chloasma oder eine Melanodermitis toxica imitieren. Die Fertilität kann gestört sein. Bei extrem hohen Dosen kann es zu lebensbedrohlichen Zuständen kommen. Neben diesen akuten gibt es Zeichen der chronischen Intoxikation mit den gleichen, aber weniger ausgesprochenen Symptomen (Leberkontrolle!) und auch Störungen des Knochenwachstums. Bei oraler Gabe von Vitamin A, Vitamin-A-Säure und ihren Derivaten (Retinoide, S. 7ff.) ist auf diese Symptome zu achten.

Schwangere sollten nicht mit hohen Dosen von Vitamin A behandelt werden, da anscheinend Schäden bei Kindern aufgetreten sind, deren Mütter hohe Dosen von Vitamin A in der Schwangerschaft genommen hatten.

14. Ekzemgruppe und Allergosen

14.1. Ekzeme

Aus praktischen und immunologischen Erwägungen unterscheide ich nur 2 Grundformen: das exogene Ekzem oder Kontaktekzem und das endogene Ekzem (Tab. 21).

14.1.1. Kontaktekzem

Es existieren *zwei Grundformen:* das *toxisch bedingte* und das *allergisch bedingte Kontaktekzem* (Tab. 21).

Rötung, Bläschenbildung, Nässen, Krustenbildung, Schuppung und Juckreiz sind Kardinalsymptome des Kontaktekzems. Im Gegensatz zum toxischen Kontaktekzem macht das allergische Streuherde.

14.1.1.1. Toxisch bedingtes Kontaktekzem (Dermatitis)

Das toxische Kontaktekzem ist eine Hautentzündung durch toxische Einwirkung von Substanzen, Strahlen, Gasen. Ein entscheidender Unterschied gegenüber allergischen Vorgängen ist, daß nahezu alle Kontaktpersonen betroffen sind (Tab. 22). Die Schwere dieser Ekzeme hängt von der Höhe der Dosis und der Länge der Einwirkungszeit ab. Individuelle Empfindlichkeit und Gewöhnung an einen Reiz führen auch beim toxisch bedingten Kontaktekzem zu individuell sehr unterschiedlichen Reaktionen. *Das toxische bahnt dem allergischen Kontaktekzem den Weg.*

14.1.1.1.1. Degeneratives Ekzem (Abnutzungsekzem)

Beim degenerativen (iterativen) Ekzem ist die toxische Dosis sehr gering und die Einwirkungszeit durch – oft tägliche – Wiederholung außerordentlich lang. Die physiologischen Funktionen der Haut werden beeinträchtigt: sie neutralisiert Säuren und Basen nur noch eingeschränkt oder langsamer (Alkalineutralisationstest, Säureneutralisa-

14. Ekzemgruppe und Allergosen

Tabelle 21 Differentialdiagnose Ekzem

A. **Exogenes Ekzem** *Kontaktekzem* Vorwiegend äußere Komponenten maßgebend	B. **Endogenes Ekzem** Endogene Komponente ausschlaggebend, aber auch durch äußere Einflüsse auslösbar
1. toxisch (Kontaktdermatitis) Sonderformen: a) Abnutzungs-, degeneratives oder iteratives Ekzem b) Austrocknungsekzem (Eczéma craquelé) c) phototoxisches Ekzem (Chemikalien, Medikamente, Pflanzen)	Neurodermitis atopica, Neurodermitis constitutionalis, atopische Dermatitis, Eczema flexuarum, Eczema infantum (Crusta lactea: doppeldeutig: 1. endogenes Ekzem; 2. Dermatitis seborrhoides)
2. allergisch (Dermatitis eczematosa) Streuherde (-id-Reaktionen) Sonderformen: a) hämatogenes Kontaktekzem (Flare-up-Jones-Mote-Reaktion) b) Photoallergie c) durch (Mikro-)Organismen bedingt (Trombididen, Milben usw.)	umschriebene Form = Lichen Vidal
vorwiegend zellulär vermittelter Immunvorgang	IgE-Erhöhung im Gewebe, oft im Serum, humorale Immunvorgänge gesteigert, Störung der zellulären Immunität
Differentialdiagnose: Kontakturtikaria = Sofortreaktion	

C. **Ekzemformen,** die bei gleicher Morphe in beide Gruppen gehören können **(Isomorphie ist nicht Isogenese):** nummuläres Ekzem, dyshidrotisches Ekzem, Ekzeme bestimmter Lokalisation

tionstest, Alkaliresistenzzeit). Der früher häufig angewendete Alkalineutralisationstest gilt heute als nicht mehr aussagekräftig und wird daher kaum noch vorgenommen: Die Befunde bei Gesunden und Kranken überschneiden sich weit; der Ausfall ist in verschiedenen Hautregionen und zu verschiedenen Zeitpunkten beim gleichen Individuum unterschiedlich. Er ist auch ungeeignet zur Feststellung einer Ekzemdisposition. Ausgeführt wurde der Test wie folgt:

14.1. Ekzeme

Tabelle 22 Differentialdiagnose zwischen toxisch und allergisch bedingtem Kontaktekzem

	Toxisch (Dermatitis)	Allergisch (Ekzem im engeren Sinn)
Morphologie	3 Stadien: 1. Rötung 2. meist Blasen, selten Bläschen 3. Nässen, Krustenbildung	3 Stadien: 1. Rötung 2. Bläschen, selten Blasen 3. Nässen aus Ekzemporen, Krusten
	keine Streuherde und Satelliten	Neigung zum Streuen (Springen = – id)
	scharf auf Expositionsstellen begrenzt, Konturen äußerer Einwirkung – bei Pflanzen Blattformen (Wiesengrasdermatitis)	zuerst begrenzt, dann aber Streuung in die Nachbarschaft
Verlauf	wie bei Verätzungen, Verbrennungen, toxischen Substanzen (Lost)	
Abheilung	Rötung und Schuppung	Rötung und Schuppung
zu beachten	mögliche Kombinationswirkungen Agens + Strahlen + Feuchtigkeit Agens + Druck oder Wärme	Auslösung durch interne Aufnahme des Agens möglich
Therapie	Entfernen und Meiden des auslösenden Agens meist leicht	Entfernen und Meiden des auslösenden Agens meist schwierig

Alkalineutralisationstest nach Burckhardt:
Folgende Reagenzien sind notwendig:

- 1/80 normale NaOH-Lösung, frisch aus einer Normallösung zubereitet,
- 0,5%ige alkoholische Phenolphthaleinlösung,
- eine Tropfpipette (30 Tropfen auf 1 ml Wasser),
- Glas- oder Plexiglasblöcke von Seitenlänge $2 \times 1,5 \times 3$ cm,
- eine Stoppuhr.

Auf ein markiertes Feld von $2,5 \times 3,5$ cm tropft man je einen Tropfen der Natronlauge und der Phenolphthaleinlösung und deckt beide mit dem Glasblock zu. Durch die Neutralisationsfähigkeit der Haut wird die rote Lösung entfärbt (Umschlagpunkt pH 8,3). Die Zeit von dem Aufbringen der Lösungen bis zum Verschwinden der roten Farbe wird gestoppt. Zur Durchmischung der auf die Haut aufgetragenen Flüssigkeit wird der Glasblock alle 30 Sek. bewegt. Ist die Flüssigkeit entfärbt, wird die Haut mit Watte oder Fließpapier getrocknet und die gleiche Prozedur an der gleichen Hautstelle noch 9mal wiederholt. Die ersten Tropfen werden rasch binnen 1–2 Min. entfärbt. Für die späteren Tropfen braucht die Haut länger. Bei zehnmaliger Entfärbung soll die Zeit von 5 Min. pro Entfärbung nicht überschritten werden. Überschreitet die Neutralisationszeit eine oder mehrere Male die 7-Minuten-Grenze, so liegt eine schlechte Neutralisationsfähigkeit vor.

Variationen dieser Methode, wie etwa die Neutralisation von Natronlauge in einem Glasgefäß auf der Haut, haben sich nicht durchgesetzt.

14.1.1.1.2. Phototoxisches Kontaktekzem

Eine weitere Sonderform ist das *phototoxische Kontaktekzem:* Durch die innerliche oder äußere Aufnahme von Stoffen wird die Haut gegen Strahlen vorübergehend überempfindlich (S. 247 ff.). Eine Unterform sind phytophototoxische Reaktionen durch Pflanzenkontakt.

Differentialdiagnose: Ekzeme durch aerogene Kontaktallergene. Im Gegensatz zu phototoxischen und photoallergischen Ekzemen Oberlider befallen.

14.1.1.1.3. Therapie des toxischen Kontaktekzems
(s. auch Tab. 22)

In erster Linie Eliminierung der auslösenden Noxe:

1. Beseitigung der Einwirkung von außen,
2. Entfernung des schädigenden Stoffes von der Haut, meistens durch Waschen mit Detergenzien,
3. ggf. Neutralisation von Säuren (etwa durch Seifen),
4. Unterdrückung der entzündlichen Reaktion mittels Kortikoidpräparaten äußerlich und in Ausnahmefällen auch innerlich.

Phototoxische Reaktionen: Auffinden und Weglassen des phototoxischen Agens (Medikamente, Pflanzen), sonst wie toxisches Kontaktekzem.

14.1.1.2. Allergisch bedingtes Kontaktekzem

Für die Diagnose und Therapie des allergisch bedingten Kontaktekzems ist das Auffinden und Weglassen des schuldigen Allergens entscheidend (Tab. 23). Dazu ist die Untersuchung des gesamten Integumentes nötig, um die Stelle der ursprünglichen Einwirkung zu fin-

14.1. Ekzeme

den und dann gezielt die Anamnese erheben zu können. Mit den Händen werden Allergene oft an andere Stellen des Körpers übertragen (Hals, Gesicht, Augenregion, Genitale). Eine Tabelle über den Rückschluß aus der Lokalisation auf das Allergen findet sich in meinem Taschenbuch „Dermatologie und Venerologie" (Thieme Verlag).

Die Testung dient dazu, das mutmaßliche Allergen zu sichern, nicht die Anamnese zu ersetzen. Getestet werden sollte erst nach Abklingen der Hautveränderungen (s. unten).

Aus den Primärherden, also dort, wo das Ekzem begonnen hat, kann man auf die Ekzemursache, etwa auf die Kleidung (besonderer Befall der Körperfalten und -beugen), rückschließen (Abb. 5). Ein Kontaktekzem in Umgebung eines Ulcus cruris weist auf eine Allergie gegen eine Lokalbehandlung hin. Die Streuherde können auffallender und ausgeprägter sein als der Ausgangsherd, im besonderen bei Stoffen, die eine Photoallergie oder phototoxische Reaktionen hervorru-

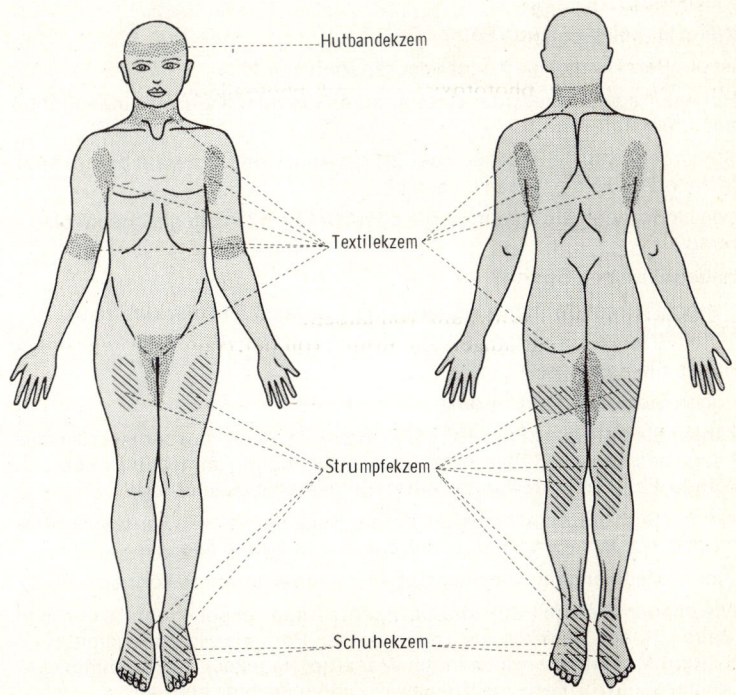

Abb. 5 Lokalisation der Bekleidungsekzeme (aus H. Ebner: Hautarzt 26 [1975] 72)

14. Ekzemgruppe und Allergosen

Tabelle 23   Fragebogen bei Kontaktekzemen (vom Patienten auszufüllen)

Name, Alter usw.

Sind in Ihrer Familie allergische Erkrankungen, im besonderen Ekzeme, Asthma, Heuschnupfen, bekannt?

Hatten oder haben Sie selbst solche Erkrankungen als Kleinkind (Milchschorf, Windelekzeme)?

Derzeitige berufliche Tätigkeit:

Seit wann?

Erlernter Beruf:

Frühere Beschäftigungen:

Hat Ihre derzeitige Tätigkeit einen Einfluß auf Ihre Hautveränderungen?

Benutzen Sie ein Haarfärbemittel, Augentusche oder ein Haarwaschmittel, das gleichzeitig die Haare färbt?

Tragen Sie Kleidungsstücke aus Pelzen, Pelzkragen, Kleidungsstücke mit Pelzbesatz?

Wenn ja, welche Art von Pelz?

Ist der Pelz kürzlich gereinigt oder repariert worden?

Hat das Tragen dieses oder eines anderen Kleidungsstückes einen Einfluß auf Ihre Haut?

Sind irgendwelche Pflanzen oder Blüten Anlaß, daß Ihre Haut brennt oder juckt, oder daß Sie niesen müssen?

Wie lange leben Sie schon am gleichen Wohnort? In der gleichen Wohnung?

Haben Sie einen Garten?

Haben Sie irgendwelche Chemikalien angewandt, um Insekten zu bekämpfen?

Halten Sie Haustiere?

Haben Sie Kontakt mit Tieren?

Zählen Sie bitte alle Mittel auf, die in Ihrem Haushalt verwandt werden zur Pflege des Hauses (Seifen, Waschpulver, Reinigungsmittel für Böden, Wände, Fenster, Badewanne, Mittel zur Insektenbekämpfung)!

Welche Substanzen nehmen Sie ein zur Bekämpfung von Verdauungsstörungen, Kopfschmerzen, Übelkeit, zur Blutreinigung oder zur Stärkung?

Gibt es Medikamente, die Sie glauben, nicht vertragen zu können?

Wie pflegen Sie Ihre Haut, Ihre Haare, Ihre Nägel, gegebenenfalls den Bart (Seifen, Puder, Rasiercreme, Rasierwasser, Parfüms, Haarpflegemittel, Haarfärbemittel, Haarwaschmittel, Make-up, Nagellack, Körperpuder, Sonnenschutzöl, Badezusätze usw.)? Zählen Sie bitte alles auf!

Aus welchem Material, Haar, Federn, Kapok, Wolle usw. sind Ihre Matratzen, Ihre Kopfkissen und Ihre Zudecken gemacht?

Tabelle 23 *(Fortsetzung)*

Gibt es Nahrungsmittel oder Genußmittel, die Sie nicht essen, weil Sie sie nicht mögen oder weil Sie glauben, daß Sie sie nicht vertragen?

Was halten Sie selbst für die Ursache Ihrer Hautveränderungen?

Mit welchen Mitteln, innerlich und äußerlich, ist Ihre Hautveränderung behandelt worden?

Haben Sie einen Zusammenhang bemerkt zwischen Sonnenbestrahlung und dem Auftreten der Hautveränderungen?

Haben Sie oder hatten Sie Kontakt mit

Säuren	Chemikalien
Basen	Kosmetika
Bleichmitteln	Federn
Mehl	Früchten und Fruchtsäften
Färbemitteln	Pelzen
Haarfarbe	Lack
Beize	Linoleum
Streichhölzern	Leder
Zement	Farbe
Photomaterialien	Pflanzen
Plastik	Einreibemitteln
Salzen	Terpentin oder Benzin
Schuhcreme	

(Wenn ja, bitte ankreuzen)

Werden die Hautveränderungen schlechter durch körperliche Anstrengung, Druck, Stoß oder Kratzen, Hitze, seelische Erregung, Sonnenstrahlen, Kälte und Wind, bei der Arbeit?

Zu welcher Tageszeit ist Ihre Hautveränderung am stärksten ausgeprägt?

Wann empfinden Sie den stärksten Juckreiz?

---

fen. Eine Kontakallergie gegen eines oder mehrere Allergene bedeutet nicht notwendig, daß ein Kranker mit einer im Epikutantest nachgewiesenen Allergie sich leichter gegen ein weiteres Allergen sensibilisieren läßt als ein normaler.

Differentialdiagnose: Mykosen (meist scharf begrenzt), toxisches Kontaktekzem, endogenes Ekzem, Epizootien.

14.1.1.2.1. Therapie der allergischen Kontaktekzeme

Die wesentlichen Gesichtspunkte zur Behandlung des Kontaktekzems, im besonderen des allergisch bedingten Kontaktekzems, sind in der Tab. 24 zusammengefaßt.

14. Ekzemgruppe und Allergosen

Tabelle 24 Allergisches Kontaktekzem, Behandlung und Nachbehandlung

1. Akute Phase		2. Subakute und chronische Phase
Umschläge Schüttelmixtur Zinköl	↓	„unterfetten" mit Kortikoid- salben	Kortikoidcremes und Kortikoidsalben ↓

Gefahr
↓
Polyvalente Sensibilisierung (Trittbrettsensibilisierung)

Gegenmaßnahmen

| auslösende Allergene vermeiden | durch ← gezielte Therapie → | Sensibilisatoren minimal halten |

3. Rehabilitationsphase
Ziel: allergen- und sensibilisatorenfrei
(Parfüme, Konservierungsmittel, Spuren von Metallen vermeiden)

Achtung: Sensibilisierung gegen ein bestimmtes Kortikoid oder gegen Kortikoidgruppen möglich!

Äußere Therapie

Bei einem akuten Ekzem ist der Patient meist polyvalent überempfindlich, d. h., er verträgt zahlreiche Stoffe nicht und reagiert darauf mit einem Ekzem, ohne daß sich eine Allergie ausgebildet hat (Trittbrettsensibilisatoren). Deshalb: Behandlung so lange wie möglich ohne irgendwelche Stoffe, die als Allergene wirken könnten (Antibiotika, Konservierungsmittel, s. Tab. 24); Auftragen entsprechend allergenfreier Kortikoidsalben, etwa in einer Paraffinöl-Vaselingrundlage (S. 26). Allergien gegen Kortikoide nehmen allerdings zu. Bei stark nässenden Veränderungen können über diese Salben noch Umschläge gemacht oder Schüttelmixturen bzw. Zinköl aufgetragen werden.

In der subakuten Phase genügen Kortikoidpräparate allein, in der chronischen Phase bedarf es stärker wirksamer Präparate (Tab. 3, S. 28), evtl. der Zweischlag- und Dreischlagtherapie (S. 29).

Bäder sind den Patienten mit Ekzemen angenehm. Teerbäder oder Bäder mit Thesitzusatz stillen den Juckreiz; Bäder mit Detergenzien helfen Schuppen und Krusten und Reste von Medikamenten und Allergenen von der Haut zu entfernen.

Das Bade- und Waschverbot bei Ekzemen gilt heute nicht mehr. Bei zu starker Austrocknung kann man die Haut mit einer Wasser-in-Öl-Emulsion oder Salbe rückfetten; bei hochempfindlichen Patienten empfiehlt es sich, weiße Vaseline oder ein Gemisch von Paraffinöl und Vaseline (Rezept S. 26) anzuwenden.

Zusatz von Antibiotika zu Kortikoidsalben ist bei der Behandlung des Ekzems fast immer überflüssig, auch bei sekundär eitriger Infektion. Mit der Normalisierung der Haut und der Austrocknung der Hautoberfläche sterben die Mikroben ab, da sie feuchtes Milieu brauchen. Bei starker sekundärer Infektion sollte man innerlich antibiotisch behandeln, um die Bakterienbesiedlung der gesamten Haut gleichmäßig zu erfassen.

Schälsalben: Bei schwielenbildenden Ekzemen werden auch heute noch hochprozentige Salizylsäuresalben empfohlen, etwa 5–20% Salizylsäure in Vaselinum album. Vor allem bei stark verhornenden Ekzemen am Fuß mit Rhagaden sollte man die Dreischlagtherapie anwenden (S. 29). Alternativmöglichkeiten sind Zusatz von Milchsäure oder Harnstoff, etwa 10%, zu Salbengrundlagen, z. B. Acid. lactic. 10,00, Propylenglykol 10,00 Ung. emuls. aquos. ad 100,0.

In sehr hartnäckigen Fällen: Versuch Tigason innerlich (S. 7).

Nur ausnahmsweise sind Farbstoffe (S. 31) indiziert, wenn die vorgenannten Präparate nicht vertragen werden und wenn man mit Artefakten durch den Patienten rechnen muß, etwa willkürlicher Applikation des Allergens. Durch die Verschmierung und Beschädigung des Farbstoffes können Artefakte leichter erkannt werden. Auch das Auftragen von Fluoreszenzfarbstoffen am Ort oder auf die Fingernägel ist eine Möglichkeit, Selbstbeschädigungen zu entdecken.

Systemische Therapie

Eine systemische Therapie ist im allgemeinen überflüssig und oft sogar nachteilig, vor allem dann, wenn der Patient gegen das verordnete Medikament allergisch ist, z. B. gegen Antihistaminika (evtl. gegen die Farbstoffe oder andere Substanzen in der Umhüllung), oder wenn er eine durch Medikamente bedingte Photoallergie hat (Tetracyclinabkömmlinge, Sulfonamide; s. Übersicht S. 247).

Eine Diät ist beim Kontaktekzem nach unserem heutigen Wissen nicht angezeigt. In der Nahrung sollte man Kontaktstoffe (Nickelsalze, Farb-, Konservierungsstoffe, Chinin u. a.) soweit als möglich vermeiden, die auf dem Blutwege an die Haut herangetragen werden und das Ekzem auslösen und unterhalten können (hämatogenes Kontaktekzem, Flare-up-Reaktion, s. S. 178).

Nickelsalze kommen in der Nahrung vor (Tab. 25). Bei einer erhöhten Aufnahme in den Organismus soll ein hämatogen bedingtes Kontaktekzem (S. 178) an der Haut im besonderen ein dyshidrotisches Ekzem wieder ausgelöst bzw. unterhalten werden. Der Nickelgehalt soll in Büchsennahrung höher sein und auch durch die Aufbereitung der Nahrung in Töpfen oder Pfannen aus rostfreiem Stahl gefördert werden. Säuren in den Nahrungsmitteln (Oxalsäure, Zitronensäure, Äpfelsäure) soll Nickel aus rostfreiem Stahl herauslösen. Jedoch ist

14. Ekzemgruppe und Allergosen

Tabelle 25 Nickelarme Diät (nach M. Agathos: Dtsch. Dermatol. 28 [1980] 461)

Erlaubt	Verboten
alle Fleischsorten Geflügel Fisch (außer Hering) Eier Milch Joghurt Butter Margarine Käse	Konserven und saure Speisen, die in rostfreiem Stahlgeschirr gekocht wurden (Stainless Steel) Hering Austern Speisen, zubereitet in Ni-haltigen Töpfen, empfohlen Emaille

1 mittelgroße Kartoffel am Tag
kleine Mengen von:
    Blumenkohl
    Kohl
    Karotten
    Gurke
    Salat
	Spargel
	Bohnen
	Pilze
	Zwiebeln
	Getreide (Mais)
	Spinat
	Tomaten
	Erbsen

polierter Reis Mehl (außer Vollkorn)	Vollkornmehl
frische Früchte (außer Birnen)	frische und gekochte Birnen
Marmelade Kaffee Wein Bier	Rhabarber Tee Kakao und Schokolade
	Backpulver

diese Auffassung nicht unwidersprochen geblieben; offenbar kommt es auf die Qualität des rostfreien Stahls an. Hochallergische verwenden besser Emaille-Töpfe. Selbst bei in Wasserhahnen stehendem Leitungswasser soll nach längerem Stehen sich soviel Nickelsalz ansammeln, daß ein Ekzem bei Hochallergischen unterhalten wird. Bei innerer Zufuhr von Chromaten ist ebenfalls mit einem Aufflammen von chromatbedingten Ekzemen zu rechnen. Metallionen, im besonderen von Nickel- und Chromsalzen, die etwa aus Endoprothesen, aber auch aus Zahnfüllungen abgegeben werden, sollen Ekzeme unterhalten. Manchmal werden Allergene auch unbewußt durch Verunreinigung der Hände oder durch Inhalation in den Körper gebracht.

Da eine nickelfreie Diät sich kaum verwirklichen läßt, haben Kaaber u. Mitarb. vorgeschlagen, Tetraäthyl-Thiuram-Disulfid oder Disulfiram (Antabus) zur Behandlung der Nickeldermatitis zu verwenden. Diese Substanz zerfällt im Organismus in zwei Moleküle Natriumdiäthyldithiocarbamat, das bei Nickel-Carbonyl-Vergiftungen verwandt wird. Die Patienten erhalten 100 mg Antabus 2–4mal täglich über 4–10 Wochen. Unmittelbar nach Einsetzen der Therapie kann es zu einem Aufflammen der Hautveränderungen kommen. Die Therapie mit Antabus ist nicht ungefährlich, da geringe Mengen von Alkohol mit der Nahrung aufgenommen werden können und selbst der Genuß von Weinessig in Salaten erhebliche Beschwerden verursachen kann, jedenfalls nach den Angaben in der Literatur.

Es kommen also nur solche Patienten für diese Behandlung mit Antabus in Frage, bei denen eine Auslösung ekzematischer Veränderungen durch die innere Aufnahme von Nickel, etwa in Form eines symmetrischen dyshidrotischen Handekzems, nachgewiesen ist. Die skandinavischen Autoren gaben zur Auslösung 0,6, 1,2 und 2,5 mg Nickel als Nickelsulfat in Tabletten und als Kontrolle ein Placebopräparat. Der Nutzen einer Antabustherapie oder nickelfreien Diät ist umstritten.

Manche Kontaktekzeme, z. B. eine schwere *Quecksilberdermatitis*, können im akuten Stadium ein bullöses Arzneiexanthem oder auch eine toxische epidermale Nekrolyse (S. 209) vortäuschen. In solchen Fällen empfiehlt es sich, bis zur Klärung der Diagnose entsprechend dem ernsteren Krankheitsbild, also einer toxischen epidermalen Nekrolyse, zu behandeln.

Infusionen: Im Gegensatz zur schweren bullösen Dermatitis durch äußere toxische Einwirkung ist beim allergisch bedingten Kontaktekzem eine Infusionsbehandlung in den meisten Fällen überflüssig.

Rehabilitation (s. auch Tab. 24)

Erfahrungsgemäß klingen allergisch bedingte Kontaktekzeme ab, manchmal für Jahre oder Jahrzehnte, manchmal für immer, wenn der Betroffene einem Milieuwechsel für etwa 6 Wochen unterworfen wird. In dieser Zeit ist darauf zu achten, daß der Patient seine Allergene nicht mitnimmt, etwa in Form von Körperpflegemitteln, aber auch Therapeutika, oder diese vom Arzt bekommt.

Läßt sich ein Ekzem bei einer suffizienten Therapie einschließlich der Anwendung von Schutzsalben und durch Mileuwechsel nicht ausreichend behandeln, so ist ggf. ein Berufswechsel nötig, wenn die Allergene Berufsstoffe sind (S. 183).

14.1.1.2.2. Besondere Formen des allergischen Kontaktekzems

Hämatogenes Kontaktekzem, Flare-up-Reaktion

Diese ekzematösen Reaktionen sind wahrscheinlich häufiger als angenommen, aber schwer nachzuweisen. Durch Zufuhr von Medikamenten und anderen Allergenen innerlich kommt es zu Hautveränderungen, die zwischen Ekzem und Arzneimittelexanthem stehen und daher besonders schwer zu erkennen sind.

Folgende Befunde sprechen für ein hämatogenes Kontaktekzem:
1. rasches Einsetzen 1–24 Std., meist nach 6 Std.,
2. Allgemeinsymptome,
3. Aufflammen: Kontaktstellen, Ekzemstellen, Teststellen,
4. exanthemartige Reaktionen,
5. Rhinitis allergica, Asthmaanfall.

Binder und auch Cronin nennen als „Allgemeinsymptome der von innen her stimulierten Kontaktekzeme":
a) Zyanose, Kollaps,
b) ZNS-Symptome (Erbrechen, Krämpfe usw.),
c) Fieber, beschleunigte BSG? Lymphknotenschwellung; flüchtig: Leukozytose, Eosinophilie,
d) Lymphozytose (später),
e) Asthma, Anurie, Stomatitis, Durchfälle.

Differentialdiagnose: Aufnahme von Allergenen durch die Haut, kann ein Arzneiexanthem auslösen, auch in Art eines Erythema exsudativum multiforme.

Bemerkenswerterweise können manche Substanzen Asthma und/oder ein Kontaktekzem hervorrufen, dieses im besonderen bei industrieller Exposition. Hierhin gehören aliphatische Polyamine, Brei von Rizinussamen, Chloramin-T, Kobaltstaub, komplexe Platinsalze, Mehl, Formaldehyd, sechswertige Chromverbindungen, Hopfen, Paraphenylendiamin, Penicillin, Phthalsäure-Anhydrid, Pyrethrum, Gewürze, Toluidindiisocyanat, Holzstaub (exotische Hölzer) und Wolle.

Photoallergisches Ekzem

Photoallergische Exantheme sind schwer von phototoxischen zu unterscheiden. Meist gehen die Effloreszenzen über die den Sonnenstrahlen exponierten Hautbezirke hinaus; es fehlt also die scharfe Begrenzung.

Differentialdiagnose: Durch aerogene Allergene (z. B. Compositae-Resine) ausgelöste Ekzeme, die ebenfalls vor allem das Gesicht betreffen und sogar mit Photallergien kombiniert auftreten können. Allergische Kontaktekzeme durch Lichtschutzsalben.

Therapie: ausschalten der Ursache, Lichtschutzpräparate, meiden der Strahlenexposition soweit als möglich bis zum Abklingen der Allergie. Die Strahlenüberempfindlichkeit kann auch nach Absetzen des auslösenden Agens noch lange bestehenbleiben. Sonst Therapie wie bei Ekzem, s. oben. Manchmal gelingt eine Desensibilisierung mit UV-Strahlen.

Handekzeme

Handekzeme sind eine besonders häufige Ekzemform, deren Ursache schwer zu eruieren und deren Einordnung oft ebenso schwierig ist. Oft äußern sich oder beginnen berufsbedingte Ekzeme als Handekzeme, üblicherweise auf dem Handrücken im Gegensatz zum dyshidrotischen Ekzem, dem ein besonderer Abschnitt gewidmet ist (s. unten). Zu Handekzemen neigen besonders Patienten, die in der Kindheit ein endogenes Ekzem durchgemacht haben (S. 188ff.). Handekzeme waren bei Patienten mit einem endogenen Ekzem 4–10mal so häufig wie bei Kontrollen. Häufig war aber das IgE im Blutserum nicht erhöht! Ein Handekzem kann von so vielen verschiedenen Kontaktallergenen ausgelöst werden, daß sie nicht alle in den Routinetestreihen enthalten sein können wie Zwiebeln, auch Blumenzwiebeln, Sellerie, Knoblauch und andere Stoffe aus Haushalt und Garten. Deshalb werden Handekzeme manchmal zu Unrecht als degeneratives Ekzem, also als toxisch, aufgefaßt! Eine besondere Rolle als Allergen spielt derzeit Latex.

Differentialdiagnose: Oft sind verhornende (tylotische) Ekzeme durch mechanische Traumen provozierte Psoriasisherde der Hände und sprechen im Gegensatz zu anderen Ekzemen, aber auch zur palmaren Psoriasis, auf niedrige innerliche Kortikoidgaben (5–10 mg Prednisonäquivalent) an. Eine PUVA-Therapie ist von Nutzen (S. 58, 117). eventl. gleichzeitig mit Retinoiden (S. 7, 117). Das dyshidrotische Ekzem wird heute meist als Symptom eines endogenen Ekzems aufgefaßt; in vielen Fällen aber bleibt die Genese ungeklärt (s. unten). Systemische Therapie mit Zytostatika kann zu ekzemartigen Erythemen an Handflächen und Fußsohlen führen.

Eine Kontakturtikaria (S. 220) im Handbereich kann als Kontaktekzem verkannt werden, wenn durch Kratzen und falsche Therapie einige ekzematische Veränderungen hinzukommen.

Mykosen werden als Handekzeme verkannt (Tab. 26).

Therapie: Eruieren und Weglassen der Ursache. Allergenarme Handpflegecremes, milde Seifen, evtl. Kinderseifen, Kortikoidcremes evtl. Zwei- oder Dreischlagtherapie (S. 29). Besonders therapieresistent sind tylotische Ekzeme der Handflächen. Sie werden lokal be-

Tabelle 26 Differentialdiagnose Handekzem – Mykose (nach W. Meinhof)

	Tinea manus	Handekzem
Anamnese	einseitiger Beginn, später Übergang auf die andere Hand	Beginn meist beidseits
	betroffene Areale werden langsam größer	Lokalisation der erkrankten Areale wechselt
	Befund relativ konstant	Wechsel zwischen Besserung und Verschlechterung in kurzen Zeiträumen
	gleichzeitig oder früher Tinea pedis	Verschlechterung nach Exposition (z. B. beruflicher Kontakt, Detergenzien o. ä.)
Befund	Randbetonung, scharf begrenzter Rand mit Bläschen	Streuherde, Übergang auf die Arme, Beteiligung des Nagelwalles
	Nagelveränderungen ohne Nagelwallerkrankung	Lichenifikation, verstärkte Zeichnung der Handlinien (Atopikerhände, häufiger gekoppelt mit endogenem Ekzem und/oder Ichthyosis vulgaris); Differentialdiagnose: provozierte Psoriasis

handelt wie das chronische oder tylotische Ekzem, hauptsächlich mit der Dreischlagtherapie (S. 29).

Dyshidrotisches Ekzem, Cheiropompholyx

Das dyshidrotische Ekzem äußert sich im Auftreten von Bläschen, die Cheiropompholyx mit Blasen. Oft sind nicht die Handflächen, sondern nur die Seitenkanten der Finger betroffen, weniger häufig Fußsohlen und Zehen. Den Bläschen können Juckreiz, Rötung, Schuppung und Kratzeffekte folgen. Die Ursache ist oft nicht zu finden. Man muß auch an Artefakte denken.

Differentialdiagnose: akute Formen der Pustulosis palmaris et plantaris (S. 125f.); umschriebene Formen des Pemphigoids. Die Hand-Fuß-Mund-Krankheit, meist bei Kindern, wird durch ein Coxsackie-Virus hervorgerufen. Die Bläschen an Händen und Füßen sind von einem blauroten Rand umgeben. Therapie symptomatisch. Auch die beim Menschen noch seltenere Maul- und Klauenseuche macht Bläschen an Händen und Füßen.

14.1. Ekzeme

Folgende Ursachen sind beim dyshidrotischen Ekzem im besonderen zu erwägen:

a) Pilzinfektion der Füße mit Streuung auf die Hände im Sinne eines Mykids. Die Suche nach Pilzen an Händen und Füßen gehört also immer zur Untersuchung bei Dyshidrose.
   Therapie: Besteht eine Mykose der Füße und ein dyshidrotisches Ekzem der Hände, so ist zunächst eine möglichst blande Behandlung der Fußmykose angezeigt, etwa mit Schüttelmixturen oder Pudern, evtl. solchen, die Gerbsäure enthalten (Tannolact- oder Tannosynt-Bädern, Tannosynt-Puder, Tannosynt-Lotio). Beginnt man sofort mit einer antimykotischen Therapie, so empfiehlt sich der Zusatz von Kortikoiden, um ein Aufflammen der Veränderungen und eine Verstärkung der Streureaktion zu verhindern.
   Zur raschen Bekämpfung der Bläschen können – falls nicht kontraindiziert – innerlich Kortikoide (10–20 mg Prednisonäquivalent) über einige Tage gegeben und gleichzeitig die Fußmykose angegangen werden (s. dort).

b) Auswirkungen eines Kontaktekzems im besonderen durch Streuherde, auch im Sinne eines hämatogenen Kontaktekzems (Ni! S. 175). Kontaktekzeme der Hände äußern sich, wie schon ausgeführt, meist zunächst am Handrücken, da die Palmarhaut wegen ihrer dicken Hornschicht sehr resistent ist. Es ist aber möglich, daß die Haut invers reagiert.
   Therapie: Ö/W-Cremes und -Lotions sind zu bevorzugen, da alle Präparationen, die zu einem Rückstau des Schweißes führen – etwa Pasten –, evtl. das Leiden verschlimmern. Die Abheilung wird durch die innerliche Gabe von Kortikoiden wie unter a) beschleunigt.

c) Es handelt sich um ein Teilsymptom im Sinne des endogenen Ekzems bei einem Atopiker. Therapie wie unter b). Oft gleichzeitig Nickelsensibilisierung (Vorgehen s. S. 175f.).

d) Die Veränderungen sind Ausdruck eines Arzneiexanthems, es gilt das auslösende Mittel zu finden und wegzulassen. Therapie wie unter b).

e) Es liegt eine echte Schweißverhaltung vor. Gerade an heißen Tagen werden solche Veränderungen an den Händen beobachtet. Es wurden jedoch Zweifel erhoben, ob diese Möglichkeit tatsächlich besteht. Das früher empfohlene diagnostische Verfahren, Bläschen zu eröffnen und den Inhalt auf Lackmuspapier aufzubringen (saurer Schweiß rötet), ist unsicher, da es sich einerseits nicht um frischen unveränderten Schweiß handelt und zum anderen der pH-Wert der Flüssigkeit bei der Entnahme meist verfälscht wird. Die Therapie entspricht b).

Unterschenkelekzeme

Von der durch die venöse Stauung veränderten Haut und erst recht vom Ulcus curis her werden unter Umgehung der Hautbarriere Stoffe direkt in den Blutkreislauf aufgenommen. Wahrscheinlich kommt es daher leichter zu einer Sensibilisierung gegen Stoffe, wie Wollwachsabkömmlinge, die sonst meist vertragen werden. Zwischen 50% und 90% der Kontaktekzeme bei Ulcus cruris, meist mit Streuherden, sind durch Arzneimittel bedingt, sehr häufig durch lokal applizierte Antibiotika. Oft stehen die Streuherde am Körper im Vordergrund, so daß die wahre Ursache nicht erkannt wird. Auch Verbandsmaterial, im besonderen solches mit elastischen Kunstfasern, kommt als Kontaktallergen in Betracht. Therapie s. S. 173 f.

Kontaktekzeme, bedingt durch Unterwäsche

Diese Ekzeme haben oft den Charakter einer Urtikaria (Kontakturtikaria), also einer urtikariellen Reaktion an Ort und Stelle durch Aufnahme von Substanzen durch die Epidermis in die Dermis. Der Juckreiz und die Hautveränderungen treten oft akut auf, manchmal mit den klinischen Symptomen einer Epizoonose. Kortikoidsprays werden in solchen Fällen oft als angenehm empfunden.

Als Ursache kommen Abbauprodukte elastischer Kunstfasern in Frage. Diese entstehen manchmal erst beim Waschen der Unterwäsche mit einem Bleichmittel, lassen sich aber nicht auswaschen. Es ist schwer, Wäsche zu finden, die die auslösenden Stoffe mit Sicherheit nicht enthält; im besonderen gilt dies für Büstenhalter. Manchmal hilft es, den Büstenhalter über einem Unterhemd zu tragen.

Auch Waschmittelrückstände in der Wäsche können zu Allergien führen. Es handelt sich dabei weniger um waschaktive Substanzen als um Zusatzstoffe, auch Parfüms.

Reste von Formaldehyd, etwa in der Imprägnatur von Bettwäsche, können entfernt werden, in dem man eine Handvoll fettarmer Trockenmilch zum Nachspülwasser fügt. Die Milch verbindet sich mit dem freien Formaldehyd.

Austrocknungsekzeme (Eczéma craquelé)

Diese Ekzeme entstehen bei Patienten, die sich trotz trockener Haut sehr häufig waschen. Kennzeichnend ist die rissige (craqueléartig) veränderte Haut. Häufig aber entsteht durch Juckreiz, Kratzen und allergische Reaktionen auf Lokaltherapeutika das übliche Ekzembild. Besonders gefährdet ist die Altershaut, im besonderen im Winter. Austrocknungsekzeme treten auch als nummuläres oder mikrobielles Ekzem in Erscheinung.

14.1. Ekzeme

Differentialdiagnose: Arzneimittelexantheme und Streuherde von Ekzemen, so von arzneimittelbedingten Kontaktekzemen (um Ulcera cruris s. oben), späte endogene Ekzeme, Epizoonosen (Skabies, Trombidiose) und photoallergische Reaktionen mit Streuherden.

Therapie: Baden in Ölbädern, ggf. unter weiterem Zusatz von Emulsionen und Ölen, Zusatz von Polidocanol, oder „Kleopatrabad": ¼ l Milch und 1 Teelöffel Olivenöl verrühren, dann in das Badewasser gießen und wieder umrühren, so daß das in der Milch emulgierte Öl nunmehr im Badewasser emulgiert wird; Duschen mit rückfettenden Präparaten (Oleatum Duschgel). Nach Bedarf Nachfetten nach dem Bad mit W/Ö-Emulsionen (Nivea Milk, ph 5 Eucerin Lotion F usw.).

Gehörgangsekzeme

Gehörgangsekzeme werden von Allergenen verursacht, die etwa mit den Fingern beim Kratzen in den Gehörgang gelangen (Nagellack). Bei manchen Patienten sollen Gehörgangsekzeme auf einer mikrobiellen Infektion beruhen, und zwar auf einer Mischinfektion von Bakterien und Pilzen verschiedener Art, im besonderen Schimmelpilzen.

Differentialdiagnose: Ekzemartige Veränderungen in der Ohrmuschel und im äußeren Gehörgang werden zuweilen mit einer Psoriasis verwechselt, zumal bei Fehlen anderer Zeichen der Psoriasis.

Eine Spiegelung des Gehörgangs ist ratsam, um tiefer gelegene Prozesse auszuschließen.

Therapie: Bestehen diese nicht, so soll der Patient vorsichtig unter Zurückziehen der Ohrmuschel ein schwächeres Kortikoidpräparat, dem gegen Bakterien und Pilze wirksame Chemotherapeutika zugesetzt sind, etwa Decoderm-Trivalent Creme oder Millicorten-Vioform Salbe, auf Wattestäbchen einbringen. Stark wirksame Kortikoide (Tab. 3, S. 28) sollte man nicht verwenden, um Veränderungen im Sinne der Kortikoidhaut im Gehörgang zu vermeiden.

Berufsekzeme

Berufsbedingte Ekzeme gehören zu den häufigsten Berufserkrankungen. Zur Vorbeugung ist der Arzt bei *begründetem* Verdacht zur *Anzeige* beim Landesgewerbearzt oder bei der Berufsgenossenschaft *verpflichtet*. Damit eine Berufserkrankung im eigentlichen Sinne gar nicht erst entsteht, sollen der Werksarzt und der Gewerbearzt in Zusammenarbeit mit dem Hautarzt prophylaktische Maßnahmen ergreifen:

a) Fachärztliche Behandlung der Kranken: Bereits bei vermuteter beruflicher Hauterkrankung kann der Arzt den Patienten unter Verwendung eines Vordruckes zum Hautarzt überweisen, der den Kranken untersucht und dem Versicherungsträger (meist der

Berufsgenossenschaft) einen Bericht in vorgeschriebener Form erstattet *(Hautarztbericht).* Dieser darf nur mit Einwilligung des Patienten erstellt werden.
b) Maßnahmen am Arbeitsplatz, Vermeiden unnötiger Kontakte mit Allergenen, etwa durch größere Reinlichkeit, durch andere Produktionsverfahren, durch Austausch von Substanzen.
c) Entsprechende Hautpflege, mildere Waschmittel, gründlichere Hautreinigung und Schutzsalben, die entsprechend der Tätigkeit ausgewählt sein sollen. Der Wert der Schutzsalben ist überschätzt worden, sie schützen nicht oder nur unter besonderen Umständen gegen Allergene.

Der Versuch, durch bestimmte Präparate einen unsichtbaren Handschuh über die Hand zu legen, ist bisher gescheitert, da der Salbenfilm bereits nach kurzer Zeit, z. B. durch mechanische Einwirkung, unterbrochen wird.
Die folgenden Berufserkrankungen betreffen vornehmlich den Hautarzt:

„Schwere oder wiederholt rückfällige Hauterkrankungen, die zur Unterlassung aller Tätigkeiten gezwungen haben, die für die Entstehung, die Verschlimmerung oder das Wiederaufleben der Krankheit ursächlich waren oder sein können."

In diese Gruppe gehören vor allem allergisch bedingte Kontaktekzeme, verursacht durch ubiquitär vorkommende Allergene wie Chromate, Nickelsalze, Paraphenylendiamin u. a., Allergennachweis: Epikutanteste.

„Hautkrebs oder zur Krebsbildung neigende Hautveränderungen durch Ruß, Rohparaffin, Teer, Anthrazen, Pech oder ähnliche Stoffe."

Empfehlung für die Einschätzung der MdE bei Berufskrankheiten

(in Anlehnung an eine Ausarbeitung von M. Kühl für die Arbeitsgemeinschaft Berufsdermatologie der DDG)
Die Minderung der Erwerbsfähigkeit (MdE) ist davon abhängig, welche Arbeitsmöglichkeiten dem Versicherten unter Ausnutzung aller Arbeitsgelegenheiten – auf dem gesamten Gebiet des Erwerbslebens, auf dem ganzen Bereich des wirtschaftlichen Lebens – verblieben sind. Hierbei sind seine Kenntnisse, Fertigkeiten und seine Kräfte zu berücksichtigen, d. h. Alter, Geschlecht, geistige Fähigkeiten sind einzubeziehen. Je jünger der Patient, um so eher kommt eine Umschulung in Frage.
Der Gutachter schätzt die Höhe der MdE nach dermatologischen

Gesichtspunkten. Ihre Festsetzung erfolgt durch versicherungsrechtliche Instanzen.

Die Schätzung einer MdE sollte möglichst erst nach Rückbildung akuter Hauterscheinungen (z. B. nach stat. Heilverfahren) erfolgen. Bei der ersten Schätzung einer Dauerrente bleibt die bisherige vorläufige Rente (Höhe der MdE) unberücksichtigt; maßgeblich sind allein die Befunde.

Bei weiteren Nachuntersuchungen muß die bislang gewährte Rente, also die Höhe der MdE, berücksichtigt werden. Nur eine wesentliche Änderung – sie beträgt mindestens 10% – schlägt sich in der Regel bei der Rente nieder. Eine wesentliche Besserung oder Verschlimmerung kann aus dem zwischenzeitlichen Krankheitsverlauf, dem morphologischen Befund und auch den Ergebnissen von Funktionsproben ersichtlich werden. Zweckmäßig wird jeder Faktor mit dem im maßgeblichen Vorgutachten verglichen.

Eine qualifizierte, von dem Versicherungsträger veranlaßte und getragene Umschulung kann für den Geschädigten eine Erweiterung der Arbeitsgelegenheiten auf dem wirtschaftlichen Arbeitsmarkt bringen. Die MdE kann daher nach erfolgreicher derartiger beruflicher Rehabilitation bei sonst unveränderten, für die Begutachtung maßgeblichen Befunden geändert, nämlich niedriger sein. Die zu empfehlende Einschätzung muß stets individuell, also auf den einzelnen Fall, abgestimmt sein. Die nachfolgende Tab. 27 soll hierbei eine Hilfe bieten.

Tabelle 27 Befunde für die berufliche Rehabilitation

		MdE %		MdE %		MdE %
1. Hauterscheinungen[a]	ohne	0	gering bis mittelgradig	5	stark oder persistierend[b]	10–15
2. Sensibilisierungsgrad[c]	keiner	0	geringgradiger	5	starker	10
3. Häufigkeit des Allergens[d]	selten	0	mittel	5	häufig	10
4. Lebensalter bis ca. 40		0 bis		5 minus		
über 40		0 bis		5 plus		

[a] Beruflich verursacht, zeitlicher und örtlicher Zusammenhang gegeben
[b] Gegebenenfalls nach Heilbehandlung
[c] Beruflicher Zusammenhang gesichert oder wahrscheinlich
[d] Unter Berücksichtigung der auf S. 184 gegebenen Definition der MdE

Sensibilisierungsgrad: Zusammen mit der Häufigkeit des Allergens in krankheitsauslösender Form auf dem allgemeinen Arbeitsfeld ist hier die Möglichkeit (unter zusätzlicher Berücksichtigung des Lebensalters) gegeben, auch ohne Hauterscheinungen auf eine MdE von 20% zu kommen.

Lebensalter: Da erfahrungsgemäß die „Arbeitsgelegenheiten" jenseits des 40. Lebensjahres deutlich abnehmen, sollte dieser Umstand als Korrekturfaktor des ermittelten Wertes berücksichtigt werden.

Anwendung der Tabelle: Addition der Prozentsätze von 1–3 und Korrektur gemäß Nr. 4 zu einem Gesamtvorschlag für die MdE.

Ein häufiges Berufsekzem ist das chromatbedingte Ekzem, das zugleich auch mit einer Sonnenstrahlenempfindlichkeit verbunden sein kann. Chromate finden sich in Zement, Farbstoffen, Leder, Bleichmitteln und vielen anderen Produkten des täglichen Lebens, so daß die Chromatallergie nicht nur eine der häufigsten, sondern auch eine der wichtigsten, weil folgenschwersten ist. Eine ähnliche Rolle spielt im besonderen bei Frauen das Nickelekzem.

Als Prophylaxe und Therapie von Berufsekzemen empfehlen sich überfettete Seifen (Kinderseifen) oder besonders hautschonende Syndets. Direkter Kontakt mit entfettenden Substanzen (Reinigungsmitteln) sollte soweit als möglich eingeschränkt und die Gebrauchsanweisung bei Wasch- und Scheuermitteln sorgfältig beachtet werden (meist zu starke Konzentration!).

Plastikhandschuhe werden oft schlecht vertragen. Zuweilen sind die Patienten gegen das Material der Handschuhe überempfindlich (z. B. Latex-Allergien, auch Sofort-Allergien). Ich empfehle Handschuhe höchstens vorübergehend bei Berührung mit stark hautreizenden Substanzen, etwa unverdünnten Wasch- und Scheuermitteln. Es ist anzuraten, die Hände systematisch mit allergenarmen (!) Präparaten vor- und rückzufetten. Im übrigen gilt das über die Therapie des Ekzems bereits Gesagte.

Windelekzem (Dermatitis intertriginosa, Dermatitis glutaealis infantum)

Primäreffloreszenzen sind Papulovesikeln oder Papulopusteln, die konfluieren. Voll entwickelt erinnert das Ekzem oft an eine Psoriasis oder ein seborrhoisches Ekzem mit Streuherden über den Körper. Häufig kommt noch eine Infektion mit Candida albicans hinzu. Zusatzstoffe zu Wegwerfwindeln (Parfüms, Desinfektionsmittel) können Allergene sein oder Intoleranzreaktionen hervorrufen.

Eine Variante des Windelekzems besteht in dem Auftreten erodierter Papeln, die an syphilitische breite Papeln erinnern (Erythema papulosum post erosivum). Wenn solche Veränderungen mit stark wirksamen Kortikoiden äußerlich behandelt werden, kommt es zu tumorartigen Formationen (Granuloma glutaeale infantum). Differentialdiagnose: Acrodermatitis enteropathica (S. 74, 353). Bei Hautveränderungen im Analbereich älterer Kinder: Oxyuren ausschließen! Möglicherweise sind psoriasiforme Windelekzeme erste Anzeichen einer späteren Psoriasis oder eines endogenen Ekzems. HIV-infizierte Kinder können windelekzemartige Veränderungen aufweisen, bedingt durch Herpes und Zytomegalievirus.

Auf übermäßiger Fettung der Haut beruht die „Pomadenkruste der Säuglinge", die als bräunlich-krustöser Belag in den Leisten auftritt und sich mit Salizylvaseline (2%) ablösen läßt.

Therapie: Trockenlegung der kranken Haut durch häufiges Windelwechseln; kein Luftabschluß durch Plastik und Gummi; Bekämpfung der mikrobiellen Infektion, im besonderen einer Kandidainfektion, durch entsprechende Chemotherapeutika. Die erneute Besiedlung mit Candida wird durch Sanierung des Magen-Darm-Kanals mit gegen Candida gerichteten Chemotherapeutika verhindert, also bei Säuglingen durch Nystatin- bzw. Amphotericin-B-Suspensionen (Moronal, Candio-Hermal, Ampho-Moronal), evtl. Ampho-Moronal-Tabletten; doch wird der Nutzen der Darmsanierung für die erfolgreiche Therapie des Windelekzems auch bestritten.

Lokal wird mit hefewirksamen Chemotherapeutika und Antibiotika in Salben, Pasten und Lotions u. a. behandelt, evtl. mit Kortikoidzusatz.

Bei Verwendung waschbarer Windeln ist eine gründliche Wäsche nötig, damit keine Rückstände von Waschmitteln und keine Hefen und Bakterien zurückbleiben.

Mikrobielles (nummuläres) Ekzem

Das mikrobiell bedingte Ekzem oder nummuläre Ekzem fassen wir als eine morphologische Variante des Kontaktekzems bzw. als Streuherde von Kontaktekzemen oder Arzneiexanthemen auf. Sekundärinfektion von Ekzemherden ist häufig, ohne daß es einer besonderen Therapie bedarf. Wie bereits ausgeführt, schwinden die Erreger, wenn durch die Behandlung des Ekzems die normale Physiologie der Hautoberfläche wiederhergestellt ist.

Seborrhoisches Ekzem

Siehe S. 126.

14.1.2. Endogenes Ekzem

Synonyma: atopische Dermatitis, Atopikerekzem, Neurodermitis constitutionalis.

Das endogene Ekzem betrifft Atopiker, d. h. Patienten mit einer Veranlagung zu Allergien in Art der Sofortreaktion auf hereditärer Grundlage. Der IgE-Spiegel ist oft (bei 43–80%) im Blutserum und im Gewebe erhöht; der erhöhte Spiegel ist ein unspezifisches Phänomen, das besonders bei Patienten auftritt, die gleichzeitig an Asthma oder allergischer Rhinitis leiden. Die zellulären Abwehrreaktionen sind geschwächt: Überschießen der Allergiereaktionen vom Typ I bei Defizit der Reaktionen vom Typ IV (nach Gell u. Coombs). Der Zinkspiegel im Blutserum soll bei Kindern mit endogenem Ekzem niedrig sein.

14.1.2.1. Kennzeichen

Allgemeine Blässe, doppelte Lidfalte, weißer Dermographismus, Reduzierung der lateralen Augenbrauen, Xerose und Ichthyose der Haut, gestörte Schweißsekretion mit kompensatorischem Schwitzen in Ellbeugen, Kniekehlen und an der Stirn.

Bei Kindern vor allem Befall des Gesichts und des Kopfes (Crusta „lactea": milchähnlich, nicht durch Milch bedingt!), später lichenifizierte Ekzeme der Ellbeugen und Kniekehlen, vor allem der Radialseite der Handgelenke (Wollpullover), nummuläre Herde am Stamm, Erythrodermie, Pigmentverschiebung mit grauer Hyperpigmentierung und/oder weißlicher Depigmentierung.

Der Rachenreflex fehlt oft.

Die Haut toleriert schlecht den Kontakt mit tierischem Eiweiß z. B. mit Wolle, aber auch den eigenen Haaren: positiver Reibtest. Zahlreiche Intrakutanteste sind positiv, aber nur bei entsprechender Anamnese im Sinne einer tatsächlichen Allergie zu deuten. Bei manchen Kranken sind zur Intrakutantestung hergestellte Allergenextrakte von Aeroallergenen (Pollen) im Epikutantest positiv und dann bedeutsam. Solche Teste sind IgE-vermittelt, erreichen nach 24 bis 48 Std. ihren Höhepunkt und klingen dann rasch ab.

Atopiker sind besonders anfällig für Hautinfektionen mit Bakterien (Pyodermien), im besonderen bei extrem hohen IgE (Job-Syndrom), und Viren (Mollusca contagiosa). Das Hyper-IgE-Syndrom ist durch rezidivierende Staphylokokkeninfekte, vornehmlich an Haut und Lunge, ausgezeichnet. Die Patienten haben zwar eine jukkende Dermatitis, aber keine anderen Hinweise auf eine Atopie. Auch bei der kongenitalen geschlechtsgebundenen Agammaglobulinämie kommt es zu Hautveränderungen ähnlich einem endogenen Ekzem bei

Fehlen von allergischen Sofortreaktionen. Durch Herpesvirus kann es zu einem generalisierten vakziniaähnlichen, lebensbedrohlichen Krankheitsbild (Eczema herpeticatum, Kaposis varizelliforme Eruption) kommen.

Pocken-Vakzine-Virus: Die Patienten dürfen nur unter ganz besonderen Vorsichtsmaßnahmen geimpft werden und müssen von frisch Geimpften ferngehalten werden.

Wegen der Gefahr des Auftretens einer generalisierten Impfreaktion infolge der gestörten Immunabwehr dürfen die Kranken und auch ihre Angehörigen nicht pockengeimpft werden. Sollte auch heute noch eine solche Impfung nötig oder vom Patienten und seinen Angehörigen für unumgänglich erachtet werden, empfiehlt sich folgendes Vorgehen: Werden die Patienten bei radikalem Klimawechsel, meist in See- oder Höhenklima über 1500 m, erscheinungsfrei, soll man dann nach Abklingen der Hautveränderungen impfen. Eine Alternative ist, nach Abheilung der Hautveränderungen am Heimatort zu impfen und nach der Inkubationszeit, also etwa vom 5. Tage an, die Patienten bis zum Abklingen der Impfreaktion in das Höhen- oder Seeklima zu überführen, in dem erfahrungsgemäß keine Erscheinungen bestehen.

Das letzte Vorgehen ist weniger sicher, da das endogene Ekzem zu plötzlichen Rezidiven neigt.

Assoziierte Veränderungen beim endogenen Ekzem (nach Wüthrich):
1. *Hautveränderungen:*
   – Ichthyosis vulgaris,
   – Ichthyosis congenita (s. Tab. 6, S. 84),
   – Keratosis pilaris,
   – Keratosis punctata,
   – Erythrodermia ichthyosiformis,
   – Ulerythema ophryogenes,
   – Vitiligo,
   – Störungen im Schweißaustritt, Xerosis,
   – Alopecia areata;
2. *Augenveränderungen*
   – Katarakt (Cataracta stellata anterior),
   – Ablatio retinae,
   – Keratokonus,
   – Keratokonjunktivits,
   – Uveitis, Iridozyklitis;
3. Selten auch Immunopathien, Enzymdefekte und Stoffwechselstörungen (Hyperthyreose).

14. Ekzemgruppe und Allergosen

14.1.2.2. Frühform

Beginn meist in den ersten Lebensmonaten, fast immer im Laufe des 1. Lebensjahres, oft familiäre Belastung. Asthma und Rhinitis allergica treten im Laufe des Lebens bei solchen Patienten überdurchschnittlich häufig auf und alternieren zuweilen mit den Hautveränderungen. Andererseits heilen 80% der Säuglingsekzeme bis zur Pubertät ab.

14.1.2.3. Spätform

Lichenifikation von Ellbeugen und Kniekehlen mit Neigung zu erythrodermatischer Ausbreitung. Spätes Auftreten soll eine schlechte Prognose bezüglich einer spontanen Abheilung bedeuten, ebenso wie inverser Befall, also Ellbogen und Knie statt Beugen. Bei Auftreten in späterem Lebensalter Verdacht auf erworbene Überempfindlichkeit (Chromate?), Verwechslung mit Lymphomen oder aktinischem Retikuloid.

14.1.2.4. Partialformen und Minimalvarianten

Bei Erwachsenen Handekzeme, im besonderen auch dyshidrotische Ekzeme, bei Kindern ekzematische Veränderungen der Plantarhaut der Zehen und der des vorderen Anteils der Fußsohlen (S. 124). Cheilitis, auch Cheilitis angularis (Perlèche), Rhagaden am Ansatz der Ohrläppchen, periorale Ekzeme und auf die Handgelenke oder Hände beschränkte Ekzeme.

Differentialdiagnose: umschriebene Neurodermitis (S. 90), vor allem im Genitoanalbereich, im Nacken und an den Unterschenkeln, im Nacken leicht Verwechslung der umschriebenen Neurodermitis mit einer Psoriasis! Ebenso bei Befall der Kopfhaut durch das endogene Ekzem mit Schuppung.

14.1.2.5. Therapie des endogenen Ekzems

Das endogene Ekzem muß oft jahrelang behandelt werden. Darum muß die Therapie wirksam, gut durchführbar, zumutbar, angenehm, ungefährlich und möglichst preiswert sein.

Wegen Unverträglichkeitsreaktionen auf tierisches Eiweiß auf der Haut sollen Atopiker keine Kleidung aus Wolle oder anderem tierischem Material, sondern aus Kunststoff oder Baumwolle tragen. Auch soll die Kleidung nicht aus Material bestehen, das auf der Haut reibt (kratzt). Die Betten der Kranken sollten weder Federn, Wolle noch Roßhaare enthalten. Spieltiere mit Tierhaaren und Teppiche aus Tierhaar, auf denen die Kinder spielen, müssen eliminiert werden. Kleidungsstücke, an denen möglicherweise Tierschuppen hängen, sind abends in Schränke einzuschließen und nicht im Schlafzimmer liegenzulassen. Keine Haustiere oder Tierkontakte!

Hausstaub soll man, soweit als möglich, aus der Umgebung der Kranken entfernen, besonders aus den Schlafräumen; Staubfänger sind Teppiche und Gardinen. Eine Bestimmung des Befalls mit Hausstaubmilben ist mit Hilfe des Acarex-Tests möglich, die Bekämpfung mit Acarosan, einem Benzylbenzoat-Präparat.

Äußere Therapie: *Grundregel für die äußere medikamentöse Behandlung: kurzfristig hochwirksame Kortikoide in Creme- oder Salbenform. Nach Abheilen der akuten Veränderungen: Langzeittherapie mit schwach wirksamen Kortikoiden, wie Fluocortinbutylester (Vaspit), oder niedrig konzentrierten Präparaten.* Die Auswahl der Grundlage ist für die Wirksamkeit von Kortikoidsalben entscheidend: Halbseitenversuch. Der subjektive Eindruck des Patienten ist beim endogenen Ekzem ein wichtiger Hinweis. Manche Patienten vertragen Ö/W-Grundlagen besser (Vermeidung von Schweiß- und Wärmestau), andere bevorzugen fettige oder überfettete Salbengrundlagen. Ich habe gute Erfahrung gemacht mit verdünnten Kortikoidcremes, etwa: Dermatop-Creme 30,0, Propylenglykol 10,0, Ung. emuls. aquosum ad 100.

Man muß daran denken, daß die Patienten gegen Bestandteile der Lokaltherapeutika überempfindlich sein können, selbst gegen Kortikoide: Antihistaminpräparate zur äußerlichen Therapie haben enttäuscht; ein Versuch mit Bufexamac (Parfenac) als Intervalltherapie (S. 29) ist angezeigt, im besonderen mit der Fettsalbe.

Vor der Kortikoidära bestand die Therapie des endogenen Ekzems bei Kindern in der Applikation von Tumenol-Präparaten (2–5% Tumenol-Ammonium in Schüttelmixturen, Pasten oder Salben), bei Erwachsenen mit Steinkohlenteer (Gasteer), etwa Lianthral 5-, 10-, 20- oder 50prozentig in Pasten oder Salben oder auch Liquor carbonis detergens. Eine Teersalbe ist manchmal hilfreich, doch weist der Geruch auf das Hautleiden hin. Daher sollten Teerpräparate nur nachts oder in Form von Teerbädern angewendet werden.

Bäder werden von den Patienten als angenehm empfunden, im besonderen Ölbäder. Aus der großen Zahl der Präparate muß für den Patienten individuell das geeignete Mittel ausgewählt werden; auch sind Bademittel mit juckreizstillenden Zusätzen erhältlich, z. B. Balneum Hermal Plus. Da heute zahlreiche Kranke zu Hause keine Badewanne, sondern nur eine Dusche besitzen, ist an entsprechende Duschgele zu denken, z. B. Oleatum Gel.

Schwitzbehandlung (Erziehung zum Schwitzen). Durch Schwitzen wird die trockene Hornschicht durchfeuchtet und damit geschmeidig. Der Patient wird in eine entsprechende Einrichtung, in einfachster Form zwischen zwei abgedeckte Lichtbogen, gebracht, bis erste Schweißtropfen an Stirn, Ellbeugen oder Kniekehlen erscheinen. Dann wird die Behandlung abgebrochen, damit der Schweiß in die Hornschicht eindringen kann – also nicht abtrocknen! Nach mehreren Sitzungen kommt es als Trainingserfolg zu verstärkter Schweißabsonderung.

Bei extremer Resistenz gegen die übliche Therapie kann man eine langdauernde Abheilung erzielen durch Austrocknen der Haut unter konsequenter Therapie mit 2–5% Tumenol-ammonium in Lotio alba aquosa. *Dieses für den Patienten äußerst unangenehme Vorgehen* muß über Wochen durchgehalten werden und führt zunächst zu erheblicher Exazerbation, dann aber zu einer Beruhigung der Haut.

UV-Therapie: Die Photochemotherapie, die SUP-Bestrahlung und die einfache UVA-Behandlung sind unterstützende Maßnahmen. Vor allem bei jugendlichem Alter der Patienten wird man die UVA-Therapie bevorzugen, zunächst tägliche Bestrahlung, später 1–2mal wöchentlich als Erhaltungsdosis. Im kontrollierten Therapieversuch erwies sich die kombinierte UVA- und UVB-Bestrahlung als überlegen. Da auch Infrarot-, also Wärmestrahlen, bei der UVA-Bestrahlung die Haut erreichen, handelt es sich möglicherweise gleichzeitig um eine Schwitztherapie (s. oben u. S. 58).

Hyposensibilisierung (S. 199f.): Man rechnet dabei mit dem Auftreten blockierender Antikörper, die die Antigen-Antikörper-Reaktion unterbinden. Sie ist nur in Ausnahmefällen hilfreich.

Systemische Therapie: Kortikoide sind beim endogenen Ekzem hochwirksam, aber nur vorübergehend zu verantworten. Meist genügt eine Dosis von etwa 10 mg Prednisonäquivalent, bei Kindern von 2,5 mg. Den Patienten bzw. ihren Eltern ist deutlich zu machen, daß diese Therapie nur vorübergehend, also kurzfristig, angewendet werden darf, um ernste unerwünschte Wirkungen zu vermeiden. Auch muß dem Patienten bewußt sein, daß die Präparate die Hautveränderungen nicht heilen, sondern nur unterdrücken.

Bei Therapieresistenz und schweren Formen half eine Cyclosporintherapie (S. 12, 119).

In der Schwangerschaft bessert sich das endogene Ekzem zuweilen, manchmal aber verschlimmert es sich erheblich. In diesen Fällen ist nach Absprache mit dem behandelnden Frauenarzt die innere Gabe von Kortikoiden angezeigt. Lokal sollten möglichst keine stark wirksamen Kortikoide über größere Flächen angewendet werden, sondern eher Hydrokortisonsalben in geeigneter Grundlage (s. S. 191).

Bei starkem, vor allem nächtlichem Juckreiz ist die Gabe von Beruhigungsmitteln notwendig; sie sollten zugleich antiallergisch wirken, etwa abends sedierende Antihistaminika. Meist reicht die Gabe von einfachen Antihistaminika aufgrund ihrer Langzeitwirkung, es

14.1.2. Endogenes Ekzem

bedarf also keiner Depotpräparate. Für Kleinkinder sind zahlreiche Antihistaminika nicht zugelassen (Kontrolle in der Roten Liste). Mir hat sich Repeltin (2,5–5 mg) abends bewährt oder Tavegilsirup. Wenig oder nicht sedierende Antihistaminika sind Astemizol, Terfenadin, Loratadin, Ceterizin, für Kinder z.T. in Suspension. Bei der Linderung des Juckreizes haben diese Mittel enttäuscht.

Staphylococcus aureus, mit dem die Haut dieser Kranken meist stark besiedelt ist, soll das endogene Ekzem negativ beeinflussen. Seltener finden sich β-hämolytische Streptokokken. Bei Pyodermien, besonders bei hohem IgE (IgE-Athleten), ist eine antibiotische Therapie unerläßlich, eine antibiotische Prophylaxe erscheint dagegen nicht vertretbar. Dem endogenen Ekzem ähnliche Krankheitsbilder mit schweren gegen Antibiotika resistenten Pyodermien sollen durch Antihistaminika günstig beeinflußt werden.

Diät: Von einigen Autoren wird immer wieder der **Nahrungsmittelunverträglichkeit** eine Rolle bei der Pathogenese des endogenen Ekzems zugeschrieben. *Diese läßt sich nur durch orale Exposition anhand der Anamnese beweisen.* Nach Vickers hatten nur 7% von über 2000 Kindern in einer prospektiven Studie eine Nahrungsmittelallergie. Geben Patienten einen Zusammenhang zwischen dem Genuß bestimmter Nahrungsmittel und einer Verschlechterung des endogenen Ekzems an, so rate ich ihnen, diese zu meiden.

Im besonderen skandinavische Autoren glaubten, daß bei prädisponierten Kindern das Auftreten eines endogenen Ekzems durch Ernährung mit Muttermilch über die ersten Lebensmonate unterbunden werden kann. Auch riet man den Müttern genetisch gefährdeter Kinder während der Schwangerschaft und während der Stillzeit Nahrungsmittel, die häufiger Allergene sind, wie Eier, Milch, Fisch, möglichst einzuschränken. Statistische Untersuchungen aus England zeigten, daß gerade bei mit Muttermilch genährten Säuglingen in den letzten Jahrzehnten das endogene Ekzem zunahm, so daß diese Untersucher an eine Übertragung von Schadstoffen mit der Muttermilch dachten.

Die Mehrzahl der Patienten, auch die Kinder, brauchen nicht auf Milch und Milchprodukte zu verzichten. Nur Zitrusfrüchte und ihre Säfte vertragen sie erfahrungsgemäß meist schlecht und sollten sie daher meiden. Echte Nahrungsmittelunverträglichkeiten, im besonderen urtikarielle Reaktionen, können allerdings gemeinsam mit dem endogenen Ekzem auftreten. Urtikaria und Kontakturtikaria können durch Juckreiz und Kratzeffekte ein endogenes Ekzem verschlimmern.

Der Erfolg einer unterstützenden Therapie mit Nachtkerzensamenöl ist umstritten, etwa mit Epogam 4–6 Kps. 2mal tgl. nach den Mahlzeiten bei Erwachsenen, bei Kindern (1–12 J.) 2–4 Kps. 2mal tgl. Die Kapseln können geöffnet und mit der Nahrung aufgenommen werden. Die Therapie wirkt u. U. erst nach 8–12 Wochen, was bei dem unvorhersehbaren Verlauf des endogenen Ekzems ein Urteil erschwert.

γ-Interferon: Bei extrem schweren therapieresistenten Fällen hatte Reinhold Erfolge mit 100 µg γ-Interferon subkutan über 5 Tage, anschließend über 3 Wochen 3 solcher Injektionen pro Woche. α-Interferon hingegen wurde beim Hyper-IgE-Syndrom, aber nicht beim endogenen Ekzem wirksam gefunden.

Klimakur und Klimatherapie: Manche Patienten werden am Meer (Nordsee häufig günstiger als Ostsee) oder in Höhen über 1500 m erscheinungsfrei. Offenbar spielen bei der Klimakur zahlreiche Faktoren wie Sonnenscheindauer, Luftfeuchtigkeit, Windrichtung, Gase, Immersionsstoffe eine Rolle. Sind Kortikoide innerlich oder äußerlich trotz Klimawechsel erforderlich, so ist die Kur verfehlt. Bei entsprechend langer Dauer und Wiederholung der Kur bessert sich das Leiden oder klingt ab, doch ist auch das zunehmende Alter und die damit in Zusammenhang stehende Besserung zu bedenken.

Das freie Intervall einer Klimakur kann zum Entzug von Kortikoiden und zur Regeneration des Organismus bei Kortikoidfolgen, zumindest bei einigen Patienten, genutzt werden. Bei Erscheinungsfreiheit während der Klimakur kann evtl. eine Pockenschutzimpfung nachgeholt werden, wenn dadurch nicht andere Kranke mit endogenem Ekzem gefährdet sind (s. S. 189).

Psychotherapeutische Behandlung: Ursache und Wirkung sind auseinanderzuhalten. Eine andauernde schwere Erkrankung mit kosmetischer, psychischer und physischer Beeinträchtigung bleibt nicht ohne seelischen Schaden. Konfliktsituationen wirken sich ungünstig auf die Haut aus, so daß einer psychotherapeutischen Behandlung durchaus ein (Teil-)Erfolg beschieden sein kann.

Prophylaxe: Die bereits genannten Gesichtspunkte sind zu berücksichtigen. Die Hautpflege ist besonders wichtig; leider gibt es keine generelle Regel. Manche Patienten empfinden das regelmäßige Einreiben mit Ö/W-Emulsionen, andere mit W/Ö-Emulsionen oder Fettsalben als besonders vorteilhaft; entsprechendes gilt für Öl- und andere Bäder. Zusatz von Harnstoff (2–5%) oder Milchsäure (2–5%) zu Lokaltherapeutika fördert die Hydratisierung der Hornschicht und wirkt der trockenen Haut (Xerose) des Ekzematikers entgegen. Nahrungs- und Genußmittel, die die Hautdurchblutung im besonderen plötzlich steigern, verstärken den Juckreiz. Haustiere, vor allem Katzen, sind zu verbannen, Kontakt mit Tieren und Tierschuppen – auch in Fremdwohnungen und an Kleidungsstücken anderer – zu vermeiden, ebenso der Kontakt mit tierischen Produkten, im besonderen Wolle, auf der Haut. Keine Kleidungsstücke, die reiben oder kratzen; Vermeiden von Nickelkontakt, kein Modeschmuck im besonderen bei durch familiäre Belastung gefährdeten Kindern. Meiden von Berufen und Tätigkeiten, auch in der Freizeit, die die Haut, vor allem die

Hände besonders belasten (Friseurberuf, operative Tätigkeit, Baugewerbe usw.) Beseitigung der Hausstaubmilbe und ihrer Exkremente (S. 191). Wechsel in extreme Wärme ohne Akklimatisation wird oft nicht vertragen. Wahl des Urlaubsortes entsprechend früherer positiver Erfahrungen, Versuch Seeklima, im besonderen Nordseeklima, oder Höhenklima über 1500 m. Die Kleidung sollte leicht und luftig sein; generell soll man einen Wärmestau auf der Haut durch Kleidung, Bettzeug oder Therapeutika vermeiden.

14.2. Allergische Rhinitis und allergisches Asthma

14.2.1. Allergische Rhinitis (Rhinopathie, Rhinosinupathie, Rhinitis allergica),

Es gibt drei Grundformen: 1. Saisonale Formen, die an eine bestimmte Jahreszeit gebunden sind, 2. perenniale Form, die während des ganzen Jahres bestehen kann, 3. Rhinitis, die fast nur im Zusammenhang mit der beruflichen Exposition auftritt und durch berufliche Allergene bedingt ist.

14.2.1.1. Saisonale Form der Rhinitis allergica (Pollinosis)

14.2.1.1.1. Anamnese

Vor der Testung steht die Anamnese. Beginn und Dauer der allergischen Erscheinungen lassen mit Hilfe des Blühkalenders auf die Pollen und Schimmelpilzsporen schließen, die als Allergene in Betracht kommen. Wenn die Pollinosis schon im Februar, März, April beginnt, handelt es sich meistens um eine Allergie auf Pollen von Frühblühern (ganz früh: Hasel, Februar/März: Weide und Erle, etwas später: Birke, Pappel und Ulme). Ein Beginn Ende Mai und starke Erscheinungen im Juni/Juli lassen eine Gräserpollenallergie, das Andauern der Erscheinungen im Juli/August/September eine Wildkräuterpollenallergie und/oder eine Schimmelpilzallergie vermuten. Wenn die Vorgeschichte eindeutig auf ein bestimmtes Allergen hinweist, etwa auf Hausstaub oder bestimmte Tiere wie Hund, Katze, Meerschweinchen, Hamster, kann sich die Testung auf das verdächtige Allergen beschränken. Bei positivem Test kann der Erfolg der Eliminierung abgewartet werden. *Nur wenn sich durch die Anamnese ein Allergen nicht oder nur bedingt eruieren läßt, ist eine eingehendere Testung gerechtfertigt.*

Differentialdiagnose: Rhinitis vasomotorica (nichtallergische, nichtinfektiöse Rhinitis), 2 Formen: eosinophile (mit Eosinophilen im Sekret) und nichteosinophile Form; bei der eosinophilen Form helfen lokal angewendete Kortikoide. Bei beiden Formen häufig nasale Polyposis.

14.2.1.1.2. Testung

Der sorgfältigen Anamnese **folgt** die Testung. Die Industrie stellt Gruppen- und Einzelallergene zur Verfügung.

Bei Verdacht auf einen **sehr hohen Sensibilisierungsgrad** auf ein bestimmtes Allergen läßt sich ein anaphylaktischer Schock schon beim Prick-Test verhindern, indem man zuerst den Reibtest nach Gronemeyer u. Debelic durchführt.

Reibtest: Es wird ca. 10mal mit dem Nativallergen kräftig ein etwa 10 cm^2 großer Bezirk an der Volarseite des Unterarms gerieben. Bei positiver Reaktion treten nach einigen Minuten urtikarielle Effloreszenzen und Rötungen um die Öffnungen der Haarfolikel auf *(Kontakturtikaria)*. Eine Kontrolle ohne Allergen am anderen Unterarm ist zum Ausschluß einer Urticaria factitia notwendig. Gegebenenfalls kann man das Allergen auf die Haut auflegen (offener Epikutantest), evtl. nach Abriß der Hornhaut mit Klebstreifen.

Die In-vitro-Testmethode (Nachweis allergenspezifischen IgE, z. B. RAST = Radio-allergo-sorbens-Test) ist wirtschaftlich aufwendig, aber man kann mit ihr fragliche Befunde verifizieren und das Allergen im akuten Zustand der Allergie bestimmen.

Bei den Pollen genügt im allgemeinen die Prick-Testung auf den Volarseiten der Unterarme. Bleiben die Allergengruppen negativ, werden sie im Intrakutantest weiter verfolgt. Da bei den Gräsern eine totale Kreuzsensibilität vorliegt, braucht diese Gruppe nicht nach einzelnen Gräsern aufgeschlüsselt zu werden. Andere Gruppen, insbesondere solche, die zahlreiche Allergene enthalten, muß man dagegen aufschlüsseln. Nur so kann gezielt hyposensibilisiert werden (s. unten).

Bei den Schimmelpilzen ist eine Intrakutantestung indiziert, da hier der Prick-Test nicht genug aussagt. Besonders wichtig ist es, die positiven Schimmelpilzgruppen zu differenzieren, da oft nur ein oder zwei Schimmelpilze die Ursache für die Schimmelpilzallergie darstellen. Vor einer Hyposensibilisierung mit Schimmelallergenen sollte ein Provokationstest an den Schockorganen durchgeführt werden. Ein nasaler oder bronchialer Provokationstest ist bei Pollen- oder Hausstaubsensibilisierung nur dann erforderlich, wenn Vorgeschichte und Testergebnisse nicht übereinstimmen. Beim Nasenprovokationstest wird das verdächtige Allergen auf die Nasenschleimhaut gebracht und die klinische Reaktion, Niesen und Fließschnupfen, beobachtet. Vor und nach Applikation des Allergens werden Abstriche gemacht und auf Eosinophile untersucht. Der Wert dieses Verfahrens ist umstritten, genauer ist die Messung des Atemwegswiderstandes mit einem Rhinomanometer. Diese Methoden sind sehr zeitraubend – pro Tag ein Allergen – und bleiben Ausnahmefällen vorbehalten.

14.2.1.1.3. Symptomatische Therapie

Antihistaminika reichen häufig aus. Ein Problem ist oft die sedierende und blutdrucksenkende Wirkung. Oft ist die Halbwertszeit der Präparate so groß, daß abendliche Gabe vor der Nachtruhe ausreicht. Antihistaminika stehen zur Verfügung, die nicht oder kaum sedieren (Astemizol, Ceterizin, Loratadin, Terfenadin). Astemizol hat eine lange Halbwertszeit, was bei Testungen berücksichtigt werden muß. Kortikoidpräparate verhelfen dem Patienten nur vorübergehend zur Beschwerdefreiheit und sollten möglichst vermieden werden. Bedenken bestehen gegen die Injektion von Kortikoid-Kristallsuspension (S. 5). Bei Dauertherapie ist mit den entsprechenden Nebenwirkungen zu rechnen (S. 5). In leichteren Fällen genügen auch Nasentropfen und Nasensprays, die gefäßverengende Mittel, Antihistaminika, Cromoglicinsäure und Kortikoide enthalten. Lenen ist ein Kortikoidpräparat, das keine unerwünschten systemischen Wirkungen entfalten soll. Zur Prophylaxe des Heufiebers, der Konjunktivitis und des Pollenasthmas wird Cromoglicinsäure in Form von Nasensprays, Augentropfen und zur Inhalation empfohlen.

14.2.1.2. Perenniale Rhinitis allergica

Bei der perennialen, nicht jahreszeitlich begrenzten Form der Rhinitis allergica sind *Hausstaubmilben, Tierhaare und Schimmelpilze die häufigsten Allergene.* Tierepithelien können im Hausstaub enthalten sein. Aber auch andere Substanzen wie Duftstoffe, Menthol, Thymol, Bergamottöl (Parfüm), Terpentin, Formalin, Fischfutter, ferner Gewürze kommen als auslösend in Frage. Asthmatische Beschwerden wurden durch kohlepapierfreies Durchschreibpapier hervorgerufen.

14.2.1.3. Beruflich bedingte Rhinitis allergica

Die Anamnese gibt deutliche Hinweise: Besserung der Erscheinungen während des arbeitsfreien Wochenendes, an Feiertagen, im Urlaub; sofortige Verschlechterung bei Betreten der Arbeitsräume. So tritt die Rhinitis beim Bäcker mit einer Mehlallergie in der Backstube und beim Schreiner mit einer Holzstauballergie in der Schreinerei am stärksten auf. Die Berufsallergene müssen gezielt getestet werden. Belastet ist z. B. der Holzstauballergiker besonders bei Arbeiten mit exotischen Hölzern, z. B. Abachi (Triplochiton scleroxylon). Der Erfolg einer Hyposensibilisierung ist bei Weiterarbeit im gleichen Milieu sehr fraglich. Meist muß der Patient umgeschult werden oder mindestens 1 Jahr die Berufsexposition meiden.

14.2.2. Allergisches Asthma

Für die Praxis ist die Unterscheidung zweier Formen wichtig.

14.2.2.1. Durch Präzipitine bedingtes Asthma

Die Reaktionen sind klinisch und im Test verzögert. Diese Form des Asthmas spricht nicht auf Hyposensibilisierung an, diese ist demnach kontraindiziert. Die Therapie der Wahl ist das Meiden der Allergene („Taubenzüchterlunge", „Käsewäscherkrankheit", „Kaffeearbeiterlunge").

14.2.2.2. Durch Reagine bedingtes Asthma

Beim allergisch bedingten Asthma vom Typ I findet man im Test positive Sofortreaktionen; es spricht auf die Hyposensibilisierung gut an (z. B. Pollinosis, Hausstaubmilbenallergie). Die gleichen auslösenden Faktoren, wie bei der Rhinitis allergica, kommen in Betracht. Nur sind hier nicht die Nasenschleimhaut und die Konjunktiven, sondern der Respirationstrakt betroffen. Auch hier unterscheidet man zwischen dem saisonal bedingten Asthma, dem sog. „Heuasthma", und dem Asthma, das das ganze Jahr über besteht. Beim ganzjährigen allergischen Asthma sind Stäube und Tierhaare die häufigste Ursache.

Die Reib-, Prick- und Intrakutantestung verlaufen in gleicher Form wie bei der Rhinitis allergica. Beim Provokationstest muß das Allergen allerdings eingeatmet und der Atemwegswiderstand gemessen werden. *Diesen inhalativen Provokationstest kann man nur im beschwerdefreien Intervall und nur bei nicht zu schweren Lungenveränderungen vornehmen. Es kann zu schweren Asthmaanfällen und zu einem anaphylaktischen Schock kommen.*

14.2.3. Hyposensibilisierung bei allergischer Rhinitis und allergischem Asthma

Der Erfolg einer spezifischen Hyposensibilisierung ist abhängig von:
1. der genauen Bestimmung der auslösenden Allergene im Test,
2. der optimalen Rezeptur – ggf. Auswahl der zur rezeptierenden Hauptallergene,
3. der Qualität der Testextrakte,
4. einer möglichst gleichmäßigen Steigerung der injizierten Antigenmenge,
5. dem rechtzeitigen Erreichen einer möglichst hohen Enddosis, also vor Einsetzen der Pollinosis.

Zur Hyposensibilisierung sollen nur die ermittelten „aktuellen" Allergene verwendet werden, wobei die Gräsergruppe als ein Allergen gilt (s. auch perenniale Rhinitis allergica, S. 197). Zur Verhütung ernster Zwischenfälle empfiehlt es sich, möglichst Allergene nicht zu kombinieren, höchstens 2, statt dessen sollte man in 2–3 Tagen Abstand jeweils einen Allergenextrakt injizieren.

Die Dauer einer Hyposensibilisierungsbehandlung ergibt sich aus dem klinischen Befund. Bei der Pollenallergie soll eine Hyposensibilisierung in mindestens 3 aufeinanderfolgenden Jahren präsaisonal durchgeführt werden. Bei einer Allergie auf andere Inhalationsallergene sind im allgemeinen 2–3 Jahre für die Hyposensibilisierung erforderlich.

Wichtig ist, daß bei der Hyposensibilisierung eine möglichst hohe Dosis erreicht wird. Diese Dosis ist nicht vom Alter des Patienten abhängig, sondern lediglich davon, wieweit er die steigenden Injektionsdosen verträgt. Grundsätzlich kann bei Kindern die gleiche Höchstdosis wie bei Erwachsenen angestrebt werden.

Bei Pollenallergikern hat sich die präsaisonale Hyposensibilisierung nach Testung bzw. Konrolltestung, um eine mögliche Verschiebung des Allergenspektrums zu erfassen, im Herbst bewährt. Die Injektionen müssen so verabfolgt werden, daß die Kur vor Beginn der Blütezeit beendet ist, also rechtzeitiger Beginn und nicht zu große Intervalle. Auf jeden Fall muß die Dosis während der Blütezeit reduziert werden.

Die sog. „kumulative" Wirkung der Allergene muß man berücksichtigen. Ein Patient, der positiv auf Pollen und Hausstaub reagiert, kann trotzdem im Winter erscheinungsfrei sein, und seine Allergie braucht nur zur Zeit des Pollenflugs manifest zu werden. Dann genügt die Hyposensibilisierung mit Pollen. Leidet er aber unter einer ganzjährigen Rhinitis mit Verschlimmerung der Erscheinungen im Sommer, kommt eine Hyposensibilisierung mit Pollen *und* Hausstauballergenen in Betracht. Es kann mit einem Pollenextrakt präsaisonal

(s. Hyposensibilisierung) und mit einem separaten Extrakt ganzjährig hyposensibilisiert werden (Schockrisiko, Therapie s. S. 206 f.).

Bei einer infektallergischen Rhinitis mit positiver Sofort- und auch stark positiver Spätreaktion – hier nehmen wir an, daß auch Reagine vorhanden sind – führt eine Hyposensibilisierung mit einem Bakterienmischextrakt manchmal zu guten Ergebnissen.

Extrakte: Wir bevorzugen zur Hyposensibilisierung *Semidepotextrakte*. Wäßrige Extrakte sind mit einem stärkeren Risiko schwerer Nebenerscheinungen verbunden.

Ein Hyposensibilisierungssatz besteht aus 3 Ampullen mit unterschiedlicher Allergenkonzentration (Amp. I : II : III = 1 : 10 : 100). Die Behandlung wird mit 0,1 ml der Ampulle I begonnen. Bei Kindern unter 10 Jahren und bei sehr empfindlichen Patienten beginnt man mit der Hälfte dieser Dosis oder Dosis 0. Gesteigert wird entsprechend der individuellen Verträglichkeit des Extraktes durch den Patienten, nie mehr als um 0,2 ml einer bestimmten Allergenkonzentration. Das den Extrakten beiliegende Schema dient als allgemeiner Hinweis. Die einzelnen Injektionen werden im Abstand von 2–7 Tagen bei wäßrigen Extrakten, von 7–14 Tagen bei Semidepotextrakten (wegen der Kumulierungsgefahr nicht häufiger) gegeben. Ist die Höchstdosis erreicht, wird diese in monatlichem Abstand injiziert. Die letzte Injektion soll mindestens 3 Wochen vor Beginn der Baum- und Gräserblüte gegeben werden, also vor Beginn des Monats März bzw. vor Ende Mai.

Mit einem Plazeboeffekt muß in 30–50% gerechnet werden. Manche Autoren sahen einen positiven Effekt von polyvalenten Immunglobulinpräparaten bei IgE-vermittelten allergischen Erkrankungen. Behandlungsschema nach Stickl: 10 ml Standardimmunglobulin i.m. am 1. Tag, 5 ml am 3., 6., 9. und 36. Tag.

Allergische Reaktionen auf *Bienen- und Wespenstiche* führen manchmal zum Tod.

Das Hauptallergen, das von Bienen und Wespen übertragen wird, steht zu einer spezifischen Hyposensibilisierung der Patienten zur Verfügung. Nach Erhebung der Anamnese, Bestimmung des allergenspezifischen IgE (RAST, ELISA) und nach entsprechendem Hauttest wird eine Raschhyposensibilisierung unter stationären Bedingungen vorgenommen. Bewährt hat sich das von Schulz und Glowania empfohlene Schema (Tab. 28). Ob die Hyposensibilisierung gelungen ist, erweist sich erst bei einem erneuten Stich von einer Biene und Wespe, wobei Art und Menge des so injizierten Giftes oft erheblich schwanken. Wegen der Schockgefahr rate ich, die Hyposensibilisierung gegen Bienen- und Wespengift unter klinischer Kontrolle zu beginnen. Hyperimmunglobulinpräparate von Imkerseren, aber auch Standardimmunglobuline wurden zur Milderung der Symptome bei Schnellsensibilisierung gegen Bienen- und Wespengift gegeben; der Erfolg wurde unterschiedlich beurteilt.

14.2. Allergische Rhinitis und allergisches Asthma

Tabelle 28 Raschhyposensibilisierungsschema nach Schulz u. Glowania

	Tag	Volumen	Konzentration	Toxinmenge
stationär	1	0,1 ml	0,0001 µg/ml	0,00001 µg
		0,1 ml	0,001 µg/ml	0,0001 µg
		0,1 ml	0,01 µg/ml	0,001 µg
		0,1 ml	0,1 µg/ml	0,01 µg
	2	0,1 ml	1,0 µg/ml	0,1 µg
		0,4 ml	1,0 µg/ml	0,4 µg
		0,7 ml	1,0 µg/ml	0,7 µg
	3	0,1 ml	10,0 µg/ml	1,0 µg
		0,4 ml	10,0 µg/ml	4,0 µg
		0,7 ml	10,0 µg/ml	7,0 µg
	4	0,1 ml	100,0 µg/ml	10,0 µg
		0,3 ml	100,0 µg/ml	30,0 µg
		0,5 ml	100,0 µg/ml	50,0 µg
	5	0,7 ml	100,0 µg/ml	70,0 µg
		1,0 ml	100,0 µg/ml	100,0 µg
ambulant	nach			
	1 Woche	1,0 ml	100,0 µg/ml	100,0 µg
	2 Wochen	1,0 ml	100,0 µg/ml	100,0 µg
	4 Wochen	1,0 ml	100,0 µg/ml	100,0 µg
				ca. 575 µg

Nächste Injektionen: nach der 6.–9.–12. Woche, danach alle 4 Wochen.
Abstand zwischen den täglichen Injektionen mindestens 2 Std.

Bei allergischen Reaktionen auf andere Insektenstiche, z. B. Mückenstiche, ist eine Hyposensibilisierung noch nicht möglich.

Injektionstechnik: Man injiziert bei Vornahme einer Hyposensibilisierung streng subkutan in die Streckseite des Oberarmes etwa handbreit über dem Ellbogengelenk. Bei Rechtshändern nimmt man wegen der geringen Bewegung und Belastung den linken Oberarm. Falls mit zwei Extrakten hyposensibilisiert werden muß, sollen diese nicht am gleichen Tage, sondern alternierend mit einem Abstand von 3 Tagen injiziert werden. Damit bei unerwünschten Reaktionen der auslösende Extrakt besser bestimmbar ist, soll der eine Extrakt jeweils rechts, der andere links injiziert werden.

Unerwünschte Wirkungen: **Nach Injektion muß der Patient mindestens 30 Min. überwacht werden,** da durch Eindringen der Lösung in ein Gefäß ein allergischer Schock auftreten kann (Therapie s. S. 206 f.). Seltene Allgemeinreaktionen sind: Asthma, Rhinitis, Exanthem, Urtikaria. Häufiger klagen die Patienten über Müdigkeit und

Abgeschlagenheit am Tage der Injektion. Das ist jedoch für die weitere Steigerung der Dosen nicht relevant. Treten Allgemeinerscheinungen auf, muß bei der nächsten Injektion die Dosis um 1–3 Stufen reduziert werden. Es empfiehlt sich, den Patienten ein rasch wirkendes Kortikoid (z. B. Betnesol WL oder Celestamine N liquidum) mitzugeben, das sie bei Allgemeinerscheinungen sofort einnehmen sollen.

Bei fieberhaften Erkrankungen, akuten generalisierten allergischen Erscheinungen (Arzneiexanthemen) und selbstverständlich bei einem Status asthmaticus darf die Injektion nicht gegeben werden. Schwangerschaft, Autoimmunerkrankungen, chronische Erkrankungen wie Pyelonephritiden, Einnahme von α- oder β-Blockern, bösartige Tumoren sind Kontraindikationen gegen eine Hyposensibilisierung; die Epilepsie stellt eine relative Kontraindikation dar.

Schwillt lediglich nach der Injektion der Arm sehr an, soll beim nächsten Mal die gleiche Dosis wiederholt werden. Anschließend wird nach Schema weiter gesteigert. Für diese Fälle ist in den Ampullen I und II mehr Extrakt vorhanden als normalerweise gebraucht wird. Die Ampullen I und II werden also im Normalfall nicht völlig verbraucht im Gegensatz zur Ampulle III. An die Injektionen mit Ampulle III wird ggf. eine Therapie mit einem Fortsetzungsextrakt angeschlossen, der in der Konzentration der Ampulle III entspricht. Bei der präsaisonalen Hyposensibilisierung ist zu beachten, daß die Kur erst nach Verbrauch von drei Ampullen beendet ist.

Bei jeder Hyposensibilisierungsbehandlung muß die Schocktherapie (S. 206) gewährleistet sein. Die notwendigen Medikamente und Apparate müssen bereitstehen. Auf Verfallsdaten achten!

Manche Autoren raten, starke Hyposensibilisierungsreaktionen durch die gleichzeitige Gabe von Antihistaminika, wie Terfenadin 120 mg, abzufangen.

Extrakte zur oralen Hyposensibilisierung stehen zur Verfügung, und zwar mit verschiedenen Allergenen. Sie kommen aber wegen der besonderen Resorptionsverhältnisse des kindlichen Magen-Darm-Traktes vorwiegend für Kleinkinder in Betracht, in einfachster Form als tägliche Einnahme von Blütenhonig, gewonnen von Bienen aus der Umgebung des Patienten, täglich 1 Teelöffel.

14.3. Arzneiexantheme

14.3.1. Abklärung

1. Zur Aufklärung eines Arzneiexanthems ist es vorrangig, an diese Möglichkeit zu denken, zumal Arzneiexantheme nahezu alle Hautveränderungen, einschließlich Tumoren und Lymphome, nachahmen. Vorgehen zur Aufklärung eines Arzneiexanthems s. Tab. 29.
2. Identifizierung des auslösenden Medikamentes (Tab. 30).

14.3. Arzneiexantheme

Tabelle 29 Vorgehen zur Aufklärung eines Arzneiexanthems

Befund ⟶ *Typ der Allergie* (I, II, III, IV nach Gell u. Coombs)

↓   Histologie ←

gezielte Anamnese

nicht-
allergisch

allergisch ⟶

In-vivo-Teste
Epikutan in
besonderen Fällen
Prick-Test
Scratch-Test
Intrakutan-Test
oraler Provokations-
test

In-vitro-Teste
serologische Teste
– spezifisches IgE
 (RAST, Western-
 Blot)
zelluläre Teste
– Histamin-
 Freisetzungstest
– Lymphozyten-
 Transformations-
 test

Medikamente,
verwandte
Stoffe,
einschl.
zahnärztlicher
Hilfsstoffe.
Rausch-
drogen

Oft sind die Veränderungen so ernst, daß eine Therapie sofort vor Nachweis des Allergens eingeleitet werden muß.

14.3.2. Grundsätzliche Gesichtspunkte zur Therapie von Arzneiexanthemen

Aus der Morphe des Arzneiexanthems läßt sich nur in Ausnahmefällen schließen, welche Arznei das Exanthem ausgelöst hat. Dieses Medikament muß dann natürlich weggelassen werden. Handelt es sich um eine lebensnotwendige Arznei, so muß sie durch eine andere mit ähnlicher pharmakologischer Wirkung, aber differenter chemischer Struktur ersetzt werden. Unglücklicherweise sind manchmal selbst chemisch unterschiedliche Substanzen immunologisch miteinander verwandt. Trotz unterschiedlicher chemischer Struktur, aber entsprechender Wirkung können Medikamente zu Intoleranzreaktionen führen (s. Urtikaria, S. 213 ff.). Kann man die für den Ausschlag schuldige Arznei nicht identifizieren, so müssen alle Medikamente abgesetzt bzw. durch chemisch unterschiedliche Substanzen ersetzt werden. In manchen Fällen muß die Therapie trotz eines Arzneiexanthems fortgesetzt werden, weil die Therapie lebensrettend, der Ausschlag aber

Tabelle 30 Identifizierung der auslösenden Medikamente (nach Steigleder u. Aulepp)

Arzneireaktionen an der Haut	Reaktionstyp	Beispiele
allergisch bedingte Arzneireaktionen	Typ-I-Reaktion (anaphylaktisch)	allergische Urtikaria, Quincke-Ödem, anaphylaktischer Schock
	Typ-II-Reaktion (zytolytisch, zytotoxisch)	thrombozytopenische Purpura, pemphigusartige Blasen nach D-Penicillamin
	Typ-III-Reaktion (Arthus-Typ)	anaphylaktoide Purpura, allergische Vaskulitis, Erythema nodosum
	Typ-IV-Reaktion (verzögert)	fixes Arzneiexanthem, Lymphocytic Infiltration, Flare-up-Phänomen, Infiltrate nach der Injektion von Insulin, morbilliforme Exantheme nach Ampicillin?
	(allergische Reaktionen Typ I–IV nach Gell u. Coombs)	
photoallergische Arzneimittelexantheme	unter den Symptomen der anaphylaktischen Reaktion	urtikarielle Veränderungen
	mit den Anzeichen der Typ-III- oder Typ-IV-Reaktion	photoallergische ekzematöse Veränderungen
Arzneireaktionen nichtallergischen oder unbekannten Ursprungs	toxische Reaktionen	Alopezie durch Zytostatika, Lithium, Selen, Retinoide, Cutis laxa nach Penicillinexanthemen
	phototoxische Reaktionen	durch Demethylchlortetracyclin
	Bromoderm, Jododerm	durch Bromide und Jodide
	akneiforme Eruption	durch Isoniazid, Chlornaphthalene, Vitamin B_6, B_{12}, Breitspektrumantibiotika, Antikonvulsiva
	lichenoide Eruptionen	Gold-Exantheme
	Erythema-exsudativum-multiforme-artige Reaktionen	verursacht durch Analgetika
	psoriasiforme Eruptionen	durch Bleomycin, Chloroquin, Lithiumpräparate, β-Blocker
	Pseudo-LE-Syndrom	verursacht durch Procainamid, PAS, Diphenylhydantoin
	pseudoanaphylaktische Reaktionen	Exantheme, verursacht durch Tubocurarin oder Iothalamate

nicht lebensbedrohlich ist (S. 211). Arzneiexantheme können allergischen, aber auch nichtallergischen Ursprungs sein (Intoleranzreaktionen [Analgetika], Histaminliberatoren, toxische Substanzen, Immunsuppressiva) (s. Tab. 30). Gelegentlich sind die eigentliche Ursache des Arzneiexanthems nicht die pharmakologisch wirksamen Komponenten im Arzneimittel, sondern Zusatzstoffe von untergeordneter Bedeutung, z. B. Farb- und Konservierungsstoffe. Arzneiartige Substanzen sind Speisen, Getränken und Genußmitteln zugesetzt, so Chinin, Menthol, Derivate der Benzoesäure und Farbstoffe (Tartrazin). Arzneien können im Organismus über Wochen und Monate zurückgehalten werden. Eine medikamentös bedingte Photoallergie kann jahrelang bestehenbleiben. Daher kann trotz Absetzen der Arznei das Arzneiexanthem weiterbestehen; es kann aus sich selbst lebensbedrohlich oder zumindest unerträglich werden. Eine symptomatische Behandlung ist in diesen Fällen notwendig.

Die wichtigste Richtlinie für diese symptomatische Therapie ist, weitere Schäden durch die Behandlung zu vermeiden, die u. U. ernster sein können als das ursprüngliche Leiden oder Arzneiexanthem selbst.

14.3.3. Behandlung von Arzneiexanthemen

In schweren Fällen von Arzneiexanthemen sollen Kortikoide innerlich gegeben werden (S. 2 ff.), um Schäden am Organismus zu verhindern oder auch das Leben des Patienten zu erhalten (z. B. bei schwerem arzneiinduzierten Erythema exsudativum multiforme, in schweren Fällen von arzneibedingter Urtikaria, ernsten Formen der Vaskulitis, schockartigen Symptomen). In anderen Fällen werden Kortikoide lediglich angewendet, um dem Patienten rasche Erleichterung zu verschaffen und um den Verlauf des Arzneiexanthems abzukürzen. Bei der letzten Gruppe von Patienten müssen die Kontraindikationen der Kortikoidtherapie besonders sorgfältig beachtet werden.

Antihistaminika können hilfreich sein. Wir empfehlen sie aber nur bei nicht sehr ausgeprägter arzneibedingter Urtikaria oder bei der arzneibedingten chronischen Urtikaria. Patienten können aber auch allergisch auf Antihistaminika reagieren. Antihistaminika haben zum Aufflammen von Ekzemherden an Stellen an der Haut geführt, die vorher durch die lokale Anwendung von Antihistaminika sensibilisiert worden waren. Ein wichtiger Effekt zahlreicher Antihistaminika liegt in der Beruhigung des Patienten. Zu diesem Zweck sind auch andere Medikamente geeignet, die selten eine Allergie verursachen, z. B. Chloralhydrat. Die Injektion von Kalziumverbindungen in die Vene hat einen guten psychotherapeutischen Effekt auf Patienten und Arzt, die pharmakologische Wirksamkeit ist jedoch nicht nachgewiesen. Eine Gefahr entsteht dann, wenn der Patient gleichzeitig Digitalispräparate erhält. Von der intramuskulären Injektion von Kalziumpräparaten ist dringend abzuraten.

Bei der lokalen Behandlung des Arzneiexanthems sollen alle Allergene vermieden werden. Kortikoidpräparate sollten ohne andere Zusätze appliziert werden, im besonderen ohne Antibiotika oder Chemotherapeutika. Die lokale Anwendung von Schüttelmixturen lenkt den Patienten ab und wirkt einem brennenden Gefühl oder dem Juckreiz durch Arzneiexantheme entgegen. Bäder mit und ohne Teer können hilfreich sein. Eine übermäßige Austrocknung der Haut muß verhindert werden, etwa durch Ölbäder und Einreiben der Haut mit überfetteten Lotions und Cremes nach dem Bad.

14.3.4. Sonderfälle der Arzneiexantheme

14.3.4.1. Akute Urtikaria, Angioödem, anaphylaktischer Schock

Die Schwere des Verlaufs einer Urtikaria läßt sich kaum vorhersagen. Es ist daher ratsam, bei Auftreten einer Urtikaria nach Gabe eines Arzneimittels in Vene und Muskel Kortikoide zu injizieren (Dosis: 20–100 mg Prednisonäquivalent), wenn keine Kontraindikationen bestehen. Wurde das auslösende Medikament oral eingenommen, so kann man ein salinisches Abführmittel verordnen, damit die Arznei schneller eliminiert wird.

Bei ernsteren Symptomen soll sofort, solange noch Venen sich darstellen, eine Infusion mit Elektrolyten und Plasmaexpandern angelegt werden. Bei schwerer arzneibedingter Urtikaria ist eine stationäre Einweisung nötig. Bei Ödemen des Larynx muß der Patient intubiert werden; falls nicht möglich, ist eine Tracheotomie angezeigt.

Angioödeme werden im besonderen unter ACE-Hemmern beobachtet, und zwar nicht als allergische Reaktion, sondern durch Inaktivierung des Kininsystems. *Patienten mit Angioödemen in der Vorgeschichte darf man daher nicht mit ACE-Hemmern behandeln.*

Einen Patienten mit einer schweren Urtikaria soll man nicht allein lassen, bis alle Symptome geschwunden sind, da man nie weiß, ob der Patient bei Komplikationen in der Lage ist, Hilfe herbeizurufen.

Die lokale Behandlung der arzneibedingten Urtikaria ist von geringer Bedeutung. Lotio alba aquosa wird als angenehm empfunden. Einige antipruritische Medikamente sind selbst Sensibilisatoren.

Schockgefährdete Patienten (Insektenstichallergie) können ein schnellwirkendes Kortikoid mit sich führen (Celestan liquidum, Betnesol WL 5–10 Tabletten à 0,5 mg in einem Glas Wasser) oder auch ein Anaphylaxiebesteck (s. oben) bzw. den Fastject (Allergopharma).

Therapie des anaphylaktischen Schocks:
1. Sofort Kanüle in eine Vene legen und dort belassen, möglichst Infusionskanüle. Hilfskräfte herbeirufen, Geräte zur künstlichen Beatmung (Ambobeutel, Sauerstoffflasche) bereitstellen, gegebenenfalls alles zur Intubation und Tracheotomie vorbereiten. Evtl. Staubinde oberhalb der Allergeneintrittsstelle.
2. Epinephrin (Adrenalin) z. B. 1:1000 0,5 ml subkutan, evtl. 1 ml einer Verdünnung 1:10000 in physiologischer Kochsalzlösung (= 0,1 mg Epinephrin) i. v. Kontrolle von Puls und Blutdruck, cave Herzrhythmusstörungen. Injektion kann wiederholt werden. Mehrphasiger Schockverlauf möglich.
3. Kortikoide i.v., 250–1000 mg Prednisonäquivalent.
4. Auffüllung des Blutvolumens durch ein Volumenersatzmittel, das keine Unverträglichkeitsreaktionen auslöst, z. B. Laevulose-Lösung.
5. Bei Herz- und Atemstillstand: Reanimation, in kritischen Fällen Epinephrin 0,5 mg auf 5 ml verdünnt i. v., in Extremfällen 0,5–1 mg intrakardial.

Als Grundregel gilt: Atemwege frei, Beatmung, Zirkulation anregen, Medikamente geben, zuerst Epinephrin, dann Kortikoide.

Epinephrinpräparate (Adrenalin) enthalten Sulfite (cave Sulfitallergie). α- und β-Rezeptorenblocker können die Epinephrinwirkung verändern, sie aufheben oder sogar umkehren.

Da keine Zeit zu verlieren ist, empfiehlt es sich, auch ein fertiges Adrenalinpräparat zur Hand zu haben, Adrenalin-Fertigspritzen 1:10000 zur i. v. und das Anaphylaxiebesteck mit 2 × 0,3 ml Epinephrin 1:1000 zur subkutanen Injektion.

Wird der allergische Schock durch die Injektion von Penicillin, durch einen Hyposensibilisierungsextrakt, einen Intrakutantest oder einen Insektenstich verursacht, soll man das Epinephrin an der Stelle der Injektion bzw. des Insektenstiches injizieren (S. 328).

Weitere Maßnahmen: Kontrolle der renalen Funktion, des Säure- und Elektrolythaushaltes.

Bei leichteren Veränderungen, etwa lediglich Hauterscheinungen (Flush, Urtikaria), kann man Antihistaminika i.v. injizieren, z. B. 4 mg Clemastin, muß den Patienten aber weiter beobachten.

14.3.4.2. Arzneiinduzierte chronische Urtikaria

Die chronische Urtikaria (S. 222) kann erhebliche therapeutische Schwierigkeiten bereiten, da Spuren des Medikaments in der Nahrung, Genußmitteln, Körperpflegemitteln enthalten sein können, z. B. Spuren von Penicillin in der Nahrung. Penicillase ist selbst ein gefürchteter Sensibilisator, so daß sie höchstens einmal gegeben werden darf. Im übrigen gelten die gleichen Gesichtspunkte, die wir bei der chronischen Urtikaria angeführt haben (S. 222).

14.3.4.3. Purpura

Die arzneibedingte Purpura kann auf einer Schädigung des hämatopoetischen Systems, des Blutplättchensystems oder der Wand der Blutgefäße beruhen, und zwar mittels eines allergischen und eines nichtallergischen Mechanismus (Zytostatika, Kortikoide, Gerinnungshemmer). Die Pigmentpurpura ist nahezu immer durch Medikamente, im besonderen Carbromal und andere Sedativa oder chininhaltige Medikamente und Genußmittel verursacht. Nach Absetzen der Noxe kann es Wochen und Monate dauern, bis die Veränderungen verschwinden. Lokale und innerliche Applikation von Kortikoiden beschleunigt die Rückbildung.

14.3.4.4. Allergische Vaskulitis durch Arzneimittel

Die Vaskulitis kann oberflächlich sein (anaphylaktoide Purpura Schoenlein-Henoch, palpable Purpura, Livedo [Vasculitis] racemosa) oder tiefer liegen (Panarteriitis nodosa, noduläre Vaskulitis). Die Vaskulitis kann mit Ödemen und Urtikaria, z. B. in Form der Serumkrankheit oder der Urtikariavaskulitis (SLE!), verbunden sein. Kortikoide werden systemisch gegeben, um schwerere Schäden zu verhindern, ganz besonders an den Blutgefäßen, um den Verlauf der Eruption abzukürzen und um den Patienten rasch Erleichterung zu verschaffen. Die lokale Anwendung von feuchten Umschlägen bzw. kühlenden Lotiones und Emulsionen wird als angenehm empfunden. Besondere Vorsicht ist bei der Gabe von Analgetika angezeigt, da gerade diese Medikamente häufig eine allergische Vaskulitis verursachen.

14.3.4.5. Arzneiexantheme vom verzögerten Typ (Typ IV nach Gell u. Coombs)

Fixes Arzneiexanthem, Lymphocytic Infiltration, Pseudolymphome, Infiltrate durch Polypeptide (Insulin), nummuläres Ekzem und hämatogenes Kontaktekzem, ausgelöst durch die innerliche Gabe von Medikamenten, gehören wahrscheinlich hierher. Die Genese fleckiger Exantheme ist strittig, auch des Ampicillinexanthems.

In den meisten Fällen sind die Reaktionen an der Haut weniger schwer. Allgemeine Störungen können mit dem Aufflammen von Exanthemen und Ekzemen an der Haut verbunden sein. Übergänge von fixen Arzneiexanthemen zur toxischen epidermalen Nekrolyse oder zu schweren Formen eines bullösen Erythema exsudativum multiforme sind möglich. In solchen Fällen muß sofort mit der entsprechenden Therapie begonnen werden (s. S. 209).

14.3.4.6. Toxische epidermale Nekrolyse (TEN, Lyell-Syndrom)

Verbrennungsartige Blasen sind das Leitsyndrom der TEN. Zwei Formen müssen unterschieden werden:

1. Die arzneibedingte D (= Drug) TEN. Dabei handelt es sich häufig nicht um eine einfache Allergie, sondern um die kombinierte Wirkung eines Infektes, oft eines grippalen, und eines Arzneimittels. Durch ein vermindertes Blutvolumen kann es zu einer akuten Tubulusnekrose der Nieren kommen. Eine progressive membranöse Glomerulonephritis kann sich in seltenen Fällen anschließen und auch noch Jahre nach der Erkrankung manifest werden. Eine Leukopenie, im besonderen trotz adäquater Therapie, gilt als prognostisch schlechtes Zeichen. Auch soll eine DTEN bei Graft-versus-Reaktion eine besonders schlechte Prognose haben.
2. Die staphylokokkenbedingte TEN, eine Pyodermie, die auch als *superfizielles Staphylokokken-Schälsyndrom (SSSS)* bezeichnet wird, kann man als generalisierte Impetigo auffassen. Sie tritt meist bei Kindern, aber auch bei immungeschwächten älteren Menschen auf. Bei Kindern ist die Prognose deutlich besser als bei der DTEN.

    In Ausnahmefällen wurden solche Symptome auch mit Streptokokken- und Escherichia-coli-Infektionen beobachtet.

    Differentialdiagnose: Schnellschnitte erlauben in Zweifelsfällen eine Klärung: subepidermale Blasenbildung spricht für die DTEN, Spaltbildung hoch in der Epidermis für das SSSS.

Bei der DTEN kommt in erster Linie differentialdiagnostisch das schwere bullöse Erythema exsudativum multiforme in Frage. Übergänge sind möglich.

Ein schweres Eczema herpeticatum, eine Quecksilberdermatitis oder auch ein toxisches Ekzem, einschließlich eines phototoxischen, können eine DTEN nachahmen.

Therapie: Bei Verdacht auf DTEN und beim schweren bullösen Erythema exsudativum multiforme (S. 238) wird entsprechend einer Verbrennung 2. Grades behandelt. Die Patienten verlieren durch Flüssigkeitsverlust nach außen die Fähigkeit, den Flüssigkeitshaushalt zu regulieren. Auch ist die Wärmeregulation grundlegend gestört; die Kranken müssen also gegen Wärmeverlust geschützt werden. Die Kranken kommen häufig unter den Symptomen einer Sepsis ad exitum. Schon bei Verdacht auf eine DTEN ist eine stationäre Einweisung erforderlich, selbst wenn der Zustand des Patienten zunächst wenig ernst zu sein scheint und die Ausdehnung der Blasen im Anfang gering sein kann. Das Bild wandelt sich aber dann plötzlich grundlegend zum Schlechten. Bei schweren Formen der DTEN und des bullösen Erythema exsudativum multiforme ist die Verlegung der Patienten in eine Steril- oder Verbrennungseinheit oder auch auf eine Intensivstation angezeigt. Die adäquate Therapie sind Infusionen. Eine hochdosierte Gabe von Kortikoiden, meist als Zugabe zur Infusion, wird heute abgelehnt, weil eine Reihe von Autoren keinen positiven Einfluß auf das Weiterschreiten der Blasenbildung und sogar eine DTEN bei unter Kortikoiden stehenden Patienten auftreten sahen. Nachteile einer hochdosierten Kortikoidtherapie sind die Förderung einer Sekundärinfektion, das Verschleiern der Frühsymptome einer Sepsis, Blutungen im Gastrointestinalkanal und möglicherweise eine Leukopenie. Ein Nutzen ist nicht nachgewiesen. Die orale Gabe von Kortikoiden ist wegen gastrointestinaler Blutungen infolge Schädigung der Mukosa nicht indiziert. Antazida und H_2-Blocker werden zur Prophylaxe der Magenblutung empfohlen. Heng und Allen berichten über sehr gute Erfolge durch frühzeitige intravenöse Gabe von Cyclophosphamid (100–300 mg tgl. über 5 Tage). Umstritten ist die prophylaktische Gabe von Antibiotika zur Verhinderung einer Sepsis. Treten deren Symptome auf, müssen sie gegeben werden. Bei der Gabe von jeglichen Medikamenten ist allerdings streng darauf zu achten, daß diese nicht mit den auslösenden Arzneien identisch sind.

Während man früher die Blasendecken auf der Haut als natürliche Abdeckung beließ, wird heute die Entfernung empfohlen mit biologischem Hautersatz, wie Fremdhaut, Schweinehaut, Amnionmembranen oder auch synthetischen Präparaten. Diese Maßnahmen sollen schmerzlindernd sein, antibakteriell wirken und den Wärme- und Flüssigkeitsverlust einschränken. Außerdem sollen sie die Abheilung fördern und die Narbenbildung, vor allem die Ausbildung von Synechien und Keloiden, einschränken.

Die äußere Behandlung muß schmerzlindernd sein, eine Sekundärinfektion möglichst verhindern, der Mazeration und Ablösung der Oberhaut entgegenwirken, den Wärme- und Flüssigkeitsverlust herabsetzen. Die Schleimhaut des Mundes und auch die des Ösophagus können so stark in Mitleidenschaft gezogen sein, daß die nötigen Kalorien über eine Magensonde oder einen Subklaviakatheter zugeführt werden müssen. Wegen der Sekundärinfektion ist eine intravenöse Ernährung über längere Zeit problematisch.

Das Auge kann mit Ulzerationen der Kornea, später mit Synechien, Atrophie des Tränengangs, Einwärtskehrung der Wimpern betroffen und dauernd geschädigt werden. Fälle von Erblindung sind bekannt. Es ist deshalb dringend ratsam, einen Ophthalmologen von Beginn an zuzuziehen. Besonders Mundschleimhaut, Urethra und Vagina sind für Synechien anfällig mit Stenose der Urethra und der Vagina. Permanenter Verlust der Fingernägel und der Zehennägel sind nach DTEN beobachtet worden; eine Alopezie dagegen besteht meist nur vorübergehend.

In erster Linie gilt es, die akute lebensbedrohende Phase zu überwinden, man muß aber von Beginn an beachten, Dauerschäden so gering als möglich zu halten.

Bei allen Formen von DTEN darf die psychische Betreuung der Patienten nicht vergessen werden.

Beim SSSS (S. 209) genügt eine systemische antibiotische Therapie und Entfernung der Krusten, etwa durch abbaden. Lokaltherapie s. Impetigo S. 311.

14.3.4.7. Dermatitis-herpetiformis-Duhring-ähnliche Arzneiexantheme

Sie entstehen zuweilen durch Medikamente, auch äußerlich durch Wollwachsester, mit denen Ulcera cruris behandelt werden und Streureaktionen verursachen.

14.3.4.8. Pemphigus- und Epidermolysis-bullosa-artige Arzneiexantheme

Blasen, besonders der Mundschleimheit, sieht man vor allem unter der Einnahme von D-Penicillamin, ähnlich Pemphigus, Pemphigoid oder zikatrisierendem Pemphigoid.

Symptome ähnlich einer erworbenen Epidermolysis bullosa, aber auch ähnlich einer Porphyria cutanea tarda, wurden z. B. unter der Gabe von Tetracyclinen und Strahlenexposition beschrieben. Tetracycline können einen positiven Fluoreszenztest auf Uroporphyrine vortäuschen und dadurch die Fehldiagnose Porphyrie unterstützen.

14.3.4.9. Akute phototoxische und photoallergische Reaktionen

Siehe Photodermatosen, S. 247 ff.

14.3.5. Weitergabe des Medikamentallergens

Zuweilen muß, im besonderen auch bei Epileptikern, trotz Arzneiexanthemen ein Medikament weitergegeben werden. In solchen Fällen kann man versuchen, das Arzneiexanthem durch die gleichzeitige Gabe von Kortikoiden oder in leichteren Fällen von Antihistaminika zu unterdrücken, evtl. durch sehr langsame Reduktion der Kortikoiddosis eine Desensibilisierung zu versuchen. Bei Pneumocystis-carinii-Infektion kann man ein Antihistaminikum, z. B. Ketotifen, 2–3 Tage vor Wiederbeginn einer Therapie vorausgeben und so ein Arzneiexanthem durch Co-Trimoxazol unterdrücken. Manche Medikamente werden trotz anfänglicher unerwünschter Reaktionen später toleriert, doch kann man oder darf man damit nicht rechnen. Auch gibt es Verfahren der Schnelldesensibilisierung, etwa bei Penicillin, die aber nur stationär von Experten mit allen Möglichkeiten zur Reanimation durchgeführt werden sollten. Eine Schnelldesensibilisierung ist bei penicillinallergischen syphilitischen Schwangeren unter stationärer Überwachung zu erwägen, da Erythromyzin schlecht plazentagängig ist. Die Angabe von Patienten, sie seien penicillinallergisch, hält allerdings oft einer Überprüfung nicht stand (Verwechslung von Penicillin mit anderen Antibiotika).

Angaben über Penicillinhyposensibilisierung:
Holgate, St. T.: Brit. med. J. 296 (1988) 1213–1214; oder
Ziaya, P. R., u. Mitarb.: J. Amer. med. Ass. 256 (1986) 2561–2562.
Der USA-Gesundheitsdienst empfiehlt die orale Hyposensibilisierung nach Wendel; New. Engl. J. Med. 312 (1985) 1229; Münch. med. Wschr. 38, Suppl. 8 (1989) 15.

15. Urtikaria

Immunologisch muß man die immuglobulinabhängige (meist IgF, selten IgM, A oder G), die durch Komplementfaktoren gesteuerte und die nichtimmunologisch bedingte Urtikaria unterscheiden. Die letzte wird durch Substanzen ausgelöst, die Histamin und ähnlich wirkende Faktoren freisetzen oder in den Stoffwechsel der Arachidonsäure eingreifen (Intoleranzreaktionen S. 217).

Unter klinischen Gesichtspunkten sind 3 Formen der Urtikaria zu unterscheiden:

- akute Urtikaria (bis zu 6 Wochen Dauer),
- chronische Urtikaria,
- Angioödem und Quincke-Ödem.

15.1. Akute Urtikaria

Hier unterscheiden wir 5 Gruppen:

- physikalische Urtikaria,
- Nahrungsmittelurtikaria,
- medikamentös bedingte Urtikaria,
- Kontakturtikaria,
- Urtikaria durch interne Ursachen.

15.1.1. Physikalische Urtikaria

Bei der physikalischen Urtikaria (Tab. 31) unterscheidet man 2 Hauptgruppen: 1. den Kontakttyp, bei dem es an Ort und Stelle der Einwirkung zu einer Urtikaria kommt, 2. den Reflextyp; hier sind Kontaktstelle und weiter entfernte Areale betroffen.

Bei allen Formen der physikalischen Urtikaria kann man einen Versuch einer Antihistaminikatherapie machen, evtl. verschiedene Antihistaminika kombinieren.

Tabelle 31 Formen der physikalischen Urtikaria (nach Soter u. H. Merk)

Typ	Klinische Manifestation
Urticaria factitia	
Dermographismus	
Sofort-Typ	Urtikaria
verzögert	Urtikaria
Druck	
Sofort-Typ	Urtikaria/Angioödem
verzögert	Urtikaria/Angioödem
*Vibration**	Angioödem
Kälte	
Sofort-Typ	Urtikaria/Angioödem/Blutdruckabfall/Bewußtlosigkeit/Asthma
verzögert*	lokale Schwellung
familiär*	Erythem/Fieber/Arthralgien/Leukozytose
Strahlen	Urtikaria/Angioödem/Bewußtlosigkeit/Asthma
Wärmereflex-Urtikaria	
cholinergisch	Urtikaria/Asthma
lokale Wärme	Urtikaria/Angioödem
Anstrengung	Urtikaria/Angioödem
aquagen	Urtikaria/Pruritus

* Manchmal dominant vererblich

15.1.1.1. Mechanogene Urtikaria

Bei der Urticaria factitia ist ein Versuch mit Antihistaminika angezeigt, evtl. mit einer Kombination verschiedener Präparate. Besonders therapierefraktär ist die Druckurtikaria, meist tritt sie als Spätreaktion auf. Falls immer wieder gleiche Stellen betroffen sind, kann man einen Versuch mit topischen Kortikoiden machen, wobei aber ein Effekt erst nach wochenlanger Behandlung zu erwarten ist. Nach Ausschluß einer Analgetikaintoleranz kann man Indometazin versuchen. Eine Druckurtikaria als Sofortreaktion wurde beim SLE beobachtet. Bei der Vibrationsurtikaria (hereditär oder nichthereditär) treten bei Erschütterungen generalisierte Erytheme und Ödeme auf. Auch hier ist ein Versuch mit den neueren nichtsedierenden Antihistaminika angezeigt.

15.1.1.2. Thermische Urtikaria

Die kältebedingte Urtikaria wird oft nur bei einer bestimmten Temperatur ausgelöst, also nicht durch Kälte schlechthin. Man muß nach Störungen der Bluteiweiße, besonders nach Kälteagglutininen fahnden. Eine Kälteurtikaria wird besser statt durch Auflegen von Eiswürfeln – dieses Verfahren ist zu unsicher –, durch Eintauchen des Unterarmes in kaltes Wasser und langsamer systematischer Veränderung der Temperatur nachgewiesen.

Patienten mit Kälteurtikaria dürfen nicht ohne Aufsicht baden oder schwimmen und sich auch nicht an den Rand des Schwimmbeckens stellen. Angioödeme werden auch bei dieser Form der Urtikaria beobachtet (Tab. 31).

Therapie: Die beste Behandlungsmöglichkeit besteht im Aufsuchen und in der Beseitigung innerer Störungen, was allerdings selten gelingt. Daher kommen meist als Therapie nur Antihistaminika in Frage. Versuch einer Hyposensibilisierung durch langsame Kälteexposition (kaltes Wasser) und Aufrechterhalten durch kalte Duschen.

Die Wärmereflexurtikaria (cholinergische Urtikaria) ist unter den Formen der Wärmeurtikaria die wichtigste. Sie tritt bei psychischer Erregung, körperlicher Anstrengung und anderen Formen der Erhitzung auf und ist klinisch durch besonders kleine Quaddeln gekennzeichnet. In Ausnahmefällen wurden Angioödeme, Magen-Darm-Krämpfe, Diarrhö, Speichelfluß und Atemnot beobachtet. Auch sind Phänomene im Sinne einer Wärmereflexurtikaria bei Stimulation der Schweißsekretion unter gleichzeitiger Einwirkung von Metallen (Kupferspirale) gesehen worden.

Differentialdiagnose: Von der cholinergischen Urtikaria wird von manchen Autoren die nicht durch Azetylcholin stimulierbare Anstrengungsurtikaria unterschieden.

Therapie: Sie besteht in der Gabe von Antihistaminika. Eine provozierte Auslösung führt manchmal zu einer Erschöpfung des Mechanismus und damit zur Symptomfreiheit für kürzere Zeit. Oft klingt diese Form der Urtikaria nach einiger Zeit spontan ab.

15.1.1.3. Urtikaria durch elektromagnetische Wellen

Die Urticaria photogenica (Tab. 31) ist selten. Kurzwelliges Ultraviolett, aber auch andere Strahlen, so ionisierende und Infrarotstrahlen, können sie verursachen. Die auslösende Wellenlänge zu bestimmen, ist besonders dazu eingerichteten Institutionen vorbehalten.

Differentialdiagnose: urtikarielle Reaktionen anderer Genese, im besonderen bei den Porphyrien und beim Lupus erythematodes oder den chronisch-polymorphen Lichtdermatosen. Die letzten treten erst Stunden oder sogar Tage später, die photogene Urtikaria tritt dagegen während oder kurz nach der Sonnenstrahlenexposition auf. Man muß danach forschen, ob der Patient einen Sonnenstrahlensensibilisator als Medikament oder in anderer Form einnimmt, etwa Sulfonamide oder von den Sulfonamiden abgeleitete Stoffe wie Antidiabetika oder Diuretika. Auch Abführmittel und Seifen können Strahlensensibilisatoren enthalten. Östrogene sind eine mögliche Ursache einer Strahlenüberempfindlichkeit.

Therapie: Meiden der Strahlen der entsprechenden Wellenlänge (Tab. 31), Strahlenschutz durch entsprechende Präparate und im besonderen auch durch Kleidung (S. 250), die die auslösenden Strahlen nicht durchläßt. Vorbeugende Einnahme von Antihistaminika oder Kortikoiden, Strahlenhyposensibilisierung (S. 58, 252). Bei Versagen der Therapie kann ein Versuch mit dem Antidepressivum Doxepin gemacht werden (3 × 25 mg/die).

15.1.2. Nahrungsmittelurtikaria

Dem Patienten ist manchmal die Ursache schon bekannt, in den meisten Fällen ist sie schwer zu finden. Konservierungsmittel, Sulfiten, Glutamin, natürlich vorkommender Azetylsalizylsäure, aber auch Histaminliberatoren in der Nahrung wird heute eine Rolle beim Zustandekommen der chronischen Urtikaria zugemessen. Natriumdisulfit ist frischen Kartoffeln in Großküchen zugesetzt. Nach Wüthrich und Hofer ist bei der durch Nahrungsmittel bedingten Urtikaria an erster Stelle an Rohgemüse (Sellerie, Karotten, Petersilie, Paprika), aber auch Gewürze (Kümmel, Fenchel, Anis) zu denken. In der Häufigkeit als auslösende Ursachen folgen den Rohgemüsen Eier, Milch und Käse, Fische und Schalentiere. Um die Ursache zu bestimmen, werden Suchdiätverfahren empfohlen, die theoretisch gut einzusehen, aber praktisch kaum durchzuführen sind.

Ein Verfahren besteht darin, als Grunddiät etwa nur schwarzen Tee und gekochte Kartoffeln (s. aber oben) oder Reis (Kartoffel-Reis-Diät) zu sich zu nehmen, da man bei nahezu allen anderen Nahrungsmitteln nicht sicher sein kann, was sie enthalten. Wenn die Urtikaria unter dieser Diät abklingt, werden allmählich andere Nahrungsmittel zugelegt. Namhafte Autoren halten ein Doppelblindverfahren bei dieser Nahrungsmittelzugabe für notwendig. Tritt eine Urtikaria auf, so glaubt man, daß das neu erlaubte Nahrungsmittel die Ursache ist. Dieses Verfahren scheitert daran, daß der Patient sich nicht an die Diät hält und darin von Angehörigen, aber auch oft von medizinischen Mitarbeitern, unterstützt wird. Außerdem ist es nicht möglich, die Nahrungsmittel so langsam und einzeln zuzulegen, daß wirklich ein Urteil möglich ist: Eine Urtikaria soll dem auslösenden Agens oft erst 1–2 Tage später folgen, bei Medikamenten nach noch längerer Zeit.

Der Patient ist nur in seltenen Fällen bereit und in der Lage, eine völlig einseitige Diät durchzuhalten und zugleich seinen Verpflichtungen nachzukommen oder diesen entsprechend lange fernzubleiben.

Ein anderes Vorgehen besteht darin, täglich alle in den Organismus aufgenommenen Nahrungsmittel, Genußmittel und Medikamente zu verzeichnen und das Auftreten von Quaddeln hierzu in eine Relation zu bringen. Aber medikamentenähnliche Stoffe in Nahrungsmitteln, Konservierungsstoffe, Farbstoffe, Chinin, Menthol, Salizylate und viele andere, aber auch Stoffe in Körperpflegemitteln, Seifen, Waschmitteln, die durch die Haut oder mit den Fingern über den Mund in den Organismus gelangen, sind schwer aufzufinden und noch schwerer auszuschließen (s. auch S. 221 und Tab. 32). Genußmittel werden meist bei der Suche nach der Ursache einer Urtikaria nicht genügend beachtet. Selbst Mentholzigaretten können die Hautveränderungen unterhalten. Ein weiteres Problem sind pollenassoziierte Nahrungsmittelallergien (Tab. 33). Intrakutanteste sind bei der Nahrungsmittelallergie nur dann hilfreich, wenn Anamnese und Testergebnis zusammenpassen. Entsprechendes gilt auch für den Nachweis des allergenspezifischen IgE.

15.1.3. Medikamentös bedingte Urtikaria

Als auslösende Ursachen einer Urtikaria stehen Arzneien an der Spitze. Dabei handelt es sich häufig nicht um allergische Reaktionen, sondern um Intoleranzphänomene: in ihrer Zusammensetzung unterschiedliche Medikamente greifen an gleicher Stelle des Stoffwechsels an, so als Hemmer des Arachidonsäuremetabolismus. Illig bezeichnete dieses Phänomen als Intoleranzsyndrom vom Aspirintyp. Symptome: Flush, Juckreiz, Urtikaria, Bronchospasmus, gesteigerte Tränen- und Nasensekretion. Die Reaktion ist dosisabhängig. Aspirin und aspirinartige Auslöser sind manchmal nur Kofaktoren beim Zustandekommen der Urtikaria, d. h., sie können eine andersartig bedingte Urtikaria provozieren. Die Ursache erfaßt man durch genaue Anamnese und durch Expositionsteste, d. h., man gibt die verdächtigen Substanzen allein oder, um die Testdauer abzukürzen, in Gruppen per os in steigender Dosis. Diese Belastung sollte *unbedingt unter stationärer Überwachung* durchgeführt werden wegen der eventuell notwendigen Wiederbelebung bzw. Schockbekämpfung.

Einige Substanzen können zu einer lang anhaltenden Urtikaria führen, weil sie nur sehr langsam aus dem Körper ausgeschieden werden. Das Weiterbestehen einer Urtikaria nach Weglassen des Medikamentes spricht also nicht notwendig gegen eine solche Ursache. Außerdem ist es möglich, daß ein Medikament, etwa *Penicillin* in Milchprodukten, in Spuren täglich zugeführt wird und so die Urtikaria

Tabelle 32 Gegenüberstellung der bei chronischer Urtikaria zu empfehlenden benzoat-, salizylat- und azofarbstofffreien Speisen und Getränke mit solchen, die unverträgliche Stoffe enthalten (nach De Weck)

	Erlaubt	Verboten
		grundsätzlich: alle konservierten Nahrungsmittel in Büchsen und Tuben und trockene, fertige Mahlzeiten (in Büchsen oder Schachteln) fertige Soßen chinesische und indische Kost
Kartoffeln	frisch, nicht konserviert	Kartoffelbrei, -klöße usw. aus Fertigprodukten
Gemüse	frisch oder tiefgefroren	in Büchsen Erbsen Tomatenpaste Tomatenketchup
Früchte	frische Früchte: möglichst aus dem Garten oder direkt vom Erzeuger	Steinfrüchte Brombeeren Heidelbeeren Bananen Rhabarber Trauben Äpfel
	Konfitüren und Marmeladen: nur zu Hause zubereitet ohne Zusatz von Konservierungsmitteln – mit Ausnahme von verbotenen Früchten und Erdbeeren	alle Früchte in Büchsen aller kommerziellen Konfitüren und Marmeladen
Mehl, Brot, Backwaren	alle Mehlsorten Haferflocken Mais, Maizena Reis Brot Backwaren ohne Backpulver oder Rosinen Brötchen mit Einschränkung	Backpulver Backwaren mit Backpulver oder Rosinen Kuchen und Patisserien Puddingpulver Pudding in Büchsen Corn-flakes Teigwaren geschnitten abgepacktes Brot

15.1. Akute Urtikaria

	Erlaubt	Verboten
Milch und Milchprodukte	Milch, Rahm Buttermilch reiner Joghurt alle Käsesorten, aber nicht in Scheiben abgepackt	Milchpulver Joghurt mit Früchten oder anderen Zutaten

Eier, Fleisch, Fische und Meeresfrüchte	Eier
	alle Fleisch- und Geflügelsorten:
	  frisch
	  tiefgekühlt
	  geräuchert
	
	alle Fischsorten:
	  frisch
	  tiefgekühlt
	  geräuchert
	  gesalzen
	
	frische Muscheln
		alle Fleisch- und Fischkonserven
		Salami
		Cervelat
		
		marinierte Heringe und Muscheln
		alle Fischkonserven
		
		Muscheln in Büchsen
		Crevetten

Fette	Butter alle Ölsorten Mayonnaise: zu Hause zubereitet	alle Margarinen kommerzielle Mayonnaise Salatsoßen
Getränke	Tee Kaffee Mineralwasser Orangensaft (selbst gepreßt) Sherry Gin Brandy	Limonade nichtalkoholische fertige Getränke Tonic Coca-Cola kommerzielle Fruchtsaftsorten alle anderen alkoholischen Getränke, im besonderen Bier Rotwein
Verschiedenes	Zucker Süßstoffe Schokolade Nüsse Pilze Gewürze Essig	 Schokolade mit Füllung Bonbons, Gummibären usw. Speiseeis Kaugummi Weinessig, Senf, Süßholz farbige Zahnpasta

Tabelle 33 Pollenassoziierte Nahrungsmittelallergien (nach Thiel, 1988, mit freundlicher Erlaubnis der Fa. Casella-Riedel, Pharma GmbH, Frankfurt/Main)

Beifuß	69%	⬅	Kamille	⇨	34%	Birke
Beifuß	54%	⬅	Anis	➡	53%	Birke
Beifuß	56%	⬅	Sellerie	⇨	31%	Birke
Beifuß	27%	⇦	Haselnuß	➡	51%	Birke
Beifuß	16%	⬅	Karotte	➡	21%	Birke
Beifuß	0%	—	Apfel	➡	57%	Birke
Beifuß	28%	⬅	Kümmel	—	0%	Birke
Beifuß	40%	⬅	Paprika	⇨	19%	Birke
Birke	16%	⇦	Erdnuß	➡	48%	Gräser
Beifuß	28%	⇦	Soja	➡	36%	Gräser
Birke	28%	⬅	Pfefferminz	➡	28%	Gräser
Beifuß	47%	⬅	Curry M.	➡	51%	Birke

Dominante Querverbindungen (dicke Pfeile) zwischen relevanten Nahrungsmittelallergenen (Auswahl) und assoziierten Pollenallergenen

unterhält. Es hat sich jedoch gezeigt, daß die Mengen von Penicillin, mit denen in Milch gerechnet werden muß, so gering sind, daß sie nur in Extremfällen auslösend sein dürften. Bei Nahrungsmittel- und medikamentös bedingter Urtikaria muß man auch damit rechnen, daß der Patient vorsätzlich die auslösende Substanz einnimmt, wenn er sie kennt. Eine weitere Ursache, an die zu denken ist, ist die Unverträglichkeit von Pessaren oder auch Spiralen. Bei der Urtikaria durch Medikamente kommt es häufiger zu Ödemen im Glottis- und Larynxbereich und damit zu einer lebensbedrohlichen Situation. Daher ist es besser vorzubeugen, als nachher einen Schock bekämpfen zu müssen.

Differentialdiagnose: Manche Nahrungsmittel (Erdbeeren, Schalentiere) wirken als Histaminliberatoren.

Therapie: In schweren Fällen empfiehlt es sich, den Patienten stationär einzuweisen. Im übrigen entspricht die Therapie der bei unerwünschten Arzneireaktionen (s. dort). Bei der Gabe von Antihistaminika ist zu berücksichtigen, daß sie selber ein Allergen sein können und zwischen manchen Antihistaminen und gefürchteten Sensibilisatoren, z. B. Ethylendiamin, Gruppenverwandtschaften bestehen (heterophile Reaktionen).

15.1.4. Kontakturtikaria

Die Aufnahme einer Substanz durch die Haut kann zur Kontaktreaktion als Sofortreaktion an Ort und Stelle führen, zu einer generalisierten Reaktion im Sinne einer Urtikaria oder sogar zu einem Schock.

Bei den durch die Haut aufgenommenen Stoffen kann es sich um Medikamente, pflanzliche Stoffe, Proteine (Fisch und andere tierische Eiweiße, bes. bei Tierärzten) handeln. Besonders aktuell sind solche Reaktionen auf Latexhandschuhe. Beschädigung der Haut fördert die Resorption oder ermöglicht sie erst. Die Diagnose wird durch den Reibtest nach Gronemeyer (S. 196) oder die 20-Minuten-Ablesung nach epikutaner Testung gesichert.

Therapie: Sie entspricht der bereits bei anderen Urtikariaformen geschilderten, je nach Schwere der Verlaufsform Antihistaminika, Kortikoide innerlich oder äußerlich, evtl. Schocktherapie, S. 206.

15.1.5. Urtikaria durch innere Ursachen

Zu denken ist an die Besiedlung des Darms mit Parasiten (Askariden, Madenwürmer, s. dort) und auch an eine Trichinose. Ob dagegen sog. Foci, im besonderen Granulome im Zahnbereich, an Tonsillen, Gallenblase und Adnexen, aber auch Amalgamfüllungen, Metallnägel bzw. -platten und -schrauben in und an Knochen eine Urtikaria verursachen oder unterhalten können, ist fraglich. Akute und chronische Leber- und Gallenleiden können eine Urtikaria auslösen, ebenso wie manche Virusinfektionen. Bei den Beispielen in der Literatur ist oft nicht auszuschließen, daß eine medikamentbedingte Urtikaria verkannt wurde.

Differentialdiagnose: Bei überlangem Bestand der Quaddeln ist an eine Urtikariavaskulitis zu denken (Probeexzision zum Nachweis der Vaskulitis). Auch ein systemischer Lupus erythematodes, selten eine Dermatomyositis kann sich unter den Symptomen einer Urtikaria bzw. einer Urtikariavaskulitis äußern.

Therapie: Sie richtet sich gegen das Grundleiden oder folgt zur Bekämpfung der Symptome den oben angegebenen Gesichtspunkten. Lokal wie bei anderen Urtikariaformen (s. oben).

15.1.6. Inhalationsurtikaria

Manche Stoffe können durch Einatmung oder Hautkontakt und Aufnahme in den Organismus eine Urtikaria hervorrufen. Solche Stoffe sind aliphatische Polyamine (Epoxyharze), Aminothiazole, Ammoniak, zerkleinerter Rizinussamen, komplexe Platinsalze, Formaldehyd, Latex, Lindan, Penicillin, Natriumsulfid (Photographen), Gewürze und Schwefeldioxid, aber auch manche tierische Haare und andere Proteine (Fische).

Therapie: wie bereits bei anderen Urtikariaformen dargelegt.

15.2. Chronische Urtikaria

In der Haut dieser Patienten werden ödemerzeugende Stoffe offenbar leichter freigesetzt als bei normalen. Die Kranken sind meist älter als die mit akuter Urtikaria. Manche Untersuchungen weisen darauf hin, daß möglicherweise Störungen im Komplementsystem (C3a-, C5a-, C2-Peptide), ferner die Prostaglandine PGE_1- PGE_2, PGD, Leukotrine, das Kallikrein-Kinin, das Gerinnungssystem, neben Histamin beim Zustandekommen der chronischen Urtikaria mitwirken, ähnlich wie beim Angioödem. Das Komplementsystem setzt sich aus 9 Komponenten bzw. 12 Faktoren zusammen. Bei sog. Autoimmunkrankheiten ist die 3. Komplementkomponente vermindert, aber auch bei Erkrankungen der lymphatischen Zellreihe. Wahrscheinlich lösen völlig unspezifische Reize bei solchen Erkrankungen Urtikariaschübe aus. Daher sind Suchdiäten und auch Intrakutanteste nur von geringem Wert. Zuweilen wird die Urtikaria durch die ständige Aufnahme der auslösenden Substanzen unterhalten (s. oben). Bei einem erheblichen Prozentsatz der Patienten läßt sich das Phänomen der Analgetikatoleranz nachweisen (S. 217).

Differentialdiagnose: Bei der chronischen Urtikaria muß man Epizoonosen, Störungen im Leber-Gallen-Bereich, aber auch einen systemischen Lupus erythematodes ausschließen.

Therapie: Sie besteht in der Gabe von Antihistaminika. Man muß für den Patienten das geeignete Antihistaminika aussuchen (S. 10). Heute stehen nichtermüdende Antihistaminika zur Verfügung (S. 11). Oft genügt es, eine Dosis eines der klassischen Antihistamine abends zu geben, um einen ausreichenden Effekt zu erzielen. Man muß versuchen, mit der niedrigsten Dosierung auszukommen und diese so lange durchzuhalten, evtl. zu reduzieren, bis die Symptome dauerhaft geschwunden sind. Man kann auch versuchen, H_1- und H_2-Antihistaminika zu kombinieren, obwohl der Effekt meist enttäuscht.

Bei Versagen der Antihistaminikatherapie kann zusätzlich Nifedipin, also ein Kalziumantagonist probeweise verordnet werden, etwa 3×10 mg/die.

Von manchen Autoren wird bei der chronischen Urtikaria eine Behandlung des Magen-Darm-Traktes empfohlen, bei fehlender Magensäure z. B. entsprechende Substitution. Die Wiederherstellung der Darmflora als therapeutische Hilfe bei der Urtikaria ist umstritten. Gewöhnlich werden abgetötete Darmbakterien oder deren Stoffwechselprodukte verordnet wie Bifiteral, Acidophilus-Zyma, Hylak-Tropfen, Colibiogen, Perenterol und zahlreiche andere.

Bei Kandidabefall des Magen-Darm-Kanals wird eine gegen pathogene Hefen gerichtete Chemotherapie (S. 338 ff.) angewendet. Parasiten im Magen-Darm-Kanal und in den Organen (Würmer) müssen beseitigt werden. Die Eosinophilie des Blutes allerdings ist ein unzuverlässiger Hinweis auf deren Vorhandensein.

Lokale Therapie: Die Patienten schätzen bei allen Urtikariaformen juckreizlindernde Mittel, etwa Schüttelmixturen mit Zusatz von 2% Tumenol ammonium oder 2% Liquor carbonis detergens, 1–5% Polidocanol (Thesit), oder Bufexamac-Präparate, etwa Parfenac-Milch, Franzbranntwein (Klosterfrau Franzbranntwein-Gel), Umschläge und Bäder mit verdünnter Essigsäure, Teerbäder, Bäder mit Polidocanol (Balneum Hermal Plus) oder mit Gerbstoffen (Tannosynt, Tannolact). Auch die lokale Applikation von Kortikoiden wird als angenehm empfunden (Kortikoidsprays, -lotions, Volon-A-Schüttelmix). Meiden sollte man Präparate, die oft selbst sensibilisieren oder auf nicht allergischem Wege Juckreiz hervorrufen.

15.3. Angioödem und Quincke-Ödem

Das Angioödem und das Quincke-Ödem sind extreme Varianten der Urtikariaquaddeln (Urticaria gigantea). Die Ursachen der Urtikaria kommen daher in Frage, auch physikalische und auch solche der Kontakturtikaria. Angioödeme sind unter angiotensinkonvertierenden Enzymhemmern (ACE-Hemmern) aufgetreten. Bei Patienten mit entsprechender Anamnese sollten diese Präparate vermieden werden. Angioödeme können bei Patienten mit Systemerkrankungen wie dem systemischen LE und malignen Lymphomen auftreten. Sie können ein paraneoplastisches Syndrom sein mit erworbenem C1-Esterase-Inhibitor-(C1-INH-)Defekt, z. B. bei Immunozytomen. Eine seltene Variante ist das Angioödem mit Blut- und Gewebseosinophilie, das gut auf Kortikoide anspricht, daher wohl häufig verkannt wird.

Differentialdiagnose: Vibrationsangioödeme, die meist 4–6 Stunden nach dem Trauma auftreten; Kortikoide helfen manchmal.

Therapie: Erkennen und Ausschalten der Ursache, im besonderen von Medikamenten, Genuß- und Nahrungsmitteln, ist auch hier die beste Therapie. Akute Erstickungsanfälle durch Glottisödeme sind möglich und erfordern eine Intubation oder eine Tracheotomie. Deshalb sind bei den ersten Angaben von Atemnot sofort entsprechende Maßnahmen wie beim allergischen Schock und hohe Dosen von Kortikoiden (Äquivalent von 100–200 mg Prednison) als Injektion oder Infusion angezeigt. In manchen Fällen hilft die Gabe von Adrenalin.

Ein besonderes Problem ist das – glücklicherweise seltene – familiär autosomal dominante Angioödem mit angeborenem Defekt im Komplementsystem (Mangel an Typ I oder mangelnde Aktivität des C1-Esterase-Inibitors [C1-INH] Typ II). Bei Typ II ist der Inhibitor quantitativ in normaler Menge vorhanden, aber der C2- und C4-Serumspiegel vermindert, bei Typ I C4, aber nicht immer C2. Ein Viertel der Patienten stirbt an Larynxödem. Eine Tracheotomie ist ggf. notwendig. Quaddeln fehlen bei dieser Form des Angioödems, wohl können gastrointestinale Symptome vorkommen.

Im akuten Anfall gibt man C1-Esterase-Inhibitor-Konzentrat (3000–6000 IE langsam i.v.; Fa. Behring). Greaves u. Mitarb. empfehlen Dosen von 24000–36000 E. Falls kein Konzentrat erreichbar, kann man Blutplasma, evtl. frisch gefrorenes und wieder rekonstituiertes Blutplasma infundieren. Zur Prophylaxe des Ausbruchs des familiären Angioödems dienen Androgenpräparate, z.B. Danazol (Winobanin) oder Stanazolol (Stromba), und zwar individuell nach der klinischen Symptomatik (vorgeschlagene Dosis 3mal 200 mg täglich). Als unerwünschte Wirkungen treten neben Übelkeit auch Akne, Seborrhö, Gewichtszunahme, Veränderungen der Libido auf.

Die Patienten sollen plötzliche starke körperliche Belastung und auch Traumen meiden. Bei operativen Eingriffen, auch bei Zahnbehandlung, bedarf es besonderer Vorsichtsmaßnahmen; zumindest sollten alle Behandlungsmöglichkeiten (Intubation, Tracheotomie, C1-INH) zur Verfügung stehen. Aus dem gleichen Grunde sollte man Patienten, falls irgend möglich, stationär aufnehmen. Auch sollten die Patienten einen Ausweis mit sich führen mit der Diagnose und den notwendigen Maßnahmen.

Die Lymphomkranken mit erworbener C1-INH-Defizienz sprechen auf Danazol (s. unten) an, dagegen solche mit Antikörpern gegen C1-INH auf Kortikoide.

16. Erkrankungen mit Blasen

16.1. Epidermolysis bullosa

Die Tab. 34 gibt eine vereinfachende Übersicht über das komplizierte Gebiet der Epidermolysis bullosa. Differentialdiagnostisch muß die vielleicht doch nicht so seltene transitorische bullöse Dermolyse der Neugeborenen ausgeschlossen werden. Sie heilt spontan binnen Monaten oder eines Jahres ab. Als angeborene Epidermolysis bullosa dystrophica verkannt, kann sie zu falschen Schlüssen bezüglich der Therapie verleiten.

Therapie: Bei den narbenbildenden Formen kann ein Versuch mit einer innerlichen Therapie mit Phenytoin gemacht werden. Der Erfolg ist anscheinend individuell unterschiedlich. In einer neuen kontrollierten Studie erwies sich Phenytoin bei der rezessiv vererblichen Epidermolysis bullosa dystrophica als wirkungslos. Der Phenytoinspiegel im Blut muß dabei kontrolliert und die Dosis entsprechend ausgerichtet werden (cave unerwünschte Wirkungen!). Versucht wurde auch die Gabe von Retinoiden und auch von Dapson. Die systemische Kortikoidtherapie ist weitgehend verlassen. Bei der erworbenen Epidermolysis wurde Dapson auch in Verbindung mit einer Plasmapherese gegeben.

Blasenprophylaxe: entsprechendes Schuhwerk, weiche Socken, Arbeitshandschuhe. Bei Auftreten von Blasen Verhüten einer Sekundärinfektion: rechtzeitig reibungsmindernde Pflaster. Bei Erysipelen und Phlegmonen frühzeitig Bettruhe und Antibiotika. Bei schweren Formen der Epidermolysis bullosa Versuch einer äußerlichen und gegebenenfalls innerlichen Kortikoidtherapie (5–10 mg Prednisonäquivalent). Bei Entwicklung von Karzinomen bei narbiger Epidermolysis: rechtzeitige Exzision.

Relativ häufig, aber meist verkannt ist die Epidermolysis bullosa tarda Weber Cockayne: Auf mechanische Traumen (Märsche, Wanderungen, Rudern, Handarbeit ohne Training) treten leichter Blasen auf als bei Gesunden, besonders bei warmem Wetter.

Therapie symptomatisch, Verminderung der Reibung durch Salben, Unterdrückung der Schweißbildung (S. 364ff.).

Erworbene Formen der Epidermolysis bullosa, z. B. bei von der künstlichen Niere abhängigen Kranken, können das Bild der Porphy-

Tabelle 34 Formen der Epidermolysis bullosa

Epidermolysis bullosa, vererbliche Formen

Nicht narbenbildend
Ohne Atrophie, Blasen über BMZ*
  meist autosomal dominant
    häufiger: Epidermolysis bullosa simplex, Keratin-5- oder -14-Defekt,
      Epidermolysis bullosa tarda
        (Weber-Cockayne-Syndrom, besonders nach Märschen bei warmem Wetter)

Mit Atrophie, Blasen innerhalb der BMZ
  meist autosomal rezessiv
    Herlitz-Typ, meist tödlich

Narbenbildend, Blasen unterhalb der BMZ
  meist autosomal rezessiv, Defekt der Ankerfibrillen
  Epidermolysis bullosa dystrophica (mutilierend, manchmal Entwicklung von Karzinomen)

Epidermolysis bullosa acquisita

Narbenbildung mit Milien
  akrale Anordnung
  meist keine Entzündung
  Blasen unter BMZ unter Lamina densa
  zirkulierende IgG-Antikörper
  gegen verankernde Fibrillen (Kollagen VII)
  IgG- und C_3-Ablagerung unter Lamina densa
  begleitende systemische Erkrankungen
  Medikamente

* BMZ = Basalmembranzone unter Epidermis

ria cutanea tarda nachahmen. Bei allen erworbenen Formen muß man nach Autoimmunerkrankungen oder Neoplasmen fahnden. Therapie symptomatisch.

16.2. Pemphigus

Der Pemphigus kommt in zwei Grundformen vor: 1. dem *Pemphigus vulgaris* mit einer seltenen Unterform, dem *Pemphigus vegetans* (vegetierende Pyodermie von Hallopeau); 2. dem *Pemphigus foliaceus* (Pemphigus seborrhoicus) mit einer Unterform, dem *Pemphigus erythematosus* (Senear-Usher-Syndrom). Der Pemphigus foliaceus ist eine verhältnismäßig milde Verlaufsform des Pemphigus vulgaris.

16.2. Pemphigus

Endemisch wird er in Brasilien als Fogo selvagem beobachtet. Beim Pemphigus erythematosus findet man häufig Antikörper im Sinne des Lupus erythematodes. Deshalb wird an eine Kombination beider Erkrankungen gedacht, die in manchen Fällen auch vorliegt. Neuerdings wird noch eine Pemphigusform mit malignen Tumoren im Körperinneren abgetrennt, der *paraneoplastische Pemphigus* mit besonderen Autoantikörpern (Tab. 35), Erythema-exsudativum-multiforme-artigen Hautveränderungen, Konjunktivitis und Befall des Oropharynx.

Differentialdiagnose: Der Pemphigus ist gekennzeichnet durch intraepidermale Blasen mit Akantholyse. Beim Pemphigus vulgaris sitzen die Blasen suprabasal, beim Pemphigus foliaceus in der oberen Epidermis. Die Diagnose läßt sich im Ausstrich (Tzanck-Test, Blasengrundausstrich) und histologisch stellen, im besonderen aber mit Hilfe der Immunfluoreszenzverfahren (direkt, indirekt) sichern (Tab. 35). Gelegentlich stimmen allerdings klinisches Bild, histologisches Bild und Immunhistologie nicht überein. Im Blutserum finden sich Autoantikörper, die gegen die interzelluläre Substanz zwischen den Epidermiszellen gerichtet sind. Der Titer dieser Antikörper wurde in Beziehung zur Aktivität und Schwere des Pemphigus gesetzt; unterschiedliche Meinungen beruhen offenbar auf einer mangelnden Standardisierung des Nachweisverfahrens. Auch im Blutserum von Personen ohne Pemphigus finden sich manchmal solche Antikörper, besonders nach einer Penicillinallergie. D-Penicillamin kann ein pemphigusartiges Krankheitsbild hervorrufen, das aber fast immer nach Absetzen des Medikaments abklingt. Offenbar ist es aber vorgekommen, daß ein echter Pemphigus durch D-Penicillamin provoziert wird.

Benigner (familiärer) Pemphigus (Morbus Gougerot-Hailey, Morbus Hailey-Hailey). Er ist gekennzeichnet durch das Auftreten von pyodermieartigen Veränderungen, meist in Achseln und Leisten, mit akantholytischer Blasenbildung. Gleichzeitig ist eine Dyskeratose entsprechend einer Dyskeratosis follicularis Darier vorhanden. Bereits im Ausstrich ist die erhebliche bakterielle Besiedlung erkennbar.

Therapie: Solutio Castellani (S. 31) plus Antibiotikum plus Kortikoid, etwa Sulmycin-Celestan-V-Creme. Bäder mit Tanningehalt. In therapieresistenten Fällen Versuch zusätzlicher systemischer Kortikoidgabe, evtl. operative Entfernung des betroffenen Gebietes mit plastischer Deckung. Ob eine Dermabrasion hilft, ist umstritten. Andere Autoren behandeln mit Röntgenbestrahlung, durch Verdampfung der Oberhaut mittels CO_2-Laser oder Koagulieren mit dem Kauter.

Therapie: Der Pemphigus war vor der Entdeckung der Kortikoide eine Erkrankung mit tödlichem Ausgang.

Da der Pemphigus schubweise verläuft und in manchen Phasen trotz höchster Kortikoiddosen nicht mehr beherrscht werden kann, gilt es, ihn durch entsprechende immunsuppressive Medikamente unter

Tabelle 35 Differentialdiagnose *blasenbildender Erkrankungen*

Krankheit	Sitz der Bullae	Antikörper im Serum – indirekte Immunhistologie	Immunglobuline im Gewebe – direkte Immunhistologie (zuverlässiger als indirekte)
Pemphigus vulgaris Pemphigus vegetans	intraepidermale suprabasale Akantholyse	gegen IC, vor allem IgG	interzellulär (meist IgG, auch Komplement)
Pemphigus foliaceus Pemphigus erythematosus	intraepidermale subkorneale Akantholyse	wie oben	wie oben wie oben, plus pos. Bandtest (S. 93)
Paraneoplastischer Pemphigus	intraepidermale suprabasale Akantholyse	gegen IC und Komponente der Basalmembran	interzellulär, abweichend von Pemphigus vulgaris, IgG, Komplement
Pemphigoid	subepidermal	gegen BMZ, vor allem IgG	an BMZ, linear, vor allem IgG und/oder Komplement C_3
Zikatrisierendes Pemphigoid – 20% Erblindung!	subepidermal	gegen BMZ, niedrigerer IgG-Titer als Pemphigoid	an BMZ, linear, IgG, C_3, auch in klinisch normaler Haut
Schwangerschaftspemphigoid	subepidermal	gegen BMZ	an BMZ, linear, IgG, Komplement
Dermatitis herpetiformis Duhring (meist Bläschen)	subepidermal in Lamina lucida	nicht krankheitsspezifisch, selten IgA gegen BMZ	IgA granulär in Papillen klinisch normaler Haut, seltener bandartig an BMZ (auch C_3, IgG und/oder IgM)
IgA-lineare Dermatose (der Kinder)	subepidermal	keine	lineare Ablagerung von IgA und Komplement in der BMZ
Toxische epidermale Nekrolyse bakteriell SSSS medikamentös-DTEN	intraepidermal subepidermal	gegen IC und BMZ (nicht obligat)	
Erythema exsudativum multiforme	subepidermal	gelegentlich gegen BMZ	
Bullöse Arzneiexantheme	subepidermal	gelegentlich gegen IC oder BMZ	
Epidermolysis-bullosa-Formen (S. 226)			
Verbrennungsblasen	subepidermal	gegen IC und/oder BMZ	

BMZ = Basalmembranzone   IC = Interzellularsubstanz

16.2. Pemphigus

Kontrolle zu halten, ohne daß der Patient an den Nebenwirkungen dieser Therapie zugrunde geht. Eine geringe Blasenbildung an den Schleimhäuten muß evtl. in Kauf genommen werden, um mit einer niedrigen Kortikoiddosis auszukommen.

Die übliche Dosierung im Blasenschub liegt zwischen 30 und 100 mg Prednisonäquivalent. Die Kortikoiddosis kann durch Zugabe anderer Immunsuppressiva reduziert werden. Hauptsächlich werden Azathioprin (Imurek, ein Imidazolabkömmling des 6-Merkaptopurins), Methotrexat und Cyclophosphamid (Endoxan), in letzter Zeit auch Cyclosporin A empfohlen.

Bei manchen Fällen von Pemphigus soll die Gabe von 100–300 mg Dapson (DADPS, Dapson-Fatol, Tbl. à 50 mg) Kortikoid sparen oder sogar dieses ersetzen können (s. S. 233).

Azathioprin wirkt erst voll nach etwa 3 Wochen, daher ist es zur Therapie akuter Exazerbationen ungeeignet. Azathioprin wird in der Dermatologie vornehmlich beim Pemphigus, beim Pemphigoid, schweren Fällen von endogenem Ekzem, persistierenden Reaktionen auf Sonnenstrahlen (aktinisches Retikuloid), Lupus erythematodes, Morbus Behçet und Dermatomyositis angewendet.

Unerwünschte Wirkungen und vorbeugende Maßnahmen bei der Gabe von Azathioprin: Azathioprin ist in hoher Dosierung ein zytotoxisches Präparat mit Unterdrückung der Proliferation der normalen und der leukämischen Granulozyten, beeinflußt aber nur selten die Blutplättchen. Hohe Azathioprin-Dosen (10–12 mg/kg KG) verursachen eine schwere Depression des Knochenmarks. Eine leichte Anämie wurde gelegentlich beobachtet, besonders wenn das Präparat über einen langen Zeitraum gegeben wurde. Die Leukopenie war durch eine Dosisverringerung oder Absetzen des Präparats reversibel. Die Proliferation immunkompetenter Lymphozyten wird gehemmt. Die Unterdrückung der Immunreaktion und die Leukozytenzahl hängen nicht notwendig voneinander ab. Sinken die Leukozyten unter 4000/mm^3 und besonders unter 2500/mm^3, muß die Dosis reduziert werden. Leukozytenkontrolle 1. und 2. Monat wöchentlich, dann etwa alle 3–4 Wochen, da die unerwünschten Wirkungen erst nach längerer Therapiedauer einsetzen können. Zusätzliche Medikamente oder Maßnahmen (z. B. Bestrahlungen) können die toxische Wirkung von Azathioprin verstärken.

Die Wirkung von Azathioprin auf die Leukozytenzahl beginnt erst nach Tagen, erreicht nach 6–10 Tagen ihren Höhepunkt und hält nach dem Absetzen noch mindestens 3–4 Tage an. In einer Dosierung von 1–2 mg/kg KG täglich (50–100 mg) ist Azathioprin bei Patienten über einen praktisch unbegrenzten Zeitraum ohne Auftreten toxischer Symptome verwendet worden. Bei höherer Dosierung können jedoch Magenbeschwerden, Appetitlosigkeit und Übelkeit auftreten. Gelegentlich wurden bei einzelnen Patienten allergische Reaktionen gegen Azathioprin in Form von Fieber, Exanthem, Arthralgie, Myalgie, intrahepatischer Cholestase und akuter Pankreatitis beobachtet. Vereinzelt trat Haarausfall auf, der nach Absetzen reversibel war.

Bei Niereninsuffizienz muß die Dosierung von Azathioprin reduziert werden. Bei Leberschäden sollten die üblichen Funktionsproben regelmäßig überprüft werden.

Wird gleichzeitig Allopurinol verabreicht, muß die Azathioprindosis auf 25% herabgesetzt werden.

Wie andere immunsuppressive Präparate vermindert Azathioprin den Widerstand gegen Infektionen. Unter der immunsuppressiven Behandlung sollten daher keine Impfungen mit Lebendimpfstoffen durchgeführt werden.

Während der Schwangerschaft soll Azathioprin nicht gegeben werden. Auch für Männer wird eine Zeugungspause von etwa 6 Monaten empfohlen.

Lever empfahl bei schweren Formen von Pemphigus oder bei drohender Entgleisung 180–360 mg Prednisonäquivalent täglich, und zwar für mindestens 6 Wochen, zu geben. Falls keine deutliche Besserung eintritt, ist die Dosis täglich um 60 mg zu steigern. Meist wird die hohe Dosierung dann gut vertragen, wenn der Patient vorher noch nicht mit Kortikoiden in niedriger Dosis anbehandelt wurde. Anschließend wird die Dosis abgebaut auf 40 mg täglich für eine Woche, dann 30 mg täglich für eine weitere Woche, 25 mg täglich in der anschließenden Woche und schließlich 40 mg täglich an alternierenden Tagen. Jetzt werden Immunsuppressiva zugegeben, und zwar 25 mg Methotrexat wöchentlich, wobei offenbar die Kombination hoher Dosen von Kortikoiden mit Methotrexat ein besonderes Risiko darstellt wegen der starken Immunsuppression. Eine Sepsis durch Überwuchern von Mikroorganismen ist nicht ausgeschlossen. Die Gefahr ist geringer bei Gaben von 100–200 mg Azathioprin täglich oder Cyclophosphamid 100 mg täglich. Bei Rückfällen muß die Kortikoiddosis auf mindestens 120 mg täglich erhöht werden; die gleichzeitige Behandlung mit Zytostatika wird unterbrochen. In Frühfällen von Pemphigus, oder falls sich der Pemphigus stabilisiert hat, werden 40 mg Prednison an alternierenden Tagen in Kombination mit den genannten Zytostatika gegeben. Die für europäische Verhältnisse ungewöhnlich hohe Dosierung erklärt sich aus den in den USA häufiger vorkommenden schweren, therapieresistenten Pemphigusformen.

Ich habe mit dem Therapieschema von Jablońska und Chorzelski bei schweren Pemphigusfällen gute Erfahrungen gemacht (Tab. 36).

Bei Unverträglichkeit von Kortikoiden und anderen Immunsuppressiva (Diabetes mellitus, opportunistische Infektionen) können evtl. Goldpräparate gegeben werden, z. B. Aurothioglucose (Aureotan-Suspension), zunächst als Testdosis 10 mg i.m.; bei guter Verträglichkeit 1 Woche, später 25 mg und nach einer weiteren Woche 50 mg wöchentlich, immer i.m., bis der Autoantikörpertiter (s. oben) absinkt oder auch die erforderliche Kortikoiddosis deutlich geringer wird. Dann werden 50 mg alle 2–4 Wochen injiziert, die Kortikoide aber völlig abgesetzt. Andere Goldpräparate sind Aurodetoxin, Ridaura, Tauredon. Dermatitiden und Stomatitiden, renale, hämatologische Störungen, Magen-Darm-Störungen und Haarausfall sind Komplikationen der Goldtherapie. Bei ersten Anzeichen ernster Nebenwirkungen muß die Therapie abgebrochen werden. Bei schwe-

16.2. Pemphigus

Tabelle 36 Therapieschema zur Pemphigusbehandlung (Werte in mg) (nach Jablońska u. Chorzelski)

Tag	1	2	3	4	5	6	7	8
Azathioprin	200	200	200	200	200	200	200	200
Prednison-äquivalent	80	75	80	70	80	65	80	60

Tag	9	10	11	12	13	14	15	16
Azathioprin	200	200	200	200	200	200	200	200
Prednison-äquivalent	80	55	80	50	80	45	80	40

Tag	17	18	19	20	21	22	23	24
Azathioprin	200	200	200	200	200	200	200	200
Prednison-äquivalent	80	35	80	30	80	25	80	20

Tag	25	26	27	28	29	30	31	32
Azathioprin	200	200	200	200	200	200	200	200
Prednison-äquivalent	80	15	80	10	80	5	80	0

Anschließend wird Azathioprin reduziert:

Tag	33	34	35	36	37	38	
Azathioprin	150	150	150	150	150	150	→ usw.
Prednison-äquivalent	75	0	70	0	65	0	bis zu 20 mg jeden 2. Tag

Erhaltungstherapie:

Azathioprin	100	0	→ usw. 100 mg jeden 2. Tag, nach 2 Monaten jeden 3. Tag (s. a. S. 230)
Prednisolon	20	0	→ usw. 20 mg jeden 2. Tag, nach 2 Monaten jeden 3. Tag

rer Golddermatitis: Kortikoide innerlich (10 bis 20 mg Prednisonäquivalent) oder BAL (Dimercaprol = Sulfactin Homburg). Die höchste BAL-Einzeldosis beträgt 2,5 mg/kg KG. Während der ersten 2 Tage wird es alle 4 Std. gegeben und danach die gleiche Einzeldosis, aber nur 2mal täglich, nach folgendem Schema: 1. und 2. Tag 4–8 Ampullen täglich, stets intraglutäal, aber nicht an die gleiche Stelle (Abszeßgefahr). Am 3. und 4. Tag 3–4 Ampullen täglich, 5. und 6. Tag 3 Ampullen täglich und evtl. bis zur völligen Abheilung noch 1 Ampulle täglich.

Die Plasmaaustauschtherapie (therapeutische Plasmapherese) führt zu einer vorübergehenden Reduktion der Autoantikörper und damit auch zu einer klinischen Besserung; doch muß mit einem Rebound-Phänomen gerechnet werden. Deshalb werden gleichzeitig Kortikoide und andere Immunsuppressiva gegeben. Auch werden von Jablońska u. Mitarb. kleine Plasmapheresen (500–800 ml, 1mal wöchentlich, über 6 Wochen) zur Ergänzung der Therapie bei resistenten Fällen und bei Kontraindikationen gegen Immunsuppressiva empfohlen. Der Plasmaaustausch kommt auch zur Überbrückung akuter Notsituationen in Frage.

In therapieresistenten Fällen wurde auch 500–1000 mg Cyclophosphamid als Pulstherapie und 50 mg Cyclophosphamid oral tgl. gegeben, eine Behandlung, die nur in einer Klinik vorgenommen werden sollte.

16.3. Dermatitis herpetiformis Duhring

Leitsymptom der Dermatitis herpetiformis Duhring sind herpetiform gruppierte Bläschen und Blasen, vornehmlich auf den Streckseiten, doch sind diese Effloreszenzen oft zerkratzt, so daß man differentialdiagnostisch an andere juckende Erkrankungen denken kann. Vielfach klagen die Patienten nicht über Juckreiz, sondern über brennende, schmerzhafte Sensationen.

Vornehmlich werden Männer (2:1) im mittleren Lebensalter befallen. Man unterscheidet 2 Haupttypen: 1. mit immunhistologisch nachweisbarer Ablagerung von granulärem IgA im Bereich der Basalmembranzone. Bei diesen Patienten werden bei 70% der Kranken Veränderungen der Zotten des Jejunums im Sinne einer Glutenenteropathie gefunden; 2. mit linearer Ablagerung von IgA. Diese Form wird mit der IgA-linearen Dermatose der Kinder identifiziert und wird von manchen Autoren als besonderes Krankheitsbild (**IgA-lineare Dermatose,** Tab. 35) betrachtet. Auf Störungen der Schilddrüsenfunktion soll man achten.

Die Dermatitis herpetiformis verläuft in Schüben und wird durch die Aufnahme von Jod in den Organismus, auch durch die Haut (Meerwasser), provoziert. In Medikamenten ist zuweilen Jod enthalten, das sich im Organismus auch von organischen Verbindungen abspaltet und daher eine Dermatitis herpetiformis Duhring auslöst.

Zur Diagnose hat man früher 0,1–0,2 g Jod-Kalium-Lösung (10 g auf 150 ml) einmalig innerlich gegeben. Diese Provokation ist jedoch gefährlich und durch die Verfahren der Immunhistologie überholt.

Das feingewebliche Bild ist charakteristisch, besonders dann, wenn gleichzeitig der Nachweis von Autoantikörpern durchgeführt wird (s. Tab. 35).

16.3. Dermatitis herpetiformis Duhring

Therapie: Die Enteropathie beim granulären Typ wird durch eine glutenfreie Diät günstig beeinflußt (Tab. 37). Die Diät muß über Monate durchgehalten werden, ehe mit einem Erfolg zu rechnen ist. Bei Absetzen, auch nach Jahren, kommt es zum Rezidiv. Die Firmen Hammermühle, 6735 Maikammer; Maizena Diät GmbH, 7100 Heilbronn (Damin); Nestlé-Alete, 8000 München (Nestargel-Glutenfreies Bindemittel für Speisen jeder Art) liefern glutenfreie Produkte und auf Anforderung auch Rezepte, die die glutenfreie Diät erleichtern. Zur Behandlung der Zöliakie und Sprue ist diese Diät bekanntgeworden. Cromoglicinsäure (Colimune) soll Diätfehler überbrücken; ein Versuch ist angezeigt. Vorübergehend kann man auch eine Kunstnahrung (Elementardiät) verordnen, die neben den lebensnotwendigen Nahrungsstoffen nur Aminosäuren, aber keine Proteine enthält, z. B. Nutri 2000, Nutricia, Niederlande. Nach Untersuchungen von Kadunce u. Mitarb. führt eine solche Kunstdiät auch dann zu einem Rückgang der Haut-, aber nicht der Darmveränderungen, wenn gleichzeitig Gluten gegeben wird.

Das Mittel der Wahl zur Unterdrückung der Hautefloreszenzen ist das P,p'-Sulfonyldianilin in einer Dosis von 50–400 mg täglich (Dapson-Fatol, Tabl. à 50 mg). Unter DADPS kann sich bei Patienten mit einer Schwäche der Glukose-6-Phosphatdehydrogenase schon bei geringer Dosierung eine hämolytische Anämie entwickeln. Bei Patienten mit dieser Enzymschwäche wirkt auch die Methylenblautherapie bei starker Methämoglobinbildung nicht! Vor Therapiebeginn mit Dapsone sollte daher die Aktivität der Glukose-6-Phosphatdehydrogenase bestimmt werden.

Wegen der Methämoglobinbildung (Hämiglobin) unter der Therapie sollte dieses vor Therapiebeginn und dann regelmäßig bestimmt werden (Hämiglobin; normal: 0,01–1,1% des Hämoglobins im Vollblut; Zyanose ab 20% Hämiglobinanteil und Todesgefahr ab 70%), ferner das Auftreten Heinzscher Innenkörper: Das Blutbild muß dazu speziell gefärbt werden, etwa mit Nilblausulfat. Manche Autoren glauben, daß hohe Vitamin-C-Gaben (1 g/Tag) diese unerwünschten Wirkungen einschränken. Eine geringe Zyanose und ein leichter Anstieg des Methämoglobins müssen in Kauf genommen werden.

Andere Komplikationen der Dapson-Therapie sind eine exfoliative Dermatitis, Psychosen, Hypalbuminämie, Appetitlosigkeit, Übelkeit und Brechreiz. Besonders ist auf periphere Neuritiden zu achten (Lähmung des N. peroneus).

Bei Unverträglichkeit des Sulfons können Kortikoide gegeben werden (Prednisonäquivalent 10–30 mg). Es kann auch versucht werden, das Sulfon durch Sulfonamide zu ersetzen.

Cholestyramin (Quantalan), 4 g 3mal tgl. bei der IgA-linearen Form (s. S. 232), Colchicin, 0,5 mg 3mal tgl., waren weitere Therapieempfehlungen.

16. Erkrankungen mit Blasen

Tabelle 37   Glutenfreie Kost* (aus: MSD-Manual der Diagnostik und Therapie, 2. Aufl., hrsg. von der Sharp & Dohme GmbH. Urban & Schwarzenberg, München 1975 [S. 1818])

Nahrungsmittel	Erlaubt	Verboten
Getränke	kohlensäurehaltige Getränke, Kakao, Kaffee, Tee, Vollmilch (maximal 2½ Tassen/Tag)	unter Verwendung von Getreideprodukten hergestellte Getränke, fertige Kakaogetränke, Malzmilch, alle Getränke aus Malz und sonstigen verbotenen Getreideprodukten, Bier
Brot	Brot und Gebäck aus Kartoffel-, Pfeilwurz-, Mais-, Reis- oder Sojabohnenmehl	Brot und Gebäck aus Weizen-, Gersten-, Roggen- oder Hafermehl, Crackers, Brezeln, Zwieback, Pfannkuchen, Industriegebäck
Frühstücksgetreide	Cornflakes, alle anderen Maisprodukte, Puffreis, Reis	alles, was mit Weizen, Hafer, Roggen, Kleie, Malzzusatz, Gerste und/oder Buchweizen hergestellt wird, auch Teigwaren
Süßspeisen	Puddings und Cremes aus erlaubtem Mehl bzw. Stärke, Gelatinenachtisch, Sorbet, Tapioka, selbstgemachtes Eis, Keks und Kleingebäck ohne Weizen-, Gersten-, Roggen- oder Hafermehl	alles, was Weizen-, Roggen-, Gersten- oder Hafermehl enthält, wie Kuchen, Keks, Speiseeis, Törtchen, Pudding oder Speisen aus Fertigpackungen
Fette	Butter, Margarine, reine Mayonnaise, Kochöl, Backfett	fertige Marinaden, Weizenkeimöl
Obst	alles	
Fleisch, Eier, Käse	alle Fleisch-, Fisch- und Geflügelarten, die nicht verboten sind, Naturkäse, Eier	Croquetten, panierte und andere mit Brot zubereitete Fleisch-, Fisch- und Geflügelspeisen; Fleischdosengerichte, Wurstwaren, die nicht garantiert nur aus reinem Fleisch bestehen, Brotfüllungen, mehlgebundene Soßen

Tabelle 37 *(Fortsetzung)*

Nahrungsmittel	Erlaubt	Verboten
Suppen	Brühe oder Bouillon, Gemüse- und Cremesuppen aus erlaubten Nahrungsmitteln, nur mit Mais- oder Kartoffelstärke gebunden	alles, was verbotene Mehl- oder Stärkearten enthält
Süßigkeiten	alle nicht mit verbotenen Getreideprodukten hergestellten	alle mit Weizen, Roggen, Hafer, Gerste hergestellten
Gemüse	alle nicht mit verbotenen Getreideprodukten zubereiteten	
Verschiedenes	Salz, Gewürze, Essig, Kräuter, Pickles, Kochschokolade, Oliven, Nüsse, Erdnußbutter	mehlgebundene Soßen, Gewürzsirup, fertige Fleischsoßen, Malzextrakt

* Die Tabelle gibt nur einen allgemeinen Anhalt, die Kost sollte wegen der weiten Verbreitung von Gluten für den Patienten von einem Diätspezialisten zusammengestellt werden

Lokalbehandlung: symptomatisch mit Öl- und Teerbädern, lokal Kortikoidpräparate, im Mund Volon-A-Haftsalbe, zur äußerlichen Behandlung schwefelhaltige Präparate, etwa 2% Schwefel oder 2–5% Polidocanol (Thesit) in Lotio alba aquosa NRF 11.22 oder einer Fertiglotio (Lotio Hermal, Lotio Cordes alba).

16.4. Pemphigoid, Alterspemphigoid, Parapemphigus

Die Krankheit geht mit großen straffen Blasen, meist bei älteren Menschen, einher. Lokalisierte Formen kommen selten vor, Bläschen – statt Blasenbildungen – sind eine Ausnahme. Lokalisierte Formen sind leicht zu verkennen. Das Pemphigoid ist verhältnismäßig gutartig mit spontaner Heilung in einem Zeitraum von meist nicht länger als 5–6 Jahren. Histologisch liegen die Blasen subepidermal. Tzanck-Test negativ, Immunhistologie s. Tab. 35.

Die Bedeutung des Pemphigoids als Paraneoplasie bleibt umstritten. Möglicherweise sind nur Formen mit negativem Immunfluoreszenztest paraneoplastisch.

Therapie: Sie entspricht der des Pemphigus (S. 227f.), doch kommt man mit geringeren Kortikoiddosen aus. Bei Kontraindikationen gegen Kortikoide kann man auf Immunsuppressiva ausweichen. In Ausnahmefällen hilft auch Dapson (Maximaldosis 100 mg tgl.) entsprechend dem Morbus Duhring (S. 233) oder gestattet es, die Kortikoiddosis zu reduzieren. Da das Pemphigoid meist alte Menschen betrifft, ist die Osteoporose unter Kortikoiden eine ernste Komplikation. In Notfällen ist eine Plasmapherese bei etwa zweimaligem großvoluminösem Austausch pro Woche über 4 Wochen zu versuchen.

16.5. Zikatrisierendes Pemphigoid (Schleimhautpemphigoid, okulärer Pemphigus)

Es äußert sich vornehmlich mit Blasen der an die Haut angrenzenden Schleimhäute mit einer besonderen Tendenz zur Narbenbildung, so an den Konjunktiven und im Ösophagus. Möglicherweise ist das Augenpemphigoid mit isoliertem Befall der Kornea eine Sonderform, die von Dermatologen selten beobachtet wird. Etwa 16% der Patienten erblinden auf beiden Augen, 5% auf einem Auge. Eine andere Unterform befällt nicht die Schleimhäute, wohl aber das Integument mit umschriebenen roten Plaques, vor allem an Kopf und Nacken. Es entwickeln sich dort rezidivierend Blasenschübe, auch mit Tendenz zur Narbenbildung. Wahrscheinlich handelt es sich beim zikatrisierenden Pemphigoid um eine Variante des Pemphigoids (s. Tab. 35), aber ohne dessen Tendenzen zur Selbstheilung.

Differentialdiagnose: erosiver Lichen planus der Schleimhaut, rezidivierendes orales Erythema exsudativum multiforme.

Therapie: Bei schweren Veränderungen, im besonderen Veränderungen des Ösophagus und des Trachealraums, sind, abgesehen von operativen Maßnahmen, hohe Dosen von Kortikoiden angezeigt. Sonst empfiehlt sich eine ähnliche Behandlung wie beim Pemphigus bzw. Pemphigoid je nach Schwere der Symptome.

Die umschriebene Form des zikatrisierenden Pemphigoids spricht gelegentlicht auf Dapson an (S. 233).

16.6. Chronisch bullöse Dermatosen des Kindesalters

Drei verschiedene Krankheitsbilder werden unter diesem Namen zusammengefaßt: 1. bullöse Formen der Dermatitis herpetiformis Duhring bei Kindern, Therapie entsprechend; 2. Pemphigoid bei Kindern, Therapie wie beim Pemphigoid; 3. eine bullöse Dermatose, die durch lineare Anlagerung von Immunglobulin A im Bereich der Epidermis-Dermis-Grenze ausgezeichnet ist (*IgA-lineare Dermatose* s. S. 232, Tab. 35). Sie ist wahrscheinlich ein selbständiges Krankheitsbild, das auch bei Kindern vorkommt und zu dem auch die entsprechende Unterform der Dermatitis herpetiformis gehört (S. 232).

Therapie: wie beim Pemphigoid. Bei Kindern wird man allerdings Zytostatika meiden und versuchen, mit Kortikoiden auszukommen.

16.7. Schwangerschaftspemphigoid (Herpes gestationis)

Diese Schwangerschaftsdermatose tritt mit Blasen in herpetiformer Gruppierung in der 2. Hälfte der Schwangerschaft, manchmal auch erst nach der Geburt auf. Sie beginnt gewöhnlich am Abdomen. Die Krankheit kann auch auf das Kind übertragen werden, doch bildet sie sich bei diesem meist binnen weniger Wochen ohne Therapie zurück. Bei kommenden Schwangerschaften, aber auch unter hormonellen Kontrazeptiva, kommt es zu neuen Ausbrüchen.

Differentialdiagnose: andere Schwangerschaftsdermatosen, z. B. Pruritus, Prurigo, toxisch urtikarielle Exantheme, meist in der 2. Hälfte der Schwangerschaft oder im letzten Trimester; auch PEP oder PUPPP genannt (polymorphe Eruptionen der Schwangerschaft – Pruritic urticarial papules and plaques of pregnancy).

Therapie: Beginn mit 10–40 mg Prednisolon täglich, nach Schwinden der Effloreszenzen langsamer Abbau auf eine Erhaltungsdosis. Bei der Entbindung Steigerung der Dosis, evtl. Gabe von wasserlöslichen Präparaten (etwa Prednisolon 100 mg intravenös). Bei leichten Fällen oral Antihistaminika, die in der Schwangerschaft gegeben werden können (S. 10).

Lokale Therapie symptomatisch: Bäder, Schüttelmixturen, feuchte Umschläge, schwach wirksame Kortikoide.

16.8. Subkorneale pustulöse Dermatose, Sneddon-Wilkinson-Erkrankung

Diese chronische, zum Rückfall neigende pustulöse Dermatose befällt vorwiegend Frauen mittleren Alters. Dauer meist Jahre. Die Ursache ist unklar.

Differentialdiagnose: Impetigo, Dermatitis herpetiformis, Pemphigus foliaceus, pustulöse Psoriasis oder eine blasenbildende Erkrankung bei Kindern (s. S. 236). Auch ein gemeinsames Vorkommen mit einem Plasmozytom (Gammopathie) wurde berichtet. Wegen des Auftretens zusammen mit einer Psoriasis identifizieren sie manche Autoren mit der pustulösen Psoriasis, im besonderen mit dem seltenen zirzinären Typ.

Therapie: wie bei Dermatitis herpetiformis Duhring, langsames, aber besseres Ansprechen auf Dapsone 50–150 mg täglich (S. 233).

16.9. Erythema (exsudativum) multiforme

Beim Erythema exsudativum multiforme (E.e.m.) unterscheidet man den Minor- und den Major-Typ mit erheblicher Blasenbildung. Man trennt eine idiopathische Form, also ohne erkennbare Ursache, von einem E.e.m. als Begleitsymptom. Als auslösend kommen in Frage Medikamente, im besonderen Penicillin, Sulfonamide, Phenobarbital, weiter Infektionen, etwa durch Streptokokken oder Viren, ganz besonders das Herpes-simplex-Virus beim Minortyp, ferner Tumoren im Körperinneren. Manchmal tritt das E.e.m. ohne erklärbare Ursache auf, z. B. rezidivierend in festen Abständen, etwa im Frühjahr oder Herbst oder auch in kürzeren Abständen. Besonders die letzten Formen sind ein therapeutisches Problem. Die rezidivierende orale Form kann auf Mundschleimhaut und Lippen beschränkt bleiben.

Das E.e.m. ist gekennzeichnet durch rote Makeln, Papeln, Knoten, Bläschen und Blasen. Charakteristisch ist das kokardenartige Muster der Effloreszenzen, im Zentrum häufig mit Blasen. Die Vorzugslokalisation ist die Streckseite der Extremitäten. Blasen finden sich besonders ausgesprochen an Schleimhäuten und Übergangsschleimhäuten, die manchmal ausschließlich befallen sein können (Stevens-Johnson-Syndrom, Dermatostomatitis).

Differentialdiagnose: In schweren Fällen sind die Symptome ähnlich der toxischen epidermalen Nekrolyse mit den entsprechenden Komplikationen (S. 209); beide Veränderungen kommen auch gemeinsam vor. E.e.m.-artige Effloreszenzen finden sich bei Arzneiexanthemen, im besonderen fixen, ferner bei polymorphen Lichtdermatosen. E.e.m.-artige Effloreszenzen werden ferner bei Aufnahme von Medikamenten durch die Haut zusammen mit Veränderungen im Sinne eines Kontaktekzems beobachtet.

Akute febrile neutrophile Dermatose (Sweet-Syndrom). Sie wird teilweise als Variante des E.e.m. angesehen und folgt Infekten (auch durch Yersinia enterocolitica), mit Fieber, erhöhter BSG und Leukozytose. Frauen mittleren Lebensalters sind vornehmlich betroffen mit nummulären Plaques im Gesicht, Nacken, oberem Stamm und Extremitäten. Ausschluß E.e.m.-artige polymorphe Lichtdermatose. Gut

16.9. Erythema (exsudativum) multiforme

beeinflußbar durch Kortikoide und andere Immunsuppressiva, auch Kaliumjodid 12–16 mg/kg KG wird empfohlen, aber manchmal Auftakt von Lymphomen und Leukosen.

Therapie: Bei den leichten Formen des E.e.m. ist sie symptomatisch, lokal etwa Lotio alba aquosa. Bei dem arzneibedingten E.e.m. darf keinesfalls das auslösende Medikament gegeben werden. Innerlich werden bei schwereren Fällen Kortikoide entsprechend 30 mg Prednisonäquivalent und mehr verordnet. Andererseits sollen Kortikoide nur die Fieberperiode beim E.e.m. verkürzen, eine Angabe, die der weiteren Bestätigung bedarf. Die Kortikoide, im besonderen bei Kontraindikationen, können durch Azathioprin, 100–150 mg täglich, ersetzt und ergänzt werden. Bei rezidivierendem E.e.m. ohne erkennbare Ursache ist die immunsuppressorische Unterdrückung bisher die einzige therapeutische Möglichkeit. Bei Mundschleimhautveränderungen können Kortikoide, etwa in Form eines kortikoidhaltigen Asthmasprays, lokal angewendet werden.

Bei den schweren bullösen Formen mit hohem Fieber und erheblichen Allgemeinsymptomen gilt das bereits bei der toxischen epidermalen Nekrolyse Gesagte (S. 209). Die Lokalbehandlung besteht in der Abtragung aller Blasen und Decken der Erosionen mit biologischen Hautersatzpräparaten. Wo möglich, sollten die Patienten in einer Sterileinheit behandelt werden. Die Kranken werden auf Metallfolien in Puderbetten gelagert. Bei Blasenbildung tief in der Haut, im besonderen auch an den Übergangsschleimhäuten und Schleimhäuten, ist mit dem Auftreten von Synechien und auch Keloiden zu rechnen. Kortikoidsalben sollen dem entgegenwirken, besser sind Hautersatzpräparate.

17. Traumatisch-toxisch bedingte Entzündungen

17.1. Verbrennungskrankheit

Verschiedene Komponenten lassen aus dem Trauma die Verbrennungskrankheit werden und sind bei der Therapie zu berücksichtigen. In erster Linie ist auf eine Schädigung der Atemwege (Glottisödem) zu achten. Wasserdampf unter Druck dringt bis in die Alveolen ein; auch Explosionen mit Stichflammen verursachen Schäden an den Atemwegen. *Atemstörungen nach einer Verbrennung sind eine Indikation zur Intubation der Luftwege und zur Tracheotomie.* Ferner ist auch auf Schäden an den Augen zu achten.

1. Trauma

Verbrennung	Grad	Therapie
	1. Erythem	Kühlung, lokal Kortikoide,
	2. Blasen	Schmerz-, Schockbekämpfung
	3. Nekrosen	

2. Verbrennungsschock. Bei Kindern und alten Menschen eher zu erwarten als bei anderen (ab 8% geschädigte Oberfläche).
3. Sekundärinfektion (Pseudomonas aeruginosa, Staphylokokken, gestörte Abwehr).
4. Immunbiologische Auseinandersetzung, endogene Immundepression.

Therapie

Grad 1:
Entfernung der Wärmequelle (heiße Gegenstände, Flüssigkeiten, Kleidung). Sofortige Kühlung: Wasser, bei kleinen Flächen alkoholische Lösungen. Durch das Eintauchen in kaltes Wasser innerhalb der ersten Minuten wird das Nachbrennen durch die in die Haut eingedrungenen Wärmemengen vermieden, ferner kommt es zu einer Schmerzlinderung, einer Begrenzung von Ausdehnung und Tiefe der Verbrennung, einer Senkung des Stoffwechsels im betroffenen Gebiet, einer Verringerung der Ödembildung und einer Verkürzung des Schockstadiums. Anschließend trägt man Kortikoidlotions oder -cremes auf. Eine rasche Therapie vermeidet Folgen oder schränkt sie ein.

Brennende Kleidung soll man durch Einschlagen in Decken oder Wälzen auf dem Boden, aber nicht mit den Händen, zu löschen oder abzureißen versuchen, da gerade so an den Händen drittgradige Verbrennungen entstehen. Durch Sekundärinfektion von Blasen können tiefe Hautdefekte entsprechend Verbrennungen 3. Grades entstehen, d. h. man soll möglichst alles vermeiden, was zu Wundinfekten führen kann.

Grad 2:
a) Bei leichten Formen wie beim 1. Grad, ggf. Analgetika. Bei Kindern, insbesondere Säuglingen und älteren Menschen (Verbrennung > 10%, bei Verbrennung 2. und 3. Grades ab 5%) Therapie entsprechend den schweren Veränderungen.

b) Bei schweren Formen, mehr als 10–15% der Körperoberfläche verbrannt, stationäre Einweisung in Fachklinik für Verbrennungen. Zur Berechnung der verbrannten Körperoberfläche dient die Neunerregel (Abb. 6). Die Beziehungen zwischen Körperoberfläche und Lebensalter sind in Abb. 7 dargestellt.

Bei Hautdefekten ist die frühzeitige Deckung, evtl. vorübergehend mit Fremdtransplantaten und Hautersatzpräparaten wichtig, um eine später funktionell störende Narbenkontraktur möglichst zu ver-

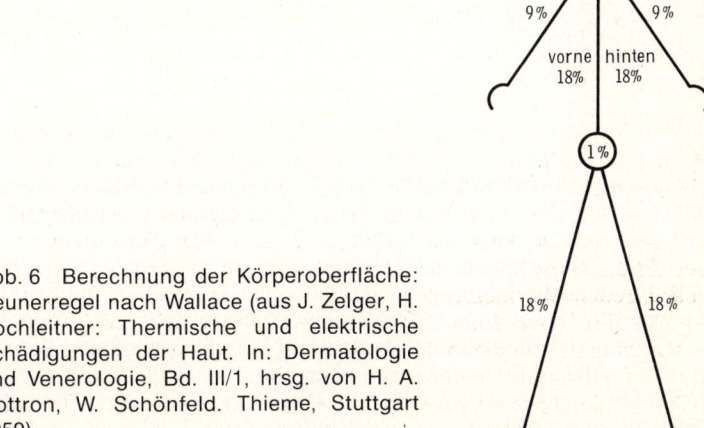

Abb. 6 Berechnung der Körperoberfläche: Neunerregel nach Wallace (aus J. Zelger, H. Hochleitner: Thermische und elektrische Schädigungen der Haut. In: Dermatologie und Venerologie, Bd. III/1, hrsg. von H. A. Gottron, W. Schönfeld. Thieme, Stuttgart 1959)

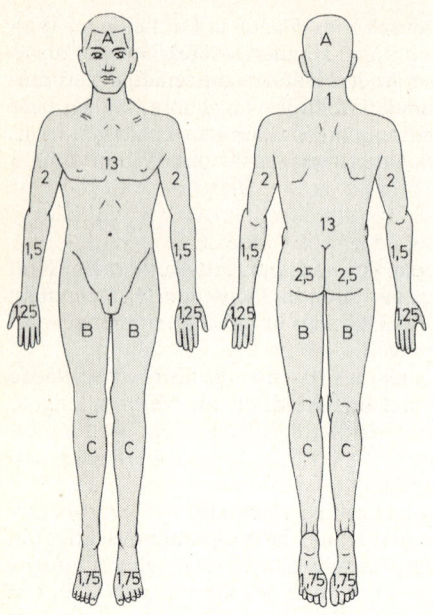

Abb. 7 Beziehungen des Lebensalters zur Körperoberfläche in Prozent nach Berkow in der Modifikation nach Lund-Browder (nach Tappeiner):

	Alter in Jahren					
	0	1	5	10	15	Erwachsener
A ½ Kopf	9,5	8,5	6,5	5,5	4,5	3,5
B ½ Oberschenkel	2,75	3,25	4	4,5	4,5	4,75
C ½ Unterschenkel	2,5	2,5	2,75	3,25	3,25	3,5

hindern. Mehrschichtige Epithellagen können aus wenigen Keratinozyten des Verbrannten gezüchtet und transplantiert werden. Infolge der endogenen Immunsuppression bei Verbrannten überleben Fremdtransplantate länger. Patienten, deren Hautoberfläche zu über 90% verbrannt war, konnten inzwischen am Leben erhalten werden.

50% der Todesfälle nach Verbrennung sollen durch eine von den Verbrennungswunden ausgehende Sepsis eintreten. Auch deshalb ist die operative Entfernung des verbrannten Gewebes und damit die Beseitigung des Bakteriennährbodens mit Wundverschluß wichtig.

In Notfällen (Massenkatastrophen, atomare Explosionen): Analgetika (1–2 mg/kg KG i.v. oder i.m. [bei Schock i.v.], evtl. Phenothiazine in gleicher Dosierung, bei Kindern unter 3 Jahren kein Morphin!), möglichstes Sterilhalten der verbrannten Haut unter gleichzeitiger Kühlung (Metallintücher, Kortikoidpräparate), Kontrolle von Kreislauf, Puls, Blutdruck, Hämatokrit, Urinausscheidung/24 Std., Elektrolyten, Infusion von Blutersatzstoffen, möglichst auf Dextranbasis, viel trinken lassen, Elektrolytzusatz zum Getränk (3 g Kochsalz pro Liter und, falls möglich, 1,5 g Natriumkarbonat [Backsoda], 2–3 l in 24 Std.). Lagerung auf sterilen oder nahezu sterilen Tüchern, Folien, Transport in Haltseitenlage mit Bericht über Vorbehandlung.

Bei Katastrophen größeren Ausmaßes muß der Arzt entscheiden, welchen Patienten er zuerst zu Hilfe kommen muß, und zwar denen, die seiner Behandlung am meisten bedürfen und die er mit seinen ihm in der Notsituation zur Verfügung stehenden Mitteln am ehesten retten kann.

Alle Verbrennungen durch elektrischen Strom mit sichtbaren Hautverbrennungen sollen in die Klinik eingewiesen werden.

Grad 3:
Wie 2. Grad. Exzision des verbrannten Gewebes, wenn möglich, dauerhafte, evtl. temporäre Deckung der Hautdefekte (s. oben).

Erste Anzeichen eines Schocks bei Verbrennungen: Unruhe, Durst, Pulsbeschleunigung, Abfall des Blutdrucks; vorgeschrittener Schock: weicher fadenförmiger Puls, kalte feuchte Extremitäten, blasses Gesicht mit Schweißperlen, vermehrte Atmung, Unruhe, Konfusion und Oligurie. Bei Verbrennung durch elektrischen Strom zunächst Kreislauf und Atmung, dann die Verbrennungsschäden an der Haut behandeln.

Faustregel für den Blutersatz:
1 ml einer kolloidalen Lösung und 1 ml einer Elektrolytlösung × kg Körpergewicht × % verbrannte Körperoberfläche (S. 241f.) binnen 48 Std.

Bei Verbrennungen über 50% keine Steigerung der Flüssigkeitsmenge, Kinder brauchen relativ mehr Flüssigkeit.

Keine sture Durchführung eines Schemas, sondern sorgfältige klinische und hämatologische Beobachtung, Kontrolle des zentralen Venendrucks und entsprechende Adaptation.

Weitere Maßnahmen bei Verbrennungen:
1. Tetanusschutz obligat, evtl. in Form der aktiven Schnellimmunisierung;
2. Antibiotikaschutz, auch gegen pathogene Hefen (S. 338f.);
3. frühzeitige Gabe von Antikoagulanzien erscheint sinnvoll zur Verhinderung und Thrombosen im Rahmen der Verbrauchskoagulopathie (10000–12000 E Heparin tgl.), ist aber umstritten;
4. prophylaktische Digitalisierung;

5. reichliche Ernährung, vor allem eiweiß- und vitaminreich (Vitamin C);
6. ggf. Ausgleich einer metabolischen Azidose.

Schmerzbekämpfung in leichteren Fällen mit Codein (30–60 mg oral oder subkutan), Aspirin, in schweren Fällen Morphin, 8–10 mg subkutan, oder ähnliche Präparate. Bei Phosphorverbrennungen Phosphorreste unter Wasser entfernen und die Haut mit 1%igem Kupfersulfat waschen, um den Phosphor in Kupferphosphat umzuwandeln.

17.2. Verätzungen, chemische Verbrennungen

Verätzungen mit Laugen sind gefährlicher als mit Säuren, weil Laugen fortschreitende Kolliquationsnekrosen hervorrufen. Primär reizende Stoffe sind auch organische Lösungsmittel, Phenole, Sublimat, hautreizende Pflanzen (auch phototoxisch).

Notmaßnahmen: Abspülen des schädigenden Stoffes mit Wasser plus Detergens. Phenole und Kresole mit Ethylalkohol oder Rizinusöl entfernen.

Oft empfohlen, selten effektiv: Neutralisation mit verdünnter Natriumkarbonatlösung bei Säuren, verdünnter Essigsäurelösung 3%, evtl. Zitronensaft bei Basen.

Bei entsprechender Ausdehnung der Verätzung Vorgehen wie bei Verbrennungen: Analgetika, Schockbekämpfung, Flüssigkeitsersatz.

Bei Flußsäureverätzung: Selbst bei kleinen Verätzungen Einweisung in eine Klinik. Evtl. Exzision des betroffenen Hautgebietes im Gesunden. Lokale Injektion von 5 ml Kalziumglukonat zusammen mit 5 ml 2% Lidocain.

Intraarterielle Perfusion mit 10 ml 20% Kalziumglukonat in 80 ml 0,9% NaCl-Lösung.

17.3. Vergiftungen

Bei Vergiftung durch die Haut hindurch (auch Arzneien und Arzneipflaster!): Entfernen des Giftstoffes durch Waschen mit Wasser plus Syndet. Entsprechende interne Therapie (s. Lehrbücher der Toxikologie).

17.3.1. Vergiftungen durch organische Phosphorverbindungen

Vergiftungen durch organische Phorphorverbindungen (Insektizide) treten 2–3 Stunden nach Hautkontakt auf. Besonders die subakuten Vergiftungen infolge additiver oder potenzierender Wirkung durch weitere Stoffe sind schwer zu diagnostizieren (Nachweis der Cholinesterasenaktivität im Blutserum).
 Therapie: Atropininjektionen, PAM Bayer, Toxogonin Merck. Bei Allgemeinsymptomen Einweisung in die Klinik; evtl. Vorgehen nach Gebrauchsanweisung auf den Packungen, Konsultation des örtlich zuständigen Toxikologen oder des entsprechenden Zentrums. Entfernung von mit Giftstoffen durchtränkter Kleidung, Entfernung der toxischen Substanzen von der Hautoberfläche mit Syndets.

17.3.2. Vergiftung durch Gelbkreuz

Bei allen Gelbkreuzvergiftungen Vorsicht bei Berühren (doppelte Handschuhe), Vorsicht vor Dämpfen (Aufstellung zum Verletzten gegen die Windrichtung!). Transport aus dem vergifteten Milieu. Entfernung des Giftes von Haut und Augen, totales Auskleiden und Abwaschen des gesamten Körpers mit 5- bis 10%iger Chloramin-T-Lösung, evtl. 10%iger Sodalösung oder Kalziumhypochloritlösung (Paracaporit, Bayer). Ausspülen der Augen unter fließendem Wasser.
 Zäh-Lost wird von der Haut abgekratzt, der Rest mit organischen Lösungsmitteln (Benzin) abgerieben. Danach Behandlung mit Chloramin-T-Lösung (s. oben).
 Gegen systemische Wirkungen: Infusion von Natriumthiosulfat 100–500 mg/kg KG so rasch wie möglich bereits parallel zur Entgiftung der Haut. Bei oraler Vergiftung 50 Kohlekompretten in Wasser aufgelöst trinken lassen. Bei Inhalation des Giftes: Auxiloson-Dosier-Aerosol.
 BAL (S. 231) ist nur gegen Lewisit wirksam; innerliche und lokale Anwendung ist möglich.

17.4. Erfrierungen

Die Erfrierungen unterteilt man in oberflächliche und tiefe; das Ausmaß einer Erfrierung ist wesentlich schwerer erkennbar als das einer Verbrennung.
 Echte Erfrierungen sind selten. Sie werden bei Vorgeschädigten gesehen: Betrunkenen, Unfallopfern, Opfern von Verbrechen, Gei-

stesgestörten. Nach operativen Maßnahmen, besonders an den Akren (Ohren): Gefahr der Erfrierung! Frühere Erfrierungen können, z. B. durch Parästhesien oder Hyperhidrose, besonders kälteempfindlich machen. Schützengrabenfüße: übermäßige Belastung unter ungünstigen Bedingungen und daher Erfrierung der Zehen und des angrenzenden Fußes.

Differentialdiagnose: ungewöhnliche Reaktion auf Abkühlung, etwa besonders ausgeprägte Cutis marmorata (Livedo reticularis), Kälteurtikaria, Kältepannikulitis, Auftreten von Reaktionen durch Kryoglobuline, Kälteagglutinine oder Kältehämolysine, Raynaud-Phänomen, Erythrozyanose oder Akroasphyxie, Acrodermatitis atrophicans. Für die Erythrozyanose und die Akroasphyxie gibt es bisher keine befriedigende Therapie.

Therapie von lokalen Erfrierungen:
oberflächlich:
- aktives Bewegen,
- sanftes Abreiben (warmes, wollenes Tuch, Watte),
- Anlehnen an warme Körperpartien,
- Blasen belassen, Deckverband;
tief:
- Wasserbad 37 °C langsam auf 42 °C steigern, Vorsicht vor Verbrennungen (Kälteanästhesie),
- Reserpin,
- niedermolekulares Dextran, Rheomacrodex, Heparin, Tetanusprophylaxe, evtl. Antibiotika.
Feuchte Gangrän:
- trockenlegen,
- Extremitäten hochlagern,
- langsam aufwärmen,
- wie Erfrierung behandeln.
Therapie der allgemeinen Unterkühlung:
- Wiederbelebung, Beatmung, Schockbekämpfung,
- Transport Bewußtloser in Seitenlagerung,
- weitere Unterkühlung verhüten,
- Maßnahmen hängen von dem Grad der hypothermen Körpertemperatur ab. Warme Bäder nur bei geringer Hypothermie (über 31 °C rektal) angezeigt, da sonst Gefahr von Herzrhythmus- und pulmonalen Störungen. Zufuhr von warmer Luft mit hoher Luftfeuchtigkeit, evtl. warme intravenöse Infusionen, Peritonealdialyse.

Prophylaxe bei gestörter Blutzirkulation und Innervation, z. B. nach Operationen: Unterkühlte Areale warm und trocken halten, keine zu enge Kleidung, kein Nikotin.

17.4.1. Pernionen, Frostbeulen

Sie treten bei dazu disponierten Personen oft schon bei mäßiger Kälte an nicht oder nur wenig von der Kleidung geschützten Stellen auf. Sie müssen von der lokalisierten Erfrierung unterschieden werden.
Therapie: gleichmäßig schützende warme lockere Kleidung, gleichmäßige Wärme in zentralgeheizten Räumen. Hyperämisierende Salben, z. B. Acid salic. 0,3, Ichthyol, Campher aa 3,0, Vasel. alb. ad 30,0. Wechselbäder. Nifedipin 20–60 mg tgl. soll die Abheilung beschleunigen.

17.5. Schäden durch Sonnen- bzw. UV-Strahlen

Wir müssen zwischen akuten Strahlenfolgen und chronischen unterscheiden, die sich oft erst nach Jahrzehnten auswirken (Landmanns-, Seemannshaut, Präkanzerosen, Karzinome, Melanome).

17.5.1. Akute Strahlenfolgen

Akute Veränderungen durch Strahlen können in einem gewöhnlichen Sonnenbrand, in übersteigerter Empfindlichkeit auf Sonnenstrahlen (Photosensibilisierung) oder im Auftreten strahlenbedingter oder strahlenprovozierbarer Hauterkrankungen bestehen (Tab. 38). *Wir sprechen von Sonnenstrahlen, da das sichtbare Licht nur ein Teil der von der Sonne emittierten Strahlen ist.* Phototoxische Reaktionen sind schwierig von photoallergischen abzugrenzen (Abb. 8).

UV-Strahlen können die zelluläre Immunabwehr beeinträchtigen, daher Herpes solaris. Bei allen Photodermatosen sind vornehmlich die Regionen betroffen, die Sonnen- oder anderen Strahlen ausgesetzt sind.

Wir unterscheiden 4 Gruppen von Photodermatosen:
1. durch Pharmaka, Chemikalien, Pflanzen usw. induziert; solche Stoffe sind:

   – Sulfonamide und abgeleitete Substanzen (antibakterielle, antidiabetische, diuretische Therapeutika),
   – Phenothiazine (bei den einzelnen Präparaten sehr unterschiedliches Risiko),
   – Abkömmlinge des Tetracyclins (besonders Demethylchlortetracyclin und Doxycyclin, aber sehr selten Tetracyclin),
   – Antiseptika und bakterizide Substanzen, im besonderen halogenierte Salizylsäurederivate (in Seifen und Antimykotika; heute selten),

- Strahlenfilter, z. B. Paraminobenzoesäure (inklusive davon abgeleitete Antihistaminika, Astemizol), Furokumarine (Pflanzen und Extrakte, Psoralene: PUVA-Therapie), Porphyrine, Teer und Derivate,
- Parfüms (Moschus Ambrette),
- Farbstoffe (z. B. Akridinfarbstoffe wie Rivanol),
- zahlreiche weitere Medikamente, aber selten, so Östrogene, Progesteron, Griseofulvin, Methotrexat, Zyklamate, Nalidixinsäure, Laxanzien (Triacetyldiphenolisatin [TDI]), DTIC, Benzaron, Chinolone, nichtsteroidale Antiphlogistika, Fenofibratabkömmlinge.

2. Dermatosen, die durch Strahlen, vor allem Sonnenstrahlen, ausgelöst oder verschlechtert werden:

- Herpes (solaris),
- Lupus erythematodes (akut und chronisch),
- Ekzeme durch Oleoresine,
- Rosacea,
- Chromatekzeme,
- Waschmittelekzeme (optische Aufheller, Desinfektionsmittel, heute selten),
- manche Arzneiexantheme,
- Psoriasis im Ausbruchsstadium,
- Bloom-Syndrom,
- Dyskeratosis follicularis vegetans Darier,
- Xeroderma pigmentosum, AIDS.

3. Idiopathische Photodermatosen (Polymorphe Strahlendermatosen s. unten, Strahlenurtikaria, photosensitive Dermatitis, aktinisches Retikuloid).
Als Folge von Störungen des Stoffwechsels: Porphyrien (S. 161), Pellagra.

	photoallergisch	phototoxisch
1. Zahl der Betroffenen		
2. Inkubationszeit		
3. auslösende Menge des Photosensibilisators		
4. Breite des auslösenden Spektrums		
5. Hautsymptome		
6. befallene Hautareale		
7. Muster des Photoläppchentestes		
8. Verlauf der Photoreaktion		

Abb. 8 Differentialdiagnose zwischen photoallergischer und phototoxischer Reaktion (nach Storck)

17.5. Schäden durch Sonnen- bzw. UV-Strahlen

Tabelle 38 Photodermatosen (modifiziert mit freundlicher Erlaubnis der Schering AG, Berlin)

Diagnose	Auslöser	Klinisches Bild	Prophylaxe	Therapie
Dermatitis solaris (Sonnenbrand)	UVB 295–315 nm	metachrone Ausbildung von Erythem, Ödem, Bläschen, Blasen, Schuppen (typische Entzündungsreaktion; Erythem in der frühen Phase vermittelt durch Prostaglandine)	Sonnenschutz (UVB-Sonnenfilter)	*äußerlich:* feuchte Umschläge oder Hydrogele, Kortikoide in Form von Cremes, Schaum oder Milch; Lotio zinci zur Linderung des Juckreizes und zur Kühlung *innerlich:* nur bei schweren Sonnenbrandreaktionen Kortikoide, Indomethacin oder ASS
Phototoxische Reaktionen	UVA 315–400 nm + phototoxische Subtanzen, z. B. Psoralen, Steinkohleteer, Tetracycline	analog Sonnenbrand auf das bestrahlte Areal, limitierte Reaktion	Absetzen der phototoxischen Medikamente, Strahlenschutz (UVA)	*äußerlich:* kortikoidhaltige Milch, Cremes, Lotio zinci bei großflächigen Blasen Therapie wie bei Verbrennungen 2. Grades (Blasen steril eröffnen)
Photokontaktallergie	UVA 315–400 nm (UVB selten) + Photoallergen, z. B. Sulfonamide, Antidiabetika, Tuberkulostatika	allergische Reaktionen vom Typ IV starker Juckreiz, der über das bestrahlte Areal hinausreicht	Ausschalten des Allergens, Strahlenschutz (UVA)	*äußerlich:* feuchte Umschläge, kortikoidhaltige Milch, Creme (akut) *innerlich:* bei schweren Fällen auch systemische Kortikoide
Polymorphe Lichtdermatose „Sonnenallergie"	UVA und/oder UVB	Erythem *oder* Quaddeln *oder* Papeln	Strahlenschutz (UVA und/oder UVB), UV-Training (z. B. PUVA)	bestehende Hautveränderungen sprechen auf lokale Kortikoide gut an (in schweren Fällen auch systemische Kortikoide)
Acne aestivalis	UVA + Lipide bzw. Emulgatoren	starker Juckreiz, follikulär stehende Knötchen (wie bei Acne vulgaris)	Strahlenschutz (UVA), lipid- und emulgatorfreie Grundlage, Lichttraining	Die Acne aestivalis heilt oft in der zweiten Woche von selbst ab, kurzfristig auch kortikoidhaltige Milch, Creme

Ekzeme, bedingt durch volatile Oleoresine von Korbblütlern (Compositae), sehr verbreiteter Pflanzen, können eine idiopathische Photodermatose vortäuschen.

Therapie: 1. Weglassen der strahlensensibilisierenden Agenzien soweit wie möglich. Lokal: Kortikoidlotions und Cremes, bei leichtem Sonnenbrand Bufexamac-Milch oder Creme (z. B. Parfenac-Milch).

2. Meidung stärkerer Strahlenexposition; evtl. Aufenthalt in geschlossenen Räumen während der besonders UVB-strahlenintensiven Tageszeit (bis 16 Uhr). Das Phänomen der Photoaugmentation ist umstritten: UVA-Strahlen, die noch nach 16 Uhr zu erwarten sind, sollen den Effekt der vorausgehenden UVB-Bestrahlung verstärken. Daher könnte ein unterschwelliger Sonnenbrand doch noch zur vollen Entwicklung kommen. Vermeiden unnötiger Strahlenexposition (Sonnenbäder, Sonnenbank, Höhensonne). Besonders bei Aufenthalt in sonnenreichen Ländern ist der routinemäßige morgendliche Strahlenschutz durch Strahlenschutzpräparate zu empfehlen, um der Alterung der Haut mit Präkanzerosen und Neoplasien vorzubeugen und auch um länger ein jugendliches Aussehen zu erhalten. Strahlenschutzmittel mit künstlicher Hautbräunung sind erhältlich, z. B. Anthélios getönt.

3. Strahlenundurchlässige Kleidung. Durch manche Materialien (Kunststoffhemden und -blusen) dringen Sonnenstrahlen fast ungehindert hindurch. Auch gefärbte Kleidung hat einen deutlich niedrigen Lichtschutzfaktor, wenn naß. Die Patienten sollten einen entsprechend breiten Hut, Handschuhe oder sogar einen Sonnenschirm tragen.

4. Strahlenschutzpräparate.

Die Wirksamkeit von Strahlenschutzmitteln, sog. Lichtschutzmitteln, wird für UVB nach dem Lichtschutzfaktor von Schulze bestimmt:

Lichtschutzfaktor nach Schulze:

$$LF = \frac{\text{Erythemschwellenzeit mit Lichtschutzmittel}}{\text{Erythemschwellenzeit ohne Lichtschutzmittel}}$$

Der LF für UVA wird aufgrund der Hautpigmentierung mit und ohne UVA-Absorber bzw. der Erythembildung unter 8-Methoxypsoralen mit und ohne UVA-Absorber bestimmt. Bei der letzten Methode liegen die Werte um das 1,5–2fache höher.

Einen Anhaltspunkt für die Auswahl des geeigneten Lichtschutzfaktors geben Tab. 4 und 39.

Bei den *Strahlenschutzpräparaten* sind 3 Sorten zu unterscheiden:

a) Mittel, die nur UVB absorbieren;
b) die UVB und meist allerdings mit einem geringeren Lichtschutzfaktor gleichzeitig UVA absorbieren;

17.5. Schäden durch Sonnen- bzw. UV-Strahlen

Tabelle 39 Auswahl des Sonnenstrahlenschutzfaktors nach individuellen Gesichtspunkten (mit freundlicher Erlaubnis der Fa. Roche Posay; modifiziert)

Pigmentierungstyp	Haarfarbe	Hautfarbe	Sonnenbrand	Bräunung
0	weiß	Albino	immer +++	0
I	rotblond	sehr hell	immer ++	0
II	blond	hell	immer +	leichte Sonnenbräune
III A	blond	hell	häufig	normale oder tiefe Sonnenbräune
III B	dunkelblond	braun	häufig	
IV	braun	braun	selten	dunkel
V (Südländer)	braun	braun	ausnahmsweise	sehr dunkel
VI (negr. Rasse)	schwarz	schwarz	nie	schwarz

Die Strahlenintensität am Bestrahlungsort hängt von der geographischen Breite, der Jahres- und der Tageszeit ab. Sie wird intensiver, wenn sie bei Schnee, Nebel oder am Wasser gestreut oder reflektiert wird.
Bei Photodermatosen ist die Wellenlänge zu berücksichtigen, die die Unverträglichkeit hervorruft

c) die *Sonnenblocker,* die alle Sonnenstrahlen absorbieren sollen (UVB, LF > 15) und denen neben den UV-absorbierenden Substanzen noch Pigmente zur Absorption weiterer Strahlen zugesetzt sind.

Für alle Zwecke stehen inzwischen zahlreiche Präparate zur Verfügung. Lichtschutzmittel können selbst zu unerwünschten Veränderungen führen, indem sie photosensibilisieren oder allergische Reaktionen anderer Art hervorrufen. Neben den Strahlabsorbern enthalten sie Zusätze wie Konservierungsmittel, Parfüme und eine oft sehr komplex zusammengesetzte Grundlage.

Ein Problem ist die Haftung von Strahlenschutzmitteln auf der Haut bei Schweißbildung und Benetzung mit Wasser (Schwimmen, Duschen), im besonderen bei Strahlenschutzmitteln auf Ö/W-Basis. Bei erhöhter Strahlenempfindlichkeit empfiehlt es sich, nach dem Schwimmen Strahlenschutzmittel erneut aufzutragen.

Bekannte strahlenabsorbierende Komponenten sind Aminobenzoesäure und ihre Ester, Benzophenone, Anthralinate, Cinnamate und Salizylate.

Abgesehen von den Strahlenschutzmitteln schützen Pasten, Puder, Schüttelmixturen besonders dann, wenn sie Titandioxid enthalten (Lotio Cordes [hautfarben], Aknichthol [soft]). Gelbe Vaseline kann unter Umständen kanzerogene Substanzen enthalten und wird daher nicht mehr empfohlen. Vaselinum album schützt, selbst in dicker Schicht, nur wenig. Nach neuen Untersuchungen sollen selbst Salben mit 20% Zinkoxid langwelliges UVA und Licht passieren lassen, solange kein Eisenoxid zugesetzt ist.

Eine Rezeptur für eine Lichtschutzcreme s. S. 66.

5. Erzeugung einer Strahlenschwiele. Durch vorausgehende PUVA, SUP oder auch nur UVA-Bestrahlung, kann man eine Strahlenhyposensibilisierung erreichen (S. 58ff.).

Eine derartige Strahlenprophylaxe kommt bei folgenden Dermatosen in Frage:

- Polymorphe Lichtdermatosen (s. unten),
- Hydroa vacciniforme,
- Urticaria solaris,
- persistierende Lichtreaktion, photosensitive Dermatitis,
- aktinisches Retikuloid,
- erythropoetische Protoporphyrie.

Behandlungsbeginn: einen Monat vor Sonnenexposition.

Bei PUVA-Prophylaxe (nach Hönigsmann):
- 8-MOP-Dosis: 0,6–0,8 mg/kg KG,
- Bestrahlung: 3mal pro Woche bis zur maximalen Pigmentierung,
- Behandlungsdauer: 3–4 Wochen,
- Intervalltherapie: keine,
- UVA-Gesamtdosis: 15–40 J/cm^2.

Die prophylaktische Bestrahlung ist wirksam vor allem bei guter Pigmentierungsneigung.

Innere Therapie: Innerlich können Substanzen gegeben werden, die in die Epidermis eingelagert werden und so einen Strahlenschutz garantieren oder aber auch die Folgen der Bestrahlung verhindern. In der Praxis kommt bis heute in dieser Hinsicht hauptsächlich β-Carotin in Frage. Wieweit dem Carotin eine Strahlenschutzwirkung zukommt, vor allem bei welcher Indikation und wie es wirkt, ist umstritten. Es wird u. a. zur Behandlung der erythropoetischen Porphyrien empfohlen (vgl. Tab. 18, S. 162). Versagt hat das Carotin bei persistierend strahlenempfindlichen Patienten, beim aktinischen Retikuloid und bei der Strahlenurtikaria.

β-Carotin wird oral gegeben, und zwar aufgeteilt in kleinere Dosen mit einer Gesamtdosis von 150–200 mg tgl. (Carotaben-Hermal, Kapseln à 25 mg, 2–8 Kaps. tgl., allmähliche Reduzierung). Die Gefahr einer A-Hypervitaminose besteht offenbar nicht. Die lokale

17.5. Schäden durch Sonnen- bzw. UV-Strahlen

Anwendung von Carotin ist wirkungslos. Wegen der störenden Aurantiasis (Gelbfärbung der Haut) wurde β-Carotin mit dem synthetischen Karotinoid Canthaxanthin kombiniert, das, allein gegeben, die Haut sehr störend dunkelrosarot anfärbt, aber in Kombination mit β-Carotin (10 mg β-Carotin auf 15 mg Canthaxanthin) zu einer Hautfärbung führt, die einer Hautbräunung entspricht. Nach Einnahme solcher Kombinationspräparate ist es zu Einlagerungen in der Makula des Auges gekommen; deshalb sind diese Präparate aus dem Handel gezogen worden.

In vielen Fällen erweisen sich Antihistaminika als nützlich.

Vor der Bestrahlung gegebenes Acidum acetylosalicylicum schwächt die Reaktion schwacher UV-Einwirkung ab.

Kalzium wird häufig gegeben; die Wirkung ist durch keine beweiskräftige Untersuchung gesichert.

Beim aktinischen Retikuloid kann ein Therapieversuch mit Kortikoiden, evtl. kombiniert mit Chloroquin, Azathioprin oder Cyclophosphamid, gemacht werden. Strahlenschutz, soweit als möglich, ist Voraussetzung für den Erfolg. Auch eine PUVA-Therapie wurde empfohlen (s. oben).

17.5.1.1. Polymorphe Strahlendermatosen, polymorphe Lichtdermatosen

Diese Hautveränderungen gehören nach der Anamnese zu den häufigsten Hautveränderungen der Patienten in Köln, im besonderen bei Frauen. Sie treten aber meist im Urlaub Stunden oder auch Tage nach starker Sonnenexposition auf. Man beobachtet *akute Formen*
1. mit etwa einmaligem Auftreten pro Jahr nach der ersten Exposition,
2. wiederholtes Auftreten nach jeder erneuten starken Sonnenexposition nach einem sonnenarmen Intervall, aber schließlich auch spontanem Abklingen nach Ausbildung einer Strahlen-(Licht-)Schwiele nach etwa 1–3 Wochen, ferner eine *chronische Form* mit kontinuierlichen Hautveränderungen, solange die Exposition anhält. Die Effloreszenzen bestehen in Flecken, Quaddeln, Papulovesikeln, hämorrhagischen Papeln, auch insektenstichartigen Plaques und Erythema-exsudativum-multiforme-artigen Veränderungen.

Differentialdiagnose: Strahlenurtikaria, Lupus erythematodes, andere Formen der Strahlensensibilisierung, Porphyrien (S. 160f.).

Therapie: Für die akuten Formen sind häufig UVA-Strahlen verantwortlich. Es müssen also Lichtschutzmittel verordnet werden, die vor diesen Strahlen möglichst intensiv schützen. Geeignete Kleidung ist ein ausgezeichneter Lichtschutz (s. oben). Antihistaminika sollen bereits 2–3 Tage vor der Strahlenexposition und dann fortgesetzt gegeben werden. Prophylaktische Erzeugung einer Strahlenschwiele (s. oben). Chloroquin soll sich bei wenig strahlenempfindlichen

Patienten mit großpapulösem Typ der polymorphen Lichtdermatose bewährt haben. Kalzium s. oben. Manche Autoren empfehlen auch Colibiogen.

17.5.2. Chronische Strahlenfolgen

Besonders gefährdet sind Menschen hellen Hauttyps (Typ I nach Pathak u. Mitarb., s. Tab. 4, S. 60, Tab. 39): rote oder blonde Haarfarbe, blasse Haut, Sommersprossen; schlechte Bräunungstendenz. Doch muß eine entsprechende genetische Veranlagung hinzukommen, wie Untersuchungen über das Auftreten von Karzinomen bei Nierentransplantierten nahelegen. Als besonders nachteilig gilt eine erhöhte Strahlenexposition im Kindes- und Jugendalter! Statt der normalen kollagenen und elastischen Fasern entsteht unter der Einwirkung von Sonnenstrahlen ein minderwertiges Bindegewebe in der Kutis, das färberische Eigenschaften der Elastika annimmt: die Elastose der Haut. Faktoren, die die Strahlenempfindlichkeit erhöhen, z. B. Leberschäden durch Alkoholmißbrauch, verstärken die Elastose, und z.T. bilden sich dabei Komedonen, vor allem an den Schläfen. Eine bis zur Subkutis reichende Elastose findet man bei Morbus Klinefelter. Mit der Elastose verbunden ist eine gelbliche Hautfarbe durch Fetteinlagerung, das Auftreten von Teleangiektasien, von groben Hautfalten bei Verlust der feinen (Cutis rhomboidalis) und das Auftreten von Präkanzerosen und auch malignen Hauttumoren. Abschleifen und Kürettage führen zu einem weitgehenden Ersatz des minderwertigen Bindegewebes und dadurch zur Hauterneuerung und verringerter Disposition für Präkanzerosen. Darauf beruht das verjüngte Aussehen der Altershaut nach Dermabrasion.

Als Prophylaxe der Elastose kommt die regelmäßige Anwendung von Strahlenschutzpräparaten in Frage, möglichst solchen, die gegen UVA und UVB schützen. Zur Therapie der strahlengealterten Haut wird heute die systematische Therapie mit Vitamin-A-Säurepräparaten empfohlen, auch in kosmetischen Präparaten. Eine lokale Therapie mit 0,01%–0,1%-Präparaten muß über Monate und Jahre fortgeführt werden. Allerdings glauben manche Autoren, daß die Vitamin-A-Säure lediglich durch eine Entzündung und ein Ödem vorübergehend eine „Verjüngung" der Haut mit Faltenschwund vortäuschen. Erfolge an strahlengeschädigter Haut erzielt man auch durch Therapie mit Milchsäure etwa 8–10% in Ung. emulsif. aquosum oder einer ähnlichen Grundlage. Das Mittel der Wahl, um subklinische aktinische Keratosen zu beseitigen, ist die lokale Applikation von Fluorouracil (Efudix Roche Salbe). Therapie der Präkanzerosen s. S. 418 ff.

Folgen ionisierender Strahlen s. S. 49.

18. Viruskrankheiten

18.1. Herpes

Das Herpes-simplex-Virus ruft an der Haut und an den Schleimhäuten je nach der Immunitätslage unterschiedliche Veränderungen hervor (Herpeskomplex). Das Herpesvirus 6 wird als Ursache des Exanthema subitum angesehen. Die häufigste Folge einer Infektion mit dem Herpes-simplex-Virus 1 und 2 ist der rezidivierende Herpes mit gruppierten Bläschen. Durch einen Ausstrich des Bläscheninhaltes oder vom Bläschenboden ist eine Schnelldiagnose bei Herpesviren möglich: Riesenzellen mit balloniert degenerierten Epithelien, ähnlich wie beim Pemphigus. In der oberen Körperhälfte ist der Erreger meist Herpesvirus 1, in der unteren, im besonderen in der Genitalregion, meist Herpesvirus 2, das beim Geschlechtsverkehr übertragen wird. Durch die sexuellen Praktiken verwischen sich aber die Grenzen. Herpesvirus 1 findet sich in den Herpesbläschen bis zu 6 Tagen, Herpesvirus 2 bis zu 14 Tagen. Bis zum Abheilen der Effloreszenzen sollte daher ein enger Kontakt, im besonderen Geschlechtsverkehr bei Herpes progenitalis, vermieden werden, vor allem mit Schwangeren. Das Herpesvirus kann intrauterin und während des Geburtsaktes auf das Kind übertragen werden mit erheblichen Konsequenzen (s. unten). Herpesneuinfektionen der Mutter in den ersten 20 Wochen der Schwangerschaft sollen besonders schwer verlaufen. Spontanaborte, Totgeburten und Mißbildungen beim Kind sind bekannt. Beim Zustandekommen des Zervixkarzinoms ist das Herpesvirus ein Kofaktor.

Durch Traumen kann das Herpesvirus übertragen werden, etwa bei Ringern und bei Rugbyspielern (Herpes gladiatorum). Herpesviren sollen auch mit Körperflüssigkeiten ausgeschieden werden, so dem Sperma. Man nimmt an, daß Herpesviren ständig in einer latenten Form in der dorsalen Wurzel sensorischer Ganglien vorhanden sind und nur bei Schwächung des Immunsystems, etwa unter UV-Bestrahlung (Herpes solaris) über die peripheren Nerven in die Epidermis austreten. *Es ist deshalb verständlich, daß eine lokale Therapie das Herpesvirus nicht beseitigen kann.* Bei Immungestörten, so auch bei AIDS-Kranken, kann es bei einem rezidivierenden Herpes zu tiefen Ulzerationen mit sehr langer Abheilungsdauer kommen (persistierendes herpetisches Ulkus).

In der Diagnostik und in der Therapie sind die verschiedenen Formen des Herpeskomplex zu berücksichtigen:

1. Herpes-simplex-Erstinfektion,
2. rezidivierender Herpes,
3. Herpes bei Immunstörungen (z. B. HIV-Infektion),
4. Eczema herpeticatum.

Ein entscheidender Fortschritt wurde bei der Therapie lebensbedrohlicher Herpesformen durch die Einführung des Acycloguanosins *(Aciclovir, Zovirax)* erzielt. Bei lokaler Anwendung dagegen enttäuscht die Substanz (S. 257). Andere antivirale Substanzen sind wegen der erheblichen Nebenwirkungen bisher nur in besonderen Fällen angezeigt, so Phosphonoformiat (Foscarnet).

18.1.1. Herpes-simplex-Erstinfektion (Gingivostomatitis, Herpesvulvitis)

Die Herpes-simplex-Infektion verläuft in den meisten Fällen unbemerkt: bis zum 5. Lebensjahr sind bis zu 90% der Bevölkerung durchseucht. Der Durchseuchungsgrad hängt vom sozialen Status ab, vornehmlich bei dem durch den Geschlechtsverkehr übertragenen Herpes-simplex-Virus 2. Die Herpes-simplex-Erstinfektion kann mit ausgedehnter Aphthosis an der Schleimhaut und in der Genitalregion in Form der Gingivostomatitis oder Stomatitis aphthosa einhergehen.

Therapie: In schweren Fällen wird *Aciclovir* als intravenöse Infusion in einer Dosis von 3mal täglich 5 mg/kg KG alle 8 Stunden über 5 Tage empfohlen, in leichteren Fällen Aciclovir oral 800 mg alle 4 Stunden 5mal/Tag über 5–7 Tage. Die Schwere der Erkrankung, die Dauer und vor allem die Ausscheidung der Viren über die Effloreszenzen wird dadurch positiv beeinflußt, das Auftreten eines rezidivierenden Herpes aber nicht verhindert. Flüssige Kost über einige Tage ist angezeigt. Spülen des Mundes mit milden adstringierenden Lösungen (Kamillentee, Hexoral u. a.) wird vom Patienten als angenehm empfunden.

18.1.2. Rezidivierender Herpes

Systemische Therapie: Aciclovir systemisch kann die Dauer des Herpes recidivans abkürzen, die Beschwerden erleichtern, das Wiederauftreten aber nicht verhindern. Unter der innerlichen Dauergabe von Aciclovir traten bei mehr als 6 Rezidiven pro Jahr die Rezidive seltener auf, wurden schwächer, die Dauer der Veränderungen und die Ausscheidung der Viren wurde verkürzt. Nach Absetzen der Dauer-

18.1. Herpes

therapie ist meist wieder alles beim alten. Allerdings sollen bei Patienten Rezidive seltener geworden sein. Auch im Hinblick auf eine mögliche Resistenzbildung ist daher eine Dauerbehandlung von Patienten mit rezidivierendem Herpes nicht zu empfehlen. Bei immungeschwächten Patienten dagegen kann eine prophylaktische Therapie angezeigt sein, etwa 200 oder 400 mg tgl. alle 6 oder 12 Stunden, je nach Schwere der Immunsuppression und nach Nierenfunktion muß höher oder niedriger dosiert werden. Die Dosis muß reduziert werden, falls renale Störungen vorliegen oder Medikamente gleichzeitig gegeben werden, die die renale Ausscheidung beeinträchtigen.

Der Wert einer immunmodulatorischen Behandlung mit Isoprinosin (Isoprinosine, Delimmun), ist umstritten. Als Dosis werden bei Erwachsenen 6 bis 8 Tabletten täglich über den Tag auf bis zu 6 Einzeldosen verteilt empfohlen.

Lokale Therapie: Der Placeboeffekt von Mitteln ist sehr groß, Fehlurteile sind daher häufig. Lokal werden Puder und Lösungen mit adstringierenden Substanzen und Chemotherapeutika verordnet. Ein bekanntes, in der Wirksamkeit aber umstrittenes Mittel ist das Betupfen der Herpesbläschen mit Ethylether, bis sich die Haut weiß färbt und analgetisch wird, oder mit Ether-Ethanol 50%. Ich empfehle das Betupfen mit mentholhaltigem Franzbranntwein-Gel (Klosterfrau-Franzbranntwein-Gel). Bei rezidivierenden Herpes-simplex-Infektionen sollte die Behandlung durch den Patienten selbst bereits dann begonnen werden, wenn erste Anzeichen von Jucken, Rötung und Spannungsgefühl auftreten, aber noch keine Bläschen vorhanden sind (Prodromalstadium). Kortikoidhaltige Präparate sollten nur unter besonderen Umständen, am Auge nur vom Ophthalmologen angewendet werden. Eine intensive Lokalbehandlung des Herpes mit stark wirksamen Kortikoiden kann, muß aber nicht, zu einem besonders schweren Befall führen.

Die lokale Anwendung von antiviralen Präparaten (Idoxuridin, Tromantadin, Vidarabin u. a.) wird unterschiedlich beurteilt. Die Gabe von Idoxuridin in DMSO (Zostrum) soll wirksamer sein als die gleiche Substanz in Salben. Aciclovir-Salbe hat enttäuscht. Nach R. G. Douglas in dem bekannten Standardwerk von Goodman und Gilman ist sie wirkungslos. Die niedrigdosierte Augensalbe sollte nur am Auge, nicht aber an Haut und Schleimhäuten angewendet werden.

Frühzeitige Therapie mit Interferon-β-Gel 5mal tgl. soll die Dauer des Herpes verkürzen (in einer Studie von 9,4 auf 7 Tage). Auch soll bei einer anderen Studie mit wenigen Patienten der Herpes seltener aufgetreten sein im Vergleich zur Placebogruppe.

Bei Herpeskeratitis ist ein Ophthalmologe zuzuziehen. Die genannten virustatischen Agenzien sollen bei lokaler Anwendung am Auge nützlicher sein als an der Haut, im besonderen Aciclovir und Vidarabin evtl. ergänzt durch Interferon-Tropfen.

Herpes progenitalis von Schwangeren: Hier besteht die Gefahr einer Infektion des Kindes, seltener intrauterin, jedoch bei bis zu 50 bis 60% der Kinder unter der Geburt (tödlicher Ausgang, Herpesmeningoenzephalitis, Dauerschäden möglich). Vor allem Schwangere sollen daher den Geschlechtsverkehr mit Personen meiden, die an einem rezidivierenden Herpes, im besonderen einem Herpes progenitalis leiden; als Schutzmaßnahme wird zumindest die Verwendung eines Kondoms angeraten. Ob spermizide Substanzen vor einer Infektion schützen, ist zweifelhaft. Besteht bei einer Schwangeren unmittelbar vor der Geburt ein Herpes progenitalis oder tritt er in unmittelbarem Zusammenhang mit dem Blasensprung auf, ist ein Kaiserschnitt zu erwägen.

Herpes neonatorum: Hat das Kind Anzeichen einer Herpesinfektion, muß man sofort die Diagnose (Bläschenausstrich, Viruskultur, immunologische Nachweise, PCR) sichern. Bei über der Hälfte der infizierten Neugeborenen kommt es zu Hautveränderungen, lokalisiert (30%) oder generalisiert. Neben der Haut sind vornehmlich die Konjunktiven und das Zentralnervensystem befallen. Erstinfektionen der Schwangeren besonders nahe dem Geburtstermin sollen für das Kind gefährlich sein, gefährlicher als ein Herpes progenitalis.

Die Hautveränderungen können neben Bläschen in Pusteln, Erosionen, Blasen und zosteriform angeordneten Bläschen bestehen, oft an demjenigen Körperteil des Kindes, der bei der Geburt zuerst austritt. Die Veränderungen treten meist nicht sofort auf, sondern nach 2 bis 30 Tagen.

Differentialdiagnose: Bläschen durch das Zytomegalievirus, das Varizellenvirus, durch Haemophilus influenzae Typ B, Bläschen oder Blasen im Rahmen einer Impetigo, einer kutanen Kandidose, eines Erythema toxicum neonatorum, einer vorübergehenden neonatalen pustulösen Dermatitis, einer Incontinentia pigmenti, einer neonatalen Akne, einer Akropustulosis der Kinder oder einer Miliaria.

Therapie: Die Methode der Wahl beim Herpes neonatorum ist Therapie mit Aciclovir i.v. 10 mg/kg KG alle 8 Std., 10 Tage. Zweite Wahl ist Vidarabin i.v. 10–15 mg/kg KG/Tag, 10 Tage. Bei Kindern vom 3. Lebensmonat bis zum 12. Lebensjahr ist die Aciclovir-Dosis anders als bei Säuglingen bis zum 3. Monat und bei Kindern ab dem 12. Lebensjahr und bei Erwachsenen!

18.1.3. Herpes bei Immunstörungen

Bei immungeschwächten Patienten, im besonderen auch HIV-Infizierten mit Immundefekt, ist so früh wie möglich mit einer Aciclovir-Therapie zu beginnen, bei erheblicher Immunschwäche als Infusion (5 mg/kg KG 3mal tgl. im Abstand von 8 Std.). Bei Patienten unter

Immunsuppression (z. B. Transplantierten) ist eine prophylaktische Therapie mit Aciclovir angezeigt (s. oben).

18.1.4. Eczema herpeticatum

Diese Herpesform findet sich bei Hautkranken mit abgeschwächter zellulärer Immunabwehr, meist bei Patienten mit endogenem Ekzem, selten bei der Dyskeratosis follicularis Darier, bei der Mycosis fungoides und bei anderen Veränderungen.

Differentialdiagnose: Bei schweren Fällen mit sekundärer Infektion ist eine Verwechslung mit der toxischen epidermalen Nekrolyse möglich, bei leichteren mit bakteriellen Infektionen der Haut. Therapie: Bei entsprechender Schwere und Ausdehnung bedarf es einer Kontrolle der Elektrolyte und der Bekämpfung der Sekundärinfektion innerlich mit Antibiotika, vor allem beim endogenen Ekzem. Eine Infusionsbehandlung mit Aciclovir ist bei schweren Formen indiziert, bei weniger schweren Formen die orale Therapie (s. oben). Bei geringer Ausdehnung genügt eine symptomatische Behandlung, etwa mit 2% Vioform in Lotio alba aquosa, mentholhaltigem Franzbranntwein oder Franzbranntwein-Gel oder Pudern.

18.2. Zoster (Herpes zoster)

Der Zoster ist eine meist lokalisierte Form der Varizellen. Gewöhnlich wird er, ähnlich wie beim Herpes, auf latente Viren zurückgeführt, die vor allem in den sensiblen Ganglien lagern. Kennzeichnend ist das halbseitig segmentale Auftreten. Besonders bei schlechter Immunlage (Lymphome, zytostatische Therapie, nach Organtransplantation, HIV-Infektion) kann es daneben zu einer Aussaat von Bläschen kommen, die völlig dem Bild der Varizellen entspricht, aber auch zu Blasen und flächenhaften Nekrosen und damit zu einem lebensbedrohlichen Krankheitsbild. Der Verlauf des Zosters ist unberechenbar. Ein Abheilen nach 8 Tagen ohne Narben kann einem Verlauf über mehrere Wochen mit schwerster Narbenbildung gegenüberstehen. Schmerzen und auch Lähmungserscheinungen können dem Zoster vorausgehen, gleichzeitig bestehen und ihm folgen. Oft schwinden sie erst nach Monaten. Ein besonderes therapeutisches Problem sind diese *Postzosterneuralgien,* vor allem bei Patienten über 50 Jahren. Die Neuralgien können Monate, aber auch Jahre bestehen und die Lebensqualität erheblich beeinträchtigen, zum Beispiel in Form einer Trigeminusneuralgie nach Zoster.

Ob der Zoster eine paraneoplastische Erkrankung ist, bleibt umstritten; für einfache Zosterformen scheint dies nicht der Fall zu sein. Es empfiehlt sich jedoch, durch Laboruntersuchungen eine Leukose oder ein Lymphom auszuschließen und auch Faktoren, die die Immunabwehr beeinträchtigen, wie einen Diabetes.

Bei jungen Männern ist das Auftreten eines Zosters ein Hinweis auf eine *HIV-Infektion*. Bei Kranken mit Immundefizit kann der Zoster einen ungewöhnlich schweren Verlauf, aber auch ein völlig atypisches Erscheinungsbild annehmen.

Therapie: Wegen des unberechenbaren Verlaufs ist eine Beurteilung der Therapie des Zosters schwierig und kann nicht nach dem Eindruck an einzelnen Patienten erfolgen.

Systemische Therapie: Bei schweren Fällen von Zoster, im besonderen bei bekannter Immunsuppression, empfiehlt sich die Therapie mit Aciclovir als Infusion (s. oben) oder Vidarabin i.v. 10 mg/kg/Tag, 5 Tage, evtl. die orale Gabe von 5mal 800 mg Aciclovir im Abstand von 4 Std. per os (cave Niereninsuffizienz, Intoxikation des CNS). Manche Autoren geben grundsätzlich Aciclovir bei Patienten über 55 Jahren. Die Therapie sollte so früh wie möglich einsetzen, spätestens bis zum 5. Tag nach Ausbruch des Zosters. β-Interferon wird bei generalisiertem Zoster und Varizellen bei *Immunsupprimierten* gegeben, und zwar 0,5 Mill. IE/kg KG/Tag 3–10 Tage. 30 Minuten vor der Infusion wird ein fiebersenkendes Medikament verabfolgt. Treten während des akuten Verlaufs oder später Schmerzen auf, bedarf es der Gabe von Analgetika; oft ist mit Paracetamol auszukommen.

Die Gabe von Vitaminen der B-Gruppe ist Tradition, aber *ohne nachweisbaren Effekt und entbehrt jeder wissenschaftlichen Grundlage*.

Zosterimmunglobulin dient nicht zur Therapie, sondern zur Prophylaxe des Zosters bei immungeschwächten Patienten, etwa unter Immunsuppression. Falls nicht erhältlich, wird die Virusprophylaxe mit menschlichem Immunglobulin bei intravenöser Anwendung vorgenommen, etwa einmalig Sandoglobulin 2 g/10 kg KG. Später als 5 Tage nach der Exposition kann keine protektive Wirkung mehr erwartet werden. Eine Bedeutung hat Zosterimmunglobulin zur prophylaktischen Therapie bei Neugeborenen, deren Mütter in den letzten 4 Tagen vor dem Partus Varizellen entwickelt haben.

Lokale Therapie: symptomatisch, etwa Lotio alba aquosa oder Zinköl. Das Einreiben mit mentholhaltigem Franzbranntwein (Klosterfrau) haben meine Patienten als angenehm empfunden. Ob die lokale Behandlung mit den antiviralen Agenzien, die bereits beim Herpes erwähnt wurden, einen Vorteil bringen, ist bisher nicht entschieden.

Bei Befall des 1. Trigeminusastes ist das Auge häufig betroffen. Zur Inspektion der Kornea soll möglichst ein Augenarzt hinzugezogen werden, auch aus juristischen Gründen. Ist dies nicht möglich, so kann man Aciclovir- oder zunächst auch Bepanthen- oder Noviform-Augensalbe verordnen.

18.2. Zoster (Herpes zoster)

Ein weiteres therapeutisches Problem ist die Bekämpfung bzw. Verhütung der Zosterneuralgien oder anderer nervaler Schädigungen wie Lähmungserscheinungen.

Manche Autoren empfehlen zur Verhütung der Postzosterneuralgien, aber auch zur Verhütung von Ulzerationen der Hornhaut und zur Unterdrückung der Narbenbildung, den Zoster bei Patienten über 55 Jahren von Beginn an mit einem Äquivalent von 40 bis 80 g/Tag Prednison über 4 Wochen zu behandeln. Andere setzen mit dieser Therapie erst ein, sobald neuralgiforme Schmerzen angegeben werden. Die Postzosterneuralgien werden auf diese Weise bei einem Teil der Patienten abgeschwächt, vielleicht auch verhindert. Andere Autoren bestreiten eine Wirkung aufgrund kontrollierter Studien.

Schwere Verlaufsformen des Zosters sieht man bei Patienten unter Immunsuppression, allerdings bei schweren Grundkrankheiten. Deshalb wurde auch früher eine Ausbreitung der Viren unter Kortikoiden befürchtet. Die praktische Erfahrung hat diese Bedenken nicht gerechtfertigt. Dagegen ist die Negativwirkung von Kortikoiden auf eine Osteoporose bei alten Menschen abzuwägen. Ob eine sehr frühzeitige Therapie mit Aciclovir die Postzosterneuralgien abzuschwächen vermag, ist nicht entschieden. Man darf die Wirkung des Mittels auf die Schmerzen bei bestehendem Zoster nicht mit den folgenden Neuralgien verwechseln. Jedenfalls sollte man, wenn überhaupt, möglichst frühzeitig die Aciclovir-Therapie einsetzen.

Zahlreiche, früher zur Bekämpfung der Neuralgien empfohlene Mittel haben sich nicht als signifikant wirksam erwiesen. Tranquilizer schaffen manchmal Erleichterung. Triamcinolon-Kristallsuspension wurde in Quaddeln in die betroffenen Bereiche intradermal injiziert. Cimetidin, 4mal 300 mg/Tag, oral über eine Woche wurde empfohlen. Analgetika werden unter Kontrolle etwaiger unerwünschter Wirkungen gegeben (Blutbild, Magenschleimhaut, Allergien, Intoleranzphänomene). Lokal kann man Externa verordnen, die Analgetika enthalten. Das Setzen von Hautquaddeln mit Mepivacain oder anderen Lokalanästhetika wird von manchen Patienten als Erleichterung empfunden.

Reibung der Haut durch Kleidung soll man vermeiden, etwa durch Tragen eines T-Shirt unmittelbar auf der Haut.

Umstritten ist die Therapie von *Windpocken* mit Aciclovir, im besonderen im Hinblick auf eine spätere Immunität. Ernste Komplikationen bei Varizellen sind selten, kommen aber vor.

18.3. Variola, Pocken, Small pox

Obwohl die Pocken als ausgerottet gelten, sind einige Bemerkungen nötig, da der Arzt plötzlich mit einem Verdachtsfall konfrontiert werden kann. Außerdem sollen Pockenviren auch als biologische Kampfstoffe ausersehen gewesen(?) sein.

Die Pocken sind schwierig zu erkennen, im besonderen bei Teilimmunität (Variolois) und bei Infektion mit abgeschwächten Viren (Alastrim). Andere exanthematische Infektionskrankheiten muß man abgrenzen, z. B. Syphilis II, ferner Arzneiexantheme, Insektenstiche, varioliforme Pyodermien, Eczema herpeticatum (S. 259), Eczema vaccinatum, aberrierende Bläschen bei Zoster, Varizellen). Das Varizellenexanthem hat im Gegensatz zu Pocken eine zentripetale, nicht zentrifugale Ausbreitungstendenz. Seine Effloreszenzen sind in gleicher Region unterschiedlich weit entwickelt. Bei den Varizellen fehlt die prodromale Krankheitsperiode vor der Bläscheneruption, ebenso das fieberfreie Intervall; die Temperatur fällt nicht ab, wenn die Bläschen erscheinen. Statt des schubweisen Verlaufs der Varizellen findet man bei Variola eine gleichmäßige Progression. Fachinstitute können das Virus direkt nachweisen. Dazu ist folgendes Vorgehen angezeigt: Zum Nachweis der Pocken ist Serum des Kranken zu entnehmen, damit eine Komplementbindungsreaktion oder ein Antikörperneutralisationstest ausgeführt werden kann. Weiter sollen 6–10 Ausstriche von Material gemacht werden, das von Makeln, Papeln oder Bläschen abgeschabt ist. Ferner sind Bläschenflüssigkeit und Krusten in einem fest verschlossenen Gefäß einzusenden, damit eine (elektronen-) mikroskopische Direktuntersuchung stattfinden kann, Gewebekulturen angelegt, Inokulationsversuche auf der Kaninchenkornea ausgeführt und immunbiologische Tests vorgenommen werden können.

Therapie: Ein gegen das Virus gerichtetes Chemotherapeutikum – Methisazon – ist, rechtzeitig angewandt, wirksam. Der Pockenkranke muß symptomatisch behandelt werden.

Impfung von „überalterten" Impflingen und Kranken mit endogenem Ekzem: Bei überalterten Impflingen bedarf es aller Vorsichtsmaßnahmen, die auch bei anderen Ungeimpften angewandt werden. Erstimpfungen bei älteren Kindern und Erwachsenen sollten nur von Ärzten vorgenommen werden, die sich speziell mit diesem Problem befaßt haben.

Zur Immunisierung überalterter Erstimpflinge gegen Pocken haben sich die Vorimpfung mit Vakzineantigen und die Vakziniahyperimmunglobulin-Prophylaxe bewährt. Die Vorimpfung mit 1,0 ml Vakzineantigen hat 8 Tage vor der eigentlichen Impfung zu erfolgen. Vakziniahyperimmunglobulin (Dosis: 20 IE/kg KG, ersatzweise 10 ml Gammaglobulin) wird intramuskulär simultan mit der konventionellen

Erstimpfung verabreicht. Vor allem bei Ungeimpften mit endogenem Ekzem folgt einer Impfung gelegentlich eine Ausbreitung der Pusteln auf den ganzen Körper. Das Gesetz schreibt deshalb vor, daß Hautkranke oder Menschen, die in Kontakt mit Hautkranken leben (z. B. Familienangehörige), nicht pockengeimpft werden dürfen. In erster Linie ist das endogene Ekzem gemeint (S. 188ff.). Die meisten anderen Impfungen gefährden Hautkranke nur dann, wenn sie gegen Inhaltsstoffe des Impfmaterials überempfindlich sind, z. B. gegen tierisches Eiweiß; besondere Vorsicht ist bei Patienten mit endogenem Ekzem, Asthma, Heuschnupfen geboten! Auch enthalten Impfstoffe manchmal Allergene als Begleitsubstanzen wie Formaldehyd oder Antibiotika. Juckende Papeln nach Pockenschutzimpfungen sind nicht notwendig ein Beweis für eine Immunität, es kann sich um eine Überempfindlichkeit gegen andere Substanzen der Impflymphe handeln.

Eine Impfwunde ist gelegentlich Eintrittspforte für andere Erreger; sie erzeugen eine „banale" Pustel, die man als positive Impfreaktion verkennen kann!

18.4. Gianotti-Crosti-Syndrom (Acrodermatitis papulosa eruptiva infantum)

Als ein Virus-id auf Hepatitis-B-Antigen wird die Gianotti-Crosti-Erkrankung aufgefaßt und deshalb hier besprochen. Sie findet sich vorwiegend bei Kindern im Alter von 2–6 (1–15) Jahren aus dem Mittelmeerraum mit folgender Trias:

1. rote Papeln an Extremitäten und Wangen über 3–4 Wochen, initial Fieber;
2. Lymphadenitis, vor allem axillar und inguinal (Dauer mehrere Monate);
3. anikterische Hepatitis mit oft sichtbarer Leberschwellung. Das Hepatitis-B- und das Australia-Antigen lassen sich immer im Blutserum einige Tage nach Krankheitsbeginn nachweisen, andernfalls handelt es sich nicht um das Syndrom, sondern um andere ähnlich lokalisierte papulovesikulöse Exantheme.

Differentialdiagnose: entsprechende Exantheme mit Nachweis von Epstein-Barr- oder Zytomegalievirus oder ähnliche Arzneiexantheme.
Therapie: symptomatisch.

18.5. Kawasaki-Erkrankung

Eine in der Dermatologie wenig bekannte, in ihrer Ursache unklare Erkrankung, möglicherweise auch viraler Genese, ist die Kawasaki-Erkrankung. Tab. 40 gibt eine Übersicht über die Symptome.

Therapie: umstritten, Acidum acetylosalicylicum, Gammaglobulin-Infusionen.

Tabelle 40 Symptome und Befunde beim akuten mukokutanen Lymphknotensyndrom (Kawasaki-Erkrankung) (nach Hußmann, Hachmeister u. Gersony)

Hauptsymptome

Fieber, das 1–2 Wochen dauert und nicht auf Antibiotikatherapie anspricht
Beidseitige Kongestion der Konjunktiven ohne Exsudation
Veränderungen der Lippen und Mundhöhle
    Trockenheit, Rötung und Fissuren der Lippen
    Vergrößerung der Zungenpapillen (Erdbeerzunge)
    diffuse Rötung der Mund- und Rachenschleimhaut
Veränderungen an den peripheren Extremitäten
    Rötung der Handflächen und Fußsohlen (Initialstadium)
    induratives Ödem (Initialstadium)
    membranöse Abschuppung der Fingerspitzen (Rekonvaleszenzstadium)
Polymorphes Exanthem am Stamm ohne Bläschen oder Krusten
Akute, nicht eitrige Schwellung der zervikalen Lymphknoten von 1,5 cm oder mehr Durchmesser

Nebensymptome und weitere Befunde

Karditis, besonders Myokarditis und Perikarditis
Diarrhö
Arthralgie oder Arthritis
Proteinurie und Leukozyturie
Veränderte Blutlaborwerte
    Leukozytose mit Linksverschiebung
    erhöhte BSG
    positives C-reaktives Protein
    erhöhtes α_2-Globulin
    negativer Antistreptolysin-O-Titer
Gelegentlich beobachtete Veränderungen
    aseptische Meningitis
    geringer Ikterus oder leichte Erhöhung der Serumtransaminasen

18.6. Aphthen

Aphthen sind in der Ein- oder Mehrzahl auftretende Erosionen der Schleimhäute meist bis zu Linsengröße, die mit einem gelblichweißen oder grauweißen Belag bedeckt sind. Meist haben sie einen roten Randsaum.

Stomatitis aphthosa. Sie kann rezidivierend, ohne erkennbare Ursache auftreten, eine spezifische Therapie ist unbekannt. Die Gingivostomatitis herpetica ist dagegen Ausdruck einer Herpeserstinfektion (S. 256). Die Anogenitalregion ist manchmal mitbefallen, auch kann es zu einem generalisierten Herpes kommen.

Differentialdiagnose: Andere Virusinfektionen können sich unter dem Bild der Gingivostomatitis aphthosa äußern, so Infektionen mit Coxsackie-Viren (Hand-Mund-Fuß-Erkrankung), Maul- und Klauenseuche, selten auf den Menschen übertragen. Aphthen im Mund mit oder ohne aphthenähnlichen Veränderungen am Körper und im besonderen in der Genitalregion können Ausdruck eines Morbus Behçet sein (S. 138). Die orale rezidivierende Form des Exanthema exsudativum multiforme kann mit einer Stomatitis aphthosa verwechselt werden.

Therapie: symptomatisch, bei Herpesinfektion Aciclovir innerlich (S. 256 ff.). Bei aphthöser Stomatitis kann ein Kortikoid-Asthmaspray versucht werden.

Rezidivierende (habituelle, familiäre, konstitutionelle) Aphthen. Sie sind anlagemäßig bedingt; eine regelmäßig dominante Vererbung wurde angenommen. Mit zunehmendem Alter rezidivieren sie seltener. Sie finden sich vor allen Dingen in den Schleimhautumschlagfalten. Sie sitzen im Gegensatz zu Herpesbläschen auf unverhornter Schleimhaut. Die regionären Lymphknoten können geschwollen sein. Ein Zusammenhang des Auftretens mit Infekten oder der Aufnahme bestimmter Nahrungsmittel (z. B. ungeschälte Walnüsse) wird behauptet (Immunreaktion? Immunvaskulitis?), ist aber nicht bewiesen.

Therapie: Linderung der Beschwerden durch Verätzen der Oberfläche: Betupfen mit 1%iger Chromsäure (durch Arzt), 1–2%iger Silbernitratlösung, 10%igem Boraxglyzerin, mit Kochsalz, dem Zitronensaft zugesetzt wurde, oder mit Myrrhentinktur. Spülen des Mundes mit Mysteklin-Sirup 3mal tgl. soll hilfreich sein. Empfohlen werden ferner Neogel, Mundisalgel, Dynexan-A-Gel oder Dynexan-Salbe, Herviros-Tropfen u. a. aufgrund ihres lokalanästhetischen Effektes. Auch das Aufbringen einer kortikoidhaltigen Haftsalbe (Volon-A-Haftsalbe, Dontisolon-M-Mundheilpaste) oder das Auflegen von Betnesolpastillen (max. 4mal 1 tgl.) bringt Erleichterung. Wie bei anderen Erkrankungen, wird auch hier Kolchizin empfohlen. Gegebenenfalls Weglassen der angeschuldigten Nahrungsmittel.

Zur Prophylaxe wurden Kortikoide innerlich gegeben; doch ist diese Therapie nur dann angezeigt, wenn es zu sehr häufigen Rezidiven multipler Aphthen kommt.

Aphthosis Tourain: Versuch, verschiedene Aphthenformen zusammenzufassen, wohl meist Morbus Behçet (S. 138).

Ulcus vulvae acutum. Sehr schmerzhafte Ulzera bei Mädchen und jungen Frauen im Bereich der Vulva in Schüben mit Dauer bis zu 1 Monat. Eine gangränöse Form verläuft mit hohem Fieber und Schüttelfrost. Wahrscheinlich Teilsymptom anderer Erkrankung (Erythema exsudativum multiforme).

Therapie: symptomatisch, bei schwereren Verlaufsformen systemisch Kortikoide.

18.7. Viruswarzen

Wir unterscheiden 1. die vulgären Warzen mit einigen Unterformen wie die Plantarwarzen und die planen Warzen, 2. die spitzen Kondylome oder Feigwarzen, 3. die bowenoide Papulose und 4. die Dellwarzen oder Mollusca contagiosa. Die Warzen sind Viruserkrankungen mit einer hohen Selbstheilungstendenz durch Immunvorgänge gegen das Virus im Organismus. Die verschiedenen Warzenformen werden mit Ausnahme der Dellwarzen durch unterschiedliche Typen des Human-Papillom-Virus (HPV) hervorgerufen.

18.7.1. Vulgäre Warzen

Warzen sind ansteckend. Daher ist die Umgebung des Patienten ebenfalls zu sanieren. Sie heilen von selbst ab, wenn auch oft erst nach Jahren. Deshalb sollen Maßnahmen vermieden werden, die das Gewebe dauernd schädigen oder Risiken beinhalten. Auch nach gründlicher operativer Entfernung ist ein Rezidiv keineswegs ausgeschlossen, da mit dem Vorhandensein von Warzenviren auch in umgebender unveränderter Haut zu rechnen ist. Warzen entstehen häufig in einem bestimmten Milieu (kalte Schweißhände und -füße); Hyperhidrose (S. 364) und schlechte Durchblutung muß man mitbehandeln (Fußgymnastik, Wechselbäder, durchblutungsfördernde Medikamente, vernünftiges Schuhwerk).

Warzen können auch die Schleimhäute isoliert und disseminiert befallen. Eine Sonderform ist die fokale epitheliale Hyperplasie (Hecksche Erkrankung).

Therapie: Bei einzelnen Warzen ist die Entfernung nach Vereisung oder in Lokalanästhesie mit dem scharfen Löffel angezeigt. Ich rate von tiefem Ausschälen oder Ausbrennen mit dem Kauter ab, um auffallende Narben zu vermeiden, verkoche aber die Warzen gelegentlich leicht mit dem Kauter. Auf den Wundgrund kann Verrumal oder ein anderes Warzenmittel aufgetragen werden, wenn die Sterilität gewahrt ist.

Kryotherapie: Warzen lassen sich mit flüssigem Stickstoff vereisen. Er wird wegen Explosionsgefahr in einem Dewar-Behälter aufbewahrt und mit einem Stieltupfer wenige Sekunden auf die Warze aufgebracht. Nach 24–48 Std. entstehen oft Blasen. Sie müssen mit der Schere abgetragen werden, da der flüssige Stickstoff die Viren wahrscheinlich nicht vernichtet (andere Möglichkeiten der Kryotherapie s. S. 45).

Bei multiplen Warzen versuche ich durch Schälmittel (s. unten) die Hornmassen der Warze zu erweichen und lasse den Patienten selbst das weichgewordene Material mit der Schere oder einem Hornhauthobel entfernen. Salizylsäure tötet die Viren offenbar nicht ab. Bewährt hat sich auch die Salbe nach Linser, die folgendermaßen zusammengesetzt ist: Acid. salicyl. 2,4, β-Naphthol 2,4, Ol. thymi. 2,4, Resorcin 2,4, Phenol. liquef. 2,4, Ung. Alcohol. lanae DAB 10 ad 30,0, ferner Salicylcollodium NRF 11.18 (Milchsäure 2,22, Salizylsäure 2,0, Elastisches Collodium ad 20,0) oder folgendes Rezept: Acid. salicyl. 4,0, Acid. lactic. 4,0, Collod. elastic. ad 20,0 (Duofilm). Ein anderes Warzenmittel ist Verrumal. Es enthält Fluorouracil 0,5 g, Salizylsäure 10,0 g, Dimethylsulfoxid 8,0 g in einer filmbildenden Grundlage ad 100,0. Bei Schwangeren soll Verrumal nicht gegeben werden. Mir hat sich auch Cantharidin in 1%iger Lösung in Aceton bewährt (Cantharone und Cantharone plus mit 30%iger Salizylsäure und 2%igem Podophyllin der Seres Laboratories, Santa Rosa, Kalfornien). Unter der Einwirkung des Cantharidin kommt es zur Blasenbildung in der Tiefe der Warze. Die Blase kann dann mit der Warze durch Scherenschlag abgetragen werden: doch bleiben meist Reste in der Tiefe, die weiterbehandelt werden müssen.

Ätzmittel verschiedener Art werden und wurden angewendet, z. B. Solco-Derman.

Die immunologische Therapie der Warzen durch Auftragen von DNCB nach vorausgehender Sensibilisierung wird abgelehnt, nachdem sich DNCB im Amestest als mutagen erwiesen hat. Statt dessen wird nach einem Vorschlag von Happle mit einer 2%igen Lösung von Diphencypron in Azeton in einem Areal 10mal 10 cm sensibilisiert: 14 Tage später wird 2mal wöchtl. 1–3% Diphencypron in Azeton je nach Reaktion (Kontaktekzem) auf die Warzen aufgetragen (s. jedoch S. 394). Zur Behandlung therapierefraktärer Warzen wurde die Injektion kleinster Mengen von Bleomycin (etwa 0,1–0,2 ml einer 0,1%igen Lösung von Bleomycinsulfat in physiologischer Kochsalzlösung) empfohlen. Die Behandlung ist sehr schmerzhaft und führt zu Nekrosen, die über Wochen, allerdings meist ohne Narbe, abheilen. Die Dosis muß so niedrig gehalten werden, daß systemische Wirkungen ausbleiben; für die Praxis rate ich von diesem Verfahren ab. Shelley u. Shelley anästhesieren die Warzen nach einem vorausgehenden warmen Fußbad und impfen Bleomycin (1 U/ml in steriler physiologischer NaCl-Lösung) mit einer zweizinkigen Impfnadel in die Basis der Warzen ein. 0,02 ml der Lösung werden mit einer Tuberkulinspritze auf 5 mm^2 aufgebracht und etwa 40mal bis zur Basis eingestochen.

Retinoide unterdrücken die Warzenwucherung, so daß diese geschwunden scheinen, beseitigen aber die Viren nicht. Nach Absetzen der Retinoide kommt es zum Rezidiv.

Lasertherapie von Warzen im besonderen mit dem CO_2-Laser ist möglich, aber aufwendig, m. E. ohne Vorteil. Viren sind im Gewebsdampf enthalten, daher Mundschutz bei der Laser-Behandlung!

Ein therapeutisches Problem ist das multiple Auftreten von Warzen bei Kranken mit Immunsuppression, im besonderen nach Nierentransplantationen. Beseitigen soll man nur einzelne Warzen, etwa durch Kürettage, besonders solche, bei denen der Verdacht maligner Entartung besteht. Die Behandlung mit Interferonen ist extrem kostspielig (Vorgehen entsprechend Condylomata acuminata) und auch im Hinblick auf unangenehme systemische Wirkungen mit Beeinträchtigung des Allgemeinbefindens nur in extremen Ausnahmefällen angezeigt (s. auch S. 13). Die Wirkung ist strittig. Dies gilt auch für die Therapie mit Isoprinosine bzw. Delimmun.

18.7.2. Plantarwarzen

Sie sind ein besonderes Problem: Meist haben die Träger einen Hohlspreizfuß, der entsprechend mit Einlagen versorgt werden soll. Auf Unebenheiten im Schuh ist zu achten. Trockenlegen der Füße (s. S. 266) ist notwendig.

Bei entsprechender Geduld von Arzt und Patient sind mit den gleichen Mitteln wie bei den gewöhnlichen Warzen auch Plantarwarzen zu überwinden. Nur bei besonderer Ungeduld des Patienten sollte man operieren, dann aber auch tief genug. Das Verätzen des Wundgrundes nach operativer Warzenentfernung vermeide ich, da es die Heilung behindert und die Narbenbildung fördert. Wohl kann man auf den Wundgrund ein Warzenmittel, z. B. Verrumal, auftragen.

Eine korrekt durchgeführte Röntgenbestrahlung von Plantarwarzen soll erfolgreich gewesen sein. Aber durch menschliches und/oder apparatives Versagen, gefördert durch die strahlenphysikalisch schwierige Situation an der Fußsohle, hat es Röntgenschäden mit Ulzera gegeben. Da andere Behandlungsmöglichkeiten zur Verfügung stehen, rate ich davon ab.

18.7.3. Plane Warzen (Verrucae planae juveniles)

Die Behandlung dieser Warzen ist schwierig, weil sie 1. irritierbar sind und eine zu intensive Behandlung zu einem isomorphen Reizeffekt mit Aussaat führen kann, 2. sich oft an sichtbarer Stelle, besonders im Gesicht, befinden und 3. oft flächenhaft auftreten.

Ein Versuch einer gezielten Behandlung mit Tretinoin (Vitamin-A-Säure, 0,1%ige Lösung) empfehle ich nicht mehr. Geringer Effekt, Möglichkeit der Hautreizung mit Warzenaussaat. Betupfen mit schälenden und ätzenden Präparaten ist eine Möglichkeit, z.B. mit Duofilm oder Verrumal, Collomack; Gefahr, daß das Mittel ins Auge gelangt. Ich empfehle daher 3% Salizylsäurespiritus oder 5-8% Milchsäure, 10% Propylenglykol in Ung. emuls. aquosum DAB 10 im Hinblick auf den selbstlimitierenden Charakter dieser Warzen. Alle Maßnahmen, die zu einer Dauerschädigung des Gewebes führen könnten, sind zu vermeiden. Bei wenigen Warzen Kürettage. St. Jablońska empfiehlt eine Therapie mit Solco-Derman. Bei 71% ihrer Patienten war einmaliges Ätzen erfolgreich. Für die Immuntherapie und besonders die Interferontherapie gilt das auf S. 268 ausgeführte. Die Wirksamkeit von Delimmun bzw. Isoprinosine ist umstritten; das gleiche gilt für pflanzliche Immunstimulanzien.

18.7.4. Epidermodysplasia verruciformis

Zwei Formen sind zu unterscheiden: 1. eine Aussaat im Sinne von planen Warzen und 2. eine Form mit poikilodermieartigen Veränderungen. Nur bei der letzten Form entstehen Präkanzerosen und Karzinome in sonnenstrahlenexponierter Haut. Die zelluläre Immunabwehr ist bei den Patienten gestört. Der 2. Typ kann an ein Xeroderma pigmentosum erinnern, Mischformen zwischen Typ 1 und 2 kommen vor.

Therapieversuch: innerlich Retinoide (Tigason, Neotigason), Strahlenschutz. Operative Entfernung von Präkanzerosen und Karzinomen, evtl. Immunstimulation.

18.7.5. Condylomata acuminata (spitze Kondylome, Feigwarzen)

Spitze Kondylome werden häufig, aber nicht ausschließlich, durch Geschlechtsverkehr übertragen. Sie sitzen vornehmlich an den Öffnungen von Genitale und After. Gegebenenfalls kann der Übertragungsmodus durch Bestimmung des HPV-Virustyps aufgeklärt werden (anale Kondylome bei Kindern: Ausschluß sexuellen Mißbrauches).

Weltweit haben Condylomata acuminata zugenommen. HP-Viren dringen häufiger und höher in die Scheide vor als früher angenommen. An der Zervix rufen sie subklinische Veränderungen hervor, die feingeweblich einem Carcinoma in situ entsprechen, aber noch rückbildungsfähig sind. Die Kondylome werden auf Sexualpartner häufig übertragen (30% und mehr), daher ist eine Inspektion des Genitales auch des Partners nötig, und zwar unter Vergrößerung nach vorigem Auftragen von 2–5% Essigsäure (5 Minuten einwirken lassen) auf die suspekten Areale. Anale Condylomata acuminata können ein Hinweis auf eine HIV-Infektion sein. Nach neuen Untersuchungen von Sonnex u. Mitarb. sind Kondylome in dieser Region jedoch *keineswegs beweisend für Analverkehr*. In der Schwangerschaft wuchern spitze Kondylome; spontane Rückbildung nach der Entbindung ist möglich. HP-Viren wurden auch in einigem Abstand von den Feigwarzen in klinisch gesunder Haut nachgewiesen. So erklärt sich die Rezidivneigung. Bestimmte HP-Viren (z. B. HPV-Typen 16, 18, 31) haben eine kanzerogene Wirkung, daher ist eine regelmäßige Inspektion der Zervix bei gefährdeten Frauen notwendig. Die karzinogene Wirkung dieser Viren ist aber möglicherweise überschätzt worden.

Differentialdiagnose: Spitze und breite Kondylome können gemeinsam vorkommen; daher immer Syphilisserologie! Außerhalb der Übergangschleimhäute erinnern spitze Kondylome an gewöhnliche Warzen, seborrhoische Keratosen oder epidermale Nävi. Vor allem im Perianalbereich muß man andere wuchernde Erkrankungen sorgfältig ausschließen: Morbus Bowen, Bowenoide Papulose, Morbus Paget – ein Adenokarzinom mit oft tödlichem Ausgang (S. 425) – und andere Karzinome. Marisken dagegen sind harmlose Analfalten, hinter denen sich aber manchmal eine Analfissur verbirgt.

Therapie: Bei der Therapie spitzer Kondylome soll man diagnostische und therapeutische Maßnahmen vermeiden, die zu einer Verschleppung der Viren in das Rektum und in die Vagina führen könnten: *Erst außen die Kondylome beseitigen, dann innen.* Spitze Kondylome kann man mit Podophyllin (20–25%ig in Azeton oder Glyzerin) betupfen. Die wirksamen Komponenten dieses Resins sind Podophyllotoxine (4'Demethylpodophyllotoxin, α- und β-Peltatin). Je nach Herkunft wechselt die Zusammensetzung und damit die Wirksamkeit. Podophyllin ist giftig, so daß eine Resorption tödliche Folgen haben kann. Deshalb dürfen nur einzelne Kondylome betupft, niemals größere Flächen bepinselt werden. In der Schwangerschaft vermeidet man es besser. Auch sollte es stets der Arzt und nicht der Patient applizieren. Nach dem Tupfen sind die Kondylome und die Umgebung mit Zinkpaste abzudecken; Eintrag in die Krankenkartei! Nach 24 Std. wird die Paste mit einem Syndet abgewaschen und die Kondylome werden gepudert. Als Puder zur Nachbehandlung hat sich Summitates Sabinae, Magn. ustae aa ad 30,0 bewährt.

Nach einigen Tagen kann die Behandlung wiederholt werden, üblicherweise nach einer Woche. Die Erfolgsrate wird sehr unterschiedlich angegeben. Die der Behandlung folgenden Schmerzen sind manchmal so erheblich, daß die Patienten arbeitsunfähig sind. Podophyllin wurde auch mit Erfolg in schwächerer Konzentration angewendet; in Salbenform soll es weniger schmerzhaft sein. Bleibt nach wöchentlichem Auftragen nach 6 Wochen die Wirkung aus, so soll man auf eine andere Therapie übergehen. Bei Hornbildung auf Warzen ist nicht mit einem Erfolg zu rechnen. Zur Behandlung von Feigwarzen am männlichen Genitale ist Podophyllotoxin (5 mg in 1 ml Ethanol, Condylox-Lösung) erhältlich. Alkoholgenuß ist unter der Therapie verboten. Nur kleine Flächen, maximal 150 mm^2, sollen 2mal tgl. an 3 aufeinanderfolgenden Tagen behandelt werden. Laut Literaturangaben sind die Erfolge besser als bei einmalig wöchentlichem Betupfen mit 20%igem Podophyllin durch den Arzt. St. Jabłońska u. Mitarb. konnten gute Erfolge durch Ätzen der Feigwarzen mit Solco-Derman erzielen.

Fluorouracil (Efudix) ist zur Behandlung der Condylomata acuminata, im besonderen auch therapierefraktärer Feigwarzen in Harnröhreneingang und After, geeignet. Die Patienten tragen die Creme 2mal täglich mit Plastikhandschuhen auf, in der Harnröhre mit Watteträgern (Q-Tips). Bei ersten Anzeichen einer Entzündung wird nur noch 1mal täglich, und zwar abends, behandelt. Die Therapie muß oft wochenlang fortgeführt werden, ehe endgültig der gewünschte Erfolg eintritt. *Kontakt mit dem Skrotum ist unbedingt zu vermeiden, Nekrosegefahr!*

Kondylome lassen sich exzidieren, mit dem Kauter verkochen oder vereisen. Laser-Therapie ist möglich (CO_2-Laser, Neodym-YAG-Laser, der erste besonders für höher in der Vagina oder im Enddarm, der letzte im besonderen für höher in der Urethra gelegene Kondylome); der Erfolg wird unterschiedlich beurteilt.

Manche Autoren sehen die Kryotherapie als die Therapie der Wahl an.

Wegen der häufigen Rezidive sind regelmäßige Nachkontrollen nötig. Intraurethrale Warzen können Ursache für Rezidive sein (Therapie s. oben).

Bezüglich der *Immunstimulation* (*Interferone* usw.) gilt das bei den vulgären Warzen Gesagte. Fiblaferon Gel (5mal tgl.!) steht als Adjuvans bei kleinen Feigwarzen zur Verfügung, ist aber extrem teuer. Gegebenenfalls kommt eine systemische Interferontherapie mit entsprechenden unerwünschten Wirkungen (grippeähnlicher Zustand) als Prophylaxe in Frage, aber nur in besonderen Fällen nach operativer Entfernung und bei extremer Rückfallneigung. Zur lokalen Therapie wird z. B. α_2-Interferon in die Warzen, 1 M IE pro Warze 2–3mal wöchtl., insgesamt 3mal empfohlen. Andere Interferone waren nicht überlegen. Eine systemische Therapie wurde etwa im Rahmen von klinischen Prüfungen mit 3 Mill. IE tgl. s.c. 5mal/Woche, 2 Wochen mit β-Interferon oder mit γ-Interferon 50 μg tgl. s.c. 7mal/Woche, dann 4 Wochen Pause durchgeführt. In der Regel waren 3–4 solcher Zyklen nötig. Hohe Dosen waren niedrigen nicht überlegen. Andere Autoren gaben 2 Mill. E β-Interferon i.m. über 10 Tage und wiederholten bei Mißerfolg die Therapie nach 3 Monaten. Der Wert dieser Therapie ist noch umstritten, sowohl als Therapie bestehender Kondylome wie als Prophylaxe gegen das Neuauftreten nach operativer Entfernung. Bei sehr ausgedehnten Kondylomen erleichtert auch eine teilweise Rückbildung die Operation. Bisher sind Interferone, abgesehen vom Fiblaferon Gel, zur Warzentherapie nicht zugelassen. Unerwünschte Wirkungen s. S. 13.

Sexualpartner sind in die Behandlung einzubeziehen. Der oft vorhandene Fluor muß in seiner Ursache geklärt und behandelt werden. Eine zu enge Vorhaut fördert die Ausbreitung von spitzen Kondylomen, eine Zirkumzision ist daher zu erwägen. Führt die ambulante Behandlung nicht zum Ziel oder sind die Kondylome zu ausgedehnt, so ist eine operative Entfernung, bei entsprechender Ausdehnung im Krankenhaus unter Allgemeinanästhesie, erforderlich, um die Kondylome in der notwendigen Ausdehnung sicher beseitigen zu können.

18.7.5.1. Riesenkondylome Buschke-Löwenstein

Bei diesen ist eine besondere Situation gegeben; sie sind oft auch auf dem Penisschaft und in den Leisten zu finden. Die Wahrscheinlichkeit einer Entartung zum Plattenepithelkarzinom ist groß; solche Karzinome setzen früh Metastasen. Eine gründliche operative Entfernung mit entsprechender Nachkontrolle ist notwendig. Möglicherweise schafft hier eine systemische Interferontherapie günstigere Operationsmöglichkeiten (s. oben).

18.7.6. Bowenoide Papulose

Sie tritt häufiger nach Therapie von spitzen Kondylomen im Genitoanalbereich auf. Es handelt sich um rötliche Papeln, die sich klinisch schwer einordnen lassen und histologisch einem Morbus Bowen entsprechen. Die Prognose ist noch nicht endgültig geklärt. Karzinomatöse Entartung ist möglich. Daher ist ein Vorgehen wie beim Morbus Bowen (s. dort), meist die operative Entfernung, angezeigt. Bei zahlreichen Herden und Rezidiven ist eine systemische Interferontherapie (s. oben) zu erwägen.

18.7.7. Mollusca contagiosa (Dellwarzen)

Dellwarzen, kleine gelbliche oder rötliche, zentral eingedellte Papeln, treten besonders bei Kindern mit endogenem Ekzem auf (Immunschwäche; auch bei AIDS zahlreiche und besonders große Dellwarzen, auch im Gesicht). Besonders einzelne größere Molluska können verkannt werden, etwa als frühes Keratoakanthom. Sicherung der Diagnose: Ausstrich vom Exprimat aus dem Zentrum nach Anschlitzen: Nachweis der Molluskumkörperchen in Blutbildfärbung.

Therapie: Die hohe Selbstheilungsrate ist zu bedenken. Einzelne Warzen entfernt man am besten nach lokaler Vereisung (z. B. mit Provotest) mit einer Curette oder einem scharfen Löffel, bei erheblicher Ausdehnung in Allgemeinanästhesie.

Bei welcher Ausdehnung man diese Maßnahme ergreifen soll, ergibt sich auch wesentlich aus der Einstellung des Patienten bzw. dessen Eltern. 14 Tage nach Entfernung der Molluska Kontrolle auf neue Dellwarzen! Man kann auch versuchen, durch epikutane Einwirkung von Lokalanästhesie eine Anästhesie zu erzielen, evtl. nach Einwirkung unter Plastik (S. 37). Auch kann man die bei den vulgären Warzen angegebenen Mittel anwenden, im besonderen auch Cantharidin. Die Applikation von 0,1% Vitamin-A-Säure empfehle ich nicht mehr. Die Hautreizung steht in keinem Verhältnis zum Erfolg. Andere in der Literatur zahlreich angegebene Behandlungsverfahren haben sich in meinen Händen als nicht oder nicht genügend wirkungsvoll erwiesen.

18.8. Infektionen mit humanen Immundefizienz-Viren (HIV 1 und 2)

Die HI-Viren werden durch sexuellen oder durch Blutkontakt übertragen. In unseren Breiten sind vorwiegend homosexuelle Männer und Drogensüchtige betroffen, ferner Personen, denen noch in Unkenntnis der neuen Infektion infiziertes Blut oder Blutprodukte injiziert wurden. Durch Befall immunkompetenter Zellen kommt es zu einer langsamen Vernichtung der zellulären Immunität. Abb. 9 gibt die Walter Reed Staging Classification wieder (WR 1–6), Tab. 41 eine Klassifikation des USA-Gesundheitsdienstes, Abb. 10 die Zuordnung bestimmter Hautveränderungen zu den WR-Stadien. In Frühstadien sind die serologischen Nachweise auf HIV noch negativ. In Einzelfällen sollen diese erst 34 Monate nach dem Virusnachweis in Speziallaboratorien positiv geworden sein. Auftakt einer HIV-Infektion war ein fleckiges Exanthem, ein papulöses Exanthem in den Akne-Arealen oder ein zentrofaziales seborrhoisches Ekzem.

18. Viruskrankheiten

Tabelle 41 Klassifikation der HIV-Infektion (Centers for Disease Control, Atlanta)

Gruppe I	Akute Infektion
Gruppe II	Asymptomatische Infektion
Gruppe III	Persistierende generalisierte Lymphadenopathie
Gruppe IV	Andere Veränderungen
Untergruppe A	Allgemeine Erkrankungen (Fieber, Diarrhö)
Untergruppe B	Neurologische Veränderungen
Untergruppe C	Sekundärinfektionen
Kategorie C1	Für HIV charakteristische Infektionen
Kategorie C2	Andere Folgeinfektionen
Untergruppe D	Krebs als Folge der HIV-Infektion
Untergruppe E	Andere Erkrankungen als Folge der HIV-Infektion

Stadium	Infektion	LAP	CD4-Zellen (pro µl)	Kutanreaktion	orale Candidose	OI
WR-1	ja		>400			
WR-2	ja	ja	>400			
WR-3	ja		<400			
WR-4	ja		<400	hyperg		
WR-5	ja		<400	anerg	und/oder ja	
WR-6	ja		<400			ja

Abb. 9 Walter-Reed-Klassifikation zur Stadienbeschreibung der HIV-Infektion (nach Redfield 1986; aus G. K. Steigleder, H. Rasokat: Haut- und Schleimhautveränderungen bei HIV-Infektion und AIDS. Thieme, Stuttgart 1990)

WR-1 – WR-6 = Stadium nach der Walter-Reed-Klassifikation, Infektion = serologisch oder durch Erregerisolierung nachgewiesene HIV-Infektion, LAP = persistierende, generalisierte Lymphadenopathie, CD4-Zellen = Zahl CD4-positiver Zellen im peripheren Blut pro µl, OI = opportunistische Infektion nach der CDC-Falldefinition

18.8. Infektionen mit humanen Immundefizienz-Viren

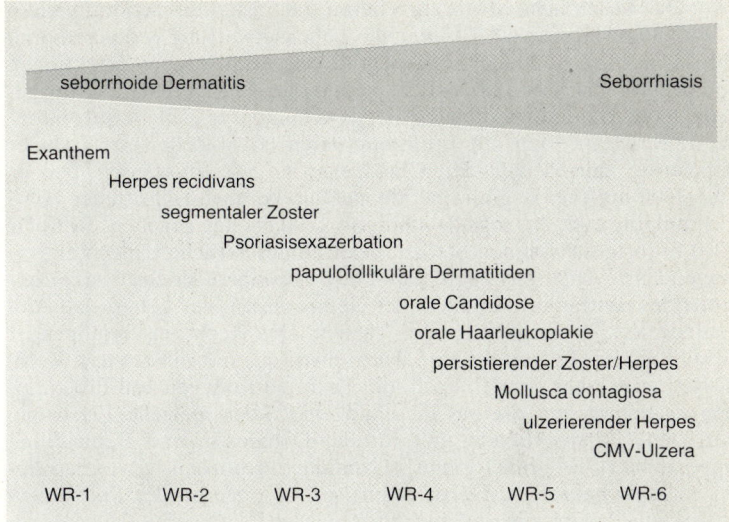

Abb. 10 Stadienabhängiges Auftreten kutaner Manifestationen der HIV-Infektion (aus G. K. Steigleder, H. Rasokat: Haut- und Schleimhautveränderungen bei HIV-Infektion und AIDS. Thieme, Stuttgart 1990)

Auf eine HIV-Infektion weisen Haut- und Schleimhautveränderungen hin mit:

– atypischem Verlauf
– atypischem Manifestationsalter
– atypischer Lokalisation und Dissemination
– atypischem Therapieverhalten und Rezidivneigung.

Näheres s. die einzelnen Kapitel über die dort erwähnten Dermatosen. Besonders charakteristisch ist die exanthemartige Aussaat von Kaposi-Sarkomen (S. 426) und die Haarleukoplakie. Wie bei anderen Immunschwächen auch, neigen Tumoren zu maligner Entartung. Neben Lymphomen treten Melanome gehäuft auf.

Bei Verdacht (Risikogruppe) oder unklaren Hautveränderungen soll man eine HIV-Serologie vornehmen, aber nicht ohne Zustimmung des Patienten und nicht ohne Bestätigungsreaktion bei positivem Ausfall!

Therapie: Auch scheinbar leicht verlaufende Dermatosen bedürfen bei HIV-Infizierten einer Intensivtherapie, z. B. Herpes-Infektionen mit Aciclovir. Bei immunsuppressiven Maßnahmen (Zytostatika, UV-Strahlen) gilt es bei HIV-Infizierten besonders die Verhältnismäßigkeit der Mittel abzuwägen. Doch wurden sie bisher besser vertragen als erwartet.

Das wesentliche Mittel zur Therapie ist bisher das Azidothymidin (Zidovudine, Retrovir). Es kann die Lebenserwartung verlängern und die Häufigkeit und den Schweregrad opportunistischer Infektionen reduzieren, die Viren aber nicht beseitigen. Bei Patienten in fortgeschrittenen Stadien werden 2,5 mg/kg KG 6mal tgl. alle 4 Std. infundiert. Bei Infizierten mit Frühsymptomen (CD4-Zellen <500) oder Infizierten mit Abfall der CD4-Zellen <200 μl werden per os 500–1500 mg/Tag, Beginn mit 500 mg/Tag, bei fortgeschrittener HIV-Erkrankung evtl. 200 mg alle 4 Std. bis 1200 mg/Tag gegeben. Retrovir wird in fortgeschrittenen Stadien der Immunschwäche schlechter vertragen als in Anfangsstadien, daher u. U. geringere Höchstdosis. Kontrolle des Blutbildes, vor allem der Neutrophilen, der Leber- und Nierenfunktion, ist notwendig, evtl. täglich. Das Reaktionsvermögen ist beeinträchtigt. Es besteht eine Wechselwirkung mit zahlreichen Medikamenten. Daher empfehle ich, die Therapie Kollegen und Institutionen zu überlassen, die auf diesem Gebiet über spezielle Erfahrung verfügen. Entsprechendes gilt für die Diagnostik und Behandlung opportunistischer Infektionen (Candida, Protozoen, Zytomegalievirus, Mykobakterien, Herpesviren), im besonderen der Pneumocystis-carinii-Pneumonie und ihrer Prophylaxe (Pentamidin, Co-trimoxazol). Bei Kindern sollte bei Auftreten eines funktionellen B-Zell-Defektes mit den damit verbundenen rekurrierenden bakteriellen Infektionen regelmäßig polyvalentes Immunglobulin intravenös gegeben werden. Impfungen können entsprechend dem Impfkalender vorgenommen werden; Impfungen mit Lebendimpfstoffen aber sollte man vorsichtshalber vermeiden.

Prophylaxe einer HIV-Infektion in der ärztlichen Praxis: Beim Umgang mit Blut und anderen Körpersekreten soll man für Viren undurchlässige Handschuhe tragen und gebrauchte Injektionsnadeln sofort in besondere Behälter abwerfen. Gelangen Blut oder Körpersekrete von Patienten auf die Haut oder Schleimhäute von Arzt und Helfern sofort desinfizieren, abwaschen und erneut desinfizieren.

Bei Stichverletzung: Blut aus der Wunde auspressen (Blutung induzieren, Dauer 1–2 Minuten), Desinfektion bis tief in den Stichkanal (Dauer 2–5 Minuten), bei Stichverletzung mit kontaminiertem Blut anschließend erste Einnahme von 250 mg Azidothymidin (Retrovir), sofort HIV-Serologie, D-Arzt-Bericht für Berufsgenossenschaft, 2–6 Wochen 6mal 250 mg/die Retrovir. Retrovir muß sofort gegeben werden. Wenige Stunden nach Selbstinjektion mehrerer ml infizierten Blutes (Suizidversuch) gegeben, kam es dennoch zur Serokonversion. Der Wert der prophylaktischen Behandlung mit Retrovir ist umstritten, möglicherweise hängt die Infektionsgefahr von der injizierten Blutmenge und der Zahl der übertragenen Viren ab. Übertragungen durch Stichverletzungen oder Kontamination im medizinischen Umgang mit HIV-Infizierten sind bisher extrem selten.

19. Lepra

Man unterscheidet je nach Abwehrlage 2 polare Formen, die Lepra lepromatosa und die tuberkuloide Lepra, ferner Zwischenformen (Tab. 42). Bakterien sind massenhaft beim lepromatösen Typ, viele bei der Randform, wenige bei der indeterminierten, selten oder keine beim tuberkuloiden Typ vorhanden. Bei allen granulomatösen Erkrankungen, besonders bei oder nach Aufenthalt in entsprechenden Ländern, muß eine Lepra ausgeschlossen werden: Bakteriennachweis im Ausstrich von Konjunktiven, Ohrläppchen, Färbung säurefester Bakterien im Gewebe (Fite-Färbung). Der Lepromintest führt im positiven Falle zu einer 48-Std.-Reaktion (Fernandez-Test) und nach 3 Wochen zu tuberkuloiden Granulomen (positiver Mitsuda-Test) bei tuberkuloider Lepra. Er dient zur Unterscheidung der Lepra lepromatosa von der tuberkuloiden Lepra, *nicht* zur Lepradiagnose, da er auch bei Gesunden positiv ausfallen kann.

Therapie: Sie ist in erster Linie Chemotherapie, vor allem mit Sulfonen. Rehabilitationsverfahren einschließlich plastisch-operativer Eingriffe gehen parallel und folgen.

P,p'-Sulfonyldianilin, 4,4'-Diamino-diphenyl-sulfon (Dapson s. S. 233) ist ein wesentliches Therapeutikum bei allen Formen der Lepra. Leider sind Resistenzen aufgetreten, so daß eine kombinierte Therapie angezeigt ist.

Die übliche Dosierung von Dapsone ist 100 mg tgl. (6–10 mg pro kg KG), gegeben als Einzeldosis. Kinder unter 5 Jahren 10 mg tgl., zwischen 5 und 12 Jahren 25 mg tgl. und über 12 Jahren die bei Erwachsenen angegebene Dosis pro kg Körpergewicht.

Wegen der Resistenzbildung wird Dapson mit Clofazimin, Rifampizin, Ethinoamid und Thiosemicarbazon kombiniert (S. 285f.).

Eine Standardtherapie für bakterienarme Formen: 6 Monate 100 mg Dapson tgl., 600 mg Rifampizin einmal monatlich; für bakterienreiche Formen: 100 mg Dapson tgl., 600 mg Rifampizin einmal monatlich, 50 mg Clofazimin tgl. und zusätzlich 300 mg einmal monatlich. Therapiedauer bei bakterienreichen Formen mindestens 2 Jahre, möglichst bis zum Negativwerden des Bakteriennachweises. Nachkontrolle bei bakterienarmen Formen mindestens 2, sonst 8 Jahre.

Die Pigmentierung und die Ichthyosis nach Clofazimin klingen nach Absetzen des Medikamentes ab, allerdings kann die Pigmentie-

19. Lepra

Tabelle 42 Klinische und histologische Klassifizierung der Lepra (nach Ridley-Jopling, Rea u. Levan)

Klinische und histologische Anzeichen	Ausgesprochen tuberkuloid (TT)	Borderline-Typ mit tuberkuloiden Zügen (BT)	Borderline-Typ (BB)	Borderline-Typ mit lepromatösen Zügen (BL)	Ausgesprochen lepromatös (LL)
Hautveränderungen	wenige, scharf begrenzt, aktive Randzone mit abheilendem Zentrum, asymmetrisch	kleiner, mit zahlreicheren Herden als bei der TT	anuläre Herde mit scharf definiertem innerem Rand und schlecht begrenztem äußerem Rand	anuläre Herde des BB-Typs vermischt mit knotigen Herden des LL-Typs	schlecht begrenzte Knoten und/oder generalisierte diffuse Infiltration; symmetrisch, Facies leontina und Alopezie der Augenbrauen
Nervenstörungen	frühe Sensibilitätsstörungen der Hautherde, Lähmungen im Bereich der Nervenbahnen	wie in TT	wie in TT	Mischformen zwischen TT und LL	Hautherde ohne frühe Sensibilitätsstörung, keine Nervenlähmung, symmetrische, akrale und distale Anästhesie
Bakterienzahl, modifizierte Ziehl-Neelsen-Technik, z. B. nach Fite-Faraco	*selten*, weniger als 1 in 100 Gesichtsfeldern bei Ölimmersion	selten, etwa 1 in 10 Gesichtsfeldern bei Ölimmersion, häufiger in Nervensträngen	1 in 10 Gesichtsfeldern bei Ölimmersion	10 bis 100 pro Ölimmersionsfeld	10 bis 1000 pro Ölimmersionsfeld
Lepromin-Hauttest	gewöhnlich positiv	variabel	negativ	negativ	negativ

rung Jahre bestehenbleiben. Auch die Körperausscheidungen (Milch, Urin, Samen) können pigmentiert sein.

Eine andere Empfehlung in Entwicklungsländern ist:

Bei bakterienreicher Lepra bei Erwachsenen:
Rifampicin 600 mg 1mal monatlich unter Kontrolle,
Dapson 100 mg tgl.,
Clofazimin 50 mg tgl. oder 100 mg jeden 2. Tag,
Clofazimin 300 mg wöchentlich unter Kontrolle,
Therapiedauer 2–3 Jahre.

Bei bakterienarmer Lepra bei Erwachsenen:
Rifampicin 600 mg 1mal monatlich unter Kontrolle,
Dapson 100 mg tgl.,
Therapiedauer 6–12 Monate.

Bei 5–20% der Patienten versagt die Chemotherapie.

Toxische Effekte durch Dapson sind besonders bei Niereninsuffizienz zu erwarten. Eine intermittierende Behandlung ist möglich, da Dapson langsam ausgeschieden wird.

Eine *prophylaktische Therapie* ist umstritten, auch bei Kindern in der Umgebung von Patienten mit Lepra lepromatosa, u. a. wegen des geringen Erfolges. Entsprechendes gilt für die Immunstimulierung mit BCG, Levamisol, Transferfaktor, Interferonen u. a. Das Infektionsrisiko liegt zwischen 4 und 14%.

Leprareaktion. Sie ist eine Jarisch-Herxheimer-Reaktion auf die antilepröse Therapie und führt zu einem Aufflammen der Effloreszenzen als Typ-IV-Reaktion nach Coombs und Gell. Besonders gefürchtet sind überschießende Immunreaktionen an motorischen Nerven (Lähmung von Hirnnerven), den Augen, den Testes und anderen wichtigen Organen. Die Leprareaktion tritt gewöhnlich innerhalb der ersten 6 Monate nach Therapiebeginn auf, manchmal auch erst nach 2 Jahren.

Erythema nodosum leprosum. Es entwickelt sich bei Lepra lepromatosa bedingt durch toxische Immunkomplexe. Die Hautveränderungen können im Gegensatz zum Erythema nodosum anderer Genese ulzerieren. Das Erythema nodosum leprosum kann mit lebensbedrohlichen Allgemeinsymptomen verbunden sein und periodisch über Monate und Jahre verlaufen.

Therapie: In schweren Fällen besteht sie in der Gabe von Kortikoiden 30 mg und höher. Bei schwerem Erythema nodosum leprosum wurde Thalidomid empfohlen, Beginn mit 6 mg/kg KG, später bis zu etwa 200–400 mg tgl., langsamer Abbau. In leichteren Fällen Clofazimin, dessen Wirkung aber langsam etwa binnen 2 Wochen einsetzt. Initialdosis 3mal 100 mg tgl., Ergänzung durch Gabe von Kortikoiden und/oder Thalidomid möglich. Bei milden Fällen von Erythema nodosum leprosum Chloroquin, Analgetika, vor allem wird Paracetamol bevorzugt.

20. Leishmaniasen

Man unterscheidet meist drei Formen der Leishmaniasen: 1. viszerale, 2. kutane und 3. mukokutane Leishmaniase.

20.1. Viszerale Leishmaniase (Kala-Azar)

Die Erkrankung äußert sich in Knoten der Haut mit Milzvergrößerung, Lymphknotenvergrößerung und als häufig erstem Symptom Fieber, das periodenweise auftritt, oft zweimal täglich mit Anstieg auf 38–40°C, Erreger ist Leishmania donovani.

Noch nach der Behandlung kann es zu rezidivierenden Hautveränderungen kommen mit erythematösen oder weißlichen Makeln in Gesicht, an Armen, Beinen und am Stamm, sie können aber auch papulös oder knotig werden und eine Lepra imitieren.

Der Nachweis von Antikörpern im Blut ist möglich (Tropeninstitute, parasitologische Institute). Auch ein Hauttest, der Leishmanin-(Montenegro-)Test, ist bekannt. 106 Promastigoten sind in 1 ml einer physiologischen Kochsalzlösung mit 0,5% Phenol suspendiert. 0,1 ml werden intradermal auf der Beugeseite des Unterarmes injiziert. Eine Papel von 5 mm Durchmesser oder mehr nach 42–48 Stunden gilt als positiv. Leider ist dieser Test nicht spezifisch; er kann auf früher durchgemachte Infektionen hinweisen.

Therapie: Gabe von fünfwertigen Antimonpräparaten (Pentostam, Solustibosan). Andere Präparate sind Glucantime, Lomidin, Neo-Stibostan, Campit (Nifurtinox); ggf. auch Amphotericin B zur Infusion oder Allopurinol (S. 281).

20.2. Kutane Leishmaniase der Alten Welt (Orientbeule)

Diese Form der Leishmaniase wird bei Gästen und Urlaubern aus den östlichen Mittelmeerländern und dem Vorderen Orient gefunden. Charakteristisch sind Knoten mit zentraler Kruste oder flachem Ulkus, die am Rande oft kleine Satellitenpapeln haben. Im Schnittpräparat und in Gewebsausstrichen lassen sich die Leishmanien intrazellulär nachweisen. Die Orientbeulen heilen meist nach mehreren Monaten spontan mit einer sehr charakteristischen und unschönen Narbe ab (Jahresbeule). Zuweilen bestehen sie aber auch sehr lange; in der lupoiden Form über viele Jahre unter dem klinischen Bild einer Tuberculosis cutis luposa.

Therapie: Wegen der Narbenbildung am besten Exzision oder Kürettage des Knotens. Auch eine Kryotherapie kommt in Frage, evtl. mehrfach. Ketokonazol und Itraconazol (100 mg tgl. über 2 Monate) wurden mit Erfolg angewendet. Weitere zahlreiche therapeutische Verfahren verdanken ihre Empfehlung möglicherweise der Selbstheilungstendenz der Knoten. Bei hartnäckigen Fällen muß ein fünfwertiges Antimonpräparat (Glucantime) gegeben werden oder Allopurinol (s. unten). Bei sekundärer Infektion ist die Anwendung von Antibiotika nützlich. Ein neuer Therapievorschlag ist eine 15% Paromomycinsulfatsalbe.

20.3. Mukokutane Leishmaniase

Je nach den Landschaften Süd- und Mittelamerikas führen verschiedene Parasiten zu unterschiedlichen Krankheitsbildern. Die Krankheit wird beim Durchstreifen von Wäldern erworben. Die beste Prophylaxe ist häufig wiederholte Anwendung insektenabweisender Mittel (S. 327) und Schlafen unter einem besonders feinen Moskitonetz.

Therapie: Sie entspricht der viszeralen Leishmaniase (s. oben). Zur Therapie vor allem der amerikanischen kutanen Leishmaniase wird Allopurinol empfohlen (20 mg/kg KG tgl. aufgeteilt in 4 Dosen).

21. Sarkoidose (Boeck)

Die seltene Sarkoidose der Haut tritt mit Papeln, Knoten und flächenhaften Granulomen auf. Organe und Knochen sind häufig mitbefallen. Hautveränderungen sollen eine schlechtere Prognose der Sarkoidose anzeigen. Die Sarkoidose heilt spontan ab, aber oft erst nach Jahren.

Mit Hilfe spezieller Verfahren (Spiegel des angiotensinkonvertierenden Enzyms, Akkumulation von 67Ga-Zitrat in befallenen Organen, Vorherrschen von Lymphozyten in der bronchioalveolären Spülflüssigkeit) ist ein Rückschluß auf die Aktivität der Krankheit möglich. Das Auge sollte mit einer Spaltlampe untersucht, der Thorax geröntgt, ein EKG, ein Knochenszintigramm vorgenommen und das Kalzium im Blut und 24-Stunden-Urin bestimmt werden (Knochenbefall). Bei etwa 10% der Patienten ist der Kalziumspiegel im Blut und die Kalziumausscheidung im Urin erhöht.

Differentialdiagnose: andere Krankheiten mit tuberkuloidem Granulom (Tuberkulose, Syphilis III, Lepra, Fremdkörpergranulome, tiefe [systemische] Mykosen, Leishmaniasen, Morbus Crohn). Nach den Symptomen dieser Erkrankungen ist zu suchen (bakteriologische und serologische Untersuchungen, Bakterien (säurefeste) und Pilznachweise (tiefe Mykosen) in den Granulomen.

Kveim-Test: Nach intrakutaner Injektion des Kveim-Antigens entwickelt sich binnen 6 Wochen ein Knötchen mit dem feingeweblichen Aufbau der Sarkoidose (Schwierigkeit ein gutes Antigen zu beschaffen, 6 Wochen ohne Therapie). Die Diagnose kann durch Gewebsentnahmen aus Lymphknoten (Skalenus-L., Mediastinoskopie, peribronchiale bzw. tracheale Nadelbiopsie bei alleiniger intrathorakaler Lokalisation) oder der Leber gesichert werden. Immunreaktionen vom zellulären Typ sind bei Sarkoidose geschwächt oder aufgehoben (Tuberkulintest, Trichophytintest, Test mit Kandidaantigen und andere, auch Läppchenteste mit schwächeren Antigenen).

Therapie: systemisch Kortikoide und evtl. andere Immunsuppressiva. Diese Mittel unterdrücken lediglich die Granulombildung und damit die Symptome, heilen aber nicht. Eine solche Therapie ist also nur dann zu vertreten, wenn bedrohliche Symptome beseitigt werden müssen, etwa eine Belastung des Herzens durch Lungengranulome. Bei Hautherden ist zu erwägen, ob diese zu einer internen Kortikoidtherapie berechtigen, da jahrelang entsprechend hoch dosiert werden muß. Meist bilden sich die Hautherde unter Kortikoiden eindrucksvoll zurück, rezidivieren aber bei Absetzen der Therapie. Bei Einzelherden sollte man daher versuchen, Kortikoid-Kristallsuspension in diese zu injizieren oder sie zu exzidieren. Die Röntgenbestrahlung erweist sich meist nicht als effektiv.

Wenn Kontraindikationen gegen Kortikoide bestehen, kann mit Methotrexat oral oder intramuskulär 25 mg einmal wöchentlich behandelt werden. Sobald eine Besserung einsetzt, wird die Methotrexatdosis einmal monatlich um 5 mg vermindert, bis eine Rezidivneigung erkennbar wird (s. S. 117). Der Genuß von Alkohol während dieser Therapie ist verboten. Herde am Lungenhilus wurden nicht beeinflußt.

Chloroquin (250–500 mg tgl.) senkt den Kalziumspiegel, falls Kortikoide nicht gegeben werden können; manche Autoren sahen auch Erfolge bezüglich der Hautgranulome, aber nur bei hohen Dosen (500 mg/die und mehr) und Gabe über längere Zeit. Mit unerwünschten Wirkungen ist zu rechnen und entsprechende Kontrollen in kurzen Abständen sind nötig (S. 98).

22. Hauttuberkulose

Die Tuberkulose der Haut ist selten geworden. Es ist ratsam, Material (Eiter, Gewebe) zur Kultur einzusenden, den Erregertyp (Mycobacterium tuberculosis, Mycobacterium bovis, atypische Mykobakterien) zu bestimmen und ein Antibiogramm anfertigen zu lassen im Hinblick auf die möglicherweise langwierige Therapie mit unerwünschten Wirkungen. Der Nachweis von Tuberkelbakterien im Schnitt ist mühsam und unsicher, der Erregertyp läßt sich nicht festlegen.

Differentialdiagnose: andere Granulome, im besonderen Sarkoidose Boeck (s. oben), Morbus Crohn, Syphilis III, tiefe Mykosen, Leishmaniasen, Lepra und Schwimmbadgranulome (s. unten).

Therapie: Bei der Tuberkulose der Haut gelten andere Gesichtspunkte als bei der Chemotherapie der Lungentuberkulose.

Bei der Lungentuberkulose muß mit einer Kombination von 3–5 Tuberkulosemitteln begonnen werden, und zwar sollen von Anfang an die besten zur Verfügung stehenden Medikamente eingesetzt werden, damit sich keine resistenten Keime entwickeln.

Bei der Tuberculosis cutis luposa genügt oft noch eine Monotherapie mit Isoniazid, was bei der Therapie der Lungentuberkulose als Fehler angesehen werden muß (Resistenzbildung).

Die Tuberculosis mucosae luposa entspricht der Tuberculosis cutis luposa, kann aber aus der Tuberculosis cutis miliaris ulcerosa hervorgehen.

Die Schleimhautulzerationen der Tuberculosis cutis miliaris ulcerosa sind mit Tuberkelbakterien übersät, die sich leicht im Ausstrich nachweisen lassen. Meist liegt eine schwere Organtuberkulose vor, die dann entsprechend zu behandeln ist.

Die Tuberculosis cutis colliquativa stellt meist eine Lymphknotentuberkulose mit Durchbruch zur Haut dar. Häufig sind Gruppen regionaler Lymphknoten, oft klinisch nicht erkennbar, befallen. Es empfiehlt sich daher mindestens eine Dreierkombination von Chemotherapeutika, z. B. INH, Rifampicin, Ethambutol, Streptomycin, Pyrazinamid oder Protionamid. Die Schwellung und die Entzündung nehmen unter dieser Therapie rasch ab, aber die Rezidivrate ist auch nach längerer Therapie hoch. Deshalb sollte man mit der

Kombination mindestens 4 Wochen vorbehandeln und nach Abklingen stärkerer Entzündungszeichen in der Umgebung noch bestehende größere befallene Lymphknoten oder andere Ausgangsherde operativ entfernen. 1–1½ Jahre soll chemotherapeutisch nachbehandelt werden.

Vor Beginn jeder tuberkulostatischen Behandlung soll man auf folgende Punkte achten (nach Gartmann):

a) Anamnese: Magen-Darm-Krankheiten, Leberkrankheiten (Alkohol?), Nierenkrankheiten, Hör- und Gleichgewichtsstörungen, Sehstörungen, Allergien, Diabetes.
b) Organuntersuchung inkl. Visuskontrolle, Gesichtsfeld kursorisch, Farbsehen. Einfache Prüfung des N. vestibularis und N. acusticus: Nystagmus, Strichgang, Flüstersprache.
c) Labor: Blutbild, Senkung, Urinstatus, Harnstoff, Kreatinin, Transaminasen, alkalische Phosphatase.

Die Dosierung und unerwünschten Wirkungen der für den Dermatologen wichtigsten Antituberkulotika sind:

Isoniazid-INH (5–10 mg/kg KG tgl. oral). Gefahr: Neuritis – Polyneuritis. Bei neuritischen Symptomen ist die Verabreichung von Pyridoxin (Vitamin B_6) in einer Dosierung von mindestens 10 mg pro 100 mg INH zu empfehlen, evtl. auch prophylaktisch.

Zentralnervensystem: Ermüdbarkeit, Stimmungslabilität, besonders bei Alkoholikern. Bei Epileptikern evtl. erhöhte Anfallsneigung. Nicht bei Psychosen, auch in der Anamnese!

Leber: selten allergisch-toxische Reaktion mit intrahepatischer Cholestase.

Gefäßsystem: erhöhte Gefäßpermeabilität, Blutungsneigung.

INH kann auch Störungen im Kohlenhydratstoffwechsel hervorrufen (hyper- und hypoglykämische Reaktionen), daher Vorsicht bei Diabetikern.

Streptomycin (15 mg/kg KG tgl., evtl. jeden zweiten Tag i.m.): toxische Schädigung des VIII. Hirnnervs.

Dihydrostreptomycin: hauptsächlich Schädigung der kochleären Funktion.

Streptomycin: hauptsächlich vestibuläre Schädigung.

Allergien: Nierenschädigungen sind selten, eher bei saurem pH als bei neutraler oder alkalischer Reaktion des Urins.

Vestibularis- und Akustikuskontrolle vor Therapiebeginn und nach 20 g. Bei Verdacht auf eingetretene Störung: Audiogramm resp. differenzierte Vestibularisprüfung.

Rifampicin (10 mg/kg KG tgl. oral): Magenbeschwerden, Transaminasenerhöhung, reversible Leberschädigung, selten schwerere Leberschädigungen in Kombination mit INH, besonders bei gestörter Bilirubinausscheidung.

Hormonelle Auswirkungen. Bei antikonzeptiver Behandlung u. U. Aufhebung der Wirkung von Antikonzeptiva.
Ethambutol (15–25 mg/kg KG tgl.): Optikusneuritis.

Mit Nebenwirkungen ist auch bei den anderen Antituberkulostatika zu rechnen: Pyrazin (Leberstörungen, Hyperurikämie, Photosensibilisierung), Prothionamid (neurotoxische und psychische Störungen, pellagraähnliche Veränderungen), doch wird diese Medikamente der Dermatologe kaum anwenden, ohne einen Pulmologen zuzuziehen.

Granulome durch BCG-Impfung. Bei Personen, die bereits eine entsprechende Immunabwehr haben oder sie entwickeln, führt die BCG-Impfung oft zu Granulomen mit Fistelbildung im Sinne der Tuberculosis cutis colliquativa. Solche Granulome exzidiert man am besten, da sie oft über Monate bestehenbleiben und dann mit einer unschönen Narbe ausheilen.

Granulome durch atypische Mykobakterien, z. B. Schwimmbad-, Aquariengranulome, kann man versuchsweise innerlich mit höheren Dosen Tetracyclin (1,5–2 g) oder einem verwandten Präparat behandeln. Die Therapie muß aber mindestens 4–6 Wochen durchgehalten werden. (Gefahr unerwünschter Wirkungen s. S. 6.)

22.1. Tuberkulide

Der Zusammenhang zwischen der Tuberkulose und den noch von früher her „Tuberkulide" genannten Veränderungen ist fraglich. Auch ist bereits lange bekannt, daß eine gegen Tuberkulose gerichtete Chemotherapie bei den meisten Tuberkuliden keinen Effekt hat. An der Existenz von Tuberkuliden ist dagegen nicht zu zweifeln, wie man an dem Auftreten solcher Veränderungen nach BCG-Impfungen erkennen kann, etwa in Form anulärer Exantheme.

Beim *Erythema induratum Bazin* (ulzerierende Knoten, allerdings mit tuberkuloider Struktur im Fettgewebe, meist an den Waden) ist bei entsprechendem Organbefund eine interne Therapie mit Tuberkulostatika oft überraschend erfolgreich. Diese Form des Erythema induratum ist außerordentlich selten und darf nicht verwechselt werden mit den zahlreichen nodulären Vaskulitiden vom Bazin-Typ, die fälschlich Tuberkulide genannt wurden und die keinerlei Zusammenhang mit der Tuberkulose erkennen lassen.

23. Sklerom (Rhinosklerom)

Erreger: Klebsiella rhinoscleromatis. Verlauf: Geschwürsbildung an Nase, Nasennebenhöhlen, Übergreifen auf Gesicht, Zahnfleisch, Pharynx, Larynx, Trachea, seltener Bronchien. Vorkommen: Südost- und Mitteleuropa, Nordafrika, Südostasien, Mittel- und Südamerika, selten in Nordamerika.

Differentialdiagnose: Wegenersche Granulomatose, letales Mittelliniengranulom, Syphilis III.

Therapie: Chloramphenicol. Der Erreger ist gegen Penicillin, Ampicillin und Sulfonamide resistent.

24. Treponematosen, Ulcus molle, Lymphogranuloma venereum und Granuloma venereum

Zu den Trepanomatosen gehören neben der Syphilis auch das durch Zecken übertragene Erythema chronicum migrans, die Acrodermatitis atrophicans Herxheimer und das Borrelienlymphozytom. Diese Veränderungen werden weiterhin unter den Zeckeninfektionen abgehandelt. Ferner wurden bei der *ulzerösen Gingivitis* und bei der *chronischen Peridontitis* im Gegensatz zu den bekannten Spirochäten der Mundschleimhaut Gesunder Spirochäten gefunden, die immunhistologisch dem Treponema pallidum verwandt sind.

24.1. Syphilis

Alle chronischen Erosionen und Ulzerationen, im besonderen mit Anschwellung der regionalen Lymphknoten, sind, unabhängig von Angaben über ein Trauma, suspekt auf eine Syphilis. Abzugrenzen sind andere Erkrankungen mit einem Primärkomplex wie die selten primäre Hauttuberkulose, die Tularämie und die Katzenkratzkrankheit. Auf das Vorliegen einer HIV-Infektion ist zu achten. Bei Krankheiten, die vornehmlich beim Geschlechtsverkehr übertragen werden wie Skabies, Filzläuse, Gonorrhö, aber auch bei Trichomoniasis, Infektionen mit Chlamydia trachomatis und Kandidainfektionen im Genitoanalbereich muß man die Seroreaktionen auf Syphilis (TPHA-Test) kontrollieren. Sexualpartner von Syphiliskranken im 1. oder 2. Stadium haben ein Risiko von etwa 30% sich zu infizieren.

Bei allen Symptomen, die nicht einwandfrei diagnostiziert werden können, und bei Hautveränderungen, die Symptome einer Syphilis sein könnten, ist es angezeigt, die Seroreaktionen auf Syphilis durchzuführen und evtl. nach Treponemen (Dunkelfeld-, Phasenkontrastmikroskop) zu suchen. Es ist dabei zu berücksichtigen, daß in Frühstadien die Seroreaktionen noch nicht positiv sein und falsch positive Seroreaktionen vorkommen können (Tab. 43). Abnormale Seroreaktionen sind bei HIV-Infizierten zu erwarten, evtl. muß ein Treponemennachweis aus der Effloreszenz versucht werden (Dunkelfeld, Phasenkontrast, Spezialfärbungen). Folgende drei Reaktionen werden für die Syphilisserologie besonders empfohlen (Tab. 44):

Tabelle 43 Übersicht über einige Krankheiten, bei denen eine „biologisch falsch positive" klassische (z. B. Cardiolipin) Syphilisserologie beobachtet werden kann (nach Schröter) „Antiphospholipoid-Antikörper"

Vorübergehend	Chronisch persistierend
1. *Infektionskrankheiten*	
akute Infekte, insbesondere: Ornithose Lymphogranuloma inguinale Viruspneumonie infektiöse Mononukleose	chronische Infekte, inbesondere: Tuberkulose Lepra tropisches eosinophiles Lungeninfiltrat
2. *Den Immunapparat unspezifisch stimulierende Zustände (?)*	
Schwangerschaft gehäuftes Blutspenden (Bluttransfusionen)	maligne Systemerkrankungen metastasierende Tumoren Autoimmunkrankheiten, im bes. SLE (s. S. 92 ff.) Dysproteinämie
3. *Den Lipoidstoffwechsel beeinflussende Zustände (?)*	
schwere Frakturen Ethernarkosen Alkoholintoxikationen	chronische Leberkrankheiten
4. *Erbliche Störungen*	
	familiär positive Komplementbindungsreaktionen

Tabelle 44 Serologische Ergebnisse bei verschiedenen Stadien der Syphilis (nach Schröter)

Stadium	Zu erwartendes Testergebnis		
	VDRL-Test	FTA-ABS-Test	TPHA-Test
frühes Primärstadium (1.–3. Erkrankungswoche)	$\emptyset - (+)$	$\emptyset - (+) - +$	$\emptyset - +$
spätes Primärstadium (3.–6. Erkrankungswoche)	$(+) - + + +$	$+ + +$	$+ + +$
frühes Sekundärstadium (Erstexanthem)	$+ + +$	$+ + +$	$+ + +$
spätes Sekundärstadium (Rezidivexantheme)	$(+) - + +$	$+ + +$	$+ + +$
Spätlatenzphase und Tertiärstadien	$\emptyset - + + +$	$+ + +$	$+ + +$

19S-IgM-FTA-ABS-Test s. S. 291, 294

Tabelle 45 Syphilistherapie bei Erwachsenen

Präparat	Einzeldosis	Verabreichung	Behandlungdauer	Bemerkungen
Clemizol-Penicillin	1 Mill. IE	tgl. i.m.	1. 14 Tage 2. 21 Tage	fragliche Induktion von Mißbildungen bei früher Gravidität, bisher weder bewiesen noch ausgeschlossen
Procain-Penicillin	600000–1200000 IE	tgl. i.m.	1. 14 Tage 2. 21 Tage	cave: Procainallergie
Benzathin-Penicillin	2,4 Mill. IE	je 1,2 Mill. IE simultan in jede Glutäalhälfte	1. einmalige Injektion 2. je 1 Tag wöchentlich 2,4 Mega über 3 Wochen (ges. 7,2 Mega)	bes. geeignet zur Behandlung von Reisenden, unzuverlässigen Patienten, Debilen usw.; oft schmerzhaft

1. = Syphilis unter einem Jahr nach Infektion   2. = Syphilis länger als ein Jahr nach Infektion

Therapie bei Penicillinüberempfindlichkeit s. Tab. 46 und S. 293

1. eine Suchreaktion: der außerordentlich empfindliche und spezifische Treponema-pallidum-Hämagglutinationstest (TPHA) oder der automatisierte Mikrohämagglutinationstest mit Treponema-pallidum-Antigen (AMHA-TP-Test);*
2. eine Bestätigungsreaktion: der Fluoreszenz-Treponemen-Antikörper-Absorptionstest (FTA-ABS-Test);*
3. eine quantitative Titerbestimmung zur Verlaufskontrolle, die Hinweise auf Aktivität des Prozesses und Wirksamkeit der Behandlung gibt: eine Lipoid-Antigen-Reaktion (z. B. VDRL-Test) (Tab. 44);
4. 19S-IgM-FTA-ABS-Test (sehr früh und dauernd positiv bis zur Ausbehandlung; s. S. 294).

*Falsch positive Reaktionen bei Borreliosen möglich.

Bei einer länger bestehenden Syphilis müssen die Reflexe und der Liquor cerebrospinalis kontrolliert werden.

Therapie: Das Mittel der Wahl sind Penicillininjektionen (Tab. 45). Es kommt darauf an, mindestens einen Penicillinspiegel von 0,03 IE/ml im Blutserum über minimal 8–14 Tage aufrechtzuerhalten, nämlich über 6–8 Generationszyklen der Treponemen. Die treponemizide Wirkung ist bei diesem Spiegel nur während der Teilungsphase der Treponemen garantiert. Die Wirksamkeit des Penicillins beruht auf einer Blockierung der Transpeptidase. Der gewünschte Spiegel ließe sich auch durch orale Penicillingabe erreichen, doch vergessen die Patienten die Medikamenteneinnahme häufiger, als der Arzt annimmt.

Das aus der Salvarsanära bekannte Kursystem ist bei der Penicillinbehandlung falsch. Vielmehr kommt es darauf an, gleich optimal zu behandeln, also die obengenannten Minimaldosen eher zu überschreiten.

Bei frischer Syphilis, d. h. bis zu einem Jahr nach der Infektion, sollte man tgl. 1 Mega Clemizol-Penicillin i.m. über 14 Tage geben (Tab. 45), bei älterer Syphilis, d. h. Infektion vor mehr als 1 Jahr, die gleiche Therapie, aber über 21 Tage. Bei HIV-Infizierten, aber auch anderen Kranken mit gestörtem Immunsystem soll man die Dosis verdoppeln, da ein rascheres Fortschreiten der Infektion nicht auszuschließen ist.

Bei neurologischen Veränderungen wird die doppelte Dosis über 30 Tage oder 6mal tgl. 5 Mega Penicillin i.v. über 10 Tage gegeben oder Infusionen mit 12–24 Mill. IE wäßrigen Penicillins (kristallines Penicillin-G) binnen 24 Stunden tgl. über 15 Tage, dann anschließend 1 Mega Clemizol-Penicillin i.m. tgl. über 21 Tage.

Benzathin-Penicillin 2,4 Mega einmalig i.m., je 1,2 Mega an eine Injektionsstelle, soll zur Therapie einer frischen Infektion ausreichen, bei älteren Infektionen 7,2 Mega. Doch sollte man diese schmerzhaften Injektionen nur solchen Patienten geben, die sich womöglich einer weiteren regelmäßigen Therapie entziehen.

Tabelle 46 Syphilistherapie bei Penicillinunverträglichkeit

Präparat	Einzeldosis	Verabreichung	Behandlungdauer	Bemerkungen
Erythromycin-Stearat oder Estolat	500 mg	1. 4mal tgl. p.os 2. 4mal tgl. p.os	15 Tage 30 Tage	Vorsicht bei cholestatischen Leberschäden (S. 6)
Doxycyclin	100 mg	1. 2mal tgl. p.os 2. 2mal tgl. p.os	15 Tage 30 Tage	bei Kindern bis 8. Lebensjahr und während Gravidität wegen negativer Einwirkungen auf das Kind zu vermeiden
Tetracyclin	500 mg	1. 4mal tgl. p.os 2. 4mal tgl. p.os	15 Tage 30 Tage	
Rolitetracyclin	275 mg	2mal tgl. i.v.	3 Wochen	

1. = Syphilis unter einem Jahr nach Infektion   2. = Syphilis länger als ein Jahr nach Infektion

24.1. Syphilis

Bei Penicillinüberempfindlichkeit muß man auf andere Antibiotika ausweichen (Tab. 46). Doch ist über den Dauereffekt wenig bekannt. Chloramphenicol sollte bei der Syphilis im Hinblick auf die Toxizität nicht gegeben werden, obwohl es gegen die Erreger wirksam ist. 500 mg Tetracyclin, 4mal tgl., 15 Tage bei frischer Syphilis, über 30 Tage bei älterer (s. oben), ist eine Alternative. Reverin 275 mg, 2mal tgl. in 12 Std. Abstand, über mindestens 15, besser 21 Tage i.v., sichert, daß der Patient sein Therapeutikum wirksam und ordnungsgemäß erhält. Eine andere Möglichkeit ist die Gabe von Erythromycin 500 mg 4mal tgl. per os über 15 bzw. 30 Tage. Wirkungslos gegen das Treponema pallidum sind die Aminoglykosidantibiotika Kanamycin, Gentamicin und Rifampicin. Wenig wirksam sind Bacitracin, Spectinomycin, Neomycin, Novobiocin, Polymyxin B, Streptomycin und auch Griseofulvin, stärker dagegen das Metronidazol, das die Symptome einer Syphilis verschleiern kann.

Die Behandlung erkrankter Kinder muß besonders intensiv sein. Pro kg KG wird bei Kindern höher dosiert als bei Erwachsenen (s. unten bei konnataler Syphilis).

Ein Problem ist die Therapie syphilitischer Schwangerer bei Penicillinallergie, da nur das Penicillin das Kind in genügend hoher Dosis erreicht. Tetracycline scheiden aus, ebenso wie bei Kindern unter 8 Jahren. Erythromycin ist wenig plazentagängig. Mit einer Infektion der Kinder in den Frühphasen der Schwangerschaft ist im Gegensatz zur früheren Auffassung zu rechnen, selten aber vor der 16. Schwangerschaftswoche. Syphilitische Schwangere sollten daher möglichst vor der 16. Schwangerschaftswoche behandelt werden, um eine konnatale Syphilis des Kindes zu vermeiden. Evtl. ist bei Penicillinallergie eine Desensibilisierung der Mütter angezeigt, die aber unter allen Umständen stationär erfolgen muß. Verschiedene Methoden stehen zur Verfügung (S. 211).

Jarisch-Herxheimer-Reaktion. An sie muß man denken, wenn unter Antibiotikatherapie Körpertemperatur und Leukozyten ansteigen und gleichzeitig syphilitische Veränderungen aufflammen. Die Reaktion kann verhindert werden, indem man schon 2 Tage vor und während des Therapiebeginns täglich 25–30 mg Prednisonäquivalent per os gibt. Eine solche Maßnahme ist jedoch nur in besonderen Fällen angezeigt. Meist verläuft die Jarisch-Herxheimer-Reaktion harmlos, jedenfalls in den Frühstadien der Syphilis.

Das Vorgehen bei syphilitischer Mesaortitis ist umstritten. Ich rate zu einer Vorbehandlung mit Jodkalilösung (10 g auf 150 ml), Beginn mit kleinsten Dosen (3mal 0,2 g tgl., tägliche Steigerung um 0,2 g bis auf 3mal 2 g tgl.) Andere Autoren empfehlen eine einwöchige Vorbehandlung mit Kortikoiden.

Konnatale Syphilis: Vor der Behandlung sollte der Liquor cerebrospinalis untersucht werden. Man sollte die Dosis pro kg Körpergewicht beim Kind höher wählen als beim Erwachsenen. Empfohlen werden Procain-Penicillin-G, 50000 IE/kg KG i.m. mindestens über 15 Tage. Eine andere Empfehlung ist 25000 IE Penicillin/kg KG 2mal täglich über 10–15 Tage. In der amerikanischen Literatur wird bei Kindern ohne Liquorveränderungen die einmalige Gabe von Benzathin-Penicillin 50000 IE/kg KG i.m. als ausreichend erachtet. Mit Hilfe des 19S-IgM-FTA-ABS-Testes kann man treponemenspezifische IgM-Antikörper von anderen unterscheiden, also erkennen, ob ein Kind falsch positive oder echt-positive Seroreaktionen hat, da das IgM nicht plazentagängig ist.

Prophylaxe: eine prophylaktische Therapie bei Verdacht auf eine Syphilisinfektion nach Verkehr mit einem syphilitisch infizierten Partner. Obligat ist diese Behandlung bei Neugeborenen von unbehandelten oder nicht ausreichend behandelten syphilitischen Müttern, bei einer möglichen Infektion während der Schwangerschaft und bei Bluttransfusionen von syphilitischen Spendern. Bei der Gonorrhö wird durch die gegen Chlamydien gerichtete Doxycyclin-Therapie eine gleichzeitig erworbene syphilitische Infektion ausreichend behandelt. Eine Impfung von Menschen gegen Treponema pallidum ist bisher noch nicht möglich, erscheint aber nicht unerreichbar.

Nachkontrolle und -behandlung: Nachkontrolle der Patienten ist notwendig. Eine quantitative Seroreaktion (z.B. VDRL) sollte in monatlichem Abstand durchgeführt werden, bis der Titer um 4 Titerstufen gefallen ist. Dann sollten die Patienten alle 3 Monate kontrolliert werden, bis der Test negativ ausfällt oder bis der Titer über 6 Monate unverändert bleibt. In den folgenden Jahren sollte einmal jährlich der Titer kontrolliert werden. Ein deutlicher Titeranstieg um mehr als eine Titerstufe weist auf eine Neuinfektion oder einen Rückfall hin. Besteht eine Syphilis länger als 2 Jahre, so ist es unwahrscheinlich, daß die Seroreaktionen negativ werden. Die hochempfindlichen Nachweisreaktionen (TPHA, FTA-ABS) bleiben reaktiv auch nach ausreichender Therapie. Sie können daher weder als Kontrolle für den Therapieerfolg noch als Indikation für eine neue Behandlung dienen. Es ist daher unerläßlich, bei positiver Suchreaktion vor Behandlung eine Reaktion durchzuführen, bei der der Titer festgelegt wird, und diese Reaktion auch bei den kommenden Untersuchungen beizubehalten. Mit Hilfe des 19S-IgM-FTA-ABS-Testes läßt sich eine Reinfektion erkennen und von einem Titeranstieg anderer Ursache unterscheiden. Die Reaktion wird mit der IgM-Fraktion des menschlichen Serums durchgeführt, also vornehmlich IgM, das gegen Treponema pallidum gerichtet ist.

Bei Patienten mit Neurosyphilis muß der Liquor cerebrospinalis alle 3 Monate kontrolliert werden, bis sich Normalwerte eingestellt haben. Patienten mit Neurosyphilis müssen über mehrere Jahre nachbeobachtet werden, um einen Rückfall sofort erkennen und behandeln zu können. Neurologische Störungen sind auch bei früher Syphilis möglich: Therapie wie oben!

24.2. Frambösie (Yaws, Pian)

Erreger: Treponema pertenue. Verlauf: akute und chronische Formen, vorwiegend bei Kindern (ca. 75% der Fälle) und Männern. Beginn: 3–6 Wochen nach Infektion mit Papillomen oder Ulzera an der Eintrittspforte. Im Sekundärstadium (3–12 Wochen nach Primärläsion) Roseolen, Pianide, Pianome. Nach Jahren Tertiärstadium mit Gummen, phagedänischen Ulzera, destruktiven Knochen- und Gelenkveränderungen. Keine viszeralen Komplikationen, keine konnatalen Formen. Vorkommen: endemisch in feuchtwarmen Zonen Afrikas, Asiens und Südamerikas.

Sicherung der Diagnose durch Erregernachweis aus den Veränderungen des 1. und 2. Stadiums (Dunkelfeld). Serologische Syphilisreaktionen sind im 2. und 3. Stadium fast immer positiv.

Therapie: Penicillin G ist das Mittel der Wahl, evtl. Benzathin-Penicillin. Dosierung: einmalige Injektion von 1,2 Mill. IE bei Erwachsenen, 0,6 Mill. IE bei Kindern unter 15 Jahren; im Latenzstadium und bei Kontaktpersonen jeweils die Hälfte dieser Dosierung. Bei Penicillinunverträglichkeit Tetracycline oder Chloramphenicol.

24.3. Pinta (Mal de Pinta, Carate)

Erreger: Treponema carateum (syn. Tr. herejoni, Tr. pinta). Verlauf: nichtulzerierende Primärläsion (7–10 Tage nach Infektion). Im Sekundärstadium disseminierte Pintide (5–12 Monate). Im Tertiärstadium, oft nach jahrelanger Latenzperiode, dyschromische (blaue und weiße) Herde. Keine viszeralen Komplikationen, keine konnatalen Formen.

Vorkommen: endemisch in Süd- und Mittelamerika, insbesondere Mexiko, Venezuela, Kolumbien.

Erregernachweis im Dunkelfeld, serologische Syphilisreaktionen ab 4.–6. Krankheitswoche positiv, im 2. Stadium zu 60–80%, im 3. Stadium zu 100%.

Therapie: Penicillin. Dosierung: bei Erwachsenen 2,4 Mill. IE wäßriges Depotpenicillin, bei Kindern die Hälfte. Bei Penicillinunverträglichkeit Tetracycline oder Chloramphenicol.

24.4. Andere bei der Differentialdiagnose der Syphilis wichtige sexuell übertragbare Erkrankungen (STD) (Ulcus molle, Lymphogranuloma inguinale, Granuloma venereum)

Im Gegensatz zu früheren Jahren werden diese Erkrankungen wieder in Mitteleuropa beobachtet bzw. das Granuloma venereum aus tropischem Bereich mitgeschleppt.

24.4.1. Ulcus molle (Chancroid, Haemophilus-Ducreyi-Infektion)

Schmerzhafte Ulzerationen sind von ebenfalls schmerzhaften Lymphknotenschwellungen mit Einschmelzung der Lymphknoten gefolgt. Ulzera mit besonderer Zerfallsneigung (phagedänische Ulzera) führen zu einer weitgehenden Zerstörung des Gewebes. Bei frischer Infektion ist der gramnegative Erreger im Ausstrich in gruppen- oder fischzugartigen Ketten angeordnet. Kulturverfahren sind schwierig; das Vorgehen ist umstritten. Nach Stüttgen kann man in 90% einen positiven Kulturbefund im Serumüberstand von frischem, koaguliertem menschlichen Blut erreichen. Immunnachweise sind noch nicht praxisreif. Das histologische Bild ist uncharakteristisch. Die Inkubationszeit beträgt 3–5 Tage.

Therapie: Erythromycin (4mal 500 mg tgl., 7 Tage), evtl. Cephalosporine der 3. und 4. Generation, z. B. einmalige Injektion von 250 mg Cetriaxon i.m. oder i.v. zur Vermeidung von Abszessen oder bei Lidokainintoleranz. Amoxicillin-Clavulansäure 500/125 mg (1 Augmentan Tabs) 3mal tgl. 7 Tage.

Co-Trimoxazol forte 2mal 1 Tbl. täglich über 2 Wochen ist eine Behandlung, die eine gleichzeitig erworbene Syphilis nicht beeinflußt. Auch Tetracycline können bis zu 2 g täglich allein oder in Kombination mit Co-Trimoxazol gegeben werden, sind aber syphiliswirksam. Gegen Sulfonamide und Tetracycline resistente Erreger sind beobachtet worden (Afrika, Asien).

24.4.2. Lymphogranuloma inguinale (in der englischen Literatur Lymphogranuloma venereum oder Lymphopathia venereum)

Der Primäraffekt ist ein Bläschen, das ulzeriert und rasch abheilt, meist aber nicht bemerkt wird. Erstes Symptom ist daher oft eine einseitige weiche Schwellung der inguinalen Lymphknoten mit Tendenz zur Einschmelzung unter Ausbildung zahlreicher Fisteln. Das entzündete Gewebe ist mit der Haut und mit dem tieferen Gewebe verbacken. Fisteln im Anogenitalbereich, die mit Narbenbildung abheilen, müssen stets an ein Lymphogranuloma inguinale denken lassen.

Liegt der Primäraffekt an der Zervix uteri oder in der oberen Scheide, kommt es zu einem Befall der Perirektal- und der Beckenlymphknoten. Erstes Symptom können dann Rückenschmerzen sein. Manchmal brechen die Fisteln in das Rektum durch und führen zu Strikturen. Verlegte Lymphbahnen führen zu einer Anschwellung im Bereich der Vulva (Esthiomène, Elephantiasis). Inkubationszeit 3–4 Wochen.

Der Erreger ist Chlamydia trachomatis Serovars L1–L3 (andere Serovars verursachen eine Urethritis, s. S. 308). Sie sind den Erregern der Psittakose und des Trachoms verwandt (PLT-Gruppe). Daher sind die entsprechenden Komplementbindungsreaktionen positiv. Komplementbindungsreaktionen auf Syphilis können falsch positive Reaktionen geben.

Differentialdiagnose: Dermatitis perianalis fistulosa oder Acne conglobata. Das Lymphogranuloma inguinale ist durch sternförmige Abszesse und einschmelzende Granulome umgeben von Epitheloiden gekennzeichnet.

Therapie: Doxycyclin 100 mg, 2mal tgl. über 21 Tage. Alternativ Tetracyclin oder Erythromycin 4mal tgl. 500 mg oder Minocyclin 200 mg einmalig am 1. Tag, dann 2mal 100 mg, alle über 21 Tage, evtl. Co-trimoxazol forte, 2mal 1 Tbl. über 2–3 Wochen.

Die einschmelzenden Lymphknoten sollen nicht inzidiert, sondern mit einer 20-ml-Injektionsspritze und entsprechend dicker Nadel punktiert und der Eiter aspiriert werden. Rektumstrikturen muß man dehnen. Man kann versuchen der Elephantiasis mit plastisch operativen Maßnahmen entgegenzuwirken. Mindestens 6 Monate, möglichst 1 Jahr lang, sollen Patienten mit Lymphogranuloma inguinale nachbeobachtet und der Titer gelegentlich kontrolliert werden. Ein persistierend hoher Titer sollte eine erneute Behandlung, und zwar mit einem anderen Chemotherapeutikum als dem vorausgegangenen indizieren. Der früher angewandte Frei-Test ist durch die genaueren Komplementbindungsreaktionen verdrängt.

24.4.3. Granuloma venereum (in der englischen Literatur Granuloma inguinale), Donovanosis

Das Granuloma venereum (Erreger Calymmatobacterium [Donovania] granulomatis) ist in gemäßigten Klimaten selten und wird vornehmlich in tropischem und subtropischem Bereich gefunden. Inkubationszeit 1–12 Wochen. Der Primärherd ist ein schmerzloses, rötliches Knötchen, das zerfällt. Die Ulzeration breitet sich meist über die Genitalien aus. Durch Autoinokulation entwickeln sich neue Herde. Eine Sekundärinfektion kann zu erheblichem Gewerbszerfall mit entsprechenden Allgemeinveränderungen und sogar tödlichem Ausgang führen. Den gramnegativen Erreger kann man in Makrophagen im Gewebsausstrich leichter nachweisen als im histologischen Präparat.

Therapie: Tetracyclin 4mal 500 mg tgl. oder Doxycyclin 2mal 100 mg tgl. oder Co-trimoxazol forte, 2mal 1 Tbl. täglich über 2 bis 3 Wochen. Auch Erythromycin kann gegeben werden, ebenso Streptomycin, Gentamicin oder Chloramphenicol über 3 Wochen. Wegen der möglichen unerwünschten Wirkungen sollte man zu den letzten drei Therapeutika nur dann greifen, wenn die erst empfohlenen versagen. Die Patienten sollen periodisch etwa alle 2 Monate für mindestens 1 Jahr nachkontrolliert werden. Bei erheblicher Gewebszerstörung und Narbenbildung kommt eine Korrektur durch plastisch-operative Maßnahmen in Frage.

25. Gonorrhö

Gelblich-eitriger Ausfluß und intrazelluläre Diplokokken im Fluor-Ausstrich sprechen für eine Gonorrhö. Eine eingehende Untersuchung der Genitoanalregion, des Rachens und der Haut ist nötig (Tab. 47). Unter Allgmeinsymptomen, auch in Art akuter abdomineller Symptome mit Pusteln an der Haut, verbirgt sich manchmal eine Gonokokkensepsis.

Differentialdiagnose: Exakte Bestimmung des Erregers Neisseria gonorrhoeae ist nur fluoreszenzimmunologisch oder aufgrund der Zuckervergärung in Kulturen möglich. Er vergärt Dextrose im Gegen-

Tabelle 47 Untersuchungsmaterial für den Erregernachweis (nach W. P. Herrmann)

I. Gonokokkeninfektionen des Urogenitaltraktes

Mann	Frau
Urethralsekret	Sekret der Urethra, Zervix
evtl. Urin („Tripperfäden")	Exprimat aus:
Exprimate aus:	Skeneschen Gängen
Prostata	Bartholinschen Drüsen
Samenblasen	Rektumschleim (proktoskopisch,
Tysonschen Drüsen	bzw. Sediment nach Spülung)

II. Metastatische Organkomplikationen

Sekrete des Urogenitaltraktes
Blutkultur auf dem Höhepunkt des Fieberschubes
Blasen-, Pustelinhalt, Abstriche bei Hautveränderungen
Gelenkergüsse, Punktate bei Tendovaginitis, Bursitis
Pleura-, Peritonealergüsse
Leberpunktat (Perihepatitis)
Liquor cerebrospinalis

III. Primär extragenitale Gonokokkeninfektionen

Abstrich von: Pharynx
             Tonsillen
             Konjunktiva (evtl. Tränendrüsen)
             Rektum

satz zur Neisseria flava, aber nicht Maltose und Lävulose und verwertet auch nicht Zitrat. Auch andere Identifizierungsverfahren in der Kultur sind möglich (Antikörpernachweis gegen Protein I in der äußeren Membran der Erreger, Mikrotrak-Immunfluoreszenztest). Bei Komplikationen sind oft keine Erreger im Ausstrich nachweisbar. Bei Therapieresistenz erneute Kultur mit Prüfung auf Penicillaseproduktion (Penicillinresistenz), evtl. andere Reistenzen, neuerdings auch gegen Tetracycline und Spektinomycin.

Nutritive Transportmedien stehen zur Verfügung, aber auch Direktnachweise ohne Kultur mittels Immunverfahren, im besonderen Enzym-Immun-Assays (z. B. Gonozym-Test: Spezifität über 90%, Sensitivität 73–94%). Mit gleichzeitiger Chlamydieninfektion muß man in etwa der Hälfte der Fälle rechnen, die sich aber erst später auswirkt.

Reines Leukozyteninfiltrat ohne Bakterien ist suspekt auf eine Gonorrhö. Eine besonders große Leukozytenzahl im Ausstrich spricht aber für eine Chlamydienurethritis! Ausschluß anderer Möglichkeiten des Fluors: heute meist Chlamydien-, Mykoplasmen-, Kandida- oder Trichomonadeninfektionen. Bei allen Patienten mit Fluor muß man die Seroreaktionen auf Syphilis kontrollieren und nach 5–12 Wochen wiederholen, um eine gleichzeitige syphilitische Infektion rechtzeitig zu erkennen. Morbus Reiter s. S. 124.

Rachenabstriche kommen bei Patienten mit Verdacht auf Gonokokkensepsis und bei Patienten mit Verdacht auf eine Pharyngitis durch Gonokokkeninfektion in Frage. Bei der Gonokokkenpharyngitis ist die orale Mukosa feurig-rot und teilweise mit einer gelblich-weißen Pseudomembran belegt. Die Patienten geben ein Brennen im Rachen an.

Therapie: Wegen der Zunahme, vor allem gegen Penicillin, aber auch gegen andere Antibiotika resistenter Stämme, ist die Behandlung der Gonorrhö problematisch geworden (Tab. 48). Inzwischen sind auch gegen Cephalosporine resistente Stämme aufgetreten. Große Hoffnungen werden auf die Einmalbehandlung mit Cephalosporinen der 4. Generation gesetzt und auf neue Quinolone (Gyrasehemmer). Der USA-Gesundheitsdienst empfiehlt im Hinblick auf diese zunehmenden Resistenzen grundsätzlich das Mittel zu nehmen, gegen das möglichst wenig unempfindliche Stämme bekannt sind, derzeit Ceftriaxon 250 mg i.m., und anschließend 7 Tage lang 2mal 100 mg Doxycyclin tgl., bei Schwangeren Erythomycin 500 mg 4mal tgl., da bis zu 50% der Patienten gleichzeitig eine Chlamydieninfektion haben (S. 308). In Deutschland ist Ceftriaxon in einer Dosierung von 250 mg nicht erhältlich. Die Resistenzverhältnisse sind ländermäßig und örtlich offenbar recht unterschiedlich. In Deutschland dürfte mit einer Injektion von 2 g Spectinomycin und anschließend 7 Tage Doxycyclin 2mal 100 mg tgl. auszukommen sein, da gegen beide Antibiotika resi-

Tabelle 48 Behandlung der Gonorrhö

	Dosierung pro Tag	Dosierung insgesamt
Intramuskuläre Injektion		
Ceftriaxon	0,25 g	einmalig
Spectinomycin	2 g	einmalig
Thiamphenicol	1,5 g	einmalig
Netilmicinsulfat	0,3 g	einmalig
Intravenöse Behandlung		
Ciprofloxacin	100 mg	einmalig
Orale Behandlung		
Thiamphenicol	2,5 g Bei Frauen zusätzlich 2 g am folgenden Tag	einmalig
Rosoxacin	300 mg	einmalig
Ciprofloxacin	250 mg	einmalig
Enoxacin	400 mg	einmalig

Weitere Behandlungsmöglichkeiten mit Cephalosporinen: Cefazolin, Cefazedon, Cefuroxim, Cefamandol 3/g die über 3 Tage bzw. Cefotiam, Cefmenoxim, Ceftizoxim 1 g i.m.
Immer anschließend möglichst 14 Tage 2mal 100 mg Doxycyclin tgl. außer bei Schwangeren, Kindern unter 9 Jahren und Doxycyclinunverträglichkeit (s. Text).
Bei Komplikationen im kleinen Becken (Inflammatory pelvic disease): Cefoxitim 2 g i.v. alle 6 Std., oder Cefotetan i.v. 2 g alle 12 Std. plus Doxycyclin 100 mg oral alle 12 Std., mindestens bis 48 Std. nach Eintritt klinischer Besserung Doxycyclin mindestens 14 Tage.

stente Stämme in Mitteleuropa noch selten vorkommen. Eine Alternative ist die einmalige orale Gabe von 400 mg Enoxacin per os oder Cefixim, einem neuen Cephalosporin, 400 oder 800 mg mit folgender Doxycyclinbehandlung wie oben. Spectinomycin soll laut Roter Liste bei Schwangeren mangels ausreichender Erfahrung (B 1) nicht gegeben werden, Tetracycline sind bei Schwangeren kontraindiziert. Andererseits empfiehlt der US-Gesundheitsdienst als Alternative zu Ceftriaxon bei Schwangeren mit Spectinomycin 2 g und oral mit Erythromycin (s. oben) zu behandeln. Weitere Möglichkeiten sind Ceftriaxon (B 2 der Roten Liste) oder ein anderes in der Schwangerschaft zugelassenes Antibiotikum der Tab. 48. Gyrasehemmer (z. B. Enoxacin, s. oben), die ebenfalls zur Gonorrhötherapie in Frage kommen, sind in Schwangerschaft und Stillzeit kontraindiziert (B 2 bzw. 1 der Roten

Liste). Außerdem stehen sie nicht in entsprechender Dosierung und Packungsgrößen zur Verfügung.

Noch schwieriger als in der Schwangerschaft ist die Auswahl der Präparate in der Stillzeit (s. Rote Liste). Erythromycin geht in die Muttermilch über; Schädigungen der Säuglinge sind allerdings bisher nicht bekannt geworden. Bei Ceftriaxon ist nicht bekannt, ob die Substanz in die Muttermilch übergeht.

Procain-Penicillin-G war das Mittel der Wahl, wenn gleichzeitig Probenicid gegeben wurde. Dieses Mittel ist wieder erhältlich. Die zunehmende Penicillinresistenz der Erreger, aber auch die häufiger angegebene Penicillinunverträglichkeit lassen es ratsam erscheinen, auf die oben angegebenen Mittel auszuweichen.

Gonorrhoische Infektion des Auges. Prophylaxe: Augensalbe mit Tetracyclin 1% oder Erythromycin 0,5%, Silbernitrat 1%.

Therapie der gonorrhoischen Konjunktivitis bei Neugeborenen s. Tab. 49.

Bei Erwachsenen: Spülung des Konjunktivalsackes mit physiologischer NaCl, Cefoxitin 1 g i.m. oder Cefotaxim 500 mg i.m., 4mal tgl. über 5 Tage.

Die Rachengonorrhö ist, im besonderen bei Homosexuellen, oft therapieresistent. Als Behandlung werden empfohlen Ceftriaxon 250 mg i.m. oder Ciprofloxacin 500 mg oral, Kontrolle nach 4–7 Tagen. Doxycyclin und Tetracyclin allein werden bei der Gonorrhö nicht mehr als adäquate Therapie angesehen. Amoxicillin, Ampicillin und Spectinomycin sind bei der pharyngealen Gonorrhö nicht ausreichend wirksam.

Tabelle 49   Therapie der Gonorrhö bei Neugeborenen (nach Empfehlungen des US-Gesundheitsdienstes)

Typ	Mittel der Wahl	Dosierung
Gonoblenorrhö	Ceftriaxon Cefotaxim plus Spülungen mit isotonischer Kochsalzlösung. Lokal Erythromycin- oder Tetracyclin- Augensalben oder -tropfen (S. 302)	Ceftriaxon 20–50 mg/kg KG tgl. i.v. oder i.m. 7 Tage Cefotaxim 50 mg/kg KG tgl. i.v. oder i.m. 7 Tage
Arthritis und Septikämie Meningitis	wie oben	wie oben, aber 14 Tage; bei penicillinempf. Erregern 100 000 IE/kg KG i.v. oder i.m. 14 Tage

Akute gonorrhoische Salpingitis, oft in Form des „Inflammatory pelvic disease". Behandlung möglichst in der Klinik, da differentialdiagnostisch andere Prozesse zu erwägen sind, die ein schnelles chirurgisches Handeln notwendig machen. Therapie s. Tab. 48. Bei Penicillinempfindlichkeit der Erreger 20 Mill. IE Penicillin G als wäßrige Lösung täglich als Infusion bis zur Besserung, anschließend 4mal täglich 500 mg Ampicillin über 10 Tage. Nach Abschluß der Therapie wöchentliche Kontrolle mindestens über 5 Wochen: Zervixabstrich und Kultur zur Sicherung des therapeutischen Effekts.

Gonorrhoische Arthritis: wie bei akuter Salpingitis oder Behandlung Spectinomycin-Doxycyclin wie bei unkomplizierter Gonorrhö über mindestens 7 Tage, evtl. auch Erythromycin 0,5 g alle 6 Std. i.v. über 3 Tage. Eine Injektion von Penicillin in die Gelenke ist überflüssig, da der Penicillinspiegel im Gelenk dem Blutspiegel entspricht, Ruhigstellung des betroffenen Gelenkes.

Bei septischen Veränderungen mit exanthematischen Veränderungen (Gonokokkämie, disseminierte Gonorrhö) möglichst stationäre Behandlung mit Ceftriaxon 1 g i.m. oder i.v. alle 24 Std. oder Ceftizoxim 1 g i.v. oder Cefotaxim 1 g i.v. alle 8 Std. Falls sich herausstellt, daß die Erreger penicillinempfindlich sind, Weiterbehandlung mit 1 g Ampicillin oral alle 6 Std. Nach Abklingen der akuten Symptome muß noch 1 Woche ambulant mit Augmentan 500 mg 3mal tgl. oder Cefuroxim oral 500 mg 2mal tgl. nachbehandelt werden. Bei gonorrhoischer Meningitis und Endokarditis: intravenös Ceftriaxon 1–2 g i.v. alle 12 Std., bei Meningitis über 2 Wochen, bei gonorrhoischer Endokarditis über 4 Wochen. Bei Unverträglichkeit gegen die genannten Mittel evtl. Spectinomycin 2 g i.m. alle 12 Std.

Gonorrhoische Infektion bei Kindern: nach der Pubertät oder bei Gewicht über 45 kg Behandlung wie beim Erwachsenen. Kontraindikation Spectinomycin und Tetracycline beachten, sonst dem Gewicht und Alter entsprechende Dosierung, z. B. 25–50 mg/kg KG tgl. Ceftriaxon i.v. oder i.m. in einer Dosis oder Cefotaxim 50 mg/kg KG i.m. alle 12 Std., bei Meningitis über 10 bis 14 Tage. Bei geringfügigeren Symptomen evtl. 40 mg Erythromycin/kg KG für 7 Tage tgl. in 4 Einzelgaben per os.

Frühinfektionen mit Syphilis werden durch Ceftriaxon und Tetracyclinpräparate erfolgreich mitbehandelt, die anderen Therapeutika wirken nicht oder weniger sicher.

Partnerbehandlung: Partner der an Gonorrhö erkrankten Patienten, insbesondere auch die Ehefrauen, soll man prophylaktisch wie den Erkrankten behandeln, ebenso Neugeborene von Müttern mit Gonorrhö.

Nachbehandlung und -kontrolle: Die Gonorrhö hinterläßt eine geschädigte Schleimhaut, auf der sich andere Erreger ansiedeln können *(postgonorrhoische Urethritis)*. Deshalb Verbot des Geschlechtsverkehrs oder Schutz mit Kondomen bis etwa 14 Tage nach Abklingen der akuten Symptome. Vermeidung zusätzlicher Traumen durch den Genuß gekühlter oder die Harnwege reizender Getränke.

Nach 8 und 14 Tagen sollte man einen Abstrich machen und evtl. eine Kultur anlegen. Therapieversager beruhen nicht selten auf einer Reinfektion. Jetzt sollte aber mit einem Alternativantibiotikum behandelt werden, nach Therapie Cephalosporinen etwa mit Tetracyclinen oder Spectinomycin.

Ein scheinbares Therapieversagen kann auf einer gleichzeitigen Chlamydieninfektion beruhen, wenn diese nicht mitbehandelt wurde (s. S. 300 und S. 308).

Bei Mitbefall der Adnexe im Rahmen einer Gonorrhö oder einer anderen bakteriell bedingten Urethritis empfehlen manche Autoren Antiphlogistika zur Verhütung von Spätschäden und wegen der Vermehrung von Mastzellen bei solchen Prozessen auch Ketotifen.

26. Trichomoniasis

Die Trichomoniasis äußert sich bei der Frau in einem weißlichen, schaumigen, dünnflüssigen, stinkenden Fluor aus der Scheide. Die Patientinnen geben auch Brennen beim Harnlassen an. Bei 50–90% ist der Harntrakt mitbeteiligt. Gelegentlich kommt es zur Aszension der Trichomonaden in die oberen Harnwege. Beim Mann entsteht eine Urethritis mit morgendlichem Verkleben der Harnröhre. Der Ausfluß kann leicht schleimig und eitrig sein, aber auch massiv gonorrhöähnlich. Die Infektion führt gelegentlich zu einer Balanitis, aber auch zu aufsteigenden Entzündungen mit Beteiligung von Prostata, Samenblasen, Harnleiter, Nierenbecken und Nebenhoden.

Der Erreger ist Trichomonas vaginalis, ein 10–30 μm großes ovoides Gebilde mit vorspringenden Schlaggeißeln, mit denen sich die Trichomonaden fortbewegen und durch die man sie erkennt. Dazu wird Fluor auf einen vorgewärmten Objektträger gebracht und mit körperwarmer physiologischer Kochsalzlösung verdünnt.

Das Deckglas wird leicht aufgelegt und im Mikroskop bei abgeblendetem Licht und mittlerer Vergrößerung untersucht. Leichter lassen sich die Erreger im Phasenkontrast- oder Dunkelfeldmikroskop nachweisen.

Therapie: s. Tab. 50. Bei Metronidazol mögliche Nebenwirkungen: gastrointestinale Symptome, Brechreiz, Magendruck, Kopfschmerzen, Schwindel, Schlafstörungen. Mir hat sich die Therapie mit Mysteclin (Kapseln, Ovula, Vaginalcreme) bewährt, wahrscheinlich, da andere Erreger miterfaßt werden.

Ursachen der „unspezifischen" Urethritis (nach Roser):

1. Chlamydia trachomatis (andere Stämme als bei Lymphogranuloma inguinale),
2. Trichomonaden,
3. Sproßpilze (vorwiegend Kandidaformen),
4. bakterielle Infektionen mit koagulasepositiven Staphylokokken, Streptokokken, Enterokokken, Escherichia coli oder anderen Arten der Familie der Enterobacteriaceae, die in der Pathogenität problematischen Infektionen mit koagulasenegativen Staphylokokken und seltenen Erreger.

26. Trichomoniasis

Tabelle 50 Therapieübersicht bei Trichomonas vaginalis

Lfd. Nr.	Intern. Name	Chemische Verbindung	Applikationsart	Dosierungen Erwachsene
1	Metronidazol	1-β-Hydroxy-ethyl-2-methyl-5-nitroimidazol	oral komb. mit vaginal	1. Tag 2mal 4 Tbl., Abstand 6 Std., am nächsten Morgen 4 Tbl., bei Frauen 1 Vaginaltbl. 0,1 abends zusätzl. 6 Tage
2	Tinidazol		oral	2 g einmalig
3	Nimorazol	1-(β-ethyl-morpholin-)5-nitroimidazol	oral	3mal 1 g mit 12stdl. Intervall oder 2mal tgl. 500 mg oder 1mal tgl. 2 g
4	Nifuratel	N-(5-Nitro-2-furfuryliden-)3-amino-5-methyl-mercapto-methyl-2-oxazolidinon	oral vaginal	7 Tage 3mal tgl. 1–2 Dragees nach dem Essen, 10 Tage 1 Vaginalstäbchen, evtl. bei schweren Infektionen 1 morgens und abends einführen
5		Tetracyclin 104 mg Amphotericin B 50 mg	vaginal	1–2mal tgl. 6–12 Tage Mysteclin-Ovula, auch Vaginalcreme
6	Ornidazol	500 mg	oral vaginal	3 Tbl. oder 2 Tbl. plus 1 Vaginaltbl. abends

Partnerbehandlung immer erforderlich, kein Alkoholgenuß während Therapie!

5. Fehldiagnosen durch Verwechslung von Neisseria gonorrhoeae mit anderen Neisseriatypen oder
6. Infektionen mit Herpesvirus, meist Typ II (Urethritis herpetica),
7. Infektion mit Mykoplasmen, evtl. Ureaplasma urealyticum,
8. allergische Reaktionen (Arzneien),
9. eine vorübergehende Besserung einer Urethritis unter Kurzzeitbehandlung mit Tetracyclinen ist möglicherweise Folge einer Anbehandlung der Mykoplasmen- oder Chlamydieninfektion.

Eine Urethritis ist dann anzunehmen, wenn im Urethralabstrich mehr als 10 Leukozyten vorhanden sind.

Eine Partnerbehandlung ist immer angezeigt, auch bei scheinbarer Symptomfreiheit.

Die *bakterielle Vaginitis durch Gardnerella vaginalis* plus gramnegative Erreger ist häufiger geworden (alkalischer Fluor, stinkender Geruch nach Aufbringen von KOH).

Therapie: 5 Tage 2mal tgl. 500 mg Metronidazol oder Clindamycin 300 mg oral 2mal tgl. 7 Tage, alternativ (Schwangerschaft) Ampicillin oder Amoxicillin 500 mg oral, 4mal tgl., 7 Tage.

27. Chlamydien- und Mykoplasmeninfektionen des Genitales

Chlamydien (S. 297) lösen eine Einschlußkörperchen-Urethritis beim Mann aus (seröser-perlweißer Ausfluß), bei der Frau Urethritis, Vaginitis, Zervizitis und Salpingitis *(inflammatory pelvic disease)* mit meist geringem Ausfluß (serös, schleimig, eitrig) und Juckreiz und Brennen beim Wasserlassen. Chlamydia trachomatis ist im Lichtmikroskop als zytoplasmatisches Einschlußkörperchen in den Epithelzellen nachweisbar, ferner in der Kultur und mit Hilfe von Schnellnachweisen auf immunologischer Basis. *Die Chlamydien-Urethritis ist inzwischen die häufigste Form der Urethritis geworden.* Sie kann, besonders bei Frauen, symptomlos verlaufen. Der früher beim Mann als bedeutungslos angesehene urethrale „Eitertropfen am Morgen" wird heute als wichtiges Symptom einer Chlamydieninfektion angesehen.

Mykoplasmen sind Organismen, die in der Größenordnung und in der Verhaltensweise zwischen Bakterien und Viren stehen. Sie wachsen im Gegensatz zu Viren auf unbelebten Nährmedien und gedeihen in alkalischem Milieu. Bei entzündlichen Erkrankungen des Genitaltraktes werden sie unterschiedlich häufig nachgewiesen; ihre Bedeutung ist umstritten. Bei der Frau sollen sie Fluor unterschiedlichen Schweregrades mit Brennen und Schmerzsensationen im Vulva-Vagina-Bereich hervorrufen.

Der Mykoplasmennachweis ist schwierig, da die Kultur oft nicht gelingt, jedenfalls nur in speziell dafür eingerichteten Laboratorien; außerdem ist mit falsch positiven Ergebnissen zu rechnen: Mykoplasmen wurden nachgewiesen, ohne die eigentliche Ursache des Urethritis oder der vaginalen Veränderungen zu sein. Unter den entsprechenden technischen Voraussetzungen ist ein negatives Ergebnis eher beweiskräftig gegen eine Mykoplasmainfektion, aber wegen des damit verbundenen Aufwandes kaum regelmäßig durchführbar.

Therapie: Nach Ausschluß anderer Erreger (Bakterien, Hefen, Trichomonaden) sollte an Mykoplasmen und Chlamydien gedacht und mit Tetracyclinen behandelt werden, die gegen beide Erreger wirksam sind: z. B. Doxycyclin, 2mal 100 mg tgl. mindestens 7 Tage, Alternativ: Minocyclin, initial 200 mg, dann tgl. 2mal 100 mg im Abstand von 12 Std., 2 g Tetracyclin/Tag für mindestens 7 Tage oder Erythromycin 500 mg, 4mal tgl., mindestens 7 Tage. Eine neue Therapie besteht in der einmaligen Gabe von 1 g Azithromycin, einem Antibiotikum der

27. Chlamydien-/Mykoplasmeninfektionen des Genitales

Azalid-Gruppe, oder 500 mg am ersten Tag und je 250 mg an den beiden folgenden Tagen. Der Erfolg soll dem einer Behandlung mit Tetracyclinen über 7–14 Tage entsprechen.

Die Chlamydienkonjunktivitis der Neugeborenen soll oral mit Erythromycin-Sirup 50 mg/kg tgl. in 4 Dosen unterteilt über mindestens 2 Wochen therapiert werden.

28. Bakteriell eitrige Infektionen der Haut (Pyodermien)

Pyodermien (Tab. 51) sind meist ein Hinweis auf eine Abwehrschwäche des Organismus oder auf äußerlich ungünstige Bedingungen. Hochvirulente Erreger haben sich beim Patienten oder bei Personen der Umgebung (Familie, Pflegekräfte) angesiedelt (Körperöffnung, Körperfalten, Salbentöpfe, Körperpflegemittel, Hospitalismus, Nosokomialismus). Grundprinzip der Therapie ist die Ausschaltung der schädlichen Noxen. Als Prophylaxe dient eine sorgfältige Hygiene. Man kann die Körperregionen vorsorglich behandeln, in denen sich virulente Bakterien angesiedelt haben könnten, etwa lokal mit Antibiotika (Nasenlöcher, Fingernägel, Genitoanalregion). Die Beseiti-

Tabelle 51 Pyodermien – bakteriell eitrige Infektionen der Haut

Impetigo contagiosa	bullös-eitrig, oft nur zirzinäre, rote Herde mit Krustenrand Extremform: subkorneales Staphylokokken-Schälsyndrom (SSSS) = staphylogene toxische epidermale Nekrolyse; meist bei Kindern	
Follikulitis	oberflächlich – Follikeleingang, Folliculitis barbae	
Furunkel	Entzündung und Nekrose des ganzen Haarbalges	Resistenzschwäche, virulente Erreger, Hospitalismus, Nosokomialismus
Karbunkel	mehrere Hautbälge betroffen (Nacken)	
Ekthymata	ausgestanzte Geschwüre, meist am Unterschenkel, schlechte hygienische Bedingungen	
Erysipel-Wundrose	β-hämolysierende Streptokokken, hohes Fieber, flächenhaftes Erythem, Rezidive, Lymphödem-Elephantiasis	Sonderformen: Erysipelas phlegmonosum, Fasciitis necroticans
Differentialdiagnose	Akne, Rosacea, Pili incarnati (Pseudofolliculitis barbae), Epizoonosen, Herpes, Mykosen, Syphilis, Pyoderma gangraenosum, Hautdiphtherie, Pemphigusformen, zirzinäre Formen der Psoriasis pustulosa, subkorneale Pustulosis, Dermatitis perianalis fistulosa	

gung von Schuppen und Krusten, etwa durch Seifenwaschung, Austrocknung der Haut mit Hilfe von Schüttelmixturen führen in vielen Fällen zum Ziel. Nässende Hautveränderungen sind eine Kulturplatte für Bakterien, die sich um viele Zehnerpotenzen gegenüber der normalen Haut vermehren. Mit Normalisierung der Haut sterben die Erreger im allgemeinen ab. Die Lokalbehandlung mit Antibiotika ist nur bei oberflächlich gelegenen Pyodermien angezeigt, bei tieferen (Furunkel, Karbunkel) kaum sinnvoll. Nur solche Antibiotika sollten lokal angewendet werden, die so gut wie nicht sensibilisieren und nicht zur internen Therapie lebensbedrohlicher Erkrankungen notwendig sind.

Bei Streptokokkeninfektionen soll man den Urin kontrollieren und diese Kontrolle nach 4 bis 6 Wochen wiederholen, um eine streptokokkenbedingte Nephritis auszuschließen.

Bei eitrigen Prozessen der Haut muß man immer an eine Hautdiphtherie denken, auch wenn diese heute sehr selten geworden ist.

28.1. Impetigo contagiosa

Diese Infektion, meist staphylogen, manchmal durch Staphylokokken und Streptokokken und nur noch selten streptogen bedingt, findet sich fast ausschließlich bei Kindern und ist hochinfektiös (Suchen nach der Infektionsquelle). Blasen und ausgesprochene Krusten sind oft nicht zu sehen, statt dessen rötliche zirzinäre Herde mit nur andeutungsweiser Blasen- und Krustenbildung am Rande. Die Impetigo kann flächenhaft den Körper befallen in Art der staphylogenen toxischen epidermalen Nekrolyse: superfizielles Staphylokokken-Schälsyndrom (SSSS). Urinkontrolle s. oben.

Therapie: systemisch Antibiotika, etwa penicillaseresistente Penicilline. Bei der lokalen Behandlung gelten die bei Therapie der Pyodermien angeführten Gesichtspunkte. Kombinierte lokale Anwendung von Antibiotika mit Kortikoiden beschleunigt meist die Abheilung sehr.

Auch bei der SSSS genügt im Gegensatz zur arzneibedingten toxischen epidermalen Nekrolyse die innerliche Behandlung mit Antibiotika, im besonderen mit penicillaseresistenten Penicillinen. Kombinationen der SSSS mit schweren, meist arzneiinduzierten Formen der toxischen epidermalen Nekrolyse sind möglich, die Therapie entsprechend S. 209.

28.2. Toxisches Schocksyndrom („Staphylokokkenscharlach")

Das toxische Schocksyndrom wurde ursprünglich bei jungen Frauen während der Menstruation beobachtet, gefördert durch die Benutzung bestimmter Tampons. Es kann aber auch von eitrigen Hautveränderungen (infizierten Wunden, subkutanen Abszessen, Fasziitits) seinen Ausgang nehmen. Auslösend sind Staphylokokken-Enterotoxine. Neben einem skarlatiniformen Exanthem mit typischer Ablösung der Hornschicht an Handtellern und Fußsohlen sind Himbeerzunge, Konjunktivitis, Pharyngitis, Diarrhöen, Myalgien, Erbrechen, Ausfluß und periphere Ödeme bei hohem Fieber um 40°C zu beobachten. Eine Leukozytose, ein pathologisches Urinsediment, ein Anstieg der Kreatininphosphokinase und der Leberenzyme, des Bilirubins, des Harnstoffs und des Serumkreatinins sind weitere Symptome. Gefahr: Nierenversagen.

Therapie: staphylokokkenwirksame, penicillaseresistente Antibiotika, Bekämpfung der genannten Symptome, vor allem eines septischen Schocks (Infusionen). Die Funktion von Kreislauf, Niere und Lunge muß aufrechterhalten werden.

28.3. Follikulitiden

Bei den Follikulitiden unterscheiden wir oberflächliche und tiefe, hier im besonderen *Furunkel* und *Karbunkel*.

Häufig ist die Folliculitis barbae. Follikulitiden des Kopfes können mit Haarausfall und Narbenbildung einhergehen *(Folliculitis decalvans)*. Unterminierende Follikulitiden im Nackenbereich mit Keloidbildung sind ein therapeutisches Problem. Follikulitiden der Oberlippe können auf eine chronische Rhinitis mit bakterieller Infektion und Ausschwemmung der Bakterien auf die Oberlippe zurückzuführen sein.

Die *Acne necroticans* ist eine Pyodermie, die differentialdiagnostisch bei Follikulitiden des Kopfes ausgeschlossen werden muß und meist gut auf lokale oder innerliche Antibiotikatherapie anspricht.

Im Kopfbereich kommen Follikulitiden durch Propionibakterien und durch Pityrosporonhefen vor *(Pityrosporon-Follikulitis)*.

Die *Pseudomonas-aeruginosa-Follikulitis* tritt nach längerme Aufenthalt in kontaminiertem Badewasser ohne entsprechende Desinfektion (Whirlpool usw.) auf. Sie kann als Epizoonose, z. B. Skabies, verkannt werden.

Am Stamm findet man hartnäckige oberflächliche Follikulitiden, deren Ursache unklar ist und die meist als *Postadoleszentenakne* aufgefaßt werden; wir betrachten sie als eine Form der Rosacea oder der Miliaria rubra. Therapie s. dort.

Gramnegative Follikulitis (korrekt: Follikulitis durch gramnegative Erreger). Sie soll bei Patienten mit starker Seborrhö, im besonderen bei Männern, durch lang fortgeführte Therapie mit Chemotherapeutika und Antibiotika bei Acne vulgaris und Rosacea hervorgerufen sein. Möglicherweise handelt es sich zum Teil um eine Verkennung der perioralen und zentrofazialen Akne, die sehr therapieresistent und altersunabhängig ist. Zwei Formen der gramnegativen Follikulitis werden unterschieden: 80% der Patienten haben oberflächliche Pusteln ohne Komedonen, die von der Nasenregion sich auf Kinn und Wangen erstrecken. Auslösend sind sogenannte laktosefermentierende gramnegative Erreger. Die zweite Form, bei etwa 20% der Patienten, äußert sich in Knoten und Zysten. Aus ihnen lassen sich Erreger der Proteusgruppe nachweisen.

Differentialdiagnose: Bei allen Follikulitiden muß man Mykosen, im besonderen durch pathogene Hefen, ausschließen.

Pseudofolliculitis barbae (Pili incarnati) im Bartbereich. Sie ist im besonderen bei Afrikanern häufig, bei diesen auch mit Keloidbildung. Eine befriedigende Behandlung gibt es nicht. Die Kombination von Chemotherapeutika bzw. Antibiotika mit Kortikoiden äußerlich hilft manchmal, z. B. als Millicorten-Vioform-Salbe. Wachsenlassen des Barthaares führt zur Abheilung. Nach Abrasieren kehren jedoch die Veränderungen meist binnen 7–21 Tagen zurück. Eine weitere therapeutische Möglichkeit besteht darin, den Bart mit Epilationscremen zu entfernen, meist kommt es aber darunter zur Irritation. Rasierapparate, elektrische und konventionelle, wurden in den USA entwickelt, die die Haare so hoch abschneiden, daß das Einwachsen noch vermieden wird. Die American Safety Razor Company (Staunton, Virginia) hat einen solchen Rasierapparat (P. F. B. Shaving System) eingeführt, mit dessen Hilfe die Barthaare gerade so kurz abgeschnitten werden, daß sie noch nicht einwachsen, aber keine Stoppeln zu sehen sind.

Die *eosinophile pustulöse Dermatose (Folliculitis)* wurde vornehmlich in Japan beobachtet. Auch sie befällt die talgreichen Hautareale, aber selten auch Handteller und Fußsohlen. Therapievorschläge. Indometacin 100 mg tgl. in abfallender Dosis, Dapsone 100 mg tgl., Isotretinoin 1 mg/kg KG tgl. oder systemisch Kortikoide.

Therapie: Behandelt wird die Follikulitis äußerlich mit Antibiotika und Chemotherapeutika (etwa 2%iger Tetracyclinspiritus, Erythromycin-Aknepräparate, Benzoylperoxidpräparate). Bei der Folliculitis decalvans hilft manchmal eine längere Behandlung mit Cotrimoxazol. Unterminierende Follikulitiden im Nackenbereich müssen vorsichtig eröffnet und der Eiter entleert werden; Therapieversuch ähnlich der zystischen Akne (S. 380). Der Kauter sollte wegen Gefahr der Keloidbildung nicht angewendet werden!

Die gramnegative Follikulitis wird nach intensiver Reinigung der Haut mit Syndets mit Benzoylperoxidpräparaten behandelt, evtl. die Seborrhö mit Roaccutan (S. 8) unterdrückt. Lokal gibt man z. B. Metronidazol (s. Rosacea). Eine innerliche hochdosierte Antibiotikatherapie über längere Zeit halten wir im Hinblick auf die Verhältnismäßigkeit der Mittel nicht für vertretbar, zumal nach Absetzen der Therapie häufig Rezidive auftreten. Blankenship z. B. behandelte mit Ampicillin plus Co-trimoxazol sowie anderen Antibiotika über 2 bis 48 Monate, auch dann blieb nur ein Teil der Patienten symptomfrei!

Gegen hartnäckige Follikulitiden der Gesäßhaut empfahlen Hurley u. Shelley eine 6,2%ige wäßrige Lösung von Aluminiumchlorid.

28.4. Furunkel, Karbunkel

Beim Furunkel handelt es sich um eine tiefgreifende Entzündung des Haarbalges. Beim Karbunkel sind gleichzeitig mehrere Haarbälge erfaßt.

Differentialdiagnose: Vaskulitiden, einschmelzende Pannikulitiden, etwa durch Mangel an α_1-Antitrypsin. Milzbrandkarbunkel. Apokrine Akne in Achseln und Leisten. Entzündete Talgdrüsenzysten.

Therapie: Man muß zwischen der Behandlung eines einzelnen Furunkels und der einer Furunkulose unterscheiden. Bei der Furunkulose sind die eingangs dieses Kapitels dargestellten Gesichtspunkte besonders zu beachten. Eine therapieresistente Furunkulose wurde bei Patienten mit niedrigen Eisenkonzentrationen im Serum beobachtet. Sie heilte erst nach Eisensubstitution über 3–4 Wochen.

Beim Furunkel muß durch operative Eröffnung dem Eiter Abfluß geschaffen werden, evtl. in Allgemeinnarkose. Eine Infiltrationsanästhesie ist nicht erlaubt, um die Erreger nicht in das angrenzende Gewebe zu verschleppen. In geeigneten Fällen kann man eine Quaddel mit einem Lokalanästhetikum an die Spitze des Furunkels setzen und diesen mit einer Hautstanze eröffnen. Innerlich wird mit einem Antibiotikum behandelt, möglichst nach Bestimmung des Erregers nach Art und Resistenz. Im besonderen bei Furunkeln im Oberlippen-Gesichts-Bereich besteht die Gefahr einer tödlichen Sepsis (Keimverschleppung in den Sinus cavernosus). **Erregerbestimmung cito!** Sofortiger Einsatz hoher Dosen von Antibiotika, die das gesamte Erregerspektrum, auch bei Penicillinresistenz, abdecken.

Ist ein Furunkel nicht bedrohlich, so soll man möglichst versuchen, durch Eröffnung des Furunkels und lokale Austrocknung eine Abheilung zu erzielen und bei innerlicher Behandlung mit Antibiotika möglichst auf Präparate der Tetracyclingruppe oder Co-trimoxazol zurückgreifen, um einer Entwicklung hochvirulenter und resistenter Erreger vorzubeugen. *Zugsalben sind überholt.*

28.5. Ekthymata

Sie äußern sich in Ulzera, meist am Unterschenkel, bei Patienten unter schlechten hygienischen Bedingungen und bei Immundefekten.
Therapie: Beseitigung der auslösenden Umstände, Antibiotika. Maligne gewebszerstörende Pyodermien sind den Ekthymata verwandt, führen aber zu einem raschen Gewebsuntergang. Frühzeitige Therapie mit Antibiotika mit weitem Spektrum. Suche nach einem Immundefizit!

28.6. Erysipel

Das Erysipel wird im allgemeinen durch β-hämolysierende Streptokokken hervorgerufen und befällt die Haut einschließlich der Subkutis.
Spontanheilung ist das übliche, aber auch eine Septikämie kann folgen. Rezidivierende Erysipele führen zu Lymphödemen und Elephantiasis (S. 410f.). Das Erysipel beginnt gewöhnlich mit hohem Fieber und anderen Allgemeinsymptomen und ist durch Rötung und Schwellung der Haut mit zungenartigen Ausläufern gekennzeichnet. Blasen, Nekrosen und phlegmonöse Umwandlung sind möglich. Das phlegmonöse Erysipel geht mit Infiltration, auch des subkutanen Gewebes, und Tendenz zur Einschmelzung einher.
Die *nekrotisierende Fasziitis* ist eine gefährliche Variante des Erysipels. Exotoxine der Bakterien greifen die Faszien an; es kommt schon bei relativ geringen Symptomen an der Oberfläche zu Einschmelzungen und Nekrosen im Bereich der Faszien. Der Antistreptolysin-Titer ist meist sehr hoch, charakteristisch ist ein sehr hoher Anti-DNase-B-Titer. Eine tiefe Probeexzision bis zur Faszie und Untersuchung im Schnellschnitt gestattet die Lokalisation des Abszesses und damit die Frühdiagnose! Durch rechtzeitiges operatives Vorgehen wird die Prognose entscheidend verbessert.
Differentialdiagnose: atypisches Erythema nodosum, früher Zoster, Kontaktekzeme, Phlebitiden, Mykosen, Erysipeloid. Beim Erysipel ist der Antistreptolysintiter und der Anti-DNase-B-Titer erhöht. Nektrotisierende Formen s. oben.
Therapie: Bettruhe, feuchte Umschläge, Antibiotika systemisch, in erster Linie Penicillin, mindestens 2 Mill. IE täglich über 10 Tage.

Bei rezidivierendem Erysipel: alle 3 Wochen 1,2–2,4 Mill. IE Benzathin-Penicillin (Tardocillin 1200 i.m.) oder jeweils alle 4 Wochen eine Woche täglich 1–2 Mill. IE Penicillin per os oder Doxycyclin 100 mg bzw. Erythromycin 2 g über 5 Tage.

Beseitigung der Eintrittspforten (Verletzungen, Mykosen im bes. Interdigital, Rhagaden usw.) und Suche nach allgemeiner Resistenzminderung (latenter Diabetes?), ständig wiederkehrenden Traumen, bakterienverseuchte Umgebung (Schuhwerk).

Bei der nekrotisierenden Fasziitis dringen Antibiotika nicht genügend in das veränderte Gewebe ein. Frühe und tiefe Inzisionen sind notwendig, um dem Eiter Abfluß zu schaffen und Autoimmunreaktionen entgegenzuwirken.

28.7. Gasbrand

Gasbrand wird durch Clostridium perfringens hervorgerufen, das in Wunden gelangt und sich bei mangelnder Durchblutung manifestiert. Ein wichtiges Frühsymptom ist das Mißverhältnis von Lokalbefund und Schmerzen. Die Haut ist bronze- bis kupferfarben, teilweise livide marmoriert mit oberflächlicher Blasenbildung und blutiger Sekretion, manchmal auch kaum verändert. Aus der Wunde entleert sich ein schaumig-hämorrhagisches Sekret mit süßlichem Geruch. Im subkutanen Gewebe und in der Muskulatur ist eine Gasbildung zu fühlen, zu auskultieren und auch röntgenologisch nachweisbar. Im Sekret findet man grampositive plumpe Stäbchen. Gesichert wird die Diagnose durch die Kultur. Auch andere grampositive und gramnegative Bakterien bilden im Gewebe Gas.

Therapie: Die Behandlung in Sauerstoffüberdruckkammern ist nur an wenigen Stellen in der Bundesrepublik möglich und umstritten. Operative Entfernung des kranken Gewebes, Antibiotika.

29. Erkrankungen durch tierische Erreger (Epizoonosen, Epizootien, Ektoparasitosen)

29.1. Milben

Verschiedene Milbenarten rufen unter starkem Juckreiz krankhafte Veränderungen an der Haut des Menschen hervor. Ob unter bestimmten Bedingungen die Milbe Demodex folliculorum rosaceaartige Veränderungen verursacht, ist umstritten.

29.1.1. Tierische Milben

Tierische Milben graben auf der Haut keine Gänge. Auch in Lebensmitteln, z. B. Mehl, kommen Milben vor, die vorübergehend den Menschen befallen. Die Symptome sind Juckreiz, Papeln, Pyodermien oder Paronychien und ekzemartige Veränderungen, ferner Kratzeffekte.

Differentialdiagnose: Pruritus anderer Genese, besonders auch Unverträglichkeit von Lokaltherapeutika und elastischen Kunstfasern, ferner Kontaktekzeme („Nickelkrätze und Bäckerkrätze"), Pseudomonas-aeruginosa-Follikulitis (S. 312).

Therapie: Ausschalten der Ursache, symptomatisch.

29.1.2. Sarcoptes scabiei – Krätze (Skabies)

Typische Milbengänge finden sich oft zwischen den Fingern, im Nabelbereich und am Genitale. Auch nach erfolgreicher Therapie sieht man besonders bei Kindern rezidivierende persistierende Knötchen mit lymphadenoiden Infiltraten. Bei alten Menschen ist die Skabies manchmal atypisch lokalisiert, nämlich vornehmlich an Rücken und Gesäß. Die Scabies crustosa kann ein Ekzem oder eine Psoriasis vortäuschen.

Differentialdiagnose wie oben.

Therapie: Die Therapie der Skabies zielt auf die Vernichtung der Erreger und deren Nachkommen ab, und zwar auf der Haut des Patienten, bei Kontaktpersonen, im Bett und in der Kleidung. Ferner müssen die Sekundäreffloreszenzen, der Pruritus und die Sekundärinfektion behandelt werden (Gefahr der Nephritis nach Streptokokkeninfektion der Haut).

Meist wird mit dem farb- und geruchlosen Gammexan (Lindan, Jacutin [0,3%], Quellada [1%]) behandelt. Jacutin ist erhältlich als Emulsion, als Gel und als Spray. Unter Gammexan steigern sich zunächst die Beschwerden durch Reizung der Haut. Man soll den Patienten vorher darauf hinweisen. Vor der Behandlung werden alle bisher angewendeten Salben und Öle durch gründliches Waschen mit einem Syndet entfernt, da sie die Resorption des Gammexan steigern (Vergiftung!). Der Körper wird vom *Hals* bis zu den *Zehen* an drei aufeinanderfolgenden Abenden mit Jacutin-Emulsion bzw. Gel behandelt. Handgelenke, Finger, Zehenzwischenräume, Ellbeugen, Achselhöhlen, Kniegelenke und Knöchel, die Brustwarzen, die Gürtellinie, die Genital- und Gesäßgegend sind besonders sorgfältig einzureiben. Nach 8 Stunden wird morgens das auf der Haut verbliebene Gammexan mit warmem Wasser abgebadet. Die früher grundsätzlich ausgesprochene Empfehlung, vor Anwendung des Gammexan die Haut gründlich zu waschen oder zu baden, ist angegriffen worden, weil diese Prozedur die Aufnahme von Jacutin in den Organismus steigern soll. Quellada wird im Gegensatz zu Jacutin nur einmal täglich angewendet.

Da in den letzten Jahren die Anwendung des Gammexan immer vorsichtiger gehandhabt wurde, im Hinblick auf mögliche systemische Auswirkungen durch Resorption, ist eine ständige Information über die neuesten Anwendungsvorschriften, etwa im Begleitzettel, dringend anzuraten.

Ob die Anwendung in der Schwangerschaft nachteilig ist, wurde anscheinend nicht ausreichend geprüft (A2 Rote Liste).

Bei Kindern wird nur an zwei aufeinanderfolgenden Tagen eingerieben, das Jacutin lediglich 3 Std. auf der Haut belassen und dann wie oben abgebadet. Gammexan soll nicht in die Augen und auf die Schleimhäute kommen und darf auch von den Kindern nicht abgeleckt werden. Säuglinge und Kleinkinder bis zu 3 Jahren sollten nur stationär und abschnittsweise behandelt werden.

Alternativen zur Therapie mit Gammexan sind die Anwendung von Crotamiton (10%, tgl., über 3–6 Tage, weniger zuverlässig), von Benzylbenzoat und Schwefelverbindungen (s. unten).

Crotamiton-Gel bzw. -Salbe ist nach Angaben des Herstellers bei Schwangeren, in der Stillzeit und selbst bei Säuglingen ohne unerwünschte Wirkungen angewendet worden, doch wird von der Therapie von Kindern im 1. Lebensjahr aus generellen Erwägungen abgeraten.

10% Benzylbenzoat wird in fettfreier Emulsion als Antiscabiosum für Säuglinge und Kinder angeboten (Antiscabiosum Mago für Säuglinge und Kleinkinder). Die Emulsion soll 2mal tgl. an 3 aufeinanderfolgenden Tagen am ganzen Körper mit Ausnahme von Kopf und Hals eingerieben und dann am 4. Tag abgebadet werden. Ältere

Behandlungsverfahren mit stark schmierenden oder riechenden Mitteln wie Mesulfen (Mitigal) sind überholt. Stehen keine spezifischen Mittel zur Behandlung der Skabies zur Verfügung, so ist ein Versuch mit 5–25%igen Schwefelsalben (Sulf. praecipit. 5,0–25,0, Vaselin. alb. ad 100,0) zu machen. Es wird 3mal eingerieben (abends, morgens, abends). Dieses Vorgehen wird auch bei Schwangeren mit Skabies empfohlen.

Die Leibwäsche, die Bettwäsche und die benutzten Handtücher sollen während der Skabiestherapie täglich gewechselt und ausgekocht werden. Nicht kochbare Bekleidung soll 5–8 Tage lang nicht benutzt und gut belüftet werden. Eine Entwesung ist überflüssig, chemische Reinigung dagegen angezeigt, um die Zahl der Eitererreger zu reduzieren. Nach Absetzen der Gammexanbehandlung werden die Sekundärveränderungen (Pyodermien) bekämpft, etwa durch die innerliche Gabe von Antibiotika, die aber in den meisten Fällen überflüssig ist. Mit Hilfe von Teerbädern, Ölbädern, Einreiben mit Tumenol-Ammonium 2% oder Thesit 1%ig in einer Schüttelmixtur klingen die Beschwerden ab; ggf. kann man Kortikoidpräparate mit Chemotherapeutika (Volon-A-Salbe mit Neomycin, Millicorten-Vioform-Salbe, Sulmycin-Celestan-Creme u. a.) auftragen. Urinkontrolle.

Ein Problem sind stark juckende persistierende Papeln, die nach manchen Autoren noch Milben enthalten sollen. Hier empfiehlt sich die Anwendung von Crotamitonpräparaten, die den Juckreiz stillen und die Skabiesmilben abtöten, in der Wirksamkeit den Gammexanpräparaten aber weit nachstehen.

29.2. Trombididosis, Erkrankungen durch Laufmilben

Die Trombididen gehören zur Ordnung der Akarinen, von denen mehrere Arten den Menschen unter dem Bild der Heu- und Erntekrätze befallen, und zwar von Mai bis Oktober, mit größter Häufigkeit im September. An der Saugstelle entstehen nach wenigen Stunden kleine rote Makeln von 1–2 mm Durchmesser, bei sensibilisierten, d. h. solchen Menschen, die bereits früher Kontakt mit Trombididen hatten, entwickeln sich in der 1. oder 2. Stunde schon Quaddeln, dann Papulovesikel, u. U. mit Lymphangitis. Bei Erwachsenen werden die exponierten Stellen, meist Beine, oft aber auch Hals und Oberkörper, von den Trombididen befallen, besonders Stellen, die von Kleidung nicht geschützt sind und deren Hornschicht dünn und feucht ist, so Fußknöchel, Innenseite der Oberschenkel und die Leistenregion. Später sind gerade Hautbezirke unter enganliegenden Kleidungsstücken flächenhaft betroffen, bei Kindern manchmal die gesamte Haut.

Therapie: Da die Trombididen nicht an der Haut siedeln, genügt eine symptomatische Behandlung, etwa entsprechend denen der Sekundäreffloreszenzen bei Skabies, meist lediglich mit Kortikoidpräparaten oder juckreizlindernden Mitteln, z. B. 2% Thesit in Lotio alba aquosa oder Milch Cordes, Optiderm, thesithaltige Bäder (Balneum Hermal plus).

29.3. Erkrankungen durch Läuse

29.3.1. Kopfläuse, Pediculus humanus capitis

Bei ekzematös eitrigen Veränderungen am Hinterkopf, und hier wieder vorzugsweise im Ohrbereich, ist an Läusebefall zu denken. Kopf- und Kleiderläuse sind schwer zu unterscheiden. Beide Läusearten halten sich aber an ihre Regionen. Oft lassen sich die Nissen leichter nachweisen als die Läuse. Es empfiehlt sich, ein Haar mit Nissen als Beweisstück aufzuheben. Dem Patienten soll man Nissen und möglichst auch eine Laus, die in seiner Gegenwart auf seinem Kopf gefangen wurde, unter dem Mikroskop zeigen. Lebende Nissen sollen im Gegensatz zu toten eine perlenartige Fluoreszenz unter dem Wood-Licht aufweisen.

Therapie: Gammexan (Lindan) ist ein bewährtes Mittel zur Therapie der Kopf- und Filzläuse z. B. als Shampoo (Quellada-Shampoo). Einmalige Anwendung: 2 Eßlöffel mindestens 4 Minuten einmassieren, bis alle behaarten Regionen mit Schaum bedeckt sind, dann gründlich ausspülen. Bei Kleinkindern ist streng darauf zu achten, daß das Gammexan-Shampoo nicht länger als 4 Minuten in Kontakt mit der Haut bleibt, um evtl. neurotoxischen Störungen vorzubeugen. Ein anderes Vorgehen ist das folgende: Nach Waschen des Haares mit einem Syndet wird Gammexan-Gel (Jacutin-Gel) aufgetragen (alternativ Jacutin-Emulsion odr Jacutin-Puderspray). Man kann auch wie folgt vorgehen: An drei aufeinanderfolgenden Abenden wird das Jacutin-Gel in das noch feuchte bzw. wieder angefeuchtete Haar eingerieben und durch wiederholtes Kämmen gut und gleichmäßig auf dem Kopfboden und den Haaren verteilt. Pro Einreibung wird ca. 1 Eßlöffel Gel (15 g) benötigt, je nach Länge und Dichte des Haares. Die Haare werden über Nacht in ein Tuch eingeschlagen. Nach 3 Tagen wird das verbliebene Jacutin ausgewaschen.

Bei Kindern wird das Gammexan-Gel lediglich 3 Stunden auf dem Kopf belassen und dann durch Auswaschen entfernt. Es wird nur an zwei aufeinanderfolgenden Tagen behandelt. Gammexan soll nicht auf Konjunktiven, Augen und Schleimhäute kommen und auch nicht von Kindern abgeleckt werden; daher ist der Kopf sorgfältig einzuwickeln (Kopfkappe). Säuglinge werden zur Behandlung besser stationär aufgenommen.

Die Behandlung ist möglichst nach 8 Tagen zu wiederholen, um noch aus den Nissen ausschlüpfende Läuselarven abzutöten und eine evtl. Reinfektion gleich im Beginn zu erfassen. Vor Auftragen des Gammexan soll entsprechend dem Vorgehen bei der Skabies durch Waschen mit einem Syndet jeder Salben- oder Ölrest auf der Haut entfernt werden, um einer Resorption vorzubeugen.

Gegen Gammexan resistente Läuse nehmen zu.

Alternativbehandlungen sind folgende: Anwendung von A-PAR-Spray, der Allethrin I und Piperonylbutoxid enthält. Eine weitere Möglichkeit ist die Behandlung mit Crotamiton 10% Lotion. Diese wird in das Kopfhaar eingerieben, für 24 Stunden belassen und dann ausgewaschen. Andere Mittel zur Behandlung von Kopfläusen und Filzläusen sind Malathion-Creme und Shampoo (Prioderm, Organoderm-Lösung), Carbaryl-Gel und -Shampoo (Carylderm) und Propoxur-(Bayon-)Puder. Eine andere Möglichkeit ist die Behandlung mit einem Pyrethrum-Shampoo (Goldgeist forte). Das Haar wird mit diesem Präparat durchtränkt, 30 Minuten belassen und dann gründlich ausgespült. Anschließend werden die Nissen entfernt (s. unten). Haustein erzielte gute Erfolge mit einem 0,5% Permethrin-Spiritus (S. 324), der nicht ausgewaschen wurde. 30 Minuten nach der Applikation wurde mit einem Läusekamm ausgekämmt.

Ein älteres Therapeutikum zur Behandlung der Kopfläuse ist Cuprex (feuergefährlich), 10–50 g pro Behandlung, Auswaschen nach 1½ Stunden mit lauwarmem Wasser, Wiederholung nach 8 Tagen.

Nottherapie: Einreiben des Kopfes mit Petroleum oder 10% Naphthalin in Sesamöl.

Die Mehrzahl der Präparate wird in der Schwangerschaft und Stillzeit von den Herstellern nicht empfohlen, im Einzelfall sollte man daher sich in der neuesten Ausgabe der Roten Liste oder beim Hersteller informieren, ob das Präparat (noch) in diesem besonderen Falle angezeigt ist.

Die Nissen kann man wie folgt entfernen: Das Haar wird mit 3%iger Essigsäurelösung (NRF) getränkt, ein Handtuch mit der gleichen Lösung angefeuchtet und um den Kopf gewickelt. Nach einer Stunde wird das Handtuch entfernt, die Nissen werden mit einem engen Kamm (Läuse-, besser Nissenkamm) entfernt. Die Essigsäure löst das Chitin auf, mit dem die Nissen am Haarschaft befestigt sind.

Bei ausgedehnten Pyodermien empfiehlt sich die innerliche Behandlung mit Antibiotika. Urinkontrolle gemäß Impetigo.

Das Abschneiden der Haare ist überflüssig, doch sollen lange Haare die Infektion mit Kopfläusen fördern.

Prophylaxe: Kontaktpersonen in Familie, Schule, Kindergarten und Kinderheim sind zu untersuchen. Treten dort Kopfläuse auf, soll man das Gesundheitsamt benachrichtigen. Befallene müssen den oben genannten Institutionen fernbleiben, bis sie nicht mehr ansteckungsfähig sind.

Läuse können bei niederer Temperatur mehrere Tage ohne Nahrung überleben, schlupffähige Eier ablegen und so zur Quelle von neuen Ansteckungen werden. Zur Vorbeugung sind Kämme, Haar- und Kleiderbürsten gründlich zu reinigen. Alle Kleidungsstücke, an denen sich Kopfläuse oder Nissen befinden können, müssen gereinigt oder entwest werden (evtl. 5%iger Sublimatspiritus, Jacutin-Spray).

Tabelle 52 Mögliche Desinfektionsmaßnahmen bei Läusebefall (nach P. Robert: Dermatol. u. Kosmet. 32 [1991] 83)

Kopfläuse

Kleidung und Bettzeug
a) heiß waschen und mindestens 20 Minuten auf höchster Wärmestufe trocknen
b) 20 Minuten auf höchster Stufe bügeln
c) Reinigung
d) 4 Wochen in Plastiktüte fest verschlossen halten (ggf. mit Insektizid-Spray)

Kämme und Bürsten
a) 10 Minuten in mindestens 55 Grad heißes Wasser legen
b) 1 Stunde in Lösung mit Desinfektionsmittel legen

Schlafzimmer
a) staubsaugen
b) ggf. Bettvorleger, Teppiche und Polstermöbel mit Insektizid-Spray behandeln

Kleiderläuse

Kleidung und Bettzeug
Behandlung wie bei Kopfläusen. Unterkühlen hilft nicht (S. 323). Vor allem Nähte der Kleidung heiß bügeln.

Filzläuse

Kleidung und Bettzeug
a) heiß waschen und mindestens 30 Minuten auf höchster Wärmestufe trocknen
b) 30 Minuten auf höchster Stufe bügeln
c) Reinigung
d) 2 Wochen in fest verschlossenem Plastiksack (ggf. mit Insektizid-Spray)

Schlafzimmer
a) staubsaugen
b) ggf. Bettvorleger, Teppiche und Polstermöbel mit Insektizid-Spray behandeln
c) Reinigung

29.3.2. Kleiderläuse, Pediculi vestimentorum (corporis), Pediculus humanus humanus

Kleiderläuse rufen auf der Haut das Bild der Vagabundenhaut mit Kratzeffekten, Pyodermien und Pigmentverschiebungen hervor. Die Kleiderlaus legt ihre Eier in die Säume und Falten der Unterwäsche. Nissen haften an Baumwoll-, Woll- oder Kunstfasern. Wenn sie keine Nahrung bekommen, können die Läuse dank ihres niedrigen Stoffwechsels in Kälte länger als in Wärme überleben.

Therapie: Die Läuse werden mit Insektiziden abgetötet, z. B. mit Gammexan-(Jacutin-)Spray; Kleider und Betten müssen entwest werden (in Notfällen: heiß bügeln, heißer Wasserdampf!). Schutz vor Ansteckung geben insektenabweisende Mittel (Repellents), z. B. Autan, Zedanspray. DDT-Puder war lange Zeit das Mittel der Wahl (Gefahr der Speicherung). Die Sekundärveränderungen an der Haut sind entsprechend den Angaben bei der Skabies zu behandeln.

Läuse in Kleidungsstücken können auch durch Aushungern abgetötet werden, indem man sie mindestens 4 Wochen lang in einem festverschlossenen Plastikbeutel beläßt, besser aber zur Entwesung gibt. Räume, in denen sich infizierte Personen aufgehalten haben, müssen gründlich gereinigt werden (Tab. 52).

29.3.3. Filzläuse, Pediculi (Phthiri) pubis

Die Filzlaus unterscheidet sich von den bereits besprochenen Läusen morphologisch. Ihr Abdomen ist breiter als lang. Filzläuse kommen vornehmlich im Bereich der Schamhaare vor, aber auch an der Axillarbehaarung, an den Haaren der Leistenregion, perianal, an den Haaren des Stammes, besonders bei Kindern im Bereich von Augenbrauen und Wimpern, selten auf dem behaarten Kopf. Übertragen werden die Filzläuse meist durch intensiven Kontakt, im besonderen beim Geschlechtsverkehr. Auch Bettwäsche und Handtücher werden angeschuldigt. Papeln mit Krusten und Kratzeffekten, ferner eigentümliche graublaue Flecke in den genannten Bereichen müssen den Verdacht auf Filzlausbefall lenken. Der Nachweis von Erregern oder Nissen sichert die Diagnose.

Therapie: Nach gründlichem Waschen der befallenen Regionen mit einem Syndet werden die betroffenen Areale mit Gammexan-Shampoo, -Gel oder -Emulsion behandelt. Vorgehen wie bei den Kopfläusen, besser wie bei der Skabies mit Einreiben des ganzen Körpers.

Haustein sah gute Erfolge mit 0,5% Permethrin-Spiritus, bessere mit 5% Permethrin Linimentum aquosum SR, doch soll die Therapie nach 7–10 Tagen wiederholt werden.

Evtl. Anwendung von A-PAR-Spray oder einem der anderen bei der Skabies bzw. den Kopfläusen erwähnten Mittel. Oft ist es für den Patienten seiner Umwelt gegenüber angenehmer, Crotamiton zu kaufen und anzuwenden, da dies auch bei anderer Indikation (Juckreiz) verschrieben wird. An Wimpern und Augenbrauen verwendet man Ung. hydrargyri flavum 2%ig in Vaselinum album, 2mal tgl. über 10 Tage; auch Vaselinum album genügt, da es die Atmung der Läuse auch in den Nissen behindert. Von den Augenwimpern muß man mit einer Pinzette Läuse und Nissen Stück für Stück entfernen.

Früher war bei Erwachsenen die Behandlung mit grauer Quecksilbersalbe (Unguentum cinereum) üblich (Hautreizung) oder Einreiben mit 25 g Cuprex, nach 10 Min. auswaschen, in Notsituationen 1%iger Sublimatspiritus.

Selbstverständlich muß man auch die Kontaktpersonen untersuchen und ggf. behandeln.

29.4. Erkrankungen durch Flöhe

Flohbisse findet man gewöhnlich an Stamm und Beinen gruppiert in Form kleiner Flecke und Papeln mit einem rötlichen Zentrum, nämlich der Bißstelle. Sie rufen meist einen unerträglichen Juckreiz hervor, da der Floh offenbar eine Substanz in die Haut einbringt.

Die Flöhe werden z. B. mit Jacutin-Spray bekämpft. Insektenabweisende Stoffe (Repellents), z. B. Autan oder Zedanspray, sollen vor dem Befall schützen, auch Auftupfen von 2%iger Phenollösung auf das Hemd. Alle Arten von Teerpräparaten, evtl. in Kombination mit Kortikoiden (Vobaderm plus-Tinktur, Teerbäder, Tumenol-Ammonium 2%ig oder Liquor carbonis detergens 2%ig in Lotio alba aquosa oder Lotio Hermal bzw. Lotio Cordes, Teer-Linola-Fett-Emulsion, oder Polidocanol 600 Zinkschüttelmixtur 3/5/10% NRF 11.66 werden als angenehm empfunden.

Sandflöhe: Sie kommen in Südamerika, Westindien und Afrika im Sandboden vor. Die Flöhe bohren sich unter den Zehennägeln, in den Zehenzwischenräumen und an den Fußsohlen in die Haut ein. Am Nagelbett kann ein Sandflohbefall eine Paronychie imitieren.

Therapie: Sandflöhe sofort herausdrücken und entsprechend den Flohbissen nachbehandeln. Bei Sekundärinfektion innerliche Therapie mit Antibiotika.

29.5. Erkrankungen durch Zecken

Der Zeckenstich wird meist nicht bemerkt. Zecken können u. a. Viren (Frühsommermeningoenzephalitis, FSME) und Borrelien (Borrelia burgdorferi) auf den Menschen übertragen. Zu den zahlreichen von Zecken übertragenen Krankheiten kommt in den USA neuerdings die Ehrlichiosis, ursprünglich eine Zoonose der Hunde. Sie ruft neben anderen Symptomen ein Exanthem hervor, das Handflächen und Fußsohlen ausspart.

Zecken soll man so rasch wie möglich ohne Druck von der Haut entfernen, selbst wenn der Stichapparat zurückbleibt. Es dauert offenbar 12–24 Stunden, ehe die Borrelien von der Zecke auf den Menschen übertragen werden. Die Stichstelle soll man möglichst rasch mit einem Desinfektionsmittel betupfen und anschließend mit einer Tetracyclinsalbe einreiben.

Zeichen einer Frühinfektion mit Borrelien ist das Erythema chronicum migrans. Man hat, entsprechend der Syphilis, auch die Borrelieninfektion in 3 Stadien eingeteilt und faßt das Erythema chronicum migrans als das erste Stadium auf. Manchmal folgt Tage bis Wochen, im Durchschnitt etwa 5 Wochen, nach der Infektion als Stadium 2 eine lymphozytäre Meningoradikulitis (Bannwarth-Syndrom) mit Arthralgien, Kopfschmerzen, Nackensteifigkeit, Paresen der Hirnnerven, Myalgien, Lymphknotenschwellungen (Lyme-Erkrankung). Das 3. (Spät-)Stadium kann sich mit einer Acrodermatitis atrophicans, ferner neben anderen Symptomen mit Arthritiden, Enzephalitiden, Enzephalomyelitiden und Myokarditiden noch nach Monaten und Jahren manifestieren.

Eine weitere durch Borrelien verursachte Hautveränderung sind die Borrelien-Lymphozytome, blaurote Knoten mit Aufbau eines Lymphknotens, oft an Ohrläppchen oder auch an der Brustwarze. Bei zahlreichen Dermatosen, so der umschriebenen Sklerodermie, hat man Borrelien als Ursache vermutet. Doch ist mit einer Durchseuchung der Bevölkerung von 10% zu rechnen; die Seroreaktionen sind also entsprechend häufig positiv. Kreuzreaktionen mit serologischen Reaktionen auf Treponema pallida kommen vor, aber im allgemeinen nicht mit den Phospholipidreaktionen.

29.5.1. Erythema chronicum migrans

An der Stelle des Zeckenstiches entwickelt sich ein Erythem, das sich im Laufe von Wochen und Monaten zentrifugal ausbreitet. Oft ist der Zeckenstich vergessen, wenn das Erythem sich entwickelt hat. Meist heilt das E.c.m. spontan ab.

Differentialdiagnose: Vom E.c.m. im eigentlichen Sinne werden Erytheme nach Zeckenstich unterschieden, die im Gegensatz zu dem chronischen Verlauf binnen etwa 4 Wochen spontan abheilen.

Therapie: Im Hinblick auf mögliche Folgen (s. oben) soll man das E.c.m. auf jeden Fall behandeln, und zwar mit 200 mg Doxycyclin oder 2 g Tetracyclin tgl., bei Kindern unter 8 Jahren und Schwangeren Erythromycin, Erwachsenendosis 1,5–2 g tgl., über 14 Tage. Alternativ Penicillin als Amoxicillin 3mal 500 mg tgl. p. os über 10–30 Tage oder 1–2 Mega Penicillin tgl. i.m., da injiziertes Penicillin besser liquorgängig ist. Bei neurologischen Veränderungen Ceftriaxon 2 g 1mal tgl. i.v. 14–21 Tage. Die optimale Behandlungsdauer ist noch nicht bekannt. Bei Therapieversagen erneute Behandlung. Bei schweren kardialen oder arthritischen Veränderungen wurde auch Penicillin, 20 Mega tgl. i.v. in 6 Dosen unterteilt über 14 Tage gegeben. Auch nach Abheilen eines Erythema migrans ist auf neurologische Symptome zu achten!

Eine niedrig dosierte Penicillinbehandlung, einmalig 2 Mega i.m., wie sie früher empfohlen wurde, beugt den genannten Spätfolgen nicht ausreichend vor.

29.5.2. Acrodermatitis chronica atrophicans Herxheimer (Dermatitis atrophicans chronica progressiva)

Die Acrodermatitis atrophicans folgt erst nach Jahren der Borrelien-Infektion durch einen Zeckenstich, oft ohne daß ein Erythema chronicum migrans bemerkt wurde. Die Akrodermatitis ist auch in Endemiegebieten selten geworden, weil kaum ein Infizierter über Jahre ohne Antibiotikatherapie bleibt.

Sie beginnt mit einer ödemartigen Schwellung der Haut, meist an Ellbogen und Knie. Die Haut wird im Spätstadium eigenartig bläulich-bräunlich durchscheinend; daher werden die Veränderungen der Akrodermatitis häufig für eine Erfrierungsfolge gehalten. Es kommt zu einem Schwund des kollagenen Bindegewebes und des Fettgewebes. Das histologische Bild ist diagnostisch eindeutig. Auch Muskeln und Knochen können atrophisch werden. Zuweilen ist die Haut auch sklerodermieartig verhärtet, vor allem streifenförmig entlang der Ulna. Vornehmlich im Bereich des Ellbogens treten Bindegewebsknoten auf, die feingeweblich rheumatischen Knoten entsprechen (juxtaartikuläre Knoten).

Lymphknotenschwellungen und neurologische Störungen (bei 30% der Patienten), insbesondere Polyneuritiden, sind weitere Symptome. Die Bluteiweiße sind über einfache Sekundärreaktionen hinaus verändert. Maligne Lymphome traten nach Acrodermatitis atrophicans gehäuft auf.

Differentialdiagnose: Akrozyanose verschiedener Genese, juxtaartikuläre Knoten anderer Ursache, im besonderen rheumatische, bandförmige Sklerodermie.

Therapie: Doxycyclin 2mal 100 mg p. os 14–28 Tage; Alternativen: Depotpenicillin jeden Tag 1–2 Mill. IE i.m. über 14 Tage, Amoxicillin 3mal 500 mg p. os oder Erthromycin 3mal 500 mg p. os jeweils über 14–28 Tage. Nach Abschluß der Behandlung einer Akrodermatitis sollen der klinische Befund, die Blutsenkung und die Bluteiweiße zunächst in halbjährigem Abstand überprüft werden, um die Heilung zu bestätigen. Die Histologie ist eine gute Kontrolle für die Wirksamkeit der Behandlung. Die entzündlichen Veränderungen, im besonderen das Plasmazellinfiltrat, aber auch die juxtaartikulären Knoten, schwinden; die Atrophie ist allerdings irreparabel.

29.6. Erkrankungen durch Wanzen

Wanzenstiche rufen Quaddeln, Angioödeme, manchmal Blasen hervor.

Differentialdiagnose: Auf Glasspateldruck erkennt man in den Quaddeln nach Wanzenstich oft die zentrale Blutung als wesentlichen Unterschied zu den spontan entstehenden Quaddeln bei Urtikaria.

Therapie: Die Wanzen werden mit Insektiziden bekämpft. Man muß auch Räume und Wohnungen über, unter und neben den betroffenen Zimmern entwesen. Wanzenstiche können entsprechend den Flohstichen behandelt werden. Antihistaminika sind von Nutzen, meist genügt 1 Tbl. bzw. Drg. eines sedierenden Präparates abends.

29.7. Erkrankungen durch andere Insekten

Manche Menschen reagieren auf Insektenstiche scheinbar nicht, andere mit Quaddeln, manche mit Blasen, einige sogar mit einem allergischen Schock, und zwar ganz besonders nach Bienen- und Wespenstichen. Wiederholte Stiche können zu hochgradiger Sensibilisierung, aber auch zur Immunität führen, so bei manchen Imkern. Nach Insektenstichen können über Wochen neue Granulome auftreten unter dem Bilde einer Prurigo.

Therapie: Der beste Schutz gegen Insektenstiche besteht in einer Kleidung, durch die die Insekten nicht hindurchstechen können. Insektenabweisende Mittel (Repellents) wirken nur dann, wenn die Haut lückenlos bedeckt ist. Behandelt man die Haut in Streifen von 1 cm, zwischen denen 2 cm unbehandelt sind, stechen die Insekten in die unbehandelten Zonen. Daher muß die nicht durch Kleidung geschützte Haut lückenlos mit der nötigen Menge Repellents bedeckt werden, denn die Wirkung ist dosisabhängig. Präparate mit der höchsten Konzentration sind am wirksamsten. Das bekannteste insektenabweisende Mittel ist Diäthyltoluamid (Autan). Man kann es in 73%iger Lösung in Ethanol anwenden. Selbst bei so hoher Konzentration geht die Wirkung durch Reiben oder durch Verdünnung mit Wasser verloren, wie sie etwa bei Reibung der Kleidung am Hals und bei Schweißbildung eintreten. Zedanspray ist eine Alternative. Ein Repellent ist ein volatiler Stoff. Daher muß es bei windigem Wetter, hohen Temperaturen, großer Luftfeuchtigkeit, starkem Schwitzen und intensiver Bewegung oft erneuert werden, etwa stündlich.

Wird ein hochgradig überempfindlicher Mensch gestochen, sollte bei Stich an einer Extremität diese mit einem Stauschlauch leicht abgebunden werden. 0,5 ml (= 0,5 mg) Adrenalinhydrochlorid 1:1000 werden möglichst nahe der Stichstelle und zugleich noch in eine andere Körperregion subkutan injiziert (Anaphylaxiebesteck, Fastject) s. S. 206 f. Allergiker sollten auch einen Aerosol-Bronchodilatator-Spray zusammen mit den Adrenalin-Präparaten und rasch wirkenden Kortikoiden (z. B. Celestamine N 0,5 liquidum [bei Stich 5–10 ml schlucken], Betnesol-WL-Tabletten oder injizierbare Präparate) mit sich führen. Die systemische Gabe von Vitamin B bietet keinen ausreichenden Schutz.

Verhaltensmaßregeln für den Patienten bei Bienen- und Wespengiftallergie (nach Wortmann u. Jarisch):

1. Vermeiden Sie rasche Bewegungen, wenn eine Biene oder Wespe in der Nähe ist. Auch Hummeln (Bienenart) stechen. Hornissen sind eine Wespenart.
2. Gehen Sie nicht in die Nähe von blühenden Blumen oder von überreifem, zu Boden gefallenem Obst.
3. Seien Sie besonders vorsichtig bei Arbeiten im Garten: Bedecken Sie dabei soviel wie möglich von Ihrem Körper (Hut, Handschuhe, Bluse mit langen Ärmeln, lange Hose!). Unbedeckte Hautstellen mit einem Insektenrepellent (Autan) lückenlos einreiben (s. oben).
4. Verwenden Sie keine Parfüms, Haarsprays, stark parfümierte Sonnencremes und andere stark parfümierte Pflegemittel.
5. Meiden Sie weite, fliegende Kleider, schwarze Stoffe und farbige Blumenmuster! Besser sind weiße, grüne, hellbraune Stoffe.
6. Beim Essen im Freien/Picknicks: Keine Süßigkeiten oder Fleisch (und ihre Reste!) offen herumliegen lassen! Reiben Sie oder sprayen Sie ein Insektenrepellent auf unbedeckte Hautstellen, bevor Sie sich zum Essen niedersetzen!
7. Geben Sie speziell acht, wenn Sie im Freien turnen oder spielen: Der Schweiß zieht viele stechende Insekten an!

29.7. Erkrankungen durch andere Insekten

8. Gehen Sie nie barfuß: Bienen lieben Klee, und viele Wespen leben im Boden.
9. Halten Sie Abfall- und Mistkübel in und ums Haus stets gut verschlossen und sauber.
10. Meiden Sie Orte, wo Tiere (z. B. Hunde) gefüttert werden: Die verstreuten Futterreste ziehen Bienen und Wespen an!
11. Bewegen Sie keine alten Äste oder Baumstrünke: Wespen haben darin oft ihre Nester.
12. Halten Sie die Fenster in Ihrem Schlafzimmer tagsüber gut geschlossen.

Bei gefährdeten Personen sollte eine Hyposensibilisierung versucht werden (S. 200f.).

Larven einer Bremse können die Dermatomyiasis linearis migrans (Hautmaulwurf), eine Art der Creeping Eruption, hervorrufen. Sie wird aber meistens durch Würmer, z. B. Ancylostoma, ausgelöst. Meist sterben die Erreger von selbst ab, da der Mensch ein Fremdwirt ist (S. 357).

Die *dermale Myiasis* imponiert manchmal als Furunkel; meist wird sie durch Dermatobia hominis hervorgerufen. Da die Larven Sauerstoff benötigen, soll Aufbringen von Schweineschmalz (Adeps suillus benzoatus), das die Larven angeblich festhält, unter Okklusion für 24 Stunden die Larven zwingen, an die Hautoberfläche zu kommen. Sie können dann mit der Pinzette entfernt werden.

30. Zoonosen

30.1. Anthrax (Milzbrandkarbunkel)

Erreger: Bacillus anthracis. Milzbrand ist in Europa selten und kommt meistens bei gefährdeten Personen vor, die Umgang mit grasfressenden Tieren haben. Sporen können im Trockenen aber bis zu 20 Jahren überleben. Milzbrand ist gekennzeichnet durch ein rotes Ödem der Haut, auf dem sich Blasen entwickeln, die sich in schwärzliche Krusten umwandeln. Hohes Fieber und toxische Erscheinungen folgen der Infektion.

Therapie: bereits bei Verdacht hohe Dosen von Penicillin (2 bis 3 Mill. IE/Tag), bei Penicillinallergie hohe Dosen von Tetracyclinen (Reverin, 1–2 Amp. à 275 mg tgl.), evtl. Chloramphenicol, 3 g/Tag (cave Nebenwirkungen), bis zur Abstoßung der Nekrosen. Bei toxischen Symptomen Infusionen von Blutersatzmitteln mit Zusatz von Kortikoiden und i.v. Gabe von Penicillinen. Prophylaxe durch eine Anthraxvakzine ist möglich.

30.2. Rotz (Malleus)

Inkubation 3–5 Tage. Primärpusteln, Lymphangitis und Lymphadenitis, Generalisation mit Hautmetastasen, primär akuter Nasenrotz mit Befall der Schleimhäute und des Gesichtes und der oberen Luftwege.

Therapie: Antiseren von Pferden; Antibiotikum der Wahl: Streptomycin, Stämme des Erregers unterschiedlich empfindlich. Lokal antibiotikahaltige Salben.

30.3. Brucellosen

Mittel der Wahl: Tetracycline 2 g tgl. Therapiedauer mindestens 3 Wochen, hohe Rezidivrate.

30.4. Diphtherie

Hartnäckige Ulzera mit überhängenden Rändern und bedeckt mit grauen Membranen, besonders in den Hautfalten, sind auf eine Hautdiphtherie suspekt. Diphtherie im Umfeld des Patienten?
Differentialdiagnose: Impetigo, Ekthymata.
Therapie: so früh wie möglich Serumtherapie 5–20–80000 IE je nach Schwere der Erkrankung. Prophylaxe: ausreichende aktive Immunisierung.
Zusätzlich Antibiotikatherapie mit Penicillin G oder V, Propicillin: 1–10 Mill. IE tgl. über 6–8 Tage. Bei Penicillinallergie Erythromycin oder Tetracyclin. *Die Antibiotikatherapie ersetzt die Serumtherapie nicht.*

30.5. Toxoplasmose

Makulöse Exantheme mit Purpura und Lymphknotenschwellungen. Bei manchen anderen Hautveränderungen wurde eine Infektion mit Toxoplasma gondii angenommen, so bei einigen Fällen von Pityriasis rubra pilaris.
Der Nachweis ist im Tierversuch, in der Kultur, im indirekten Immunofluoreszenztest, im indirekten Hämagglutinationstest und durch Hautteste möglich.
Therapie: Pyrimethamin (2,4-Diamino-5p-chlorphenyl-6-ethyl-pyrimedin, Daraprim) 1. Tag 50 mg, dann 25 mg 3–6 Wochen plus 4 g Sulfadiazin tgl. Regelmäßige Blutbildkontrollen, einschließlich Thrombozyten, evtl. folinische Säure als Antidot (Leukovorin). Alternativ Spiramycin, aber möglichst auch mit Sulfadiazin. Bei Sulfonamidallergie Pyrimethamin plus Clindamycin.

30.6. Pest

Erreger: Yersinia pestis. Die Pest hat eine Inkubationszeit von wenigen Stunden bis zu 10 Tagen. Trias: schmerzhafte Lymphknotenschwellung, hohes Fieber, Hämoptoe.
Therapie: Streptomycin 1–2 g tgl.; bei Lungenpest und Pestsepsis 0,5 g alle 4 Std., gesamt 3 g tgl. bis zur Entfieberung, dann 1 g tgl., Gesamttherapiedauer 7–14 Tage. Alternativ Chloramphenicol, 4 g pro Tag zu Beginn, später 3 g. Auch Tetracycline und Sulfonamide sind möglich, aber weniger wirksam; sie sind geeignet zur Chemoprophylaxe beim Pflegepersonal. Schutzimpfung möglich.

30.7. Katzenkratzkrankheit

Bakterielle Erkrankung (Genus Rothia) mit pustulösem Primäraffekt nach 7–14 Tagen und schmerzloser regionärer Lymphadenitis nach 2–3 Wochen. Exantheme und Mitbefall der Augen möglich. Bei Immungeschwächten tödlicher Ausgang bekannt. Angioendotheliomatöse Wucherung bei HIV-Infizierten durch den gleichen Erreger wurde vermutet, wahrscheinlich handelt es sich aber um eine Rickettsienart (S. 426).

Therapie: Antibiotika, Ciprofloxacin. Spontanheilung möglich, oft ohne Einschmelzung.

30.8. Erysipeloid

Infektion an erkrankten Tieren oder deren Kadavern, auch Fischen, Wild und Geflügel, besonders in den späten Sommermonaten. Rasch auftretendes Erythem und Ödem an der Infektionsstelle, das sich aber nur langsam zentrifugal ausbreitet und nur bei 10% der Patienten Allgemeinsymptome hervorruft. Spontane Abheilung meist nach etwa 2 Wochen.

Therapie: Penicillin per os 400000–1 Mill. IE tgl., 6–10 Tage; Tetracyclin 1 g tgl., 4 Tage.

31. Pilzerkrankungen

31.1. Einteilung

Nach Sitz und Art der Erreger und der entzündlichen Auswirkungen lassen sich die Mykosen in folgende Formen einteilen:
1. Oberflächliche Formen mit geringer entzündlicher Reaktion:
   a) Pityriasis (Tinea) versicolor,
   b) Mikrosporie (Übergangsformen mit erheblicher entzündlicher Veränderung sind möglich).
2. Formen mit stärkerer entzündlicher Reaktion:
   Tinea corporis mit den Sonderformen Tinea pedis, Tinea inguinalis und Tinea axillaris (Übergangsformen zu tiefer reichender entzündlicher Reaktion sind möglich).
3. Formen auch mit tiefer reichender entzündlicher Reaktion:
   a) Trichophytia (Tinea) barbae,
   b) Trichophytia (Tinea) capillitii (Kerion Celsi),
   c) Trichophytie (Tinea) der lanugobehaarten Haut (oberflächliche und tiefe Formen),
   d) Kandidosen (Infektionen durch pathogene Hefen, meist Candida albicans).
4. Nagelmykosen.
5. Tiefe Mykosen und Organmykosen.
6. Schimmelpilzinfektionen.
7. Mykide: exanthemartige Streuungen, bedingt durch Mykosen, aber ohne Erreger in den Streuherden (makulös, papulös, pustulös, vesikulös, nodös).

Bei den Erregern von Dermatophytosen können wir zwischen anthropophilen Dermatophyten (Trichophyton mentagrophytes, Trichophyton rubrum, Epidermophyton floccosum, Microsporum audouinii), zoophilen Dermatophyten (Microsporum canis, Trichophyton mentagrophytes, Trichophyton quinckeanum) und geophilen Dermatophyten (Microsporum gypseum) unterscheiden. Übertragungen sind demzufolge zwischen Mensch, Tier, Erdboden und Gegenständen möglich.

31.2. Faktoren, die Pilzerkrankungen begünstigen

In Versuchen wurde gezeigt, daß auch pathogene Pilze auf der Haut gesunder Versuchspersonen keine Hautveränderungen hervorrufen, wenn nicht weitere Faktoren, etwa Blasen und Mazeration, hinzukommen. Auch der Organismus und das Hautmilieu sind zu berücksichtigen. Bei ausgedehnten Mykosen ist vor allem ein Diabetes auszuschließen oder eine andere Grundkrankheit, die die Immunabwehr herabsetzt. Oft ist die Durchblutung, besonders der Extremitäten, mangelhaft. Manchmal bringt der Patient seine Haut freiwillig oder unfreiwillig in eine feuchte Kammer (Gummistiefel bei großer Hitze, luftabschließende Strümpfe und Schuhe nach Besuch des Schwimmbades). Antibakterielle Antibiotika und Immunsuppressiva, darunter auch die Kortikoide, fördern die Ausbreitung der Pilzinfektion. Die Lokalbehandlung von Pilzerkrankungen mit Kortikoidexterna ohne Antimykotika verwischt oft das Bild, verhindert aber nicht die Ausbreitung.

Bei allen Pilzinfektionen ist zu überlegen, ob nicht eine beruflich bedingte Erkrankung vorliegt. Bei den Infektionen mit anthropophilen Dermatophyten sind Bademeister, Schwimmlehrer, Fußpfleger, in großer Hitze oder besonderer Feuchtigkeit Arbeitende (Bergleute) vornehmlich gefährdet. Bei den zoophilen Dermatophyten ist an Berufe zu denken wie Tierhalter, Tierpfleger, Landwirte, Metzger, Tierhändler, Pelzhändler, und bei den geophilen Dermatophyten an Gärtner, Forstarbeiter und Landwirte.

31.3. Erregernachweis

Jede gezielte Behandlung setzt den Erregernachweis voraus. In manchen Laboratorien sind aber Mitarbeiter oder der Raum selbst von Hefen, oft ungewöhnlicher Art, besiedelt, die dann in Direktpräparaten, Kulturen und vor allem auch histologischen Präparaten eine Besiedlung vortäuschen. Der Erfahrene erkennt das im histologischen Schnitt daran, daß die Erreger gleichsam auf, aber nicht im Schnitt liegen.

Abnahme des Materials zum Pilznachweis. Die Haut wird mit 70%igem Ethyl- oder Isopropylalkohol abgerieben. Kleine Schuppen am Rande der Herde werden mit einem Skalpell oder einem scharfen Löffel vorsichtig abgelöst. Skalpell oder scharfer Löffel müssen steril sein. Abgekratzt wird vom Herd in Richtung auf die noch gesunde Haut. Mindestens 30–40 Schuppen sollte man gewinnen und diese vor Anlegen der Kultur noch einmal in kleinere Partikel zerlegen.

Beim Befall der Haare werden mindestens 20, möglichst 30 bis 40 Haarstümpfe mit der Pinzette ausgezogen. Einfach Haare abzuschneiden, ist falsch. Der Haarboden, aus dem die Haare gewonnen werden, ist sorgfältig mit Alkohol (s. oben) zu reinigen; Krusten und Schuppen soll man entfernen. Bei starker Verunreinigung kann man vor Anlegen der Kultur die Haare in einer Lösung von antibakteriellen Antibiotika waschen. Bei Tierhaaren empfiehlt Rieth, die Schuppen und Haare durch Bürsten des Fells der Tiere mit einer sterilen Zahnbürste zu gewinnen. Von der Kopfhaut kann man Schuppen mit einer Massagebürste gewinnen und die Bürste unmittelbar auf die Kultur drücken.

Die Decke von Bläschen und Blasen kann direkt auf einen Objektträger gebracht, mit der Unterfläche oben, ohne vorherige Aufhellung unter dem Mikroskop untersucht werden.

Bei Befall der Nagelplatte wird die Berührungsstelle zwischen gesundem und krankem Gewebe freigelegt und mit 70%igem Alkohol gereinigt. Mit einem Skalpell oder einem scharfen Löffel werden sehr feine Nagelspäne gewonnen. Bei Verdacht auf eine pilzbedingte Paronychie wird mit einer Impföse eitriges Material entnommen und sofort auf einen Nährboden übertragen bzw. auf einen Objektträger ausgestrichen. Bei der superfiziellen Mykose der Nagelplatte genügt Abkratzen der Nageloberfläche zur Gewinnung des notwendigen Nagelmaterials.

Sekrete der Scheide und der Harnwege werden mit einer Impföse oder einem Stieltupfer entnommen. Bei einer Balanitis empfiehlt es sich, die erkrankte Fläche unmittelbar mit der Oberfläche des Nährbodens in Kontakt zu bringen (Abklatschkultur). *Im histologischen Präparat ist die Methamin-Silber-(Grocott-)Färbung die Methode der Wahl.*

31.4. Therapie

Pilzerkrankungen der Haut lassen sich erfolgreich bekämpfen, wenn man sie erkennt, feststellt, welcher Pilz vorliegt, und dann das richtige Therapeutikum auswählt. Austrocknung wirkt hervorragend, nicht nur gegen Bakterien, sondern auch gegen Pilze.

Nähere Angaben über die Erreger, über die in Betracht kommenden Pharmaka sowie zur Therapie der Mykosen sind in Tab. 53 aufgeführt. Ältere Antimykotika, etwa Sulbentin (Fungiplex), können durchaus gegen alle Gruppen von Pilzen wirksam sein, entsprechendes gilt von bewährten Rezepturen, wie ethanolhaltige Jodlösung DAB 10, Arningsche Lösung NRF 11.13 und farblose Castellanische Lösung NRF 11.9 (S. 31), besonders bei Einzelherden.

Bei manchen Patienten besteht eine regelrechte **Mykophobie** mit

Tabelle 53 Therapie unterschiedlicher (endogener und/oder exogener) Mykosen (nach Wegmann)

Erkrankung	Ätiologie und Verlaufsformen	Chemotherapie
Dermato-mykosen	Dermatophyten: Trichophyton-, Mikrosporum-, -Epidermophyton-Arten: Tinea, Trichophytien, Favus, Mikrosporien	siehe Text
Levurinosen	Meist Candida albicans: lokalisierte Formen (Soor des Mundes und des Genitales, Ösophagus, Lungen), generalisierte Mykosen (Endokarditis, Pilzsepsis)	lokal.: Farbstoffe, Sol. Castellani, Sol. Arning, Amphotericin B, Nystatin Haloprogin, Natamycin, Naftifin, Imidazolpräparate generalisiert: Amphotericin B, Flucytosin, evtl. kombiniert (Ancotil), Miconazol i.v., per os, Ketoconazol, Fluconazol, Itraconazol per os
Aspergillose	Aspergillus fumigatus, niger, flavus etc.: verschiedene pulmonale Formen (Aspergillom), seltener generalisiert, mit Endokarditis und Sepsis	Amphotericin B, Nystatin, Natamycin, spez. als Aerosol zur Inhalation, evtl. Amphotericin B i.v. und 5-Flucytosin, Fluconazol, Itraconazol
Kryptokokkose	Cryptococcus neoformans: Lungenformen selten, Haut- und Knochenherde, oft ZNS-Beteiligung (Meningitis basalis. Liquor mit Tusche untersuchen wegen Schleimkapsel!)	Amphotericin B plus Flucytosin, Fluconazol, Itraconazol
Geotrichose	Geotrichumarten: lokalisierte Formen (Mundhöhle wie Soor), Lunge, Darmtrakt, sehr selten generalisiert, Spontanpneumothorax	Versuch mit Amphotericin B; rohe Milch und Milchprodukte meiden
Mukormykose (Zygomycosis)	Rhizopus-, Mukor- und Absidiaarten: Lungenbeteiligung sowie generalisierte Formen mit ZNS-Befall, paradoxe Thrombosen!	Amphotericin B i.v.

Erkrankung	Ätiologie und Verlaufsformen	Chemotherapie
Sporotrichose	Sporotrichum schenkii: lokalisierte, lymphatische und disseminierte Formen: selten generalisiert, mit Meningitis	Kaliumjodid, Amphotericin B, Itraconazol
Histoplasmose	Histoplasma capsulatum: asymptomatische und benigne pulmonale Formen, schwere akute und chronische sowie generalisierte Formen, Abheilung unter Kalkbildung	lokalisierte Formen: operativ generalisiert: Itraconazol, Amphotericin B, Imidazole (Miconazol, Daktar), Ketoconazol, Nystatin, evtl. Chemotherapeutika
nordamerikanische Blastomykose	Blastomyces dermatitidis: lokalisierte Formen: Haut, Schleimhaut, Lungen, generalisierte (sämtliche Organe, speziell Knochen)	Amphotericin B, Miconazol, Ketoconazol, Itraconazol
südamerikanische Blastomykose, Parakokzidioidomykose	Blastomyces (Paracoccidioides) brasiliensis: lokalisierte Formen (Mund, Rachen, Haut), lymphatische und generalisierte Formen	Ketoconazol, Itraconazol, Amphotericin B, Nystatin, Miconazol, Chemotherapeutika (Sulfonamide mit S-Potentiatoren: Pyrimethamin, Trimethoprim)
Chromomykose	Phialophora pedrosoi, Phialophora verrucosa u. a.: Hauterkrankung, keine Generalisierung	chirurgische Behandlung, Elektrokoagulation; Flucytosin plus Amphotericin B, Itraconazol, plus Flucytosin, Miconazol
Kokzidioidomykose	Coccidioides immitis (hoch infektiös), Laborinfektionen, meist asymptomatisch (Lunge), selten generalisiert, mit Meningitis	lokalisiert: operativ generalisiert: Itraconazol, Ketoconazol

der Unterform Kandidophobie, die den Patienten veranlaßt, stets bei neuen Ärzten eine Weiterbehandlung zu veranlassen. Hier ist an eine larvierte endogene Psychose zu denken.

Sensibilisierungsgefahr: „Viel hilft viel" gilt bei der Therapie der Pilzerkrankungen nicht. Im Gegenteil kann durch eine falsche Behandlung oder eine Überbehandlung dem Patienten unter Umständen mehr Schaden zugefügt werden, als es seine Pilzerkrankung je vermocht hätte.

Hartnäckige allergische Kontaktekzeme können dann auftreten, wenn der Patient gegen Stoffe in einem Antimykotikum sensibilisiert wird, die in der Umwelt häufig zu finden sind. Substanzen, die wie Benzoesäureabkömmlinge oder Formaldehyd im täglichen Leben häufig vorkommen und mit denen ein Kontakt unvermeidbar ist, sollten weder zur Prophylaxe noch zur Therapie von Pilzerkrankungen verwandt werden.

Chemotherapeutika und Antibiotika. Eine große Zahl chemotherapeutischer Mittel und einige Antibiotika stehen zur lokalen Behandlung von Mykosen zur Verfügung, auch solche, die gegen Hefen, Dermatophyten und Schimmelpilze zugleich wirken. Antimykotikapräparate wie Clotrimazol (Canesten und zahlreiche andere), Bifonazol (Mycospor), Amorolfine (Morpholin-Derivat, Ro 14-4767), Fenticonazol (Lomexin), Oxiconazol (Oceral, Myfungar), Ciclopiroxolamin (Batrafen), Miconazol (Daktar, Epimonistat), Econazol (Epipevaryl), Isoconazolnitrat (Travogen), Haloprogin (Mycanden), Ketoconazol (Nizoral Creme), Naftifin (Exoderil), Terbinafin (Lamisil) u. a. Diese Präparate wirken gegen Dermatophyten, Hefen und Schimmelpilze. Zu den Polyenen gehören das Amphotericin B und das Nystatin, beide nur gegen Hefen wirksam, sowie das Pimaricin (Pimafucin); das letzte ist auch gegen Dermatophyten wirksam. Tolnaftat (Tonoftal) wirkt vornehmlich gegen die Dermatophyten (Trichophytonarten, Mikrosporumarten und Epidermophyton floccosum), aber sehr effektiv. Bemerkenswerterweise wirken Antimykotika mit Kortikoidzusatz oft schneller und besser als die Antimykotika allein; vor allem werden diese Kombinationspräparate oft besser vertragen.

Kortikoide regen das Wachstum der Pilze an und führen diese in das Myzelstadium, in dem sie für Antimykotika besser angreifbar sind, zugleich verlangsamen sie möglicherweise die Aufnahme der Antimykotika durch die Haut, so daß diese länger verfügbar sind.

Systemische Therapie: eine systemische Therapie ist nur dann angezeigt, wenn eine lokale nicht oder wesentlich weniger erfolgreich ist. *Ketoconazol* (Nizoral) ist ein Imidazolabkömmling. Die übliche Dosierung ist einmal täglich 1 Tablette von 200 mg Ketoconazol. Ketoconazol erreicht die Hautoberfläche mittels passiver Diffusion und über den Schweiß binnen einer Stunde nach Einnahme, mit den Keratinozyten und dem Talg aber erst binnen 3–4 Wochen. Die Behandlungsdauer richtet sich nach der Art der Pilzerkrankung und muß bei Systemmykosen entsprechend lang sein, ca. 1–2 Monate bei der Parakokzidioidomykose und der Histoplasmose 2–6 Monate. Es ist gegen Dermatophyten, pathogene Hefen, Erreger systemischer Mykosen (Ausnahme Aspergillom) und bei Pityriasis versicolor wirksam. Vorübergehend kann es nach Einnahme zu Übelkeit, Durchfall, Juckreiz, Haarausfall, Kopfschmerzen, Veränderungen der Leberfunktionswerte ohne Krankheitswert kommen. Schwere idiosynkrasische, toxische Leberreaktionen treten bei etwa 1 auf 10000 Personen auf. Ketoconazol unterdrückt die Kortisol- und Testosteronsynthese. Gynäkomastie, verminderte Libido und Impotenz können unter der Einnahme von Ketoconazol vorkommen. Sie sind aber nicht zu erwarten, wenn Ketoconazol morgens in einer Einzeldosis gegeben wird. Bei einer längeren Therapie von mehr als 10 Tagen muß sorgfältig auf Anzeichen einer Leberschädigung geachtet und die Leberfunktion in regelmäßigen Abständen überprüft werden. Bei Hinweis auf eine Leberschädigung darf die Ketoconazolbehandlung nicht weitergeführt werden. Wegen der hormonellen Auswirkungen sollte Ketoconazol nicht mit Cimetidin und anderen H_2-Antihistaminika und möglichst auch nicht zusammen mit anderen Präparaten mit Antiandrogen- oder Östrogenwirkung gegeben werden. Ketoconazol wird bevorzugt aus einem sauren Milieu aufgenommen; daher nimmt man es zusammen mit sauren Flüssigkeiten (Fruchtsäften) und nicht gleichzeitig mit Antazida, Anticholinergika und H_2-Blockern ein. Ketoconazol wird frühestens 4 Wochen nach Absetzen einer Griseofulvinbehandlung verordnet. Bei chronischen Dermatomykosen ist die Rückfallquote, ebenso wie nach Griseofulvintherapie, hoch und liegt bei 75%. Deshalb müssen das Krankheitsrisiko und unerwünschte Wirkungen sorgfältig abgewogen werden. Besondere Vorsicht ist bei der Gabe von Ketoconazol bei älteren Frauen und bei Patienten geboten, die gleichzeitig Substanzen mit hepatotoxischem Potential einnehmen oder eine Leberanamnese haben.

In der Gravidität ist Ketoconazol wegen der fruchtschädigenden Wirkung kontraindiziert. Eine Schwangerschaft muß vor Behandlung ausgeschlossen und während der Behandlung verhütet werden. Im Hinblick auf mögliche Nebenwirkungen bei der Langzeittherapie der Nagelmykose wurde diese Indikation vom Hersteller gestrichen.

Allergische Reaktionen vom Soforttyp sind unter der Gabe von Ketoconazol berichtet worden. Möglicherweise sind Patienten gefährdet, die auf die äußerliche Anwendung von Imidazolpräparaten bereits mit Überempfindlichkeiten reagiert haben.

Itraconazol (Sempera) ist bisher zur Therapie der Pityriasis versicolor, von Dermatomykosen und zur Behandlung der mykotischen Keratitis zugelassen, wenn eine lokale Behandlung nicht ausreicht. Dosis 100–200 mg tgl. Itraconazol bleibt weit über das Ende der Medikamenteneinnahme hinaus in wirksamer Konzentration in Haut und Nägeln erhalten. Die Kontraindikationen sind ähnlich wie beim Ketoconazol, jedoch ist die Verträglichkeit besser, im besonderen im Hinblick auf Leberschäden. Es wirkt auch bei einer Reihe von Systemmykosen (Aspergillose, Kryptokokkose, Sporotrichose, Parakokzidioidomykose, Chromomykose, Histoplasmose u. a.), muß aber dann über Monate gegeben werden. Eine Schwangerschaft ist bis zu 4 Wochen nach Absetzen des Präparates zu verhüten. Itraconazol kann den Cyclosporin-A-Spiegel erhöhen. Itraconazol und Fluconazol potenzieren die Wirkung von Antikoagulanzien.

Nystatin wird vom Magen-Darm-Kanal nicht in wirksamer Menge in den Organismus aufgenommen. Es ist daher nur zur lokalen Therapie bei Hefemykosen geeignet.

Fluconazol (Fungata) wird als Einmaltherapie in einer Kapsel von 150 mg bei vaginalen Kandidosen gegeben, die auf eine lokale Therapie nicht ansprechen. Diflucan dient der Therapie der System- und Schleimhaut-Kandidosen und der Kryptokokkose.

Amphotericin B wirkt vor allem gegen Hefen und Schimmelpilze. Wegen der schlechten Absorption nach oraler Gabe muß es bei systemischen Mykosen langsam infundiert werden (Infusionsdauer etwa 6 Stunden). Die Dosis wird bei jedem Patienten individuell eingestellt. Beginn, eventuell nach einer Probeinfusion, mit etwa 0,1 mg/kg KG und Erhöhung der Dosis bis zu einem optimalen Blutspiegel, im allgemeinen bis zu 1 mg/kg KG, unter besonderen Voraussetzungen bis 1,5 mg/kg KG. Bei guter Verträglichkeit sollte die Dosis innerhalb dieser Grenzen so hoch wie möglich gehalten werden. Allerdings sind die Ansichten über die optimale Dosierung unterschiedlich. Bei Kandidasepsis, Kryptokokkose und Aspergillose ist eventuell eine Kombination mit Flucytosin (s. unten) angezeigt.

Unerwünschte Wirkungen bei intravenöser Therapie: Fieber, Nausea, Angstgefühle, Erbrechen, Diarrhöen, Darmblutungen, epigastrische Krämpfe, Muskel- und Gelenkbeschwerden, Blutdruckabfall, Nephrotoxizität, evtl. dauernde Nierenschädigungen. Daher strenge Indikation und Prüfung der Nieren- und Leberfunktion sowie des Blutbildes vor der Behandlung und in wöchentlichen Abständen.

*Miconazol-(Daktar-)*Infusionen dienen zur Therapie von System- und Organmykosen durch Hefe- und dimorphe Pilze, Miconazol-Tabletten zur Vorbeugung und zur Therapie von Mykosen des Mund-Rachen-Raums und des Magen-Darm-Traktes. Die Dosierung wird mit 4mal 1 Tabl. bei Pilzerkrankungen des Magen-Darm-Kanals angegeben, als Begleittherapie bei Vaginalmykosen 4mal ¼ Tabl. tgl. Bei Mundkandidose soll man 4mal 1 Tabl. täglich im Mund zergehen lassen. Tageshöchstdosis 10–30 mg/kg KG, übliche Behandlungsdauer 12 Tage, mindestens 1 Woche nach Abklingen der Beschwerden. Die Tabletten wirken fungizid gegen nahezu alle humanpathogenen Pilze

31.4. Therapie

und bakterizid gegen grampositive Bakterien. Das Präparat ist wie auch andere systemisch anwendbare Antimykotika sehr teuer. Im Hinblick auf die Bedeutung systemischer Mykosen, im besonderen der Kandidose, wird man die Indikation sorgfältig stellen müssen und diese wichtigen Mittel nicht bei Mykosen anwenden, die auch mit den älteren Präparaten erfolgreich bekämpft werden können.

Flucytosin (Ancotil-Roche-Tabletten) dient der oralen Behandlung der mukokutanen Kandidose, evtl. auch der Aspergillose (außer Aspergillus nidulans), Kryptokokkose und Chromomykose. Die entsprechende Salbe soll nur zur Unterstützung der oralen Therapie verwandt werden. Die Standarddosis beträgt 150 mg/kg KG tgl., aufgeteilt in 4 Einzeldosen im Abstand von 6 Std. Zur Behandlung einer Harnwegskandidose oder Chromomykose ist eine geringere Dosis möglich (100 mg/kg KG tgl.). Septische Kandidainfektionen und die Kryptokokkose dagegen müssen mit 200 mg/kg KG/Tag therapiert werden. Die Dauer der Behandlung richtet sich nach Art und Schweregrad der Infektion.

Kurzfristig kann Flucytosin auch intravenös gegeben werden. Die Kombination Amphotericin B und Flucytosin hat einen synergistisch antimykotischen Effekt. Amphotericin B wird intravenös mit ½ bis ⅓ der üblichen Dosis und zusätzlich oral Flucytosin in voller Dosierung, in Ausnahmefällen kurzfristig intravenös, gegeben.

Unerwünschte Wirkungen des Flucytosin beziehen sich auf den Gastrointestinaltrakt (6%, Erbrechen, Diarrhöe und Magendruck), auf das Blutbild (5%, Leukopenie, Thrombopenie, selten Agranulozytose) und die Leber (Erhöhung von Transaminasen und Phosphatase, Bilirubinämie). Wegen einer möglichen Resistenzentwicklung, aber auch wegen des hohen Preises, muß vor Therapiebeginn Art und Empfindlichkeit der Erreger bestimmt werden (Spezialnährböden; z. B. Difco No. B 393). Bei einer Therapiedauer von mehr als 3 Wochen muß diese Bestimmung wiederholt werden. Die Serumkonzentration von Flucytosin soll nicht unter 25 μg/ml absinken.

Griseofulvin (Fulcin S, Likuden M, Polygris) wirkt nur auf die Dermatophyten in Hornstrukturen, und zwar fungistatisch. In normaler Haut erreicht es mit den Keratinozyten die Hornschicht erst nach 8–14 Tagen; die Therapie ist daher wenigstens 30 Tage durchzuhalten, bei Nagel- und Haarmykosen 3–6 Monate. Entzündete Haut proliferiert allerdings schneller als normale. Vor der Griseofulvintherapie sollte das Nagelbett intensiv antimykotisch behandelt werden (S. 348). Nur in wachsende Nägel kann Griseofulvin überhaupt gelangen, abhängig von der Schnelligkeit des Nagelwachstums. Therapieversager sind vor allem bei Mischinfektionen mit resistenten Pilzen (Schimmel, Hefen) und Bakterien zu erwarten. Manche Fadenpilze sind gegenüber Griseofulvin in relativ hohen Dosen unempfindlich. Hefen und Schimmel sprechen bekanntlich nicht auf Griseofulvin an.

Griseofulvin in Mikroform wird nach meinen Erfahrungen am günstigsten als Einzeldosis von 500 mg während der Hauptmahlzeit verabfolgt und in dieser Form und Dosierung ausgezeichnet vertragen. In besonderen Fällen werden inzwischen auch höhere Dosen (bis 2mal tgl. 500 mg) gegeben. Kinder zwischen 2 und 14 Jahren etwa 10 mg/kg KG. Bei Polygris ist die Dosierung 330 mg tgl., in Ausnahmefällen 2mal tgl., bei Kindern von 2–14 Jahren 6–7 mg/kg KG.

Unerwünschte Wirkungen sind Kopfschmerzen, Schwindel, Sehstörungen, Neuritis, psychische Veränderungen, Gastrointestinalstörungen wie Übelkeit und leichte Diarrhöen, Steigerung der Porphyrinsynthese, selten Leukopenie und Monozytose, Leberschädigungen wahrscheinlich nur bei vorgeschädigter Leber, Allergien mit entsprechenden Exanthemen und Photosensibilisierung. Eine Jarisch-Herxheimer-Reaktion 24–48 Std. nach Gabe von Griseofulvin kann Allergien vortäuschen. Die Exazerbation erfolgt im allgemeinen an Ort und Stelle der Mykose. Auch Albuminurie und pathologische Harnsedimente und bei Kindern Effekte wie nach Östrogen wurden beobachtet. Kontraindiziert ist Griseofulvin bei Kinderwunsch und in der Schwangerschaft. Bei Frauen in gebärfähigem Alter sind empfängnisverhütende Maßnahmen angezeigt. Unter Griseofulvin kann die normale Entwicklung des Samens bzw. der befruchteten Eizelle beeinträchtigt werden. Männern, die mit Griseofulvin behandelt werden, wird daher empfohlen, während der Behandlung und bis zu 6 Monaten nachher kein Kind zu zeugen. Griseofulvin kann durch Induzierung der Leberenzyme die Wirkung hormoneller Kontrazeptiva herabsetzen. Müdigkeit und Verstärkung der Alkoholwirkung sind unerwünschte Wirkungen, auf die der Patient aufmerksam gemacht werden sollte. Nicht verordnen darf man es bei akuten hepatischen Porphyrien, *schweren* Leberfunktionsstörungen und Kollagenosen. Kreuzallergien gegen Penicilline werden angegeben.

Terbinafin (Lamisil) ist ein neues Breitspektrum-Antimykotikum vom Allylamin-Typ zur internen Therapie von Dermatophyten. Im Gegensatz zu anderen Antimykotika hemmen Allylamine spezifisch die Squalenepoxidase in der Pilzzelle und wirken dadurch fungizid gegen Dermatophyten und viele Hefen und Schimmelpilze, gegen Candida albicans allerdings nur fungistatisch. Aufgrund des unterschiedlichen Wirkungsmechanismus sind die vom Ketoconazol bekannten Arzneimittelinteraktionen und Einflüsse auf das Hormonsystem nicht zu erwarten, im besonderen auch nicht die seltenen, aber schwerwiegenden Hepatitiden (s. oben). Hinweise auf ein teratogenes Potential gibt es nicht. Bei oraler Therapie sind gastrointestinale Beschwerden bei 5,2% und Hautreaktionen bei 2,6% zu erwarten. Die orale Dosis ist 250 mg 1mal tgl. Lokal wird Terbinafin als 1% Creme angewendet. Man darf mit einer kürzeren Therapiedauer bei Dermatomykosen und einem guten Therapieerfolg bei Nagelmykosen rechnen (S. 349).

31.5. Prophylaxe

Eine Therapie von Pilzerkrankungen ist wenig sinnvoll, wenn nicht die Infektionsquelle beseitigt wird (Menschen, Tiere, Gegenstände). Oft wird vergessen, daß Pilze und ihre Sporen in den Kleidungsstücken des Patienten haften und daß er sich von dort reinfiziert, im besonderen von solchen Kleidungsstücken, die nicht gekocht oder in die Reinigung gegeben werden. In der chemischen Reinigung werden den Reinigungsflüssigkeiten Substanzen zugegeben, die Pilze vernichten, während die Reinigungsmittel allein, etwa Benzin, zur Abtötung der Pilze nicht ausreichen.

31.6. Pityriasis versicolor (Tinea versicolor)

Die feinen Schuppen der Pityriasis versicolor können durch leichtes Kratzen ohne Blutung entfernt werden (Fingernagelzeichen), doch ist Kratzen mit den Fingern aus hygienischen Gründen nicht zu empfehlen. Der Erreger, Malassezia furfur, ist die Myzelform von Pityrosporum ovale, einer Hefe.

Die Empfänglichkeit für den Erreger der Pityriasis versicolor wird offenbar durch drei Faktoren gesteuert:

1. die genetische Prädisposition,
2. chronische Leiden,
3. Erhöhung des Kortisolspiegels im Blutplasma,
4. übermäßige Anwendung von Ölen und Fetten, auch in Ölbädern.

Die Pityriasis versicolor hat, möglicherweise durch den Tourismus in südliche Länder, sehr zugenommen. Die Pityriasis versicolor neigt zu Rezidiven und ruft auf der Haut bräunlich schuppende Flecken, aber auch weiße Herde hervor, da der Erreger die Aktivität der Tyrosinase hemmt (Differentialdiagnose: Vitiligo). Die Diagnose wird mit Hilfe des Abrißpräparates (mit Tesafilm, PAS-Färbung) gesichert. Eine Hyperhidrosis fördert die Ausbreitung, auch die Anwendung ölhaltiger Körperpflegemittel und Sonnenschutzmittel (Lotions).

Therapie: Die Pityriasis versicolor ist deshalb so schwer zu bekämpfen, weil die Erreger sich auch in den Eingängen der Haarfollikel ansiedeln. Daher ist eine Intensivbehandlung unter Einschluß aller behaarten Areale notwendig.

Waschen mit Selendisulfid, 2,5% (Ellsurex, Selsun, Selukos) oder einem Pyrithionzinkpräparat (De-Squaman), und zwar einmal täglich gründlich. Man läßt den Schaum 2-5 Min. einwirken und spült dann ab. Das gesamte Integument außer Augen, Ohren und Genitalbereich, soll gewaschen werden. Nach der Behandlung muß man die

Hände mit einem anderen Seifenpräparat nachwaschen. Längste Dauer der Anwendung 2 Wochen. Durch diese Therapie werden auch Herde auf dem behaarten Kopf erfaßt.

Weitere therapeutische Möglichkeiten: gründliche Reinigung mit einem Detergens, evtl. einer Seife mit antimykotischen Mitteln oder Teer (z. B. Dermowas compact, Sebopona flüssig mit Teer) und anschließend Aufbringen von Propylenglykol-Lösung 20 oder 50% oder von Salizylsäure 2%ig in Spiritus dilutus, als Alternative 10%ige Natriumthiosulfatlösung in Aqua dest. Die Lösungen sollen auf der Haut antrocknen. Die gebräuchlichen Antimykotika sind ebenfalls bei der Pityriasis versicolor wirksam, z. B. Clotrimazol- oder Isoconazolnitrat-(Travogen-)Lösung, Epi-Pevaryl P.v. Lösung. Man kann folgende Lösung rezeptieren: Clotrimazol 1,0 oder Bifonazol 1,0 oder Ketoconazol 2,0, Acid. salicylicum 2,0 Propylenglykol 20,0, Spiritus dilutus ad 100,0 oder Clotrimazol-Lösung oder Spray NRF 11.40 bzw. 11.41.

Die genannten Präparate sollen möglichst 2mal täglich angewendet werden; Wiederholen der Therapie zur Prophylaxe nach einem Vierteljahr.

Innerliche Therapie ist möglich, falls die Lokaltherapie nicht zum Ziele führt.

Offenbar genügt bereits eine einmalige Dosis von 400 mg Ketoconazol, um in den meisten Fällen bei gleichzeitiger Lokaltherapie eine Abheilung zu erzielen. Die übliche Therapie ist 200 mg tgl. über 5 bis 10 Tage. 2 Kapseln (entsprechend 200 mg) Itraconazol (Sempera) sollen 1mal tgl. 1 Woche gegeben werden.

Kontaktpersonen muß man untersuchen und ggf. behandeln. Meist sind aber die nächsten Angehörigen der Betroffenen nicht erkrankt. Die Wäsche sollte man kochen oder in die Reinigung geben, um die Erreger abzutöten.

Eine Hyperhidrosis, evtl. das entsprechende Grundleiden (Hyperthyreose, Diabetes, pulmonale Affektionen), muß behandelt werden.

31.7. Mikrosporie

Die Mikrosporie befällt vornehmlich den behaarten Kopf von Kindern vor der Pubertät. Die Haare sind abgebrochen; die Kopfhaut ist schuppig und manchmal auch gerötet. Epidemieartiges Auftreten, daher selten Einzelfälle. Bei Erwachsenen treten Körperherde ähnlich anderen Dermatomykosen auf. An die Übertragung der Mikrosporie von Tieren auf den Menschen ist zu denken; die Tiere müssen dann ebenfalls behandelt werden.

Therapie: innerliche Behandlung mit Griseofulvin, evtl. Itraconazol oder Terbinafin und gleichzeitig Lokaltherapie mit einem Antimykotikum, z. B. Naftifin-(Exoderil-)Lösung oder Isoconazolnitrat-(Travogen-)Spray. Die Entfernung der erkrankten Haare (festzustellen durch die Fluoreszenz im Woodlicht) ist ratsam, um die Erreger zu beseitigen und den Behandlungserfolg zu beschleunigen. Die verschiedenen Erreger erweisen sich als erstaunlich resistent gegen Griseofulvin. Es muß hoch dosiert werden. Bei Körperherden von Erwachsenen genügt im allgemeinen eine Therapie mit den bekannten Lokalantimykotika.

31.8. Trichophytia (Tinea) capitis

Befall der Kopfhaut und -haare durch Trichophyten findet man meist bei Kindern; es entwickeln sich regelrechte Granulome (Kerion Celsi). Diese tiefen Trichophytien sind mit einer erheblichen bakteriellen Sekundärinfektion verbunden, die gleichzeitig innerlich mit Chemotherapeutika behandelt werden sollte.

Therapie: systemisch mit Griseofulvin, Terbinafin oder Itraconazol. Die örtliche Anwendung der gegen Dermatophyten wirksamen Chemotherapeutika ist zu empfehlen, zumal manche noch zugleich eine partielle antibakterielle Wirkung entfalten. Zur Bekämpfung der Sekundärinfektion werden gleichzeitig systemisch antibakterielle Antibiotika gegeben. Zur Unterdrückung der Entzündung und Verhütung der Narbenbildung verordnen manche Autoren ein bis zwei Wochen Kortikoide innerlich (20–60 mg Prednisonäquivalent). Nach einigen Monaten heilen tiefe Trichophytien spontan, wohl infolge der veränderten Immunitätslage des Organismus. Sie hinterlassen oft haarlose Narben, die man durch Verschiebeplastiken, evtl. nach Dehnung mit einem Hautexpander, beseitigen kann.

31.9. Trichophytia (Tinea) barbae

Auch hier sind oberflächliche und tiefe Formen zu unterscheiden. Differentialdiagnose: chronische bakterielle Infektionen vor allem der Oberlippe (früher Sycosis non-parasitaria genannt) oder auch Entzündungen durch einwachsende Haare (Pili incarnati, Pseudofolliculitis barbae, S. 313). Bei allen Infektionen im Bereich der Oberlippe ist der Nasen-Rachen-Raum mit zu berücksichtigen; im besonderen muß eine ständige Schleimentleerung (evtl. durch Rhinitis allergica) und damit Befeuchtung der Oberlippe mit Ausschwemmung von Bakterien therapeutisch angegangen werden.

Therapie: bei den tiefen Formen wie bei der tiefen Trichophytie des behaarten Kopfes, sonst wie bei der Tinea corporis.

31.10. Tinea corporis

Scharf begrenzte, scheibenförmige Herde am Körper mit mehr oder minder intensiver Schuppung oder Pustelbildung sollten immer Anlaß zu einem Pilznachweis geben. Unter dem morphologischen Bild des Ekzems, aber selbst des Erysipels und der Follikulitis, verbergen sich Pilzerkrankungen. Durch Behandlung mit Kortikoidpräparaten wird das Bild verschleiert: Die Rötung der Pilzerkrankung tritt zurück; es können sich regelrechte Eiterzysten entwickeln, mit einem für eine Mykose ganz ungewöhnlichen Bild. Bei ausgedehnten Herden muß man eine Allgemeinerkrankung, im besonderen einen Diabetes, ausschließen.

Therapie: Meist genügt es, eines der gegen Pilze gerichteten Chemotherapeutika oder Antibiotika anzuwenden (s. oben).

Die systemische Behandlung (Griseofulvin, Itraconazol, Terbinafin, s. oben) ist bei Einzelherden überflüssig. Bei ausgedehnterem Befall garantiert sie, daß alle Herde erfaßt werden, auch diejenigen, die der Arzt übersieht und die der Patient zu behandeln vergißt. Mit sorgfältiger äußerer Behandlung ist noch weniger zu rechnen als mit gewissenhafter Tabletteneinnahme.

Eine Reinfektion durch Übertragung des Erregers von Tieren, Gegenständen, Kleidung oder anderen Personen muß verhindert werden (chemische Reinigung, Kochen).

31.11. Tinea pedis

Vorkommen: Pilzerkrankungen in den Zehenzwischenräumen, im besonderen zwischen der 4. und 5. Zehe, waren und sind sehr häufig. Oft finden sich in der Hornschicht der Füße Dermatophyten, ohne daß der Patient Beschwerden hat. Die Füße von Kindern sind nur selten von Pilzen befallen; die Infektionsrate wächst mit zunehmendem Alter. Feuchtigkeit und Mazeration durch übermäßiges Schwitzen, auch bei psychischer Belastung (Autofahren), durch schlechtes Abtrocknen der Füße in Verbindung mit mangelnder Abdünstung (Strümpfe, enges Schuhwerk, Gummistiefel, besonders bei Bergleuten) schaffen die Voraussetzung für die Zwischenzehenmykose. Nach Ansicht mancher Autoren heilt die Erstinfektion mit Trichophyton mentagrophytes zwischen den Zehen bei den meisten jungen Menschen spontan ab, wenn die Haut nicht mit einer aggressiven Therapie angegangen wird. Diese Personen sind dann immun oder sollen nur selten wieder infiziert werden. Nur ein kleiner Teil der Bevölkerung entwickelt die chronische Zwischenzehenmykose, die dann allerdings außerordentlich hartnäckig ist und leicht rezidiviert.

Differentialdiagnose: rein bakterielle Infektionen, auch ein Erythrasma, psoriatische Herde, syphilitische Papeln, Warzen und vor allem allergische Kontaktekzeme durch Antimykotika.

Therapie: Die Art des Erregers muß bestimmt werden, besonders wenn es sich um hartnäckige, den Patienten störende Veränderungen handelt.

Eine akute Entzündung im Rahmen einer Fußmykose soll vor der eigentlichen antimykotischen Behandlung (s. oben) durch blande Mittel zum Abklingen gebracht werden: gründliches Reinigen mit einem Detergens, evtl. mit Wirkstoff, z. B. Sebopona flüssig mit Teer, Sebopona fest, evtl. mit Schwefel oder Teer, Bäder mit Kaliumpermanganat (1:20000, wenige Kristalle in eine Schüssel Wasser), mit Gerbstoffen (Tannolact-Tannosynt flüssig), Schüttelmixturen oder Pudern (Tannolact-Tannosynt Lotio, Tannolact-Tannosynt-Puder, Ansudorpuder, Aktivpuder u. a.). Evtl. kann man die Therapie mit einem Antimykotikum unter Kortikoidzusatz beginnen. Die Zehenzwischenräume sollen durch die Einlage eines Baumwolläppchens gespreizt werden (s. unten).

Prophylaxe:
1. Schutz vor Reinfektion durch „Trockenlegen des Sumpfes", besonders zwischen den Zehen: Pudern der Zehenzwischenräume mit einem Puder mit hoher Wasseraufnahmefähigkeit (etwa Aktiv Puder, ZeaSorb-Puder), Einlage eines Baumwolläppchens oder Mullstreifens, um die Zehenzwischenräume offen zu halten. Keine Desinfektionsmittel und Antimykotika, die leicht zur Sensibilisierung gegen häufig vorkommende Umweltstoffe und zur Photosensibilisierung führen können. Eine Sensibilisierung gegen Therapeutika, evtl. mit Photosensibilisierung, kann schlimmer sein als die Mykose.
2. Gründliches Trocknen der Füße nach Baden und Schwimmen.
3. Poröse Strümpfe, möglichst Baumwollsocken, in offenem, lockerem Schuhwerk, z. B. Sandalen. Die Schuhe sollen täglich gewechselt werden, damit sie austrocknen können. Eine Hyperhidrosis der Füße soll behandelt werden (S. 364).
4. Bekämpfung peripherer Durchblutungsstörungen (physikalische Therapie, vor allem Gymnastik, entsprechende Medikamente) und Beseitigung interner Störungen (Diabetes).
5. Mykoseherde an anderen Körperstellen müssen aufgesucht und behandelt werden.
6. Bei Familienangehörigen sollen Fußmykosen beseitigt werden.

7. Aus Schuhen haben sich Pilze züchten lassen; lang getragene Schuhe sind daher besser wegzuwerfen. Gegebenenfalls kann man Antimykotika als Puder in die Schuhe einbringen, z. B. Tonoftal-, Canesten-, Epimonistat- oder Epipevarylpuder. Kein Formalin! Gefahr der Sensibilisierung.

31.12. Nagelmykosen

Bei den Nagelmykosen sind vier Formen zu unterscheiden:
- die weiße, oberflächliche,
- die distale subunguale,
- die proximale subunguale,
- die Hefe- und Schimmelpilzinfektionen.

Der Erreger muß in der Kultur bestimmt werden, um die richtige Therapie einschlagen zu können. In einem erheblichen Prozentsatz bleibt die Pilzkultur trotz Nagelmykose negativ; sie muß daher mehrfach wiederholt werden. Eine Stanzbiopsie aus dem Nagel kann ohne Anästhesie ausgeführt werden, wenn man die Stanze unter kreisenden Bewegungen durch den Nagel bohrt. Haneke empfiehlt eine 2–3 mm breite longitudinale seitliche Nagelbiopsie. Das Nagelmaterial wird eingebettet, geschnitten und mit der PAS- oder Grocott-Technik gefärbt. Stellen sich Pilze dar, muß erneut eine Kultur angelegt werden.

Differentialdiagnose: Befall der Nägel durch Bakterien, im besonderen Pseudomonas aeruginosa (Nägel gelblich bis grünlich verfärbt). Nagelpsoriasis. Lichen ruber mit u. U. isoliertem Nagelbefall. 20-Nägel-Syndrom. Eine traumatische Onycholyse wird häufig als Mykose verkannt.

Therapie: Vor Beginn der Therapie ist zu bedenken, daß gesunde Nägel nicht von Pilzen befallen werden. Es ist daher zu fragen, ob die Therapie der Nagelmykose eine rein kosmetische Angelegenheit ist oder nicht, ferner inwieweit infizierte Nägel als Infektionsquelle und oft auch als Eiterherd angesehen werden müssen. Der erkrankte Nagel wird soweit als möglich abgetragen. Man kann den Nagel mit keratolytischen Präparaten, meist hochkonzentrierten Harnstoffsalben, erweichen und ablösen. Die Wirkung wird wesentlich verstärkt, wenn man nachts die Therapie unter Verschluß mit Plastik (Oclufol) durchführt; dann muß man die umgebende gesunde Haut mit Zinkpaste abdecken. Mycospor-Nagelset Salbe enthält alle die nötigen Utensilien. Die Therapie ist aber zeitraubend und aufwendig, wenn mehrere Nägel befallen sind. Es ist dem Patienten oft leichter, die erkrankten Nagelpartien abzutragen oder ab- bzw. aufzufeilen und dann die nagelauflösenden

31.12. Nagelmykosen

Salben mit Antimykotika aufzubringen. Zahlreiche Rezepte liegen vor, bei denen Antimykotika mit Harnstoff kombiniert werden, z. B. Ureae purae 8,1, Cotrimazol 0,19 Ung.emuls.aquos. ad 27,0, oder Ureae purae 8,1 Myko Cordes Creme ad 27,0 oder Ureae purae 4,0 (6,0), Aqua dest. 4,0 (6,0), Exoderil Gel O.P., M.f.Ung. Auch kann man den Nagel zunächst mit einer hochprozentigen Harnstoffsalbe, z. B. Harnstoffpaste 40% NRF 11.30 einreiben und dann ein Antimykotikum aufbringen. Oft gelingt es unter einer solchen Therapie über 1–2 Wochen nach einem warmen Bade leicht, den Nagel abzuschneiden. Abfräsen ist möglich, doch gelangt der pilzhaltige Keratinstaub in die Atemluft. Aufbringen eines Antimykotikums auf einen pilzbefallenen Nagel schützt bestenfalls vor weiterer Ausbreitung; das Mittel dringt aber nicht genügend in den Nagel ein. Eine Ausnahme soll der 5% Amorolfin-Nagel-Lack (Loceryl) machen, der nur einmal oder zweimal wöchentlich, aber etwa über 6 Monate auf die Finger- und 12 Monate auf die Fußnägel aufgetragen wird.

Der Therapieerfolg ist um so geringer, je tiefer die Pilze in den Nagel an der Nagelmatrix eingewachsen sind. Das Nagelbett sollte auch nach Ablösen des Nagels intensiv lokal behandelt werden, da nach Johnson u. Mitarb. $\frac{1}{5}$ des Nagels vom Nagelbett gebildet wird.

Falls der gezüchtete Pilz griseofulvinempfindlich ist (Fadenpilze; **nicht** empfindlich Hefen und Schimmel), kann man Griseofulvin verordnen. Man muß es über Monate geben, um einen Erfolg erwarten zu können. Auch dann ist bei scheinbar normalem Nagel mit einem Rezidiv zu rechnen. Deshalb soll vor jeder systemischen antimykotischen Therapie oder gleichzeitig der kranke Nagel durch chemische Abdauung entfernt und das Nagelbett auch intensiv antimykotisch behandelt werden (s. oben). Ketokonazol hat sich nach meiner Beobachtung bei Nagelmykosen selbst dort bewährt, wo andere Mittel versagt hatten. Es ist gegen Fadenpilze, Hefen und Schimmel wirksam. Im Hinblick auf die Verhältnismäßigkeit der Mittel hat der Hersteller diese Indikation jedoch im Prospekt gestrichen. Empfohlen wurde eine Kurzzeitbehandlung als Anstoßtherapie, z. B. 20mal 1 Tbl. à 200 mg, aber erst 4 Wochen nach Absetzen von Griseofulvin. Itraconazol soll in den Nagel vom Nagelbett diffundieren und bereits nach einer Woche in die distalen Nagelabschnitte vordringen und dort auch nach Absetzen der mehrmonatigen Therapie noch mehrere Monate nachweisbar sein. Bei 100 mg tgl. muß Itraconazol bis zum völligen Nachwachsen des Nagels also über Monate gegeben werden, mit 200 mg tgl. soll man mit einer Therapiedauer von 3 Monaten auskommen. 1mal wöchentlich soll dann aber die Therapie mit 200 mg fortgesetzt werden. Ein neues, sehr wirksames Mittel zur Therapie von *Fadenpilzinfektionen* der Nägel ist Terbinafin, 250 mg 1mal tgl. (S. 342). Bei Kandidamykosen der Nägel muß nach weiteren Kandidaherden im Organismus (Stuhl, Speichel) und nach Immunschwächen (s. unten) gesucht werden.

Wie ausgeführt, ist bei Pilzbefall der Nägel mit einem gestörten Wachstum des Nagels zu rechnen. Es gilt also, Störungen des Organismus (periphere Durchblutungsstörungen, Diabetes, Eisenmangel, Hyperhidrose), aber auch ekzematöse Veränderungen im Nagelbereich, Psoriasis, Lichen ruber planus, aber auch chronische Traumen (zu enge Schuhe), aufzufinden und, wenn möglich, auszuschalten. Man kann auch versuchen, das Nagelwachstum zu stimulieren (S. 358).

31.13. Levurinosen (Mykosen durch pathogene Hefen, meist Kandidosen)

Bei den Kandidosen (Kandidasen, Candidiasis) unterscheiden wir drei Hauptformen: 1. lokal begrenzter Befall, 2. Organbefall, 3. die chronische mukokutane Kandidose.

Allen Formen der Hefemykose ist gemeinsam, daß die Abwehr des Organismus gegen die Hefepilze gestört ist. Mehr als 70–75% der Organmykosen in Europa werden durch pathogene Hefepilze, überwiegend Candida albicans, hervorgerufen.

Erregernachweis und -bestimmung ist bei den Hefemykosen besonders wichtig, da apathogene Hefen häufig vorkommen. Bei einem hohen Prozentsatz aller Menschen läßt sich Candida albicans in der Mundhöhle und im Darmbereich auffinden. Normalerweise verfügt der Organismus über Abwehrmechanismen, die Candida in Schach halten. Ausbreitung von Candida ist ein Hinweis auf eine Abwehrschwäche des Organismus (Diabetes, Alkoholismus, Geschwülste, Leukämien, Lymphome, Anämien, Agranulozytosen, HIV-Infektion oder Beeinträchtigungen des Immunsystems durch Medikamente, z. B. antibakterielle Antibiotika und Steroide, darunter Östrogene und vor allem Kortikoide, andere immunsuppressive Medikamente, Zytostatika). Candida albicans ist in kleiner Menge (100 bis maximal 1000 Zellen pro g Stuhlmasse) bei klinisch völlig gesund erscheinenden Menschen im Stuhl anzutreffen. Erst bei erheblich höheren Zellzahlen gewinnt der Kandidabefund potentielle Bedeutung, da bei immungeschwächtem Organismus, Schädigung der Darmschleimhaut und hoher Erregerzahl der Darminhalt zum Ausgangspunkt viszeraler Infektionen werden kann. Durch den Stuhl können Kandidapilze auf die Haut und auf die Schleimhäute gelangen und bei *abwehrschwachen* Personen zu Infektionen und Reinfektionen führen. Bei Nagelkandidosen und Kandidamykosen im Genitoanalbereich ist daher auch der Darm zu sanieren, eventuell durch eine monatelange Behandlung (s. unten). Die Rezidivquote ist jedoch hoch.

Erregernachweis: Pathogene Hefen lassen sich im Ausstrich oder in der Kultur nachweisen. Die Identifizierung wird durch immunologische Nachweise und kulturelle Verfahren ergänzt. Durch Prüfung der Stickstoffassimilation und der Glykolyse lassen sich die verschiedenen Hefearten unterscheiden und damit pathogene und nichtpathogene Hefen. Mit dem Candida-albicans-IF-Antigen und dem Candida-albicans-HA-Antigen (Roche) kann man Antikörper im Blutserum bei der Überwachung gefährdeter Patienten (HA-Antigen) bzw. zur Abklärung bei Kandidainfektionsverdacht der Organe (IF-Antigen) bestimmen.

31.13.1. Umschriebene Hefemykosen

Derartige Hefemykosen finden wir vor allem in den Körperfalten, also unter den Mammae, im Genitoanalbereich, zwischen den Zehen und in den Achseln. Symptome der Kandidaausbreitung sind Rötung mit Schuppenkrause am Rande und Pustelbildung zwischen diesen Herden und normaler Haut, oft in herpetiformer Gruppierung. Auf den Schleimhäuten können sich Pilzrasen entwickeln (Soor), gelegentlich mit Epithelverbreiterung und entzündlichen Veränderungen im Sinne einer Leukoplakie. Andererseits sind Leukoplakien und Karzinome der Schleimhäute häufig von Candida besiedelt. Eine Glossitis oder eine Cheilitis angularis (Perlèche) kann durch Candida bedingt sein. Candida kompliziert das Windelekzem der Säuglinge. Eine Balanitis ist oft durch Candida bedingt, vor allem bei gestörtem Kohlenhydratstoffwechsel, zu engem Präputium und/oder Kandidakolpitis der Partnerin. In den Zehen- und Fingerzwischenräumen findet man Candida, besonders auch zwischen dem 3. und 4. Finger (Erosio interdigitalis candidomycetica), weil hier die normale Physiologie der Haut durch das Zurückbleiben von Waschmitteln unter den Ringen gestört ist. Die Nagelkandidose und die Kandidaparonychie sind besonders hartnäckige Veränderungen.

Differentialdiagnose: Leukoplakien, Haarleukoplakie bei AIDS, Morbus Hailey-Hailey, Pemphigus vegetans.

Therapie: Nicht ausschließlich an Ort und Stelle, sondern aus der Konstitution des Individuums heraus soll behandelt werden. Die Abwehr gegen pathogene Hefen muß wieder hergestellt werden, indem innere Störungen, vor allem ein noch nicht klinisch manifester Diabetes mellitus (Belastungsproben), aufgedeckt und korrigiert werden. Beeinträchtigende Medikamente werden möglichst abgesetzt. Eine Sanierung der Schleimhäute (Mundbereich, Magen-Darm-Kanal, Genitalbereich, auch beim Partner) ist zu versuchen oder zu veranlassen (s. jedoch oben). Vom Darm und von den Harnwegen her können pathogene Hefen auf die Haut gelangen; daher müssen diese Quellen verstopft werden.

Mittel der Wahl zur Behandlung der Schleimhautkandidose sind

Amphotericin B oder Nystatin, während Kandidaherde auf der Haut bereits mit einfachen Mitteln wie Arningsche Lösung NRF 11.13 und farblose Castellanische Lösung NRF 11.9, Farbstoffen (Gentianaviolett, Brillantgrün, Vioform), 20%iger Schwefelpaste angegangen werden können oder durch entsprechende gegen Hefen gerichtete Antibiotika (Nystatin, Ampho-Moronal B, Imidazolpräparate, Natamycin, Naftifin, Terbinafin, Ferticonazol u. a.). 1%iges wäßriges Gentianaviolett ist eine wirksame und preiswerte Therapie, auch bei Kandidose der Mundschleimhaut.

Zuweilen empfiehlt sich die Kombination mit entzündungshemmenden Mitteln, also vor allem Kortikoiden, oder gegen Bakterien gerichteten Antibiotika, da eine entzündlich veränderte, nässende Haut die Ansiedlung von Candida fördern und ein gemeinsamer Befall von Candida und Bakterien vorliegen kann. Die oben genannten Mittel stehen meist auch in den passenden Kombinationen zur Verfügung (Candio-Hermal E comp., Decoderm trivalent, Halog Tri, Jellin polyvalent, Topsym polyvalent u. a.). Zuweilen ist die Kandidose mit einer anderen Hautkrankheit, im besonderen einer Psoriasis der Körperfalten, kombiniert. Hier müssen beide Veränderungen gemeinsam angegangen werden durch Präparate, die sich bei der Psoriasis und bei Hefemykosen günstig auswirken. Offenbar provoziert die Hefemykose in den Körperfalten zuweilen eine Psoriasis, so daß die Therapie der Hefemykose unter den oben angegebenen Kriterien im Vordergrund stehen muß.

Prophylaxe. Bei gefährdeten Personen empfiehlt es sich, bei innerlicher Gabe von antibakteriellen Chemotherapeutika und Zytostatika gegen Hefen gerichtete Antibiotika oder Chemotherapeutika prophylaktisch zu geben, um so einem Überwuchern der Hefen im Magen-Darm-Kanal mit entsprechender Ausbreitung vorzubeugen, etwa Mysteclin Kapseln, das Tetracyclin-HCl und Amphotericin B enthält.

31.13.2. Organkandidose

Mit zunehmender Häufigkeit werden Organkandidosen und Aspergillosen beobachtet, im besonderen bei immungeschwächten Patienten. Neben den bereits auf S. 350 genannten Störungen werden solche Organmykosen auch durch ausgedehnte chirurgische Eingriffe mit entsprechender Zusatztherapie, eingreifendere Therapie mit ionisierenden Strahlen, Dauerkatheter in Blutgefäßen und zur Harnableitung und nicht zuletzt auch durch chronischen Alkoholismus gefördert. Eine disseminierte Kandidose trat bei Patienten auf, die sich infiziertes Heroin intravenös injizierten. Symptome an der Haut waren Follikulitiden und subkutane Knoten (Differentialdiagnose Panniculitis).

Man nimmt an, daß vornehmlich vom Darm aus die Hefen in den

Organismus gelangen (s. oben). Bei der Kandidasepsis mit und ohne Endophthalmitis, Endokarditis oder Meningitis ist der Erregernachweis entscheidend. Zur Diagnose Kandidasepsis müssen Hefen mindestens zweimal im Blut nachgewiesen sein. Wichtig ist auch der Nachweis von Hefen im Harn unter entsprechend aseptischen Bedingungen. Bei Vorliegen einer Kandidasepsis ist mit dem Auftreten von Candida im Urin zu rechnen. Schließlich hilft auch die Spiegelung des *Augenhintergrundes: Kandidakolonien auf der Retina sind als weiße rundliche Herde zu sehen.*

Eine positive Hefekultur aus dem Blut ist auch nur dann zu werten, wenn keine *passagere Fungämie* vorliegt, wie sie etwa für 48 oder 72 Stunden nach Entfernung eines Katheters auftritt.

Therapie: Amphotericin-B-Infusionen, ggf. kombiniert mit Flucytosin. Miconazol (Daktar) intravenös, Ketokonazol, Itraconazol (S. 338f.).

31.13.3. Chronische mukokutane Kandidose

Sie befällt Menschen mit angeborener Resistenzschwäche gegen Candida albicans, offenbar infolge einer Schwäche der zellulären Immunabwehr. Schon bei Kindern entwickeln sich Granulome in der Haut. Überleben die Betroffenen, so sind sie im Wachstum reduziert.

Differentialdiagnose: Acrodermatitis enteropathica, andere Veränderungen durch Zinkmangel.

Therapie: systemisch wie bei Kandidabefall der inneren Organe (s. oben), lokal mit gegen pathogene Hefen wirksamen Antimykotika, s. oben.

31.14. Tiefe oder systemische Mykosen

Mit diesem Begriff umschreiben wir Krankheitsbilder wie die Chromomykose, die Kokzidioidomykose, die Histoplasmose, die nordamerikanische Blastomykose, die Sporotrichose und andere, auf die hier nur Hinweise möglich sind (s. Tab. 53, S. 336). Die Haut- und Organveränderungen sind sehr vielgestaltig. Die Kokzidioidomykose z. B. wird in manchen Regionen der Vereinigten Staaten gefunden, und zwar in großen Teilen von Kalifornien, Arizona, Neu-Mexiko, Nevada und dem westlichen Texas. Die Infektionsrate durch den Erreger ist hoch, besonders für Touristen ohne Antikörper.

Die Symptome sind vielgestaltig mit pulmonalen Veränderungen, Perikarditis, Osteolyse, subkutanen Abszessen, Knoten- und Pustelbildung in der Haut, die andere Erkrankungen, im besonderen auch eine Tuberkulose oder Sarkoidose, vortäuschen. Der Pilznachweis im histologischen Schnitt ist schwierig und mühsam, Grocott-Färbung!

Differentialdiagnose: Myzetome: Bei ihnen unterscheidet man 2 Hauptgruppen. 1. Aktinomyzetome, verursacht durch Bakterien, so Nocardia, 2. die Eumyzetome, verursacht durch Pilze. Die Symptome sind abszedierende Knoten, oft in der Vielzahl. Am bekanntesten ist der Madurafuß; doch kommen Myzetome auch in gemäßigten Klimaten vor. Die Pilze wachsen nur sehr langsam in der Kultur: diese muß daher wochenlang beobachtet werden. Die Aktinomyzetome werden mit antibakteriell wirksamen Mitteln behandelt, wie Co-trimoxazol, Tetracyclinen, Isoniacid, Rifampicin oder Amikain, die Eumyzetome mit Amphotericin B, Ketoconazol, Itraconazol, Thiabendazol. Bei kleinen Herden Exzision.

Therapie: s. Tab. 53 auf S. 336, von Fall zu Fall verschieden und oft sehr unbefriedigend.

31.15. Erythrasma

Das Erythrasma wird durch *Korynebakterien* (Corynebacterium minutissimum) hervorgerufen, ist also *keine Pilzkrankung*. Aus Gründen der Historie und der Differentialdiagnose wird es aber hier angeführt. Es äußert sich meist in rötlichen oder bräunlichen, schuppenden Herden, vor allem in den Körperfalten, und hier besonders bei Männern in den Leisten und auf der Innenseite der Oberschenkel, gegenüber dem Skrotum. Unter Woodlicht fluoreszieren die Herde rot. Es ist erstaunlich, welche Körperbezirke sich dann als befallen erweisen, sogar der behaarte Kopf und die Zehenzwischenräume. Der Erreger muß im Nativ- oder Abrißpräparat nachgewiesen werden.

Therapie: Breitspektrum-Antibiotika, so Erythromycin (250 mg 4mal tgl., 2 Wochen) oder Tetracycline (2mal 500 mg tgl., 1 bis 2 Wochen). Da es sich nicht um eine bedrohliche Erkrankung handelt und die Gefahr der Reinfektion hoch ist, wirft sich die Frage auf, ob eine derart eingreifende interne Behandlung berechtigt ist. Durch lokale Therapie mit Lösungen von Antimykotika hat man meist schnellen Erfolg, zumal es sich oft um eine Mischinfektion mit Dermatophyten und/oder Candida handelt. In solchen Fällen bringt eine Pilzkultur nur diese letzten Erreger zum Vorschein; hier ist an die Anwendung eines Breitspektrum-Antimykotikums zu denken, z. B. Imidazolpräparate.

Trichobacteriosis (früher Trichomycosis) axillaris: Abrasieren der Haare und evtl. lokale Therapie wie beim Erythrasma.

32. Wurmkrankheiten

Theoretisch kommen eine sehr große Zahl von Wurmarten in Frage, zumal man heute mit dem Mitschleppen von Würmern aus tropischen Gebieten rechnen muß. Wurmkrankheiten sind für den Dermatologen bei der Urtikaria bedeutsam, bei der sie eine Ursache sein können.

32.1. Spulwurmkrankheit

Die Spulwurmkrankheit ist weltweit verbreitet, sie kommt besonders in warmen Ländern vor. Die Infektion erfolgt per os durch Genuß roher Gemüse und Salate mit larvenhaltigen Eiern. Die Larve wandert über Herz und Lunge zum Dünndarm. Dort leben die Würmer oft ohne Symptome zu verursachen, doch können alle gastrointestinalen Symptome bis zum Ileus oder bis zur Störung durch Einwanderung in die Gallengänge und Leber, ferner flüchtige eosinophile Lungeninfiltrate vorkommen. Wurmeier können im Stuhl nachgewiesen werden, evtl. mit Konzentrationsverfahren.

Therapie: Bei Askaridenbefall werden Mebendazol, Piperacinderivate, Pyrantelpamoat, Pyrviniumembonat u. a. gegeben, die unter verschiedenen Namen im Handel sind (Vermox, Helmex, Hetrazan, Molevac). Bei Einnahme der Erwachsenendosis treten nicht selten erhebliche Übelkeit und Kopfschmerzen auf. Piperazin darf nicht bei Krampfbereitschaft und vor allem nicht bei zerebral geschädigten Kindern verordnet werden. Tiabendazol ist gegen zahlreiche Rundwürmer wirksam, soll aber im Gegensatz zu den genannten Wurmmitteln mit stärkeren unerwünschten Wirkungen behaftet sein.

32.2. Madenwurmerkrankung (Enterobiasis, Oxyuriasis)

Die Eier des Enterobius vermicularis werden oral übertragen. Die Würmer leben im Enddarm und legen die Eier am After ab. Sie reifen nach 6 Std. Die Infektion ist durch Kontakt mit befallenen Personen, aber selbst durch Staub möglich. Die charakteristischen Symptome sind Jucken am After, das sich aber auf die gesamte Genitoanalregion bis auf die Innenseite der Oberschenkel ausdehnen kann.

Die Eier werden nicht im Stuhl, sondern durch Abrisse mit Tesastreifen von der Analregion nachgewiesen. Gegebenenfalls läßt man den Tesastreifen über Nacht aufgeklebt über dem After liegen, da die Würmer nachts aus dem Enddarm auswandern. Beim Nachweis kann man sich selbst infizieren, indem man die Wurmeier auf die Hände und später in den Mund überträgt. Der Nachweis der Oxyureneier gelingt trotz Befall zuweilen nicht. Bei Proktoskopien stößt man gelegentlich trotz negativem Abriß auf Oxyuren.

Differentialdiagnose: perianale Streptokokkeninfektion bei Kindern mit Rötung, Nässen, Juckreiz, Therapie: Erythromycin p. os.

Therapie der Oxyuriasis: Mittel wie bei der Askaridiasis, doch kann die Anwendungsdauer kürzer sein. An Präparaten stehen zur Verfügung: Helmex, Molevac, Vermox u. a.

32.3. Filariasis und Loiasis

Die *Filariasis* (Lymphangitis der Extremitäten, Lymphadenitis, Orchitis, Lymphstauung mit Elephantiasis) ist eine Erkrankung der Subtropen und Tropen. Der Erreger wird im Blut nachgewiesen, und zwar um Mitternacht. 5 ml Venenblut werden hämolysiert und das Sediment dieses hämolysierten Venenblutes mikroskopisch auf Mikrofilarien untersucht. Eine andere Möglichkeit ist ein Versuch des Nachweises im „dicken Tropfen". Eine hohe Eosinophilie im peripheren Blut ist ein Hinweis auf diese Infektion.

Die *Loiasis* zeichnet sich durch wandernde Hautschwellungen bis Hühnereigröße aus. In der Augenbindehaut können die Würmer sichtbar werden. Eine hohe Eosinophilie und neuralgische Schmerzen sind weitere Symptome. Im Gegensatz zum Nachweis der Filarien muß das Blut mittags im „dicken Tropfen" oder mit Hilfe von Konzentrationsverfahren (s. oben) untersucht werden.

Bei beiden Erkrankungen gibt es Hautteste, indirekte Hämagglutinationsteste, Immunfluoreszenzteste, Präzipiations- und Komplementbindungsreaktionen, um das Vorliegen dieser Erkrankungen nachzuweisen.

Therapie: Diethylcarbamazin (Hetrazan), evtl. auch als Prophylaxe.

32.4. Larva migrans, Creeping eruption durch Würmer und Larven

Die Larva migrans wird durch Vertreter mehrerer Nematodenarten von Hund und Katze, z. B. Ancylostoma caninum, Ancylostoma braziliense, Toxocara canis, Toxocara cati, hervorgerufen; als Nachweisverfahren kommt der indirekte Immunfluoreszenztest in Frage. Im Gegensatz zu den Angaben in der Literatur ist es sehr schwierig, die Erreger histologisch aufzufinden.

Differentialdiagnose: Dermatomyiasis linearis migrans durch Bremsen-Larven (S. 329).

Therapie: Eine innerliche Behandlung mit Thiabendazol ist möglich; da dies aber häufig gerade von Erwachsenen schlecht vertragen wird (Übelkeit, Erbrechen), soll man versuchen, die Gänge äußerlich mit Thiabendazol einzureiben: Thiabendazol 2,0, Aqua dest. 10,0, DMSO ad 100,0 (Rezeptur Dr. Wolf); oder Lösung von 500 mg/5 ml, 100 mg auf 6 cm^2 der befallenen Stellen. Auf die Lösung wird eine Kortikoidcreme aufgetragen und mit einer Plastikfolie abgedeckt. Die Wirksamkeit einer Vereisung mit flüssigem Stickstoff oder Kohlensäureschnee vor dem sichtbaren Gang wird bezweifelt. Spontanheilung ist wahrscheinlich.

33. Nagelveränderungen

Leider kann man die zahlreichen angeborenen oder anlagemäßig bedingten Nagelveränderungen bisher nicht wirksam behandeln.
Differentialdiagnose: s. Tab. 54.
Nagelentfernung: Der Nagel wird in Oberstscher Leitungsanästhesie operativ entfernt. **Dem Anästhetikum dürfen keine gefäßverengernden Stoffe zugefügt sein** (S. 40). Ist die Anästhesie eingetreten, wird die Nagelplatte in der Mitte von distal nach proximal mit einer Schere gespalten. Die Hälften des Nagels werden nach seitlich mit einer Nagelfaßzange abgezogen. Mit einem scharfen Löffel oder einer Curette wird das Nagelbett, besonders bei Mykosen des Nagels, sorgfältig gereinigt. Bei allzu gewaltsamem Vorgehen können die Sehnen abreißen. Sollte dieser Unglücksfall eintreten, ist sofort ein Handchirurg zuzuziehen.

Die operative Entfernung des Nagels bei Nagelmykose (s. dort) *ist heute weitgehend überflüssig.*

Die Nagelentfernung ist nämlich in vielen Fällen auch ohne operativen Eingriff möglich. Zur Erweichung des Nagels wird Kaliumjodid und Wollwachs zu gleichen Teilen 8–10 Tage lang unter Plastik auf den Nagel aufgetragen. Der Nagelwall soll sorgfältig durch Zinkpaste oder eine andere Paste geschützt werden. Zur Okklusion können Plastikfingerlinge oder von dünnen Plastikhandschuhen abgeschnittene Fingerteile dienen. Der Patient muß vor einem strangulierenden Abschluß an der Zehen- oder Fingerbasis gewarnt werden, keinesfalls Befestigung mit einem Gummiband. Nach 8–10 Tagen ist der Nagel meist so weich, daß er nach einem heißen Bad mit einer Nagelschere abgetragen werden kann. Eine andere Möglichkeit, den Nagel zu erweichen, besteht darin, eine Harnstoffpaste aufzutragen, und zwar die Salbe zur Nagelentfernung NRF 11.30: Harnstoff 8,0, gebleichtes Wachs 1,0, Wollwachs 4,0, dickflüssiges Paraffin 3,0, weiße Vaseline 4,0 über 2 Wochen. Vorgehen im übrigen wie oben.

Ein Fertigpräparat zur Nagelentfernung ist Onychomal, doch ist die Wirkung schwächer (20% Urea). Man kann auch Linsersalbe (S. 267) benutzen, sie greift aber die umgebende Haut stark an.

Folgende Maßnahmen sollen das Nagelwachstum fördern: Gelatine, gestoßen oder gemahlen (7,5 g – 1 Eßlöffel tgl. in Joghurt oder Apfelmus), Trinkgelatine (Medi Kosmas), Gelacet, Biotin (Canina

Tabelle 54 Krankhafte Veränderungen des Nagelorgans (nach Runne u. Orfanos)

Angeboren	Erworben
isoliert:	*Hautkrankheiten:*
Anonychie, Hyponychie, Koilonychie, Platonychie, Leukonychie, Tennisschlägernagel, Onychogryposis, Pterygium, Pachyonychia congenita	Psoriasis, Kontaktekzem (auch isoliert am Nagel) Lichen ruber
	Pilz- (Faden-, Hefe- und Schimmelpilze) *und bakterielle Infektionen* (Pseudomonas aeruginosa), Syphilis connata
	innere Krankheiten:
als Begleitsymptom bei:	Infektionskrankheiten, Lungen- (Sklerony-chie), Herz-Kreislauf-Krankheiten, Anämie, Niereninsuffizienz, Leberzirrhose und Diabetes, Eisenmangel, Zinkmangel, z. B. bei Acrodermatitis enteropathica, Hypalbuminanämie (Muehrke-Bänder)
kongenitalen Keratosen, Ichthyosis, Morbus Darier und anderen seltenen Genodermatosen, Nagel-Patella-Syndrom, Epidermolysis bullosa	
	Medikamente und Gifte:
	Atebrin, Chloroquin, Quecksilber, Silber, Phenolphthalein, Arsen, Thallium, Zytostatika, Photosensibilisatoren
	exogene Einwirkungen:
	Traumen und Gewohnheitsmanipulationen, berufliche und kosmetische Noxen – periphere Onycholyse durch zu enge Schuhe! –, Röntgenstrahlen
	Farbänderungen (Bakterien, Pilze, Medikamente, Blutungen, Sportmannsnagel, Pigmentzellennävi, akral-lentiginöse Melanome)

Biotin humana, Bio-H-Tin). Evtl. gibt man erst Gelacet-Pulver (Vitamin A, Cystin + Gelatine), 1/Tag, oder -Kapseln, 9/Tag, oder 3mal 3 zu den Mahlzeiten; Kur über 3 Wochen; dann Gelatine wie oben oder Trinkgelatine (Medi Kosmas) (s. auch Tab. 55).

Tabelle 55 Beeinflussung der Wachstumsgeschwindigkeit des Nagels (nach Runne u. Orfanos)

Wachstumsbeschleunigend	Wachstumsbremsend
allgemeine Faktoren:	
Hyperämie	venöse Stauung
Beißen	chronische Matrixschädigung (durch
Klavierspielen	Trauma, Röntgenbestrahlung, Nerven-
Nagelextraktion	verletzung)
Onycholyse	Hunger
Schwangerschaft	Laktation
Cystin-Methionin-Zufuhr	Fe-Mangel
Gelatine?	
Haut- und Allgemeinkrankheiten	
kongenitale Ichthyosis	Pachyonychia congenita
Psoriasis	chronisches Ekzem
Pityriasis rubra pilaris	Nagel-Patella-Syndrom
Dermatitis herpetiformis	Yellow-Nail-Syndrom (Skleronychie)
Paronychie	Allgemeinkrankheiten (z. B. Masern, Mumps)
Hyperthyreose	Hypothyreose
	arterielle Durchblutungsstörungen (Morbus Raynaud)

33.1. Formen der Nagelveränderungen

Nagelmykosen und Nagelpsoriasis machen zusammen die Mehrzahl der Nagelveränderungen aus. Häufig sind auch bakterielle Infektionen des Nagels, im besonderen mit Pseudomonas aeruginosum (Gelb- oder Grünfärbung), ferner die oft mit einer Nagelmykose verwechselte traumatische Onycholyse, vor allem durch zu enges Schuhwerk. Bei Pseudomonasinfektionen läßt sich der veränderte Nagel meist leicht abtragen, sonst Erweichung (s. unten) mit entsprechenden Salben und Therapie des Nagelbettes (S. 358) mit entsprechenden Antibiotika.

Bei *Yellow-Nail-Syndrom* soll das Auftragen einer 5% Vitamin-E-Lösung in DMSO über Monate geholfen haben.

Brüchige Nägel sind oft die Folge eines Eisenmangels; deshalb ist bei allen Nagelwachstumsstörungen, auch bei Psoriasis und Mykosen, danach zu fahnden.

Paronychie. Entfernt der Patient die Nagelhaut, so können Mikroben unter den Nagelwall eindringen und sich dort ansiedeln, meist Bakterien und pathogene Hefen. Es empfiehlt sich, unter den

Nagelwall ein Antimykotikum in Pasten- oder Puderform zu bringen, das auch antibakteriell wirkt, oder ein Kombinationspräparat. Danach werden Nagel und Nagelbett lackiert, also die Öffnung zwischen Nagel und Nagelwall verschlossen. In besonders hartnäckigen Fällen wird ohne Beschädigung der Nagelmatrix die bedeckende Haut abgetragen und die Wunde sekundär heilen gelassen. Chronische Paronychien sollen auch Folge allergischer Reaktionen auf Nahrungsmittel sein, im besonderen bei Personen, die damit beruflich umgehen.

Unguis incarnatus. Auffallenderweise finden sich wiederholt einwachsende Nägel bei langwüchsigen Menschen, vorwiegend männlichen Jugendlichen mit großen Akren, Neigung zur Hyperhidrosis und Störungen des Kohlenhydratstoffwechsels (oft nur bei Belastungsprobe mit Kortikoiden erkennbar, Unguis-incarnatus-Syndrom).

Therapie: Der Unguis incarnatus mit entzündlichen Veränderungen kann oft noch konservativ behandelt werden, und zwar durch Einmassieren einer Paste mit einem Kortikoid, einem Chemotherapeutikum und einem Antimykotikum in den erkrankten Bereich. Andere konservative Verfahren sind das Anheben des Nagels und Wegdrücken des Caro luxurians durch spezielle Keile und Klammern, am besten durch darauf spezialisierte Fußpfleger (Orthonyxie). Bei der bilateralen Spange nach Gipsmodell von Fraser wird über einen Negativabdruck ein Gipsmodell des Zehennagels hergestellt, an dem die Nagelspange aus rostfreiem, elastischen Stahl angepaßt wird. Überflüssiges Granulationsgewebe wird entfernt und dann die Spange an den Nagel angelegt. Die Spange wird dann jeweils dem Zustand des Nagels über Monate angepaßt. Bei der „Erki-Technik" werden zwei Häkchen aus Plastik mittels Sekundenkleber auf die beiden gegenüberliegenden Ränder des Nagels geklebt und danach mit Hilfe eines Gummizuges verbunden (Erkodent GmbH, Siemensstr. 3, W-7293 Pfalzgrafenweiler). Adressen von Fußpflegern, die die Nagelspangentechnik beherrschen, erhält man von der Geschäftsstelle des Zentralverbandes der Fußpfleger Deutschlands, Goethestr. 11, W-6000 Frankfurt/Main, oder von der Bundesfachschule der Fußpfleger, Dresdner Str. 140, W-3300 Braunschweig.

Es wurde auch empfohlen, das eingewachsene Nagelstück mit einer Nagelschere ohne Anästhesie abzutragen und das freigelegte Gebiet täglich mit einer Desinfektionslösung zu reinigen und mit einem desinfizierenden Puder zu behandeln. Der seitliche Nagelwall wird von dem Patienten mit einem kleinen Watteball zur Seite gehalten, damit der Wall unter dem Druck des Schuhs nicht wieder in die Wachstumsbahn des Nagels gerät. Voraussetzung ist geeignetes Schuhwerk und Vermeiden unnötiger Belastung (Sport). Nach Abklingen der Beschwerden soll der betroffene Bezirk noch für 3 Monate trocken gehalten werden. Bei Versagen dieser Prozedur kann diese noch einmal wiederholt werden; schlägt sie nochmals fehl, so muß zu operativen Verfahren übergegangen werden (s. S. 362).

Vereisung der erkrankten Region mit flüssigem Stickstoff für 30 s und Nachbehandlung mit einer Kortikoid-Antibiotikumcreme ist eine weitere Alternative. Bei der *angulären Phenolisation* wird in Lokalanästhesie und Blutleere die Nagelhaut von der betroffenen Seite her vom Nagel entfernt und der wuchernde seitliche Nagelwall auf Nagelhöhe abgetragen. Granulombildungen werden kürettiert und sorgfältig die Blutung gestillt und alles ausgetretene Blut beseitigt, da sonst das Phenol inaktiviert wird. Das betroffene Drittel des Nagels wird dann bis zur Matrix abgetragen und die Matrix an dieser Stelle unter dem Nagelwall mit 80%igem Phenolum liquefactum mindestens 2 Minuten kräftig eingerieben. Auf die Haut gelangtes Phenol entfernt man mit 70%igem Isopropanol. Es wird dann ein fester Verband angelegt und erst jetzt die Blutleere entfernt. Der Fuß wird über 15 Minuten hochgelagert, bis jede Blutung sistiert. Die Zehe wird mit einem Gazeverband verbunden und der Patient mit der Auflage nach Hause entlassen, nach 2 Tagen Ruhestellung zum Verbandwechsel zu kommen. 7 Tage nach der Operation wird die Wundfläche gereinigt und desinfiziert, etwa mit 2%igem Mercurochrom. Der Patient legt dann selbst einen trockenen Verband an, bis die Wunde geheilt ist. Die Phenollösung muß kühl und dunkel in einer braunen Flasche mit Glasstopfen aufgehoben und monatlich erneuert werden.

Emmert-Plastik. Durch eine ovale Keilexzision bis zum Periost aus dem Nagelwall wird einseitig oder beidseitig das Breitenwachstum des Nagels verkürzt. Es ist darauf zu achten, daß die seitliche Matrix (Matrixhorn) ganz erfaßt ist. *Der Patient ist darauf aufmerksam zu machen, daß er in Zukunft einen veränderten Nagel hat.* Das kosmetische Resultat ist meist gut. Anstelle dieser modifizierten Emmert-Plastik wird von anderen am seitlichen Zehenrand ein ovales Hautstück ausgeschnitten und auf diese Weise der Nagelwall zur Seite gezogen. Die einfache Nagelentfernung hilft meist nicht.

Dystrophia unguium mediana canaliformis. Bei dieser Längsspaltung des Nagels handelt es sich häufig um eine erblich bedingte Veränderung, zuweilen auch um die Folge von Nageltraumen. Nur bei sehr frsichen traumatischen Veränderungen führt ein Ausschneiden des beschädigten Bezirks mit entsprechender Naht zum Erfolg.

Psoriatische Nagelveränderungen. Sie bestehen in Verdickung, Gelbfärbung und „Ölflecken", manchmal auch nur einfachen Grübchen. Sie können als Einzelsymptom der Psoriasis oder mit anderen Symptomen, z. B. psoriatischen Gelenkveränderungen, auftreten.

Differentialdiagnose: Nagelmykosen, Lichen ruber des Nagels.

Therapie: unbefriedigend. Nach Leitungsanästhesie hat man fluorierte Kortikoide in Form einer Kristallsuspension in das Nagelbett oder auch mit einem Jet-Injektor (Impfpistole manujekt) 0,1 ml/Finger einer Triamcinolonlösung, 5 mg/ml einmal pro Woche, insgesamt 3mal, injiziert. Die Ergebnisse sind nicht signifikant besser, als wenn man die Nagelwurzel in Form der Dreischlagtherapie (S. 29) behandelt. Ein älteres Vorgehen besteht in dem Auftragen folgender Salbe: 2%iger Liquor carbonis detergens in 2%iger Quecksilberpräzipitat-Salbe. Es ist gut, den Patienten auf den Quecksilbergehalt der Salbe hinzuweisen.

Empfohlen wurde auch das Auftragen von 5%iger Fluorouracil-Salbe (Efudix Salbe) auf die Nagelwurzel über Monate. Eine deutliche Besserung des Nagelwachstums wird nach PUVA- bzw. SUP-Therapie (S. 57ff.) der Psoriasis der Handrücken oder nach Behandlung der Nagelwurzel und der Nägel mit dafür besonders hergestellten Punktstrahlern beobachtet. Die Bestrahlung muß über Wochen möglichst täglich durchgeführt werden; über den Dauererfolg ist noch zu wenig bekannt.

34. Störungen der Schweißabsonderung

34.1. Hyperhidrosis

Bei generalisierter Hyperhidrosis Ausschluß einer systemischen Störung (hormonell [Schilddrüse, Phäochromozytom], pulmonale Prozesse, Berylliose, Medikamente, bei lokalisierter Ausschluß einer nervösen Störung! Fortgesetzter Kontakt der Handflächen mit Dauerwellflüssigkeit kann zu einer Hyperhidrose der Hände führen.

Konservative Behandlung: Nach gründlichem Waschen mit einem Syndet in flüssiger oder in Seifenform trägt man Hydonan (Hermal) auf und läßt es antrocknen. Hydonan-Emulsion besteht aus Propanthelinbromid, 5,0, Aluminiumhydroxychlorid, 10,0, und einer Emulsionsgrundlage ad 100,0. Nach dem Auftragen muß man die Hände sorgsam waschen, da Hydonan einen sehr bitteren Geschmack hat. Ansudor Lotio und Ansudor Puder sind weitere Präparate, deren Wirksamkeit vornehmlich auf dem Gehalt von Aluminiumverbindungen beruht.

Führt dieses Vorgehen nicht zum Ziel, kann ein Versuch mit folgender Lösung gemacht werden:

Aluminiumhexahydrat-Lösung 20%	NRF 11.1
$AlCl_3 \cdot 6H_2O$	20,0
Ger. Wasser	20,0
Isopropanol	ad 100,0

Die Lösung muß auf den behandelten Bezirken eintrocknen. Alternativ: Aluminiumchlorid-Hexahydrat-Gel 20% NRF 11.24

$AlCl_3 \cdot 6H_2O$	10,0
Hydroxyethylcellulose	2,5
Ger. Wasser	ad 50,0

Shelley empfiehlt, 1mal wöchentlich vor dem Schlafengehen auf die betroffene Region eine Lösung von 20%igem Aluminiumchlorid ($AlCl_3 \cdot 6H_2O$) in absolutem Alkohol aufzutragen. Die behandelte Haut wird mit Plastikfolie bedeckt. Morgens wird die Lösung abgewaschen. Entscheidend ist, daß die Haut beim Auftragen trocken ist und auch bleibt, damit das Gemisch nicht sofort verdünnt wird. Die Lösung greift die Wäsche an und kann sie entfärben und zerstören.

Innerlich und lokal werden auch Präparate mit atropinartiger Wirkung empfohlen (in Hydonan enthalten), allgemein sedierende Mittel (beide in Ansudoral-Dragees) und in Ausnahmefällen Ganglienblocker, neuerdings der Acetylcholinantagonist Bornaprinhydrochlorid (Sormodren), beginnend mit 2 mg tgl., Steigerung binnen einer Woche auf 4–8 mg.

Formalinhaltige Präparate oder solche, die Formalin entwickeln, sollte man vermeiden, da bei dem häufigen Vorkommen von Formaldehyd in der Umwelt eine Sensibilisierung folgenschwer ist.

Die *Iontophorese* mit Leitungswasser: Die Handflächen, Fußsohlen, evtl. auch Axillen werden in Kontakt mit dem Iontophoresegerät gebracht. Bei Erwachsenen liegt die Stromstärke zwischen 15 bis maximal 20 mA, bei Kindern zwischen 7–12 mA. Der Stromfluß dauert in der Regel 20 Minuten, behandelt wird etwa 3mal wöchentlich über 2 Wochen.

Operation: Eine Sympathektomie hat nur vorübergehenden Erfolg; die Zerstörung der sympathischen Nervenfasern ist dort angezeigt, wo es gilt, kleine hyperhidrotische Bezirke auszuschalten.

Fischgeruchssyndrom: Es kommt durch Ausscheidung von Trimethylamin in Schweiß, Atemluft und Urin zustande.

Therapie: Nahrungsmittel mit hohem Cholingehalt als Vorläufer des Trimethylamins müssen weggelassen werden wie Eidotter, Erbsen, Fleisch, im besonderen Leber. Auch andere Nahrungsmittel enthalten Cholin in kleinen Mengen.

34.2. Hyperhidrosis axillaris

Führt eine konservative Behandlung (s. oben) nicht zum Ziel, so wird der stark schwitzende Bezirk in der Achsel lokalisiert (Minor-Schwitzversuch oder ähnliches Verfahren). Er kann dann in ovalärer Schnittführung exizidiert werden. Eine andere Möglichkeit besteht darin, durch kreuzförmige Schnitte diesen Bezirk in vier Felder aufzuteilen. Die Einschnitte müssen weit in die Subkutis bis auf die Faszie reichen. Die Lappen werden nach außen aufgeklappt, indem sie möglichst stumpf freipräpariert werden. Die Schweißdrüsen sind als braunrötliche Knötchen zu erkennen und mit der Schere leicht abzutragen. Die Wunde wird dann wieder verschlossen, aber im Zentrum für 2 Tage eine Laschendrainage belassen.

Ekzeme durch Desodoranzien. Bei manchen Patienten führen käufliche Desodoranzien zu toxischen oder allergischen Reaktionen, die meist an der Lokalisation, der scharfen Begrenzung und aufgrund der anamnestischen Angaben leicht zu diagnostizieren sind.

Therapie: Abwaschen des Präparates und Auftragen einer Kortikoidcreme. Abdecken mit einem Puder.

34.3. Miliaria

Durch Schweißverhaltung bei übermäßigem Schwitzen entstehen kleine Papeln, die sich entzünden können und stark jucken (Miliaria rubra, Prickly heat). In unseren Breiten wird die Miliaria unter luftabschließenden Windeln, Heftpflaster und Plastikfolien beobachtet. Zur Behandlung wird Vitamin C innerlich empfohlen (500 mg tgl.); nach manchen Befunden soll im Gegensatz zur früheren Auffassung auch eine Fettung der Haut die Schweißentleerung fördern, während man früher gerade Austrocknung durch Schüttelmixturen angestrebt hat, um eine Schweißentleerung zu erzwingen (S. 191 f.). Dyshidrose S. 180.

34.4. Hypo- und Anhidrosis

Sie ist Begleitsymptom mancher Erkrankungen und medikamentöser Behandlungen. Auch im Alter ist die Schweißsekretion herabgesetzt.

Erkrankungen, die mit einer Hypo- oder Anhidrosis verbunden sind (nach Kay u. Maibach):

- kongenitale ektodermale Defekte der Schweißdrüsen,
- Atebrinanhidrose, auch durch andere Antimalariamittel,
- Metallvergiftungen,
- Miliaria profunda, besonders nach Exposition gegen strahlende Hitze,
- manche Schäden des Zentralnervensystems und des Rückenmarks (immer Ausschluß von Tumoren und Metastasen, die sekundär die Nerven, vor allem den Grenzstrang schädigen! Lepra),
- Sjögren-Syndrom,
- Stoffwechselerkrankungen, endokrine und Systemerkrankungen wie orthostatische Hypotonie (Anhidrose besonders auf die Beine beschränkt), diabetische Neuropathie und multiples Myelom,
- manche Ekzeme, endogenes Ekzem (S. 188 ff.), Lichen ruber planus, Psoriasis, manche Arzneimittelexantheme.

Therapie: Hypohidrose: Versuch wie S. 191 f., sonst und bei Anhidrose wie bei Sebostase (S. 369); Gefahr bei Überhitzung!

34.5. Chromhidrosis

Diese Umwandlung des (Achsel-)Schweißes in eine stark riechende oder/und farbige Flüssigkeit beruht auf der Wirkung von Mikroben.

Therapie: Gründliche Reinigung der entsprechenden Regionen, evtl. Entfernung der Haare, um den Mikroben Ansiedlungsmöglichkeiten zu nehmen, und danach zu desinfizieren, etwa mit 2%igem Salizylspiritus.

34.6. Eitrige Entzündungen der apokrinen Drüsen (Perihidradenitis suppurativa)

Diese besteht in schmerzhaften einschmelzenden Knoten in den Regionen mit apokrinen Schweißdrüsen. Differentialdiagnostisch sind abzugrenzen: einfache Furunkel (häufige Verwechslung), Acne conglobata, tiefe Pilzerkrankungen, Dermatitis perianalis fistulosa, Lymphogranuloma inguinale (Komplementbindungsreaktion, S. 217).

Therapie: in frühen Stadien innerliche Gabe von Antibiotika, evtl. nach Antibiogramm, Versuch mit gering dosierten Kortikoiden (5–10 mg Prednisonäquivalent), frühe Inzision der Abszesse. Bei älteren Veränderungen ausgedehnte Spaltung und Beseitigung der Narben und Fisteln, evtl. mit plastischer Deckung. Früher war die Röntgenbestrahlung üblich (S. 51). Die Retinoidbehandlung hat enttäuscht.

35. Störungen der Talgdrüsenfunktion und der Hautfettung

35.1. Seborrhö

Mit Seborrhö bezeichnet man die übermäßige Fettung der Haut, besonders der Kopfhaut.

Therapie: Die Seborrhö läßt sich durch Hormone mit antiandrogener Wirkung unterdrücken.

Bei Frauen, die hormonelle Kontrazeptiva nehmen möchten, kann man das Hormonpräparat Diane-35 oder auch andere Mittel mit antiandrogener Wirkung wie Neo-Eunomin und Gestamestrol N verordnen. Doch sind Nutzen und unerwünschte Wirkungen zu beachten, vor allem auch die Kontraindikation und Vorsichtsmaßnahmen (S. 374, 398), um die Verhältnismäßigkeit der Mittel zu wahren. Dies gilt auch für das antiseborrhoisch wirksame Isotretinoin.

UVA-Bestrahlung setzt die Talgabsonderung ebenfalls herab (S. 376).

35.1.1. Seborrhoea capitis

Offen ist die Frage, welcher Zusammenhang zwischen Seborrhö und Haarausfall besteht. Das schubweise Auftreten des Haarausfalls und der Seborrhö spricht gegen die Annahme, daß bei Alopezie die Talgdrüsen weniger Haare zu fetten hätten und dadurch die Seborrhö entstünde.

Therapie: Relativ kurze Haare, da lange Haare die Talgsekretion offenbar fördern (Dochtwirkung). Waschen mit Syndets entfettet die Kopfhaut. Umstritten ist, ob häufiges Waschen das Haarwachstum oder die Kopfhaut schädigt, wahrscheinlich nicht. Ich rate meinen Patienten, im allgemeinen die Haare 1- oder 2mal wöchentlich zu waschen, bei Bedarf aber öfter, etwa mit Ellsurex, Selukos, Selsun, Loscon Medical Gel oder einem schwefel- oder teerhaltigen Shampoo. Ein Einreiben der Kopfhaut mit Mitteln, die die eben genannten und andere Substanzen enthalten wie Alpicin forte, Crinohermal, Loscon, wird als angenehm empfunden. Zusatz von Östrogenpräparaten soll die Wirkung unterstützen, sollte aber nur bei Frauen angewendet werden (Alpicort F, Crinohermal fem, Ell-Cranell u. a.). Das Einreiben mit Haarwässern verdünnt und löst den Talg, beseitigt ihn aber nur, wenn Kopfhaut und Haare entsprechend nachfrottiert werden. Kortikoidhaltige Haarwässer sind nur bei gleichzeitigen entzündlichen Veränderungen der Kopfhaut und als Zusatztherapie bei Alopecia areata angebracht. Pudern der Haare wird von den Patienten oft als angenehm empfunden, wenn die Puder Talg aufnehmen. Bei Daueranwendung kann im besonderen bei Haarwaschmitteln mit Selendisulfid eine Umkehr der Wirkung eintreten, daher rechtzeitiger Wechsel.

Wirksam kann auch die Seborrhö des Kopfes durch Therapeutika unterdrückt werden, die die Bildung männlicher Hormone herabsetzen oder ihr Angreifen am Haarfollikel behindern (S. 374, 397). Bezüglich des Isotretinoins ergeben sich die gleichen Erwägungen wie bei der Seborrhö. Bei Frauen mit glattem Haar soll sich eine Dauerwelle vorteilhaft auf die Seborrhö auswirken. Kopfschuppen s. S. 401.

35.1.2. Übermäßige Fettung der Körperhaut

Hierbei empfiehlt sich häufiges Waschen mit einer entfettenden Seife oder einem entsprechenden Syndet und Behandlung etwa der Gesichts- und Rückenhaut mit den eben zur Behandlung der Seborrhö des Kopfes empfohlenen Präparaten.

35.2. Sebostase

Die mangelhafte Fettung der Haut ist leichter zu behandeln, etwa mit Ölbädern oder durch Rückfettung mit einer W/Ö-Creme. Zahlreiche Präparate medizinischer (Basiscremes und -salben) und kosmetischer Firmen stehen zur Verfügung. Manche Patienten versetzen gern selber noch zusätzlich eine Emulsion mit einem Öl, um die für sie angenehme Konsistenz zu erreichen. Viele Patienten empfinden wasserhaltige Wollwachsalkoholsalbe oder die verschiedenen Eucerin-Präparate als sehr angenehm und erfolgreich bei der Gesichts- und Körperpflege.

35.3. Akne

Unter dem Begriff Akne werden unterschiedliche Krankheitsbilder zusammengefaßt, die sich alle vornehmlich an Haarfollikeln mit großen Talgdrüsen äußern, also vor allem im Gesicht und in der vorderen und hinteren Schweißrinne. Die Akne muß gezielt behandelt werden (Tab. 56), d. h. individuell der Akneform angepaßt durch einen

Tabelle 56 Kausale Therapie der Acne vulgaris (modifiziert nach W. P. Herrmann)

Pathogenetisches Prinzip	Therapeutische Konsequenz
hormonelle Stimulation der Talgdrüsen	Antiandrogene (nur bei Frauen)
Komedonenbildung infolge follikulärer Hyperkeratosen	Vitamin-A-Säure (Tretinoin) lokal, Isotretinoin (Roaccutan) systemisch, Schäleffekt durch intensive Hautreinigung, Schleifpasten, austrocknende Mixturen, Benzoylperoxid, Azelainsäure, Salizylsäure u. a., UV-Strahlen
lipolytische Freisetzung aknegener Fettsäuren durch körpereigene und mikrobielle Enzyme (Proprionibacterium acnes u. a.)	Tetracycline, Azelainsäure, Erythromycin systemisch i. bes. Minocyclin und lokal, evtl. auch Clindamycin, Roaccutan, Benzoylperoxid, Azelainsäure lokal
Aknegene Medikamente und Umweltnoxen: Androgene, manche Gestagene, Kortikoide, Isoniazid, Diazepine u. a. Öle, insbesondere mineralische, Teer, Halogene, halogenierte Kohlenwasserstoffe u. a. Alkohol (via Leber)	Ausschaltung medikamentöser Noxen, Beratung des Patienten, exogene Noxen zu meiden

geschulten Therapeuten: Die Acne vulgaris umfaßt wahrscheinlich pathogenetisch verschiedene Formen, so daß therapeutisch nicht immer die gleiche Wirksamkeit erwartet werden kann. Wir unterscheiden die endogen bedingte Akne, die medikamentös bedingte Akne und die Akne durch andere äußere Ursachen. Eine endogen bedingte Akne kann durch zusätzliche Faktoren verschlimmert und unterhalten werden.

Formen der Akne:
1. endogen bedingte Akne:
   – Acne vulgaris (Komedonenakne, pustulöse, indurierte Akne),
   – Acne cystica,
   – Pyoderma faciale,
   – Acne fulminans,
   – Acne tropica,
   – zentrofaziale, besonders periorale Akne,

- Keloidakne,
- Acne necroticans,
- Acne neonatorum,
- Acne infantum,
- Acne conglobata,
- apokrine Akne;
2. medikamentös bedingte Akne:
   - Kortikoidakne,
   - Antibiotikaakne,
   - Isonikotinsäurehydrazidakne,
   - Vitamin-D-Akne,
   - Brom- und Jodakne,
   - Vitamin-B-Akne (B_6, B_{12}),
   - Akne durch Antikonvulsiva;
3. Akne durch andere äußere Ursachen:
   - Chlorhydrokarbonakne (sog. Chlorakne),
   - Ölakne,
   - Pomadenakne durch übermäßige Anwendung von Salben,
   - Teerakne,
   - DDT-Akne,
   - Seifenschaumakne,
   - Detergensakne,
   - Acne aestivalis.

Die psychische Belastung durch Akneeffloreszenzen und ihre Narben darf nicht unterschätzt werden. Doch ist bei Überbewertung darauf zu achten, ob dies nicht Ausdruck einer psychischen Störung (endogene Psychose) ist, die sich durch keine Aknebehandlung beheben läßt.

35.3.1. Ursachen

Die übermäßige Verhornung im Follikeleingang soll zu einer Abflußbehinderung des Talges und damit zu einem Rückstau führen, der das Krankheitsgeschehen in Gang setzt. Damit wird der Erfolg der Schälbehandlung erklärt. Hierbei wird jedoch vergessen, daß in den großen Follikelöffnungen im Gesicht sich physiologischerweise mehr Hornmaterial ansammelt als in anderen Follikeln und daß bei diesem Typ der Talgdrüsen-Haarfollikel-Einheit die Talgdrüse einen eigenen Gang durch das Hornmaterial hindurch besitzt.
Den Mikroben des Follikeleingangs und ihren fettspaltenden Enzymen wurde über Jahre große Bedeutung beigemessen und die Freisetzung von Fettsäuren im Talg als die eigentliche Ursache der Akne aufgefaßt. Doch ist die Säurewirkung zu gering, um das Zustandekommen einer Akneeffloreszenz zu erklären. Andererseits

führt das Freiwerden von Fettsäuren im oder deren Eindringen in das Gewebe zu schweren Entzündungen. Im Bereich des Ausführungsganges der Talgdrüsen findet man eine Region, bei der möglicherweise die Barrierefunktion der Hornschicht nicht ausreicht. So dringt entweder Material aus dem Follikel (Fettsäuren?) in die Dermis vor oder es kommt zu einer immunologischen Auseinandersetzung zwischen Mikroben, im besonderen Proprionibacterium acnes, oder Material im Talgdrüsengang und der umgebenden Haut (Chemotaxis von Leukozyten?).

Zur Akne führen manche Medikamente, darunter Vitamin B_6 und B_{12}. Auch Breitbandantibiotika verursachen bei entsprechend Disponierten akneartige Effloreszenzen, ganz abgesehen von Kortikoiden intern und lokal (auch in Aknemitteln) und ACTH. Brom-, jod- und fluorhaltige Substanzen (Einnahme von Fluorsalzen) verschlechtern eine Akne oder rufen akneartige Effloreszenzen hervor.

Die Patienten mit Akne sind nahezu alle organisch gesunde junge Menschen.

35.3.2. Acne vulgaris

35.3.2.1. Innerliche Therapie

35.3.2.1.1. Antibiotika

Am häufigsten wurden bei endogen bedingter Akne Tetracycline angewendet. Man beginnt gewöhnlich mit einer Dosierung von 1 g täglich und reduziert innerhalb von 3–4 Wochen bis auf 250 mg, später sogar auf 50 mg täglich. Durch gleichzeitige Nahrungsaufnahme, im besonderen von Milchprodukten, kann die Tetracyclinaufnahme in den Organismus beeinträchtigt werden, daher sind Doxycyclin oder Minocyclin zu bevorzugen. Auch sollen inzwischen Bakterienstämme resistent gegen Tetracycline und andere Antibiotika geworden sein. Weiterhin voll wirksam mit hoher Aufnahme in die Haut ist das Minocyclin (etwa Lederderm 50 2mal tgl.). Bei Resistenz gegen die Tetracycline oder Unverträglichkeit kommen Co-trimoxazol, Erythromycin und bei ganz besonders schweren und hartnäckigen Fällen und Tetracyclinresistenz auch Clindamycin (Sobelin) in Frage. In der 1. Woche werden 300 mg/Tag, dann 150 mg/Tag für 2–4 Wochen und anschließend 2 weitere Wochen 25 mg/Tag Sobelin gegeben (cave: gastrointestinale Störungen).

Bei einer sehr niedrig dosierten Tetracyclintherapie, im besonderen bei Gabe des reinen Tetracyclins, hat man kaum mit unerwünschten Wirkungen zu rechnen, am ehesten noch mit einer Steigerung des Appetits und nachfolgender Gewichtszunahme.

In seltenen Ausnahmefällen, fast ausschließlich bei Frauen, ist ein „benignes" Hirnödem mit Hirndrucksymptomen beobachtet worden, vor allem, wenn Tetracycline zusammen mit Vitamin A gegeben wurden. Daher bei entsprechenden Symptomen (Kopfschmerz!) Tetracyclinpräparate absetzen! *Ob Tetracycline die Wirkung hormoneller Antikonzipienzien beeinflussen können, ist umstritten.* Bei Schwangeren und Kindern unter 8 Jahren keine Tetracycline! Kontraindikationen sind schwere Leber- und Nierenstörungen. Interaktionen mit verschiedenen Arzneien, so Methotrexat, oralen Antidiabetika, sind bekannt. Manche Patientinnen reagieren aber auch bei einer niedrigen Dosierung mit einer Kandidakolpitis. Andere unerwünschte Wirkungen sind Übelkeit und Durchfälle, sehr selten eine pseudomembranöse Kolitis. Bei längerer Gabe von Tetracyclinen empfiehlt sich eine gelegentliche Kontrolle der Leberwerte. Selten tritt eine Pigmentierung der Haut und auch der Nägel (Längspigmentierung) auf (s. auch S. 6).

Die Tetracycline wirken wahrscheinlich nicht nur als Antibiotika, sondern durch Eingriff in die Enzyme an entscheidender Stelle. Manche Antibiotika, im besonderen Tetracycline, werden im Talg angereichert.

35.3.2.1.2. Retinoide

Bei schweren Akneformen, vor allem bei den zystischen Akneformen im Gesichtsbereich, ist die Gabe von 13-cis-Retinsäure (Isotretinoin, Roaccutan) zu erwägen (unerwünschte Wirkungen s. S. 7f.). Das Medikament muß über Monate gegeben werden. Optimale Effekte bei der Langzeittherapie wurden mit einer Dosis von 1,0 mg/kg KG über 3 Monate und anschließend für weitere 3 Monate 0,2 mg/kg KG erreicht. Die Hersteller empfehlen jedoch niedrigere Dosen (Beginn mit 0,5 mg/kg KG) und eine Therapie über kürzere Zeit (S. 8). Nach Absetzen der Therapie hält die Remission in einem hohen Prozentsatz über Monate an. Verhütung einer Schwangerschaft während der Einnahme und bis zu 8 Wochen nach Absetzen ist unerläßlich, um das Auftreten eines Isotretinoin-Dysmorphie-Syndroms zu verhindern (Fehlbildungen vor allem im Schädel-Ohr-Bereich und kardial).

Bei etwa 90% der Patienten ist die Therapie mit Isotretinoin wirksam, besonders im Gesichtsbereich, weniger in anderen Körperregionen; entsprechendes gilt auch für die Senkung des Lipidspiegels auf der Haut. In den ersten 14 Tagen ist mit einem Aufflammen der Akne zu rechnen, die bei schweren Formen Kortikoide erforderlich machen.

35.3.2.1.3. Hormonelle Antikonzipienzien

Indiziert sind solche Mittel, die eine Kombination zwischen Östrogenen und antiandrogenwirksamen Gestagenen darstellen, z. B. Diane-35 mit Ethinylestradiol (0,035 mg) und Cyproteronacetat (2 mg). Es wirkt auch als hormonelles Kontrazeptivum. Andere Präparate dieser Art sind Neo-Eunomin mit 1 mg Chlormadinonacetat und 0,05 mg Ethinylestradiol und Gestamestrol N mit 2 mg Chlormadinonacetat und 0,05 mg Mestranol. Die Wirkung kann durch Zugabe von Androcur (Abb. 11, S. 397) gesteigert werden. Auch verstärkt eine möglichst abendliche Gabe von 5 mg Prednisonäquivalent den Effekt. In den USA wird Spironolacton als Antiandrogen zur Therapie der Akne, des Hirsutismus und der androgenetischen Alopezie verwandt (Beginn mit 1–2 mg/kg KG tgl., Höchstdosen 50–100 mg, falls kein Erfolg und keine erheblichen unerwünschten Wirkungen (Kalium i. S., RR, gastrointestinale und neurologische Beschwerden), wird die tägliche Dosis gesteigert. Spironolacton wurde auch lokal angewendet, doch fehlen überzeugende Ergebnisse.

Die Therapie mit Antiandrogenen soll über das Abklingen der Akne hinaus noch 3 Monate fortgesetzt werden.

Vor Therapie mit Sexualhormonen: Ausschluß einer Schwangerschaft, im besonderen bei Amenorrhö. Kontraindikationen und Warnsymptome bei der Gabe von hormonellen Kontrazeptiva s. Rote Liste. Rauchverbot!

Tabelle 57 Pharmaka, die die Sicherheit kontrazeptiver Steroide beeinträchtigen können (nach Taubert u. Kühl)

Hypnotika, Sedativa: Barbiturate, Gluthethimid, Carbromal, Methyprylon
Antikonvulsiva: Phenytoin, Methylphenobarbital, Phenobarbital, Primidon
Antipsychotika: Chlorpromazin, Promethazin
Tranquilizer: Chlordiazepoxid, Diazepam, Meprobamat
Migränemittel: Dihydroergotamin
Analgetika: Phenacetin, Pyrazolon (Aminophenazon)
Muskelrelaxantien: Orphenadrin, Carisoprodol
Entzündungshemmer: Phenylbutazon
Antihistaminika: Diphenhydramin
Antibiotika und Sulfonamide: Chloramphenicol, Nitrofurantoin, Ampicillin, Neomycin, Phenoxymethylpenicillin, Sulfamethoxypyridazin, Tetracycline, Griseofulvin?
Tuberkulostatika: Rifampicin
Hypoglykämika: Tolbutamid, Carbutamid
Zytostatika: Cyclophosphamid
Lipidsenkende Substanzen: Clofibrat
Kortikoidkristallsuspension, s. S. 5

Manche Antibiotika und Chemotherapeutika sollen die Wirkung hormoneller Antikonzipienzien beeinträchtigen (Tab. 57).

35.3.2.1.4. Diät

Eine Diät wird bei der Aknetherapie heute abgelehnt. Bei Kontrollen hatten Nahrungsmittel, die häufig als unterhaltend oder verschlechternd angeschuldigt werden wie Schokolade, keinen negativen Einfluß. Nach meiner Erfahrung verhalten sich nicht alle Akneformen gleich. Besonders bei der perioralen Akne, einer Variante der zentrofazialen Akne (s. unten), geben die Patienten häufiger an, daß nach bestimmten individuell verschiedenen Nahrungsmitteln, aber auch nach der Kombination mancher Nahrungsmittel wie bestimmten Käsesorten mit Rotwein, Papeln und Pusteln auftreten. Ähnlich wie bei den habituellen Aphthen werden auch von manchen Patienten Nüsse als schuldiges Agens genannt. In solchen Fällen sollen die Patienten diese Nahrungsmittel weglassen.

Ein Zusammenhang zwischen der Flora des Magen-Darm-Kanals und dem Auftreten von Akneeffloreszenzen ist bisher nicht bewiesen. Daher sind alle Maßnahmen, die auf eine Änderung der Darmflora zielen, von zweifelhaftem Wert.

35.3.2.2. Lokale Therapie

Die äußere Therapie zielt auf die Beseitigung follikulärer Hyperkeratosen (Schälung), die Abtötung der Mikroben und die Bremsung der Talgsekretion ab (Tab. 56). Sie muß der Hautbeschaffenheit, besonders dem Fettigkeitsgrad der Haut, angepaßt sein. *Keine Präparate mit Fetten oder fettartigen Substanzen, also nie Salben oder Pasten, sollten verordnet werden. Als Faustregel darf gelten, daß die Haut bei schwacher Akne für äußere Maßnahmen besonders empfindlich ist. Besondere Vorsicht ist bei den seltenen Patienten mit Akne und trockener Haut angezeigt. Weiterhin werden gerade bei wenig ausgeprägter Akne oft stark wirksame Mittel schlecht vertragen.*

35.3.2.2.1. Schälung

Die klassische Behandlung der Akne besteht in einer Schälung der Haut. Diese wird durch Austrocknung oder Irritation erreicht. Schälende Maßnahmen an der Hautoberfläche führen durch Irritation zu einer Notfallreaktion von Haut und Anhangsgebilden mit einem Stopp der Talgdrüsensekretion. Bei begrenzter Schädigung entwickeln sich diese wieder mehr in Richtung der präpubertären Talgdrüsen. Die klassischen Aknepräparate wie Schwefel, Resorzin, Salizylsäure, Milchsäure (s. unten) haben in entsprechender Konzentration und Grundlage diese Wirkung ebenso wie die modernen Aknemittel.

35.3.2.2.2. Bestrahlung

Durch Behandlung mit Ultraviolettstrahlen läßt sich eine Schälwirkung und eine verminderte Talgsekretion erreichen. Am besten wird die Behandlung kurmäßig vorgenommen, etwa zweimal im Jahr eine UVA-Bestrahlung über 6 Wochen. Auszunehmen sind hellhäutige, lichtempfindliche Patienten und diejenigen, die angeben, daß ihre Akne im Sommer schlechter wird. Ich empfehle die *UVB-Bestrahlung* der Akne bei Weißhäutigen deshalb nicht, weil die Langzeitwirkung und damit die Spätfolgen sich schwer abschätzen lassen. Im besonderen rate ich davon ab, daß Patienten die Bestrahlung zu Hause durchführen. Es ist damit zu rechnen, daß sie unter- oder überdosieren. Bei Unterdosierung bleibt der gewünschte Effekt aus, nicht aber notwendig die unerwünschten Spätfolgen. Zum Teil erklärt sich die Beliebtheit der UV-Bestrahlung wohl auch aus der Tatsache, daß Erythem und Bräunung die Akne verdecken. Die *UVA-Bestrahlung* mindert die Talksekretion; das Folgerisiko ist dagegen entschieden geringer als bei UVB-Strahlen.

Die Akne wird nur noch selten röntgenbestrahlt. Als Dosis kommen 6mal 500 mGy an verschiedenen Tagen in Frage; die Rezidivneigung ist jedoch hoch. Röntgenfolgen durch falsche Dosierung oder Insuffizienz der Apparate haben die Röntgentherapie der Akne in Mißkredit gebracht.

Ich rate, die Röntgenbehandlung der Akne zu vermeiden. In den USA ist ein Zusammenhang zwischen der Röntgenbestrahlung der Akne und dem Auftreten von Schilddrüsenkarzinomen angenommen worden. Eine überdurchschnittliche Häufung solcher Karzinome ist dann gegeben, wenn mit härteren Röntgenstrahlen tiefer gelegene Organe wie etwa Tonsillen und Thymus, geschädigt wurden. Bei korrekt ausgeführter Aknebehandlung ist nicht mit dem Auftreten von Schilddrüsenkarzinomen zu rechnen. Eine besonders gute Abdeckung des Halses mit Bleiplatten ist anzuraten, um späteren Ansprüchen der Patienten vorzubeugen.

35.3.2.2.3. Reinigung

Die betroffenen Hautareale werden 2mal tgl. durch Waschen mit dazu geeigneten Syndets oder Seifen entfettet (Akne-Aid-Seife, Dermowas, Sebopona, Sebamed u. a.). Panoxyl-W-Emulsion vereinigt Waschwirkung mit dem Wirkstoff Benzoylperoxid (s. unten). Auch der behaarte Kopf sollte zur Entfettung mindestens 2mal wöchentlich mit einem entsprechenden Syndet gewaschen werden (s. bei Seborrhö, S. 368).

Präparate sind im Handel, denen neben einem Syndet und anderen Substanzen, meistens Chemotherapeutika, Partikel zugesetzt sind wie Aluminiumoxid (Brasivil) oder Organosilikate (Jaikin N), die die Haut schmirgeln. Ihre Anwendung hält den Patienten davon ab, an den Effloreszenzen zu drücken, da er sie abschleifen darf. Manche Autoren bestreiten allerdings den Nutzen.

35.3.2.2.4. Entfernung der Komedonen

Nach Erweichung der Haut durch heiße Kompressen oder ein Dampfbad (S. 19) kann man die Komedonen durch schraubende Bewegung mit einem Komedonenquetscher ausdrücken. Bei weißen, geschlossenen Komedonen oder Pustelbildung ist die Eröffnung mit einer kleinen Lanzette (Komedonenmesser) angezeigt. Am besten geschieht das Entfernen der Komedonen durch eine geschulte Kraft. Diese sollte jedoch nicht auch die übrige Aknetherapie bestimmen.

Der Aknekomedo hat eine besondere Struktur, die nicht mit der follikulären Hyperkeratose an Tierohren gleichgesetzt werden darf. Befunde an Tierohren erlauben daher keinen verbindlichen Schluß über die Auswirkung lokaler Aknetherapie beim Menschen.

35.3.2.2.5. Behandlung mit spezifischen Wirkstoffen

Zur lokalen Aknetherapie werden sehr verschiedene Verfahren angegeben (s. Tab. 56), der Erfolg unterschiedlich beurteilt. Die wichtigsten Substanzen sind Benzoylperoxid, Antibiotika, Vitamin-A-Säure und Imidazolpräparate in verschiedener Grundlage und neuerdings Azelainsäure (Skinoren). Klassische Aknetherapeutika sind Schwefel, Salizylsäure und Resorzin. Geeignet zur Therapie sind auch α-Hydroxysäuren, im besonderen Milchsäure in höherer Konzentration und geeigneter Grundlage, etwa 8–10% mit 10% Propylenglykol in Ö/W-Emulsion, im besonderen zur Nachbehandlung.

Mir hat sich bewährt, 2–3mal täglich die Patienten das Gesicht, so wie oben beschrieben, waschen zu lassen. Anschließend wird ein Benzoylperoxid-Aknepräparat, anfangs in schwacher (2,5% oder 5%), später in stärkerer Konzentration (10%) aufgetragen. Allergien kommen vor. Benzoylperoxid kann Kleidung entfärben. Es wird als Bleichmittel in der Industrie, selbst in Kerzen und Nahrungsmitteln benutzt. Eine Wirkung als Tumorpromotor ist beim Menschen nicht anzunehmen. Benzoylperoxid wirkt gegen anaerobe Erreger, so P. acnes.

Als Antibiotikum ist vor allem Erythromycin in zahlreichen Präparaten enthalten. Je nach der Art der Grundlage, etwa alkoholisch oder in einem Gel oder einer Emulsion, kann der Effekt des Antibiotikums mit einem Schäleffekt durch Austrocknung verbunden oder dieser vermieden werden. Allerdings nehmen gegen Erythromycin resistente Erreger zu.

Clindamycin ist in der Sobelin-Aknelösung enthalten. Es soll nicht bei Patienten mit einer regionalen Enteritis, ulzerösen Kolitis oder durch Antibiotika ausgelösten Kolitis in der Anamnese gegeben werden. Clindamycin bildet mit dem oft lebensrettenden Medikament Gentamicin Kreuzresistenzen, und zwar auch durch direkte Übertragung von Plasmiden, so daß es nur unter besonderen Umständen lokal angewendet werden sollte.

Imidazolpräparate, wie sie bei der Therapie der Mykosen eingesetzt werden (S. 338), entfalten auch bei der Akne eine positive Wirkung, im besonderen in Kombination mit anderen Aknetherapeutika, so in Acnidazil Creme. Imidazole wirken auch antiphlogistisch. Bakterien beeinflussen sie unterschiedlich.

Tretinoin (Vitamin-A-Säure) steht als Lösung (0,1%ig), als Creme, Gel und Tupfer zur Verfügung. Das Präparat wird im Hinblick auf Konzentration und Grundlage je nach Zustand der Akne und Hautbeschaffenheit ausgewählt, wobei die Lösung den am stärksten austrocknenden und schon aufgrund der höheren Konzentration auch den stärksten Effekt hat, es folgen dann mit schwächerer Wirkung meist Gele und schließlich Emulsionen. Tretinoinlösung kann von den Patienten gezielt auf die Akneeffloreszenzen aufgetragen werden, im besonderen mit Hilfe von Tupfern. Vielfach kommt es unter Tretinoin zu einer Rötung und Schuppung der Haut. Es wird dann eventuell auf eine andere Grundlage ausgewichen oder vorübergehend die Tretinoinbehandlung ausgesetzt bzw. seltener behandelt, bis sich die Haut adaptiert hat. Ein Erfolg der Tretinoinbehandlung ist erst nach etwa 6 Wochen erkennbar, ein Dauererfolg erst nach monatelanger Therapie zu erwarten. Wegen eines aufgrund von Tierversuchen nicht völlig auszuschließenden karzinogenen Effekts des Tretinoins unter UV-Strahlen ist es ratsam, dieses nur nachts anzuwenden, wenn die Haut nicht gleichzeitig Sonnenstrahlen oder anderen Strahlen ausgesetzt ist.

Azelainsäure 20% (Skinoren) besitzt eine schälende, eine antiseborrhoische und eine antibakterielle Wirkung. Ein Erfolg ist erst bei längerer Anwendung zu erwarten. Daher wird man es zunächst mit einer systemischen Therapie verbinden.

Beliebte Zusätze zu Aknemitteln sind Schwefel, Resorzin oder Benzalkoniumchlorid. Schwefel kann zusammen mit einem Oxidationsmittel appliziert werden, also etwa Benzoylperoxid (Akne-Aid-Lotion). Resorzin wird seltener angewendet, da es häufiger toxische und allergische Reaktionen verursachen kann. Es besteht die Möglichkeit gruppenallergischer Sensibilisierung gegen Verbindungen, die im täglichen Leben vorkommen, wie Hydrochinon.

Wegen der neurotoxischen Wirkungen nach Anwendung in höherer Konzentration oder über größere Flächen oder nach gehäufter Einwirkung wird Hexachlorophen in der Aknetherapie nur noch selten angewendet.

Ein bewährter Zusatz ist die Salizylsäure geblieben, wobei die Wirkung von der Konzentration und der Grundlage abhängt.

Der Zusatz von Kortikoiden zu Aknemitteln ist umstritten und, falls überhaupt, nur in akut entzündlichen Phasen der Akne, also vorübergehend, indiziert. Stark wirksame Kortikoide soll man bei der Aknetherapie völlig vermeiden. Östrogene sind nur in wenigen Aknemitteln enthalten; ihr Wert ist fragwürdig. Lokal anzuwendende Antiandrogene sind noch nicht praxisreif.

Ferner werden Aknemittel empfohlen, die noch andere Substanzen enthalten, die hier aber im einzelnen nicht aufgeführt werden können, so Tioxolon (Stepin), Ichthyolabkömmlinge zur innerlichen und äußerlichen Anwendung oder Teerabkömmlinge.

35.3.2.2.6. Make-up

Tagsüber empfiehlt es sich, die Haut mit einem medizinischen Make-up zu bedecken. Ein solches Präparat kann über einem anderen Therapeutikum angebracht werden. Hier kommen in Frage: Aknichthol Lotio, bei besonders empfindlicher Haut Aknichthol soft, Aknefug-Milch simplex oder Skin-Aid-Creme. Ein besonderes Make-up für Aknepatienten steht zur Verfügung: RV-Akne-Make-up mit den Farbtönen pastell, naturell und sonnenbraun. Oft sind Aknepräparaten Farbstoffe zugesetzt oder können zugesetzt werden (Aknemycin).

Verdeckt man Aknenarben durch ein Make-up, z. B. Covermark, Dermacolor, soll man tiefer liegende Narben heller schminken. Sie erscheinen dadurch eleviert. Für erhabene Narben gilt das Umgekehrte.

35.3.2.2.7. Therapie der Aknenarben durch Dermabrasion

Größere eingesunkene Narben sollte man exzidieren und später die dann erhabene Narbe hochtourig schleifen (S. 43).

Eine Alternative ist die Auffüllung der Narbe durch die Injektion von Kollagen (Zyderm), doch ist der Effekt nicht von Dauer.

35.3.3. Zentrofaziale Akne (periorale Akne)

Die Akne im zentralen Gesichtsbereich ist anders zu bewerten als andere Akneformen. Ebenso wie die Acne conglobata ist sie nicht an die Pubertät und Nachpubertätszeit gebunden. Sie verschlechtert sich häufig vor den Menses, also bei Verschiebungen im hormonellen Gleichgewicht, aber auch nach Genuß von bestimmten Nahrungsmitteln oder der Kombination von Nahrungs- und Genußmitteln. Sie soll gehäuft bei Patienten mit Ovarzysten auftreten. Zusammen mit Hirsutismus soll sie ein erhöhtes Koronarrisiko bedeuten.

Differentialdiagnose: Follikulitiden im Kinn-Mund-Bereich, die durch gramnegative Erreger verursacht werden (gramnegative Follikulitis, S. 313).

Therapie: äußerlich wie oben bei der vulgären Akne beschrieben. Hormonanalyse und evtl. entsprechende Therapie mit Antiandrogenen (S. 374, 396f.).

35.3.4. Zystische Akne

Klinisches Bild:

- überwiegend Jugendliche, meist Männer,
- häufig starke Seborrhö,
- nur wenige Komedonen und Pusteln,
- zahlreiche fluktuierende Zysten, gelegentlich mit infiltrierter Basis,
- Chromosomenanomalien (XYY) kommen vor,
- Übergang in sog. Keloidakne und starke Narbenbildung, vor allem nach Inzisionen (cave!).

Therapie: 1. systemisch: Tetracycline, im besonderen Minocyclin 100 mg, später 50 mg (z. B. Lederderm), evtl. Clindamycin oral, 3mal 150 mg/Tag, später 2mal 150 mg, 1mal 150 mg/Tag, oder evtl. in Kombination mit niedrigen Prednisongaben über kurze Zeit (2–4 Wochen). Gute Erfolge wurden mit Isotretinoin erzielt. Auch Spironolacton wurde innerlich gegeben (40–60 mg/Tag).

2. Zysten: intrafokale Injektion von Kortikoid-Kristallsuspension und Aethoxysklerol 0,5%, evtl. 1%. Die Zysten werden mit einer dicken Injektionsnadel punktiert und der Zysteninhalt mit einer Spritze abgesaugt. Es wird dann in die Zyste ca. 0,5 ml Kortikoid-Kristallsuspension, etwa Triamcinolon (Volon-A-10), injiziert, bis die Zyste wieder gefüllt ist. Dabei entleert sich gewöhnlich etwas Kristallsuspension durch die Einstichöffnung. Diese Menge wird nunmehr ersetzt durch 0,5 ml 0,5%iges oder maximal 1%iges Aethoxysklerol. Oft sind die Zysten gekammert; dann muß man beim Absaugen und bei der Injektion die Trennwände durchstechen. Danach wird auf die

Zyste ein Kompressionsverband aufgebracht, indem ein härterer Schaumgummi über eine sterile Kompresse gelegt und durch Pflaster oder einen Verband dort fixiert wird. Dieser Verband wird 24 Std. belassen. Bei Wiederauftreten von Zysten wird in der gleichen Weise vorgegangen, durchschnittlich zweimal wöchentlich bis zum völligen Verschwinden.

Es empfiehlt sich, aus dem Zysteninhalt eine Bakterienkultur anzulegen und die Antibiotikaresistenz zu bestimmen. Zuweilen läßt sich bei Vorhandensein gramnegativer Erreger mit dem entsprechenden Antibiotikum selbst bei lokaler Anwendung ein Erfolg erzielen.

3. Äußere Therapie im übrigen entsprechend den Gesichtspunkten bei der Acne vulgaris.

35.3.5. Acne conglobata

Im Gesicht und an Brust und Rücken entspricht die Acne conglobata der zystischen Akne, doch ist Acne conglobata nicht an die Pubertät gebunden und befällt auch die Achseln und die Genitoanalregion. Diese Abszeßbildung in Achseln und Genitoanalregion ist ein bedrohliches Krankheitsbild.

Differentialdiagnose: andere fistelnde Erkrankungen dieser Regionen (Lymphogranuloma inguinale, Sporotrichose, Enteritis regionalis, Colitis ulcerosa). Veränderungen an Knochen (osteolytische Herde) und Muskulatur kommen im besonderen bei Schwarzhäutigen vor.

Therapie: wie zystische Akne. Die Fistelgänge müssen breit eröffnet werden, in der Genitoanalregion am besten mit dem Elektrokauter in Allgemeinanästhesie.

Die Antibiotikaempfindlichkeit der Erreger muß man bestimmen und entsprechend behandeln.

35.3.6. Akne bei fettarmer, trockener Haut

Ein besonderes Problem sind die seltenen Patienten mit Akne ohne fettige Haut, u. U. kombiniert mit endogenem Ekzem. Sie reagieren meist auf Austrocknung mit besonders starker Rötung und Schuppung.

Therapie: Reinigung des Gesichts mit einem Syndet oder einer entsprechenden Seife (Dermowas flüssig, Sebopona, Akne-Aid-Seife). Anschließend Auftragen einer Emulsion, z. B. Aknemycin, Sebohermal-Emulsion oder Aknemycin 2000 Salbe. Darüber Auflegen eines Make-up-Präparates, z. B. Aknichthol-Lotio, Skin-Aid-Creme. Abends wird die Haut wieder gewaschen wie am Morgen und anschließend bei besonders empfindlicher Haut wiederum Aknemycin-Emulsion oder ein mildes Benzoylperoxidpräparat, z. B. Cordes BPO 3 Gel oder Klinoxidcreme 5% oder eine Imidazolcreme aufgetragen.

35.3.7. Acne fulminans

Diese Sonderform der Akne, fast ausschließlich bei männlichen Jugendlichen, besteht im vornehmlichen Befall des Schultergürtels mit großen Pusteln und Eiterseen und entsprechenden Krusten. Auf Chromosomenanomalien ist zu achten.
    Therapie: vorsichtige Lösung der Krusten mit Salizylvaseline (2–5%ig). Das Abheben der Krusten ist äußerst schmerzhaft. Es folgt dann die übliche Aknetherapie. Gleichzeitig werden innerlich Tetracycline, im besonderen auch Minocyclin, in gleicher Dosis wie bei der Acne vulgaris gegeben, evtl. in höherer Dosierung. Hohes Fieber, Arthralgien, Osteolysen (Klavikula), Hämaturie, Myalgien, ein Erythema nodosum mit zirkulierenden IgG-Immunkomplexen und entsprechenden Laborbefunden können auftreten und werden mit Kortikoiden (bis 30 mg Prednisonäquivalent täglich) unterdrückt. Auch Dapson wurde zur Therapie der Acne fulminans empfohlen. Dosis etwa 3mal wöchentlich 100 mg, nicht über 3 Monate (s. jedoch S. 233). Unter Isotretinoin kann sich die Acne fulminans zunächst verschlimmern, wird aber dann günstig beeinflußt.

35.3.8. Akne mit Dysmenorrhö und Fingerschmerzen

Diese Symptome können durch die innerliche Gabe von Östrogenen unterdrückt werden. Therapieversuch: Cyclo-Progynova.

35.3.9. Akne durch Medikamente

Bei medikamentös bedingter Akne (S. 371f.) ist nur dann eine Abheilung zu erwarten, wenn das auslösende Agens weggelassen wird. In manchen Fällen ist dies jedoch nicht möglich, etwa bei der lebensrettenden Gabe von Kortikoiden, bei Tuberkulostatika, Antikonvulsiva oder bei Antidepressiva. In solchen Fällen ist eine sorgfältige Hautreinigung mit einem Syndet angezeigt, wie bei der Akne empfohlen. Die rechtzeitige Anwendung der obengenannten Aknemittel hält die Effloreszenzen in Schach. Komedonen müssen entfernt (s. S. 377) und Pusteln eröffnet werden.

35.3.10. Exogen bedingte oder provozierte Akne

Bei der exogen bedingten Akne (Chlorhydrokarbone [Chlornaphthalin], DDT, Teer, Öl, Asbest, Kortikoide) müssen die auslösenden Substanzen vermieden werden. Im besonderen bei akneartigen Veränderungen durch fluorierte aromatische Hydrokarbone (Chlorakne) ist zu prüfen, ob gleichzeitig andere schwerwiegende Veränderungen der internen Organe vorliegen und der Behandlung bedürfen, da diese Substanzen z.T. extrem toxisch sind (Dioxin). Exposition gegen Fette bei der Zubereitung von Nahrung (Kontakt, Inhalation) kann ebenfalls eine Akne provozieren.

Komedonen mit kleinen Retentionszysten sind Kennzeichen der Salbenakne (Pomadenakne), aber hinter dem Ohr auch Symptome durch Seifenschaum hervorgerufener akneartiger Veränderungen.

Therapie: In vielen Fällen kann eine sorgfältige Hygiene die Veränderungen bessern oder beseitigen: die gründliche Reinigung der Haut nach der Exposition etwa gegen Öl und Teer, die gründliche Wäsche und das häufige Wechseln der Berufskleidung, der sorgfältige Umgang mit den Stoffen am Arbeitsplatz oder beim Hobby. Zur Hautreinigung bei der Ölakne dürfen keinesfalls Öle, im besonderen keine gebrauchten, verwendet werden, die Verunreinigungen, möglicherweise sogar Metallsplitter, enthalten. Zum Schutz gegen Ölakne werden auch Schutzcremes, und zwar vom Typ Öl in Wasser empfohlen.

Die *Sommerakne* (*Acne aestivalis*, Mallorca-Akne) tritt in Abhängigkeit von der Sonnenbestrahlung, also meist im Sommer, auf. Ursachen sind möglicherweise auch Sonnenschutzpräparate und hautfettende Präparate, die nach Sonnenexposition angewendet werden.

Therapie: Die Acne aestivalis spricht auf die übliche Aknetherapie nicht an und schwindet bei nachlassender Bestrahlung, also meist im Herbst. Tretinoinpräparate sollen die Abheilung beschleunigen.

Therapieversuch: morgens Imidazolpräparate, abends Vitamin-A-Säure-Präparate.

35.3.11. Acne infantum

Bei der Acne infantum sind 2 Formen zu unterscheiden:

1. Acne infantum unmittelbar nach der Geburt unter dem Einfluß mütterlicher Hormone. Auch Kinder, deren Mütter während der Schwangerschaft mit Antikonvulsiva behandelt wurden, hatten eine Acne infantum.
2. Acne infantum in den ersten Lebensjahren, wahrscheinlich durch übermäßige Salbenanwendung im Gesicht der Kinder.

Therapie: Reinigung der Haut mit Syndets, Auftragen von Akne-Lotionen s. Aknetherapie. Bei der 2. Form Abstellen der Ursache.

35.3.12. Psychisch bestimmte Akne

Jede Akne beeinflußt das psychische Befinden der Betroffenen, besonders das von Mädchen und Frauen, auch wenn dies nicht zugegeben oder sogar bestritten wird. Akne-Patienten bedürfen der seelischen Führung.

Besteht ein Kontrast zwischen dem tatsächlichen Befund und den psychischen Auswirkungen, so liegt der Verdacht auf eine primäre psychische Störung, im besonderen eine endogene Psychose nahe.

Patienten suchen unseren Rat, die oft geringfügige oder sogar klinisch nicht faßbare Akneeffloreszenzen so intensiv bearbeiten, daß tiefe Defekte und naturgemäß entsprechende Narben entstehen. Solche Veränderungen finden sich nicht nur bei jungen Mädchen (exkorierte Akne der jungen Mädchen), sondern auch bei älteren Menschen, im besonderen Frauen. Eine Aknetherapie hilft meist nicht; leider oft auch keine Psychotherapie. Manchmal erreichen die Patienten mit diesem Vorgehen eben das, was sie wollen, nämlich sich und ihre Angehörigen (Ehepartner) vom geselligen Leben fernzuhalten.

36. Rosacea

Die Rosacea befällt Gesicht, die Kopfhaut, im besonderen die Glatzenhaut und selten den oberen Thorax, das Gesicht mit Rötung, Teleangiektasien, Papeln und Pusteln, die anderen Lokalisationen mit Papulopusteln. Im Gegensatz zur Akne sind meist Menschen ab dem 5. Lebensjahrzehnt betroffen.

Die Ursache ist unklar. Wind und Wetter bei besonderer Veranlagung werden angeschuldigt.

Die *Erythrosis faciei* kann man als Sonderform der Rosacea auffassen. Die Gesichtshaut ist in den strahlenexponierten Arealen des Gesichtes, also besonders Wangen und Nasen, gerötet. Die Patienten klagen oft über ein unerträgliches Brennen bei Betreten von oder Aufenthalt in warmen Räumen.

Differentialdiagnose: Interne Leiden, die zu einer Zyanose und Hyperämie des Gesichtes führen (z. B. Polyglobulie, Vitien, Hochdruck, Diabetes). Gefäßdilatatoren, Kortikoid-Rosacea, rosaceaartige Dermatitis (s. unten). Bei der Erythrosis faciei: Akrozyanose.

Therapie: Die klassische Therapie bestand in der Anwendung von Salizylsäure und Schwefel. Blom u. Hornmark fanden 10%iges Schwefelpräzipitat lokal ebenso wirksam wie eine systemische Therapie mit Tetracyclinen. Man soll eine fettfreie oder fettarme Grundlage bei der äußerlichen Therapie der Rosacea wählen, also eine Ö/W-Emulsion. Metronidazol in 0,5–2%iger Konzentration in einer solchen Basis oder als Gel (hydrophiles Metronidazolgel 0,75% NRF 11.65) gilt als spezifisch für die Rosacea. Auch Imidazolpräparate haben sich als wirksam erwiesen. Schwach wirksame Kortikoide (Vaspitcreme, Ichthocortin-fettfrei u. a.), im besonderen auch in Verbindung mit Imidazolpräparaten (Baycuten u. a.), führen rasch zum Erfolg. Stark wirksame Kortikoide sind im Gesicht und besonders bei der Rosacea kontraindiziert wegen der Gefahr der Kortikoid-Rosacea. Nach Absetzen dieser Kortikoide kommt es zu einer Exazerbation der Rosacea mit Schwellung der gesamten Gesichtshaut und starker Pustelbildung, die eine stationäre Aufnahme notwendig machen kann. Eine Exazerbation führt der Patient z. B. dann herbei, wenn er im Urlaub ein stark wirksames Kortikoid durch ein Strahlenschutzmittel ersetzt.

Die äußerliche Therapie entspricht im übrigen der Akne. Abdeckung mit medizinischen Make-ups: Aknichthol-Lotio, RV-Acnemake-up, Skin-Aid-Creme. Tetracycline systemisch, im besonderen auch Minocyclin, sind selbst in kleinen Dosen äußerst effektiv. Nach Absetzen kommt es jedoch häufig zum Rezidiv. Es gilt daher die kleinste Erhaltungsdosis herauszufinden.

Metronidazol ist auch innerlich gegeben, etwa 2mal tgl. 200 mg, besonders bei der pustulösen Rosacea effektiv. Da es sich um eine Langzeittherapie handelt, ist zu bedenken, daß eine karzinogene oder mutagene Wirkung des Metronidazol nicht ausgeschlossen ist. Bei Gabe über 3 Monate ist auch mit einer Neuropathie zu rechnen. Man sollte daher von einer internen Therapie mit Metronidazolpräparaten absehen.

Isotretinoin (Roaccutan, S. 8, 373) ist ein wirksames Mittel auch zur Therapie der Rosacea.

36.1. Rhinophym

Das Rhinophym (Knollennase) ist eine Talgdrüsenhypertrophie der Nase in Verbindung mit einer Rosacea, manchmal aber auch unabhängig davon. In seltenen Fällen entwickelt sich auf dem Rhinophym ein Basaliom. Auch andere Gesichtsregionen können mit und ohne Rhinophym von einer entsprechenden Talgdrüsenhypertrophie betroffen werden.

Differentialdiagnose: permanente Schwellungen der Nase, z. B. im Rahmen einer Sarkoidose oder Leukose! Extreme Talghyperproduktion im Rahmen einer Seborrhö (Seborrhö-Athleten).

Therapie: Bei einem wenig ausgeprägten Rhinophym kann ein Versuch mit einer lokalen Vitamin-A-Säure-Therapie gemacht werden.

Bei stärker ausgeprägtem Rhinophym muß man operativ vorgehen und eine Dekortikation, also eine Abschälung, vornehmen. Mit einem größeren Skalpell oder einem sterilen Einmalrasierapparat werden die Talgdrüsenwucherungen parallel zur Hautoberfläche abgetragen, aber nur so tief, daß auf der Schnittfläche noch kleine Epithelinseln verbleiben, von denen die Reepithelialisierung ausgeht. Tritsch empfahl, dieser „groben Darstellung die Feinkonturierung mit der hochtourigen Fräse folgen zu lassen". Eine Kauterschlinge sollte nicht verwendet werden, da dadurch unschöne Narben entstehen können. Auch sollte das Rhinophym nicht nur mit der hochtourigen Fräse abgetragen werden. Bei zu starker Erwärmung besteht die Gefahr von Verbrennungsnarben.

36.2. Rosaceaartige Dermatitis (periorale Dermatitis)

Die rosaceaartige Dermatitis ist durch Papeln mit zentralem Ödem, das wie eine Pustel wirkt, vor allem in der Umgebung des Mundes, an den Augenlidern, an der Glabella ausgezeichnet, doch können Effloreszenzen im ganzen Gesicht auftreten, im besonderen im Bereich der Augenlider. Unmittelbar um den Mund wird meistens eine Region ausgespart. Vorwiegend sind Frauen befallen.

Die Ursache des Krankheitsbildes ist unklar; manche Autoren führen es auf die innerliche Aufnahme von Fluor zurück, andere sehen die Ursache in übermäßiger Hautpflege mit Feuchtigkeitscremen oder in der Applikation stark wirksamer Kortikoide, wieder andere glauben an besondere Erreger oder sogar psychische Ursachen. Das epidemische Auftreten weist auf Zusatzstoffe zu Körperpflegemitteln hin.

Oft bestehen gleichzeitig Veränderungen im Sinne einer „Kortikoidrosacea" mit ausgeprägter Kortikoidhaut.

Therapie: Das Gesicht wird wie bei Rosacea und Akne mit einem Syndet gereinigt. Morgens wird anschließend Aknichthol Lotio aufgetragen und abends Lotio alba aquosa oder Lotio Hermal. Innerlich gebe ich 100 mg Doxycyclin oder 50 mg Minocyclin. Unter dieser Therapie flammen die Hautveränderungen zunächst auf; oft schwillt das Gesicht stark, näßt sogar. Aber bei Fortsetzen der Therapie, spätestens nach 8–14 Tagen, beruhigt sich die Haut völlig. Sie paßt sich der Austrocknung an und entwickelt von sich aus wieder Fett und Feuchtigkeit. Die Patienten muß man vorher auf diese Entwicklung aufmerksam machen.

Kann die o. g. Therapie nicht durchgeführt werden, so ist zunächst mit schwächeren kortikoidhaltigen Lotions, etwa Ichthocortin Lotio oder Vaspit-Creme, ein Übergang zu versuchen. Bei Patienten mit extrem trockener Haut kann eine Behandlung mit Paraffinum liquidum 40% und Vaselinum album purissimum 60% angeschlossen werden, mit allmählichem Übergang auf wasserhaltige Wollwachsalkoholsalbe.

Die Teleangiektasien bilden sich nur sehr langsam, oft über einen Zeitraum von 6 Monaten bis zu einem Jahr, zurück. Sie sind von den eigentlichen Veränderungen der rosaceaartigen Dermatitis zu unterscheiden. Austrocknung der Haut (s. unten) beschleunigt offenbar die Rückbildung.

37. Störungen des Haarwachstums

37.1. Krankhafter Haarverlust

37.1.1. Allgemeines

37.1.1.1. Ursachen

Zu unterscheiden ist zwischen anlagemäßig bedingten Störungen des Haarwachstums, Fehlen des Haares und physiologischem und im Laufe des Lebens auftretendem Haarverlust. Krankhafter Haarausfall liegt vor, wenn mehr als 80 Haare pro Tag verlorengehen (zählen!). Ist der Haarausfall klinisch erkennbar, so ist meist mehr als 60% des ursprünglichen Haarkleides verloren. Der verstärkte physiologische Haarausfall tritt mit der Pubertät ein, nach der Entbindung oder als Alterungsphänomen. Das Effluvium nach der Entbindung ist vorübergehend. Oft folgt der Entbindung aber eine langfristige Reduzierung des Haarkleides durch andere Ursachen. Das Effluvium unterliegt jahreszeitlichen Schwankungen, im Herbst ist es verstärkt. Bei normalem Haarverlust aber vermindertem Nachwachstum kann es zu einer Alopezie kommen. Pulltest und Trichogramm (s. unten) können dann normal sein.

Klagen über übermäßigen Haarverlust kann eine Depression oder eine andere ernste psychische Störung zugrunde liegen. Besteht keine Relation zwischen Klagen und objektivem Befund, so ist eine psychiatrische Untersuchung des Patienten anzustreben.

Haarwachstumsstörungen (umschrieben, diffus, generalisiert):
Haarmangel:
1. Atrichie,
2. Hypotrichie (Syndrom?),
3. Fehlbildungen (Stoffwechsel?) (Qualität, Struktur, Pigmentierung);
Haarverlust:
1. Effluvium >80/Tag,
2. Alopezie, sichtbar (Verlust >60%);
   a) physiologisch (post partum, Pubertät, Alter),
   b) pathologisch,
   c) therapeutisch.

37.1. Krankhafter Haarverlust

Die folgende Übersicht gibt einen Überblick über die Möglichkeiten des pathologischen Haarverlustes (umschrieben, generalisiert, narbig):

1. traumatisch: Zugalopezie, Massage, Reiben, intensives Schwimmen (Schwimmbadalopezie), Trichotillomanie, Trichotemnomanie, Pflege und Kosmetik;
2. Stoffwechsel: Mangel (Fe, Eiweiß), Schilddrüse, Leber, Hypophyse;
3. Folge (symptomatisch): Mykosen, Dermatosen (Psoriasis, s. S. 123), lokal, allgemein, Blutverlust, Streß, Insuffizienz des Hypophysenvorderlappens, Hirntumoren, Pseudopelade Brocq, Strahlen, Medikamente;
4. toxisch: Gift z. B. Pflanzen-Colchizin, Infektionen (Syphilis II, AIDS);
5. Alpecia areata: totalis, totalis generalisata;
6. androgenetisch: vermehrte Ansprechbarkeit der Follikel und/oder Vermehrung männlichen Hormons im Serum.

Bei Störungen des Haarwachstums bei Säuglingen und Kleinkindern müssen ernste Stoffwechselstörungen und Syndrome ausgeschlossen werden. Haarmangel kann mit anderen Entwicklungsstörungen verbunden sein. Eine Besonderheit ist das *Syndrom der losen Anagenhaare*. Bei Kindern lassen sich Haare im Anagenstadium leicht ausziehen, ohne daß es aber zu einer sichtbaren Alopezie kommt. Eine Therapie ist nicht möglich und nicht nötig.

37.1.1.2. Untersuchungen

Das gesamte Integument sollte untersucht, die oben aufgezeigten Gesichtspunkte beachtet und die entsprechenden Laboruntersuchungen (Leber, Fe-Spiegel, Schilddrüse) durchgeführt werden (Hormone, s. S. 399).

Einen guten Anhalt gibt der *Pull-Test;* er macht das Trichogramm (s. unten) in den meisten Fällen überflüssig. Ein Bündel von ca. 60 Haaren wird zwischen Daumen und Zeigefinger gefaßt und kräftig gezogen. Lassen sich mehr als 8 Haare ausziehen, nachdem die Haare vorher mindestens 5 Tage nicht gewaschen wurden, ist der Haarverlust abnormal. Der Pulltest muß an mehreren Stellen des behaarten Kopfes durchgeführt werden.

Beim Trichogramm (Trichorhizogramm) werden ein Büschel Haare ausgerissen und die Haarwurzeln mikroskopisch untersucht. Voraussetzung ist, daß die Haare 5 Tage nicht gewaschen wurden, da sonst die Telogenhaare bereits entfernt sind und das Ergebnis verfälscht wird. Das Trichogramm erfordert Routine, da durch falsches Ziehen, anschließend falsche Behandlung, im besonderen Austrocknung, und falsche Beurteilung der Entwicklungsstadien (Anagen,

Telogen, Katagen, dystrophische und dysplastische Haare) Fehlschlüsse möglich sind. Meist werden der temporale Bereich des behaarten Kopfes und zum Vergleich der hintere Schädel gewählt. Mit Hilfe einer Faßzange oder Klemme, deren Backen mit Gummi überzogen sind, wird ein Büschel von mindestens 60 Haaren auf einmal ausgezogen. Die Haare werden mit dem unteren Ende auf einen Objektträger gelegt und mit Eukitt eingedeckt. Es läßt sich dann unter dem Mikroskop das Entwicklungsstadium der Haarwurzel und der Bau des angrenzenden Haares beurteilen. Im Trichogramm ist zu erkennen, ob sich mehr Haare als für die Haarregion üblich (temporal ca. 20%) im Ruhestadium befinden. Man erhält daher schon einen Ausblick, wie sich die Verlustrate in den nächsten Wochen verhalten wird. Wichtig ist das Verhältnis Anagen zu Telogen 4:1. Beim Ausziehen mit der Hand oder Pinzette erhält man nur telogene Haare, die sich leicht ausziehen lassen. Vom Patienten mitgebrachte Haare sind im Ruhestadium ausgefallen, abgebrochen oder abgeschnitten. Bei diffusen Formen der Alopecia areata finden sich verdünnte depigmentierte Telogenhaare zwischen normalen Telogenhaaren.

Die mikroskopische Untersuchung einzelner Haare läßt grobe Veränderungen der Haarstruktur, wie etwa Pflegeschäden (Trichorrhexis nodosa), erkennen. Eine chemische Analyse des Haares ergibt Hinweise auf Drogenmißbrauch, aber nicht auf interne Grundleiden. Die histologische Untersuchung der Kopfhaut ermöglicht es, die Trichotillomanie nachzuweisen, bei der die Haarfollikel mit Blut gefüllt sind.

37.1.1.3. Haartransplantation

Bei dauerndem, nicht allzu ausgedehntem Haarverlust (männliche Glatze, Narben und Folgen von operativen Eingriffen) läßt sich der Defekt mit einer Verschiebeplastik oder einer Dehnungsplastik schließen. Auch die Verpflanzung von Schamhaar auf den behaarten Kopf wurde versucht.

Eine andere Möglichkeit ist die Verpflanzung von Haarinseln, am besten mit elektrisch betriebenen, schnell rotierenden Stanzen. Mit einer 4- bis 6-mm-Stanze werden im Abstand von 3 mm Löcher in den kahlen Hautbezirk gestanzt. Nach Blutstillung werden gleich große, haartragende Hautsubkutiszylinder aus Spenderzonen vom seitlichen Kopf entnommen, der gewöhnlich bis ins hohe Alter hinein behaart bleibt. Die Entnahmestellen werden durch Naht verschlossen. Auch Mikrotransplantate von nur 1 mm Durchmesser bewähren sich. Beim Einpflanzen muß die Wachstumsrichtung der übertragenen Haare genau der Umgebung angepaßt werden. Die Implantate werden für ca. 5 Tage mit einem mäßig starken Druckverband fixiert. Zunächst fallen die übertragenen Haare aus, wachsen aber, wenn das Transplantat angegangen ist, nach etwa 3 Monaten erneut.

Eine Variation dieser Technik besteht darin, die Zylinder im kahlen Bereich auszustanzen, dann aber vorübergehend wieder einzusetzen und erst nach einigen Tagen, wenn sich ein Granulom gebildet hat, die behaarten Transplantate einzupflanzen.

Bei Verpflanzung von Haarinseln in großem Ausmaß ist der kosmetische Effekt oft nicht befriedigend. Durch die Einpflanzung einiger weniger Haarinseln an der richtigen Stelle, etwa in Kombination mit einer operativen Verkürzung des haarlosen Bezirkes, kann dem Patienten dagegen geholfen werden, da der Eindruck der Alopezie durch diese Haarinseln u. U. entscheidend gemindert wird, so beim Einpflanzen in die Geheimratsecken.

37.1.2. Formen des Haarverlustes

37.1.2.1. Haarausfall durch innere Krankheiten

Stoffwechselstörungen (Eisenmangel, Leberstörung, hormonelle Störungen, z. B. Schilddrüsenerkrankung) muß man behandeln oder auszugleichen versuchen. Leider bedeutet eine Regulierung der Schilddrüsenfunktion noch nicht eine Behebung des Haarausfalls. Offensichtlich wirkt ein übergeordneter Faktor. Bei medikamentös bedingtem Haarausfall ist zu klären, ob der Haarausfall in Kauf genommen werden muß, etwa bei einer lebensrettenden Behandlung, oder ob das Medikament abgesetzt werden kann. Bei symptomatischem Haarausfall durch Hauterkrankungen, die den Kopf befallen, etwa Lupus erythematodes oder Mykose (Kerion Celsi), ist die Dermatose entsprechend zu behandeln. Fortgeschrittene HIV-Infektionen sind mit Alopezie verbunden.

Das Simmonds-Sheehan-Syndrom ist eine Insuffizienz des Hypophysenvorderlappens, oft post partum, und verursacht den völligen Verlust der Sexualbehaarung, der Achselhaare, der Körperhaare, aber mit Ausnahme der Kopfbehaarung und der Haare an der Vulva. Therapie: Kortikoide.

Hypophysenvorderlappeninsuffizienz: Ausfall der Achsel- und Schambehaarung, der seitlichen Augenbrauen, Verlust der Körperbehaarung, verbunden mit Depigmentierung der Haut, im besonderen auch der Mamillen und Atrophie des Genitales weisen auf eine Hypophysenvorderlappeninsuffizienz hin.

Folliküläre Mucinosis (Alopecia mucinosa): Sie kann ohne erkennbare Ursache auftreten oder im Zusammenhang mit einem Lupus erythematodes. Bei älteren Menschen begleitet sie maligne Lymphome oder geht diesen, manchmal Jahre, voraus.

Differentialdiagnose: Offenbar gibt es auch Lymphome, die primär den Haarfollikel angreifen und feingeweblich ein Bild ähnlich der Mucinosis follicularis hervorrufen.

Therapie: Versuch mit Dapson, evtl. mit PUVA oder SUP bzw. Röntgenbestrahlung.

37.1.2.2. Therapeutisch bedingter Haarausfall

Zahlreiche Medikamente führen zum Haarausfall (s. unten). Glücklicherweise kommt es nach Absetzen der Medikamente zu einem Nachwachstum. Der Haarausfall unter dem Zytostatikum Adriblastin kann durch Unterkühlung der Kopfhaut mit einer käuflich zu erwerbenden entsprechenden Kopfkappe gemindert werden, was für die meisten Zytostatika nicht gilt.

Therapeutisch bedingter Haarausfall:
1. Hormone (Androgentherapie des Klimakteriums, ACTH-Therapie, Kortikoide),
2. Gerinnungshemmer,
3. Zytostatika (kurz hochdosiert oft geringerer Ausfall als niedrig lang gegeben),
4. andere Medikamente, evtl. in Überdosierung (Vitamin A), Retinoide, Thyreostatika, Anticholesterinämika, Lithium,
5. Medikamentenembolie,
6. ionisierende Strahlen,
7. radikale Abmagerungsdiät.
8. Nach Absetzen eines hormonellen Antikonzipiens kann es zu verstärktem Haarausfall kommen.

Offenbar handelt es sich um ein ähnliches Phänomen wie beim Haarausfall nach einem Partus.

37.1.2.3. Pseudopelade Brocq

Die Ursache ist ungeklärt, und bisher ist diese Form des Haarausfalls therapieresistent. Versuch lokal mit stark wirksamen Kortikoiden. Zaun hält einen Versuch mit Tigason (0,5 mg/kg KG, s. S. 7f.) für vertretbar.

37.1.2.4. Haarverlust durch Narben und chirurgische Eingriffe

Narben und Unterminierung der behaarten Kopfhaut im Rahmen von Operationen, etwa Facelifting, können zur Zerstörung der Haarwurzeln und dauerndem Haarverlust führen (Therapie Haartransplantation, s. S. 390).

37.1.2.5. Alopecia areata

37.1.2.5.1. Alopecia areata des behaarten Kopfes

Therapie: Bei innerlicher Gabe von Kortikoiden ist die Verhältnismäßigkeit der Mittel abzuwägen: Patient im Wachstumsalter? In der Gravidität? Diabetiker? Kreislaufstörungewn? Varikosis? Infektgefährdet? Vorliegen alter chronischer Infektionen (Lungen-Tbc)? Zwar ist bei 80% der Patienten ein Haarwachstum zu erzwingen, wenn entsprechend hoch dosiert wird, aber nur ein kleiner Teil behält die Haare, wenn die Kortikoidtherapie abgesetzt wird, offenbar nur solche, bei denen eine Spontanheilung während der Therapie eingetreten wäre. Die hochdosierte Dauertherapie mit Kortikoiden lehne ich daher ab. Dagegen können längere Zeit (3–6 Monate) innerlich geringere Dosen (etwa 10–20 mg Prednisonäquivalent tgl.) gegeben werden, um einen Ausfall zu bremsen.

Das geringste Risiko ist mit einer örtlichen äußeren Behandlung im Sinne der Dreischlagtherapie verbunden (S. 29). Der Abschluß mit der Plastikfolie kann unter Zuhilfenahme einer Badekappe bewerkstelligt werden. Die Einreibung der Haut nur mit Kortikoidpräparaten dagegen hat sich in meinen Händen als nicht überzeugend wirksam erwiesen. Nur bei stärksten Mitteln (etwa Clobetasol, Amciderm) besteht eine Chance.

Vor allem bei frischem Auftreten umschriebener Herde sind intrakutane Quaddeln mit Kortikoid-Kristallsuspension angezeigt. Dabei ist folgendes zu bedenken (s. auch S. 5):

1. Auch diese Therapie entfaltet systemische Wirkungen, wenn auch meist geringer Art; *im besonderen ist eine Verschiebung der Menses gelegentlich die Folge.*

2. Selbst bei technisch einwandfreier intrakutaner Injektion können durch Fettschwund Dellen entstehen, die sich meist erst im Laufe von Monaten und Jahren wieder ausgleichen. Ob eine Atrophie bestehenbleiben kann, ist strittig.

3. Man muß damit rechnen, daß auch bei sachgemäßem Vorgehen Kristallpartikel in eine Arterie gelangen und damit ein schockartiger Zustand (arterielle Embolie), im vorderen Schädelbereich sogar Erblindung durch Betroffensein der Augenarterie, auftreten kann. Deshalb sollte der in dieser Technik weniger erfahrene Arzt die vorderen Schädelpartien meiden.

Intrakutane Injektionen von Kortikoid-Kristallsuspension (z. B. Volon A 40, Volon A 10) in mehreren Quaddeln, vornehmlich in das Zentrum der Herde, provoziert meist ein Nachwachstum der Haare, in frischen Fällen möglicherweise einen Stillstand der Erkrankung. Der Suspension wird 0,5–1 ml 1%iges Mepivacain zugefügt. Ich vermeide, mehr als 40 mg Triamcinolon pro Sitzung und pro Monat zu injizieren, um ernstere systemische Wirkungen zu vermeiden. Für den therapeutischen Erfolg ist diese Dosis meist ausreichend.

Durch Immunsuppression mit Zytostatika lassen sich bei der Alopecia areata Erfolge erzielen, obwohl sie bei normal Behaarten die Haare ausfallen lassen. Die Anwendung dieser Mittel kommt jedoch in der Praxis nicht in Frage.

Man kann die Alopecia areata durch Erzeugung und ständige Unterhaltung eines allergisch bedingten Kontaktekzems auf der Kopfhaut erfolgreich behandeln. Früher wurde eine DNCB-Lösung verwandt; sie hat man aber verlassen, da sich das DNCB im Ames-Test als mutagen erwiesen hat. Heute wird auf Anregung von Happle *Diphenylcyclopropenon (Diphencypron)*, ein starkes Allergen, das im täglichen Leben nicht vorkommt, verwendet. Durch einmaliges Auftragen einer 2%igen Dyphencypron-Lösung in Azeton auf einen Bezirk von 3 cm Durchmesser wird die Kopfhaut sensibilisiert. Nach 10 Tagen wird die zu behandelnde Kopfhaut mit einer 0,001%- bis 0,5%igen Diphencypron-Lösung in Azeton gepinselt und bei den folgenden wöchentlichen Applikationen die Konzentration jeweils nach dem Grad des Ekzems variiert. Am besten beginnt man erst mit einem umschriebenen Bezirk und dehnt die Therapie bei Beginn sichtbaren Haarwachstums auf das gesamte Kapillitium aus. Die Konzentration wird allmählich gesteigert bis etwa 1%. Das Ekzem soll kaum sichtbar, der Juckreiz nur leicht und gut tolerabel sein. Mit dem Auftreten druckschmerzhafter Lymphknotenschwellungen im Nackenbereich ist zu rechnen. Breitet sich das Ekzem über die behandelte Kopfhaut auf das übrige Integument aus, darf man nicht weiterbehandeln. Bei halbseitiger Behandlung wächst das Haar nur auf der behandelten Seite; es handelt sich also um einen lokalen Effekt.

Diphencypron ist eine Chemikalie, kein Medikament. Der Arzt muß den Patienten darauf hinweisen und am besten ihn schriftlich zur Kenntnis nehmen lassen, daß bisher noch nicht bekannte Folgen auftreten könnten. Hinweise darauf gibt es allerdings bisher nicht. Die Therapie wird bis zu einem kosmetisch akzeptablen Erfolg fortgeführt, dann der Abstand der Applikationen verlängert und schließlich versucht, ohne Therapie auszukommen. Die Lösung sollte immer mit einem großen Watteträger und mit Handschuhen aufgetragen werden.

Andere, früher empfohlene Verfahren, die im wesentlichen eine Hyperämie der Kopfhaut hervorrufen, etwa die lokale Anwendung von Dithranol (S. 113) oder die innerliche Gabe von Mitteln verschiedenster Art, wie Thallium in homöopathischer Dosis oder Vitamine, haben ihren psychotherapeutischen Wert. Erfolge beruhen aber wohl auf der Spontanheilung der Alpecia areata, die offenbar in allen Stadien, selbst bei Generalisierung, möglich ist. Hyperämisierung beschleunigt das Neuwachstum, wenn es erst einmal eingetreten ist. Hierher gehört auch die UV- bzw. PUVA-Therapie. Zinksulfat hat sich bei meinen Patienten nicht als wirksam erwiesen; nur nach monatelanger Anwendung soll es wirksam sein. Auch die Therapie mit Minoxidil hat keinen therapeutisch annehmbaren Erfolg gebracht.

Psychotherapie (evtl. auch der Angehörigen) und autogenes Training sollen bei der Alopecia areata zum Erfolg geführt haben.

37.1.2.5.2. Alopecia areata im Bartbereich

Dort ist die Alopecia areata oft besonders störend.

Differentialdiagnose: Pseudoalopecia areata, Abwesenheit von Haarfollikeln in manchen Abschnitten des Bartes. Sie macht keine kreisrunden Herde und ist meist nicht auffällig.

Therapie: wie auf dem behaarten Kopf. Eine Dellenbildung nach der Injektion von Kortikoid-Kristallsuspension im Bartbereich ist besonders unerwünscht und kosmetisch störend. Nachts kann man alternativ ein Kortikoidpflaster (Sermaka-Folie) aufkleben. Tagsüber läßt sich ein solcher Herd mit Clobetasolcreme behandeln und mit Hilfe eines Make-ups (z. B. Covermark) kaschieren. Selbst die Behaarung läßt sich mit diesem Präparat imitieren; allerdings erfordert ein guter Effekt Geduld, Zeit und Übung.

37.1.2.6. Androgenetische Alopezie

Die Anlage zur androgenetischen Alopezie ist wahrscheinlich im Haarfollikel selbst verankert: periphere Androgenisierung. Bei der Frau reagieren benachbarte Follikel unterschiedlich (Mosaik?). Rezeptoren an den Erfolgsorganen werden zu stark aktiviert, aber ohne endokrine Dysfunktion. So erklärt sich die Bevorzugung bestimmter Haarpartien, im besonderen der Schläfenregion, der Okzipitalregion und der zentralen Kopfpartien.

Die androgenetische Alopezie der Frau ist eine der männlichen Glatzenbildung vergleichbare Veränderung. Die Alopezie entwickelt sich aber mehr diffus oder in zentralen Schädelbereichen hinter der vorderen Haarlinie; normal wachsende Haare finden sich neben dünnen Haaren und feinen Wollhaaren. Dieser Typ der Alopezie kommt nicht selten auch bei Männern vor. Manchmal ist der Vertex besonders stark betroffen.

Davon zu unterscheiden ist die durch hormonelle Störungen bedingte *androgene Alopezie* im Rahmen endokriner Störungen oder auch durch Tumoren. Ovarielle Androgenisierung: Störung der Biosynthese in der Ovarien, vermehrte Ausscheidung von Δ^4-Androstendion und Testosteron; adrenale Androgenisierung: Ausschüttung von Dehydroepiandrosteron und anderen Androgenen, evtl. durch Tumoren in den Ovarien oder Nebennierenrinden. Bei der androgenen Alopezie der Frau ist die Zufuhr von Hormonpräparaten (anabole Steroide, Präparate zur Bekämpfung der Menopausenbeschwerden) zu berücksichtigen. Die *androgene,* häufig auch die androgenetische Form der Alopezie bei der Frau ist mit einer mehr oder minder maskulinen Behaarung (Schamhaare, Streckseite der Unterschenkel, Zehen, Barthaare) verbunden. Bei solchen **kongruierenden** Symptomen muß eine krankhafte Hormonproduktion ausgeschlossen werden. Es empfiehlt sich LH, FSH, Testosteron, DHE, Prolaktin und Androstendion in den frühen Morgenstunden zu bestimmen, wobei bei Einmalbestimmungen sehr unsicher sind. Wegen des Aufwandes ist die Verhältnismäßigkeit der Mittel zu bedenken (s. S. 399).

Therapie: Die androgenetische Alopezie ist entsprechend ihrer Genese durch Antiandrogene zu beeinflussen.

Beim Mann sind Antiandrogene wegen der Nebenwirkung nicht zu vertreten, und daher ist seine androgenetische Alopezie nicht sicher zu behandeln. Eindrucksmäßig hilft die vorübergehende Therapie mit östrogenhaltigen Haarwässern (Alpicort F, Crinohermal fem, Ell-Cranell). Bei längerer Anwendung bei Männern kann es selten zum Auftreten einer Gynäkomastie kommen.

Östrogenhaltige Haarwasser lassen sich wie folgt rezeptieren:
Für Frauen:
    Östradiolbenzoat 15 mg
    70% Isopropylalkohol ad 100,0 oder
    Östradiovalerianat 40 mg (10 ml Progynova Tropfen)
    70% Isopropylalkohol ad 300,0
Bei Männern:
    Östradiolbenzoat 5 mg
    70% Isopropylalkohol ad 100,0

17-α-Östradiol-haltige Präparate (Ell-Cranell) werden beim Mann empfohlen, da sie keine systemischen Hormonwirkungen haben sollen.

Die lokale Anwendung von Minoxidil soll zwar nur in wenigen Fällen zu einem kosmetisch akzeptablen Effekt führen, aber möglicherweise den Haarausfall stoppen. Die Therapie muß über Monate fortgeführt werden. Nicht selten führt Minoxidil zu einem allergisch bedingten Kontaktekzem.

Rezeptur:
    Minoxidil 2,0
    Propylenglykol
    Aqua dest. aa 15,0
    Spiritus 96% ad 100,0

Bei der Frau ist die androgenetische Alopezie durch einen Ovulationshemmer mit Antiandrogenwirkung beeinflußbar, wie Diane 35, Neo-Eunomin oder Gestamestrol (S. 374).

37.1. Krankhafter Haarverlust

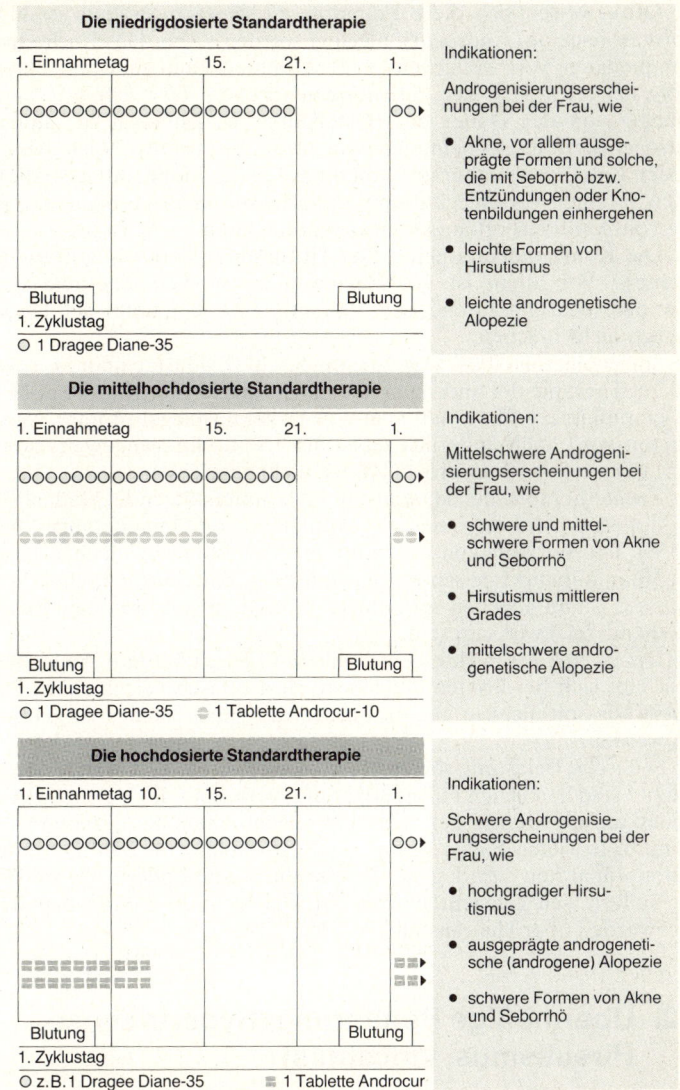

Abb. 11 Möglichkeiten der Antiandrogentherapie bei der Frau (mit freundlicher Erlaubnis der Fa. Schering, Berlin)

Oft erweisen sich diese Präparate zu schwach, es muß deshalb Cyproteronacetat (Androcur) zugelegt werden (Abb. 11). Nach einer Therapiedauer von wenigstens 9–12 Monaten kann man mit einem Erfolg bei etwa 50% der Patientinnen rechnen. Der Erfolg ist u. a. abhängig von der Dauer des Bestehens. Das gilt auch für andere Androgenisierungserscheinungen wie den Hirsutismus. Nach Absetzen der Antiandrogentherapie kommt es bei der Mehrzahl der Patientinnen zu einer Verschlechterung, die aber mit einer geringen Dosierung von Androcur oft aufgefangen werden kann.

Die Kontraindikationen dieser Hormontherapien sind streng zu beachten. Vor allem ist vor Beginn einer solchen Therapie eine Schwangerschaft auszuschließen. Patientinnen sollen unter der Therapie auch nicht rauchen.

Spironolacton, 40–60 mg tgl. vom 5.–20. Zyklustag über Monate, wird bei Therapie der androgenetischen Alopezie von Bing-Yu u. Mitarb. empfohlen; vorher muß man den Prolaktinspiegel prüfen! Spironolacton wird auch äußerlich, etwa als 3% Lotion, angewendet, ist aber in Deutschland für diesen Zweck nicht zugelassen.

Zusatztherapie bei Haarausfall. Als unterstützende Maßnahme bei Alopezien wird die innerliche Aufnahme von Gelatine angesehen (S. 358). Die Wirkung von Vitaminpräparaten ist nur bei nachgewiesenem Vitaminmangel gesichert, der unter den mitteleuropäischen Verhältnissen kaum gegeben sein dürfte. Cimetidin soll in hohen Dosen (5×300 mg tgl.) wirksam sein.

Durch eine geschickte Dauerwelle und durch betonte Augenkosmetik läßt sich bei Frauen der Haarverlust optisch verschleiern. Die Dauerwelle soll nicht in akuten Phasen des Haarausfalles vorgenommen werden.

Seelische Belastung soll zu Haarausfall führen. Sedierende Medikamente sind in solchen Fällen angezeigt, wobei auf die Nebenwirkungen und auf die Gefahr der Sucht bei solchen Patienten geachtet werden muß. In vielen Fällen genügt die Verordnung von Baldrian- oder Hopfenpräparaten. Endogene Psychosen, insbesondere Depressionen, äußern sich gelegentlich mit objektiv nicht zu rechtfertigenden Beschwerden über Haarausfall.

37.2. Übermäßige Behaarung (Hypertrichose, Hirsutismus, Virilismus)

Eine übermäßige Behaarung kann anlagemäßig bedingt sein, z. B. durch vermehrtes Vorkommen von Androgenrezeptoren. Bei manchen Völkern ist die Körperbehaarung wesentlich stärker als bei anderen.

37.2.1. Krankheiten und hormonelle Störungen, die eine Hypertrichose verursachen

Manche Krankheiten führen zu einer Hypertrichose, z. B. die Porphyria cutanea tarda im Gesicht, die Anorexia nervosa infolge hormoneller Störungen oder eine Hyperthyreose im Bereich eines tuberösen prätibialen Myxödems. Bei einer erworbenen Hypertrichosis lanuginosa ist an einen Tumor im Körperinneren zu denken.

Die Nebennierenrinden oder die Ovarien sind es meist, die das Androgen produzieren und damit einen Hirsutismus bedingen. Es kommt also darauf an, festzustellen, welches endokrine Organ gestört ist. Nicht selten ist nicht der Androgenspiegel, aber das Cortisol im Serum erhöht.

Die Verfahren zum Nachweis endokrinologischer Störungen sind kompliziert und werden relativ rasch verändert und verbessert. Einmalige Hormonbestimmungen sind sehr unzuverlässig, da Hormone stoßweise und tageszeitlich unterschiedlich ausgeschieden werden. Es empfiehlt sich daher, Patientinnen mit Verdacht auf entsprechende Störungen einem Experten zur endokrinologischen Untersuchung zu überweisen, einschließlich Prüfung des Prolaktin- und Cortisolspiegels und des TRH-Stimulationstestes. Am Anfang steht bei Frauen gewöhnlich die Bestimmung der Basaltemperatur, die man der Patientin erklären und empfehlen soll, damit sie diese als Unterlage zur Untersuchung bereits mitbringen kann.

Da eine Hypertrichose beim Mann selten ein Problem ist, es sei denn im Rahmen einer psychischen Störung, ist im folgenden nur noch von der Diagnostik und Therapie bei der Frau die Rede.

Ein männlicher Behaarungstyp bei einer Frau kann anlagebedingt sein ohne endokrine Störungen. Eine Steigerung dieser Abnormalität ist der Hirsutismus mit entsprechender Verstärkung der Gesichts-, Sexual- und Körperbehaarung und schließlich der Virilismus, bei dem mit diesem Typ der Behaarung auch andere Zeichen der Vermännlichung auftreten. Bei übermäßiger Behaarung oder Behaarung an der falschen Stelle ist nach kongruierenden Symptomen (S. 396) zu suchen, d. h. nach anderen Hinweisen auf einen Virilismus, so wie wir das bei der androgenetischen Alopezie fordern. Hormonelle Störungen wie das adrenogenitale Syndrom (angeboren, erworben), das Cushing-Syndrom, ovarielle Veränderungen (Ovarialzysten) müssen ausgeschlossen werden. Ferner ist daran zu denken, daß der Hirsutismus bzw. Virilismus durch die Einnahme von Medikamenten mit Androgenwirkung bedingt sein könnte (anabole Steroide, Kortikoide, ACTH), aber auch dadurch, daß Steroide anderer Funktion zu Substanzen mit androgener Wirkung „verstoffwechselt" werden.

Therapie: Antiandrogene, z. B. Diane-35 und Androcur (s. androgenetische Alopezie, S. 374, 397). Ausschluß von Geschwülsten mit Androgenprodukten! Evtl. geringe Kortikoidgaben.

Ein Therapieerfolg mit Antiandrogenen ist erst nach etwa 9 Monaten zu erwarten, am ehesten nach hochdosierter Therapie (unerwünschte Wirkungen!): evtl. 1mal monatlich 300 mg Cyproteronacetat i. m. und anschließend 21 Tage 40 µg Ethinylestradiol. Medroxyprogesteronacetat wurde mit Erfolg (100 mg alle 14 Tage oder 3mal 10 mg tgl. per os) angewendet (evtl. Zyklusstörungen). Applikation in Form einer 0,2%igen Salbe 2mal tgl. zeigt die geringste Wirkung. Auch Cimetidin (S. 398) soll wirken. Spironolacton wurde in einer Dosis von 100–200 mg tgl., aber auch 100 mg vom 5.–20. Zyklustag, angewendet (unerwünschte Wirkungen! S. auch S. 398).

Bei übermäßiger Behaarung als harmloser Fehlanlage (Damenbart) empfiehlt sich die Epilation, die mit einer besonderen Epilationsnadel durchgeführt werden muß. Die Nadel ist im oberen Teil mit einem Lack oder einer anderen Substanz überzogen und nur im tieferen Teil frei. Diese Nadel wird entlang des Haares bis zur Haarwurzel geführt, wobei nur diese elektrokaustisch vernichtet und eine Narbenbildung vermieden wird. Einfacher für den Anfänger ist die Epilation mit der Depilatron-Methode.

In manchen Fällen genügt es auch, die Haare zu blondieren, um sie weniger sichtbar zu machen. Um eine Hautreizung zu vermeiden, müssen im Vergleich zum Kopfhaar die Blondierungsmittel stärker verdünnt, aber dafür häufiger angewendet werden.

Es besteht kein Beweis dafür, daß Abrasieren der Haare einen verstärkten Haarwuchs provoziert. Entsprechendes gilt für die Epilation mit einer Epilationscreme.

38. Schuppung der Kopfhaut

Kopfschuppen werden vor allem kosmetisch als störend empfunden. Sie können mit und ohne Seborrhö auftreten (S. 368). Eine Parallele zwischen erhöhter Schuppenbildung auf dem Kopf und vermehrter Fettung soll nicht bestehen, dagegen eine zu starke Entfettung der Kopfhaut die Schuppenbildung fördern. Eine jahreszeitliche Schwankung wird für möglich gehalten mit Verminderung der Schuppenbildung im späten Frühjahr und Verstärkung im Herbst. Oft handelt es sich bei starker Schuppenbildung um eine Minimalvariante der Psoriasis, daher ist nur eine entsprechende Behandlung erfolgversprechend (s. auch Psoriasis, S. 111 ff.). Psoriasisherde überschreiten durchaus nicht immer die Haargrenze. Offenbar können sie in behaarten Hautbezirken provoziert werden, wie man sehr deutlich bei Psoriasispatienten erkennt, die sich einen Bart wachsen lassen. Eine kurze Haartracht ist ihnen daher dringend anzuraten. Auch Schuppung durch ein Erythrasma oder eine Pityriasis versicolor des Kopfes ist möglich, ganz abgesehen von Pilzerkrankungen wie der Mikrosporie. Die Aufdeckung gelingt am leichtesten mit Hilfe des Woodlichtes. Im Rahmen eines endogenen Ekzems oder einer Ichthyosis kann es zur Kopfschuppung kommen.

Therapie: Häufige Kopfwäsche, etwa jeden 2. oder sogar jeden Tag führte in experimentellen Untersuchungen bei Individuen mit starker Kopfschuppung einen normalen Zustand herbei. Kopfwaschmittel, die Seleniumdisulfid (Ellsurex, Selsun, Selukos) oder Pyrithion-Zink (ZP 11 Formula-Revlon, De-Squaman) enthalten, werden als besonders wirksam angesehen. Teerhaltige Shampoos oder Haarwaschmittel mit Benzoylperoxid, evtl. gleichzeitig mit Teer (Fongitar) sind ebenfalls zu empfehlen.

In hartnäckigen Fällen muß die Kopfhaut mit einem kortikoidhaltigen Haarwasser eingerieben werden, dem evtl. andere antipsoriatisch wirkende Stoffe zugefügt sind, wie Salizylsäure und Teer.

Bei ausgesprochen therapieresistenter Schuppung ist die Anwendung stärker wirksamer Kortikoide notwendig. Führt auch dies nicht zum Ziel, so empfehle ich die Einreibung mit Volon-A-Tinktur oder Triamcinolonacetonid-Hautspiritus 0,2% mit Salizylsäure 2% NRF 11.39 und anschließend eine Lotion mit stärker wirksamen Kortikoiden, evtl. unter einer Plastikhaube (Badekappe) oder die Applikation einer Kortikoidcreme abends mit oder ohne Okklusion und Auswaschen morgens. Imidazolpräparate (S. 338) beeinflussen die Kopfschuppung günstig.

39. Hauttumoren und Präkanzerosen

39.1. Zysten

39.1.1. Zysten der Haarbalg-Talgdrüsen-Einheit

39.1.1.1. Milien

Milien entstehen als kleine gelbliche Zysten aufgrund einer Fehlanlage, aber auch in Narben verschiedener Art, im besonderen nach Blasenbildung (Pemphigoid, Porphyrie, Epidermolysis bullosa). Sie beruhen manchmal auch auf einer übermäßigen Fettung der Haut (Pomadenakne) und sind auch ein Symptom der Chlornaphthalinakne (S. 382).

Therapie: Milien werden durch warme Kompressen oder ein Dampfbad erweicht und dann mit einem kleinen Messer oder einer Nadel eröffnet und exprimiert. Die Behandlung mit Schälmitteln, im besonderen auch mit Benzoylperoxid- oder Vitamin-A-Säurepräparaten, ist möglich, aber zeitraubend und langwierig; die Situation ist ähnlich wie bei den Komedonen.

39.1.1.2. Epidermoidzysten, Haarbalg-Talgdrüsen-Zysten (Atherome)

Angeborene oder erworbene Zysten dieser Art sind häufig.

Differentialdiagnose: Sie werden zuweilen mit Lipomen, aber auch mit tiefer gelegenen Melanommetastasen und Sarkomen verwechselt. Lipome sind meist derber; man fühlt die einzelnen Fettläppchen. Bei Retentionszysten läßt sich sehr oft aus einer Öffnung Talg herausdrücken.

Therapie: Am höchsten Punkt der Zyste, möglichst durch die Öffnung, wird mit einer feinen Nadel ein Lokalanästhetikum (S. 37f.) injiziert und so eine Quaddel gesetzt. Anschließend wird die Zyste vorsichtig mit der Nadel ausgetastet und dabei weiter etwas von dem Injektionsmittel eingespritzt. Meist genügt weniger als 1 ml der jeweiligen Lösung. Nach Wirksamwerden der Anästhesie wird mit der Kauternadel ein feines Loch von 1–2 mm im Bereich der Anästhesiequaddeln gebrannt und die Kauternadel auch kurzfristig in die Mitte der Zyste eingeführt; so wird die Zystenwand denaturiert und einem Rezidiv vorgebeugt. Der Eingang wird mit einer kleinen Gefäßklemme etwas erweitert bzw. die mit dem Kauter gesetzte Nekrose entfernt. Nunmehr läßt sich der Zysteninhalt durch Druck auf die Seiten exprimieren. Bei entsprechender Druckintensität folgt auch meist die Zystenwand; ggf. muß man diese mit einer Klemme erfassen und nach außen ziehen. Die Zystenwand soll man feingeweblich untersuchen, um andere Veränderungen, auch eine – extrem seltene – Tumorbildung in der Kapsel auszuschließen. Außerdem kann man die Art der Zyste genauer bestimmen. In die Wunde kann ein Antibiotikum eingebracht werden (Nebacetin Styli, Leukase-Kegel). Der von der Zyste eingenommene Raum füllt sich mit einem Sekret, das man in der Wunde belassen soll, da es bei ständigem Ausdrücken zu einer eingesunkenen Narbe kommt. Ist dies der Fall, so ist sie operativ zu beseitigen. Einfacher ist es, das Zentrum der Zyste mit einer Hautstanze (3–4 mm) zu eröffnen und dann Inhalt und Kapsel zu exprimieren. Die Zystenwand wird aber dann nicht denaturiert. Gelingt deren Exprimierung nicht völlig, kann es zum Rezidiv kommen.

Ist eine Zyste vorbehandelt oder hat sich in diesem eine Entzündung mit und ohne spontane Entleerung abgespielt, so führt das oben angegebene Verfahren oft nicht zum Erfolg. Die Zyste muß in toto exzidiert werden.

Handelt es sich dagegen um eine entzündete Zyste, soll man diese durch eine Stichinzision mit einem scharfen Skalpell oder einer Stanze eröffnen, was meist selbst ohne Anästhesie schmerzlos gelingt. Der Eiter ist mit einem sterilen Instrument vorsichtig auszulöffeln. In die Wunde werden Nebacetinstyli oder andere Antibiotika (Allergie!) eingeführt. Erst nach Abklingen der Entzündung kommt eine operative Entfernung in Frage. Jeder Druck an einer entzündeten Zyste ist zu unterlassen, um eine Ausbreitung des Inhalts ins Gewebe oder eine Verschleppung der bakteriellen Infektion zu vermeiden.

39.1.2. Zysten der Schweißdrüsen

Oberflächliche Zysten der Schweißdrüsen verschiedener Art können elektrokoaguliert werden; tiefere Zysten sind zu exzidieren.

39.2. Oberhautnävi, seborrhoische Keratosen und Basalzellpapillome, aktinische (senile) Lentigo

Epidermale Nävi sind meist Tumoren organoider Bauart, d. h., Bindegewebe und Anhangsgebilde sind beteiligt. Sie sind daher entsprechend tief zu exzidieren; evtl. kommt die *Serientechnik* in Betracht, d. h., es wird jeweils ein Teil des Nävus entfernt und die Dehnung der umgebenden Haut abgewartet, ehe der nächste Teil exzidiert wird. Eine andere Möglichkeit besteht in der Exzision nach Dehnung mit einem Gewebsexpander.

Bei geringen Veränderungen kann eine Dermabrasion oder auch vorsichtige Verkochung des Tumors mit dem Kauter oder CO_2-Laser versucht werden. Ist das Resultat unbefriedigend, muß man anschließend exzidieren.

Seborrhoische Keratosen (Warzen) können sehr verschieden aussehen, je nach der Lokalisation.

Differentialdiagnose: Nävomelanozytennävi, maligne Melanome. Bei verdächtigen seborrhoischen Warzen empfiehlt sich deshalb immer eine Exzision und die histologische Untersuchung des entfernten Materials.

Therapie: Am einfachsten kann man seborrhoische Warzen durch Kürettage entfernen. Man soll seborrhoische Keratosen exzidieren, wenn ernstere Veränderungen (maligne Melanome) differentialdiagnostisch auch nur in Frage kommen könnten. Röntgenbestrahlung ist abzulehnen. Vor der Kürrettage kann man zur Anästhesie die seborrhoischen Warzen mit Frigen (Provotest) vereisen. Durch vermehrte Aktivität von Melanozyten entwickeln sich dann nicht selten um die ehemalige Warze Pigmenthöfe, die nur langsam schwinden. Bei multiplen seborrhoischen Warzen empfiehlt sich das Abtragen durch Dermabrasion, evtl. in Allgemeinanästhesie. Die Kryotherapie von seborrhoischen Warzen oder die Kauterisierung (Narben) ist möglich, steht aber nicht dafür. Entsprechendes gilt auch unseres Erachtens für Ätzmittel. Vor allen Dingen ist dann keine histologische Untersuchung möglich.

Basalzellpapillome: Sie entsprechen im Aufbau den seborrhoischen Warzen, treten aber in sehr viel früherem Alter als Einzeltumoren, meist auf erblicher Grundlage, auf.

Differentialdiagnose: papillomatöse Nävomelanozytennävi.

Therapie: Basalzellpapillome entfernt man am besten durch Exzision oder trägt sie mit der Schere flach ab.

Lentigo senilis (aktinische [solare] Lentigo): Die Altersflecken werden heute meist als eine Sonderform der seborrhoischen Warzen an Handrücken und im Gesicht aufgefaßt.

Differentialdiagnose: aktinische Keratosen, Lentigo maligna (S. 421f.)

Therapie: Altersflecke lassen sich am günstigsten durch oberflächliche Dermabrasion oder Kürettage beseitigen. Nach großflächiger Abrasion auf den Handrücken kommt es am 2. und 3. postoperativen Tag oft zu erheblichen Schmerzen. Daher sollten beide Handrücken möglichst in getrennten Sitzungen behandelt werden. Größere Exzisionsnarben quer zum Handrücken können Anlaß langwieriger Ödeme sein. Auch Vereisung mit flüssigem Stickstoff (ca. 10 Sek.) oder Verätzung (Phenolum liquefactum, Trcihloressigsäure) der senilen Lentigines ist möglich.

39.3. Nävi der Haarbalg-Talgdrüsen-Einheit

Talgdrüsennävi treten vor allem im Kopf-Gesicht-Bereich auf; sie äußern sich zunächst unter dem Bild der epidermalen Nävi, da in der Kindheit die Talgdrüsen nicht voll entwickelt sind.

Differentialdiagnose: Ausschluß systemischer Veränderungen, im besonderen des Zentralnervensystems (Phakomatose der organoiden Nävi).

Therapie: Operative Entfernung, da die Talgdrüsennävi später kosmetisch stören und sich auch Basaliome auf ihnen entwickeln können. Exzidiert wird ggf. in Serientechnik oder nach Expanderdehnung der Haut. Einer Dermabrasion folgt gewöhnlich ein Rezidiv; man kann sie aber bei sehr ausgedehnten systemischen Talgdrüsennävi versuchen.

Haarnävi sind, wenn möglich, durch Exzision, evtl. in Serientechnik, zu beseitigen.

Trichoepitheliome, Tricholemmome, Epithelioma adenoides cysticum, Pilomatrixome und Trichofollikulome werden am besten exzidiert.

39.4. Nävi der Schweißdrüsen

39.4.1. Syringome

Syringome, harmlose Tumoren der Schweißdrüsenausführungsgänge, findet man vor allem an den Augenlidern.

Differentialdiagnose: Xanthelasmen.

Therapie: Einzeltumoren kann man verkochen. In Art einer Lidraffung lassen sich mehrere Syringome gleichzeitig entfernen. Bei generalisierter Ausbreitung über den Körper ist eine vollständige Entfernung nicht möglich, es sei denn, man stanzt Syringom für Syringom mit einer Stanze aus. Gebhart u. Mitarb. erzielten eine Teilrückbildung bei multiplen Syringomen durch Gabe von Isotretinoin (Roaccutan) (1 mg/kg KG über Monate).

39.4.2. Naevus epithelioma cylindromatosus (Zylindrom der Haut)

Exzision oder Bestrahlung (S. 54) sind möglich; nach Bestrahlung Gefahr der malignen Entartung. Ausgedehnte Zylindrome sind durch großflächige Abtragung der Haut und plastische Deckung zu beseitigen.

39.4.3. Hidradenome

Schweißdrüsentumoren (noduläres Hidradenom, Klarzellenhidradenom, ekkrines Spiradenom, ekkrines Porom, Schweißdrüsen-Mischtumoren) kommen relativ selten in der Haut vor; sie sollten im Gesunden exzidiert werden, um maligne Schweißdrüsentumoren auszuschließen.

39.5. Nävi des Gefäßgewebes

39.5.1. Naevus flammeus (Feuermal)

Halbseitig angeordnete Naevi flammei gehen mit systemischen Veränderungen einher (Phakomatosen), in der Mittellinie gelegene Naevi flammei nur in Ausnahmefällen. Die letzte Form der Nävi bildet sich oft im Laufe der ersten Lebensmonate und Lebensjahre weitgehend zurück, was bei den ersten eine seltene Ausnahme ist. Sie können sogar verstärkt im Laufe des Lebens hervortreten. Ausgedehnte Naevi flammei können sich auch selten erst im Laufe des Lebens einstellen. Zuweilen ist eine Ursache nicht erkennbar; manchmal gehen Schädelverletzungen voraus.

Therapie: Eine Röntgentherapie des Naevus flammeus führt eher zu Schäden als zu einem Erfolg. Die Therapie der Wahl ist die Laserbestrahlung (S. 62). Besonders geeignet sind Feuermäler mit großer Kapillardichte und Erythrozytenfüllung an der Hautoberfläche. Als Alternative kommt die Entfernung des Nävus durch Serienexzision oder durch Exzision mit plastischer Deckung in Frage. Es bedarf allerdings der Überlegung, ob das Resultat besser oder etwa dem Patienten angenehmer ist als das vorher vorhandene Feuermal. Die verschiedenen Hautbezirke mit unterschiedlicher Gefäßversorgung, Innervation und der Verlauf der Hautspaltlinien sind bei plastisch-operativen Maßnahmen sorgfältig zu beachten. Die Hautlappen müssen sich den Hautspaltlinien und der Gefäßversorgung anpassen.

Eine Verödung der Gefäße durch quaddelartige Injektion eines Verödungsmittels (etwa 0,5%iges Äthoxysklerol) führt meist zu keinen günstigen Resultaten. Blasse Bezirke wechseln nach der Verödung mit rötlichen.

Abdecken mit Schminken, im besonderen auch Schminkstiften (Spotsticks-Covermark), ist günstig, kosmetisch besser Schminken mit möglichst wasserfesten Pudern. Es bedarf jedoch einer eingehenden Instruktion des Patienten durch geschulte Kräfte, des Willens zur Mitarbeit und einer Einübungszeit. Bei manchen Patienten hilft das Bewußtsein, das Feuermal im Bedarfsfalle kosmetisch abdecken zu können.

39.5.2. Hämangiome – kavernöse Hämangiome

Hämangiome können plan oder knotenförmig, zuweilen auch flächenhaft sein. Hämangiome dieser Art bilden sich im Laufe der ersten Lebensjahre vollständig zurück.

Differentialdiagnose: In seltenen Ausnahmefällen können kavernöse Hämangiome auch im Körperinneren oder in den Knochen auftreten. Diese Form ist von der multilokulären Hämangiomatose zu unterscheiden, bei der Angiome die inneren Organe derart durchsetzen, daß es zu schweren Blutungen mit Exitus vor Vollendung des ersten Lebensjahres kommt.

Multiple Hämangiome und solche von größerer Ausdehnung können mit Gerinnungsstörungen durch Thrombozytopenie und Fibrinogenschwund verbunden sein, also einer Verbrauchskoagulopathie (Kasabach-Merritt-Syndrom).

Multiple Hämangiome mit Knochenchondromatose bilden das Mafucci-Syndrom. Schließlich ist noch das Blue-rubber-bleb-nevus-Syndrom (Bean-Syndrom) zu beachten, bei dem es sich um zahlreiche blauschwarze Tumoren vorwiegend venöser Bauart handelt, die einen Übergang zu den multiplen Glomustumoren aufweisen.

Bei Angiomen, die nach der Pubertät noch vorhanden sind, handelt es sich meist um Rankenangiome (Angioma plexiforme) durch eine Fehlbildung größerer Gefäße. Diese können sich nicht spontan rückbilden. Sie reagieren nicht auf Röntgenstrahlen, sondern müssen durch Verödung und/oder Operation evtl. nach Embolisierung beseitigt werden. Mit Verbindungen zwischen Arterien und Venen ist bei diesen Angiomen zu rechnen.

Therapie: Im Hinblick auf die spontane Rückbildung ist eine Therapie der kavernösen Hämangiome meist überflüssig. Noch sehr kleine und frühe Hämangiome dieser Art zerstört man am besten mit dem Kauter oder einem Laser, um einem weiteren Wachstum vorzubeugen. Die Rückbildung größerer Hämangiome kann durch Behandlung mit ionisierenden Strahlen gefördert werden (S. 53), doch vermeidet man diese besser, im besonderen in der Nähe von Gonaden, Schilddrüse und Gelenken. Auch bei spontaner Rückbildung hinterlassen die Hämangiome oft unschöne Narben, ähnlich Strahlennarben, die operativ beseitigt werden sollten.

Blutende Hämangiome sollte man operativ entfernen, ferner alle Hämangiome, die auf Organe, etwa auf die Augen, drücken. Eine vorübergehende Rückbildung ist durch die interne Gabe von Kortikoiden oder auch die lokale Anwendung von Kristallsuspension zu erreichen. Die Dosis soll 2–3 mg/kg KG, evtl. als monateweise Intervalltherapie, betragen. Nach Absetzen der Kortikoide entwickeln sich die Hämangiome wieder. Vor der operativen Beseitigung von Kasabach-Merritt-Hämangiomen muß man das Blutbild und die Gerinnungsstörung soweit als möglich normalisieren.

Bei Nichtansprechen auf Kortikoide (30–60%) wird α_{2a}-Interferon bis 3 Mill. E pro m^2 Körperoberfläche empfohlen. Therapiedauer 1–12 Monate.

Druck auf die Hämangiome soll die Rückbildung fördern.

39.5.3. Senile Angiome, papulöse Angiome

Senile Angiome treten bereits im 3. Lebensjahrzehnt auf. Man bezeichnet sie daher besser als papulöse Angiome.

Differentialdiagnose: in seltenen Fällen Melanome, Metastasen, andere Gefäßtumoren.

Therapie: Am besten werden sie, falls sie kosmetisch stören, mit dem Kauter koaguliert. Man kann sie auch vereisen oder mit einem Laser entfernen.

39.5.4. Granuloma teleangiectaticum

Diese Angiome zeichnen sich durch rasches Wachstum und Zerfallsneigung mit Blutungsneigung aus.

Differentialdiagnose: größere senile Angiome, Spitz-Nävi, maligne Melanome, Angiokeratome. Diese können Ausdruck einer Stoffwechselstörung sein (Angiokeratoma Fabry); am Skrotum signalisieren sie manchmal eine Drucksteigerung im kleinen Becken (Neoplasma). Im übrigen lassen sie sich koagulieren oder exzidieren bzw. ausstanzen.

Mit dem Angiokeratoma corporis diffusum (Fabrysche Erkrankung) ist gelegentlich ein Nierenversagen verbunden. Dann ist eine Nierentransplantation zu erwägen, durch die auch der Mangel an Ceramidtrihexosidase ausgeglichen werden kann. α-Galactosidase wurde verabfolgt, doch haben Enzyme eine zu kurze Überlebenszeit im Organismus, um einen Dauererfolg zu gewährleisten. Zur Bekämpfung der Schmerzen wird Diphenylhydantoin empfohlen.

Therapie: Das Granuloma teleangiectaticum kann man am einfachsten mit dem scharfen Löffel entfernen. Die Basis des Angioms wird mit dem Kauter verkocht. Alternativen sind Verkochung mit dem Kauter, Kryotherapie. Laserbehandlung, vor allem bei atypischem klinischen Bild.

39.5.5. Naevi aranei, Sternchenangiome

Sternchenangiome bestehen aus einem zentralen pulsierendem Gefäß mit abführenden Teleangiektasien. Manchmal treten sie in der Schwangerschaft auf. Meist sind sie harmlose Fehlbildungen im Gesicht. Sie können aber Symptom einer systemischen Sklerose, eines Leberschadens oder eines Morbus Osler sein.

Therapie: Sie werden mit der Kauternadel verödet. Man sticht dazu in das Zentralgefäß eine Nadel ein, deren Spitze freiliegt, während der übrige Teil mit einer Isolierschicht überzogen ist. So gelingt es häufig, ein Sternchenangiom narbenlos zu beseitigen. Blutet ein Sternchenangiom nach Stichelung, kommt es meist zum Rezidiv. Wird eine Blutung nicht bei der Verödung mit der Kauternadel gestillt, muß man einen Druckverband anlegen. Evtl. Lasertherapie oder Exzision.

39.5.6. Glomustumoren

Glomustumoren können einzeln oder multipel auftreten. Einzeltumoren sind druckschmerzhaft, und durch Druck kann eine Blutdruckkrise ausgelöst werden. Die Tumoren müssen deshalb ohne Druck und Trauma mit einem Lokalanästhetikum umspritzt und dann wiederum ohne Druck auf den Tumor exzidiert werden. Wegen der Gefahr von Blutdruckkrisen und der Schmerzhaftigkeit sollten sie keinesfalls belassen werden. Multiple Glomustumoren kann man sklerosieren (s. Varizenverödung). Die Menge des Injektionsmittels richtet sich nach der Größe der Glomangiome.

39.5.7. Nävi der Lymphgefäße

Lymphektasien werden oft fälschlich als Lymphangiome bezeichnet. Man findet sie am ehesten im Bereich der Zunge und des Genitales. Sie beruhen meist auf einer Störung im Bereich eines Lymphabflußgefäßes in der Tiefe. Die kutanen Lymphektasien sind daher nur Symptom und so der Therapie besonders wenig zugänglich.

Differentialdiagnose: Lymphödeme sind anlagemäßig bedingt oder erworben (Elephantiasis). In unseren Breiten findet man sie meist am Arm nach Mammaamputationen mit Lymphknotenausräumung oder an den Beinen nach rezidivierenden Erysipelen. Therapieversuche sind Lymphdrainage, Auswickeln des Ödems, an der unteren Extremität bei hochgelagertem Bein, Kompressionsverbände oder -strümpfe, doch sind diese Maßnahmen umstritten. Operatives Vorgehen zur Beseitigung der Lymphödeme hat nach meiner Erfahrung meist zu Mißerfolgen geführt. Im lymphgestauten Gewebe können sich bösartige Tumoren entwickeln, besonders Angiosarkome und Lymphangiosarkome (Stewart-Treves-Syndrom).

Therapie: Lassen sich die Lymphangiome samt tiefem fehlgebildeten Lymphgefäß nicht exzidieren oder durch Koagulation bzw. oder Sklerosierung nicht beseitigen, sind sie nicht angehbar. Die Rezidivneigung ist groß. Lymphektasien, insbesondere der Zunge, haben eine gewisse Tendenz zur spontanen Rückbildung, die vor therapeutischen Maßnahmen zerstörender Art abgewartet werden sollte.

39.6. Systemische Nävi des fasrigen Bindegewebes

Systemische Nävi des fasrigen Bindegewebes, zu denen man auch das Pseudoxanthoma elasticum und auch die Cutis hyperelastica zählen kann, lassen sich bisher therapeutisch nicht angehen. Diese Krankheitsbilder sind Manifestation unterschiedlicher Störungen, also nicht einheitlich. Wichtig ist es, anhand von Lehrbüchern und Tabellen die einzelnen Symptome dieser Erkrankungen beim Patienten aufzufinden oder auszuschließen, etwa beim Pseudoxanthoma elasticum Störungen der Funktion der großen Gefäße oder Sehstörungen.

Bei der tuberösen Sklerose (Epiloia, Morbus Bourneville-Pringle) stören kosmetisch die Angiofibrome vor allem im Gesichtsbereich. Einzelne Tumoren können operativ abgetragen werden; zuweilen führt eine Dermabrasion der Haut zu einigermaßen günstigen Resultaten.

Bei der Aplasia cutis circumscripta ist meist eine Exzision des atrophischen Gebietes, evtl. mit der Serientechnik (S. 404), möglich.

Neurofibrome der Haut können exzidiert werden. Tiefe Tumoren bei Neurofibromatosis von Recklinghausen, meist des Typs 1, die im Bereich der Muskulatur liegen, soll man nicht teilexzidieren, da dadurch die Tendenz zur Entartung gesteigert wird. Generell ist die Wahrscheinlichkeit, an einem malignen Tumor zu erkranken, im besonderen endokrinologischer Natur, erhöht. Bei der Neurofibromatosis haben zwar weniger als 1% der Patienten ein Phäochromozytom, aber unter den Patienten mit Phäochromozytom leiden 5–20% an einer Neurofibromatose. Eine Organbeteiligung muß ausgeschlossen und regelmäßig überprüft werden. Auch auf Knochenzysten ist zu achten (Gefahr der Spontanfraktur). Schmerzhafte Recklinghausen-Tumoren sollen auf eine Ketotifentherapie ansprechen.

39.7. Fehlbildungen des Fettgewebes

Fehlbildungen des Fettgewebes sind der Naevus lipomatodes superficialis und die Lipome. Lipome laufen gelegentlich tief zwischen die Muskulatur und stehen im Zusammenhang mit Nerven und größeren Gefäßen. Auch traumatisch bedingte Lipome sind beschrieben worden.

Differentialdiagnose: Zysten der Haarbalg-Talgdrüseneinheit. Subkutane Tumoren, Sarkome, Melanommetastasen.

Therapie: beim Naevus lipomatodes superficialis Exzision, evtl. Serienexzision oder Expandertechnik.

Die Lipome beläßt man, wenn möglich. Stören sie funktionell oder kosmetisch oder sollen sie zur Sicherung der Diagnose entnommen werden, wird eine Inzision über dem Tumorscheitel angelegt und das Lipom, das meist von einer zarten Bindegewebskapsel umgeben ist, stumpf herauspräpariert. Die Inzisionswunde soll in einer Hautfalte liegen und ⅔ des Tumordurchmessers betragen. Ist bei einem Lipom mit erheblicher Tiefenausdehnung, evtl. in Nähe größerer Nerven oder Gefäße zu rechnen, sollte man dieses nicht in der Praxis exzidieren. Bei stärkerer Vorwölbung wird der Hautbezirk über dem Lipom mitexzidiert. Eine elegante Methode ist die Liposuktion, wenn man der Diagnose sicher ist.

39.8. Nävi der Pigmentbildner (Melanozytennävi)

Nävi der Pigmentbildner, im besonderen Nävomelanozytennävi, gehören neben den seborrhoischen Keratosen zu den häufigsten Hauttumoren. Sie sind selten bei Geburt vorhanden, meist treten sie später auf, nehmen im Laufe des Lebens, vor allem bis zum 4. Lebensjahrzehnt, an Häufigkeit zu, oft schubweise. In hohem Alter bilden sie sich zurück; bei 90jährigen findet man meist keine Nävomelanozytennävi mehr. Die Melanozytennävi sind keine Präkanzerosen und entarten nur in seltenen Fällen maligne. Maligne Melanome können Pigmentzellnävi vortäuschen und jahrelang stationär bleiben. Aus dieser Tatsache erklären sich viele Fehlurteile über Melanozyten- und im besonderen Nävomelanozytennävi und ganz besonders atypische (dysplastische) Nävomelanozytennävi.

39.8.1. Naevus spilus

Den Naevus spilus, eine fleckige Pigmentierung der Haut durch vermehrte Zahl und/oder Aktivität der Pigmentbildner mit nur wenigen Nävomelanozyten, beläßt man möglichst. Entartung extrem selten.

Differentialdiagnose: Melanosis naeviformis, im Laufe des Lebens erworben, meist behaart. Café-au-lait-Flecken bei Neurofibromatose.

Die Lentigo simplex ist die kleinfleckige Form des Naevus spilus (Differentialdiagnose: Lentiginosis profusa = Leopard-Moynahan-Syndrom, an den Lippen Peutz-Jeghers-Syndrom) (Tab. 58).

Therapie: Ein Versuch mit einer Bleichung (S. 66) oder der Dermabrasion kann gemacht werden, evtl. Exzision (Serientechnik, Expandertechnik).

Tabelle 58 Differentialdiagnose Lentigo

Lentigo simplex	kleiner Naevus spilus, Melanozytennävi; Syndrome: Lentiginosis profusa, Peutz-Jeghers-Syndrom
Lentigo senilis (aktinische Lentigo)	meist Sonderform der seborrhoischen Keratose
Nävoide Lentigo	Frühform eines Nävuszellnävus; Differentialdiagnose: malignes Melanom, Frühform
Lentigo maligna	Präkanzerose des malignen Melanoms (s. dort)

39.8.2. Nävomelanozytennävi (Nävuszellnävi)

Bei den Nävomelanozytennävi müssen wir zwischen den konnatalen und den erworbenen unterscheiden. Einiges wurde bereits dazu gesagt (s. oben). Sie sind zu zahlreich und treten bei zu vielen Menschen auf, als daß sie alle exziert werden könnten. Nur selten entarten sie maligne, dies gilt auch für die dysplastischen Nävomelanozytennävi. Dagegen bedeuten eine große Zahl von Nävomelanozytennävi und im besonderen zahlreiche dysplastische Nävomelanozytennävi (Nävusdysplasiesyndrom) eine erhöhte Melanomgefährdung, vor allem wenn in der Familie oder beim Patienten bereits ein Melanom aufgetreten ist. Immunsuppression führt zu einer Zunahme der Nävomelanozytennävi. Die Bedeutung der dysplastischen Nävomelanozytennävi ist zunehmend umstritten. Von manchen Autoren wird der Begriff völlig abgelehnt und von atypischen Nävi gesprochen. Selbst multiple dysplastische Nävomelanozytennävi indizieren möglicherweise erst dann eine erhöhte Melanomgefährdung, wenn gleichzeitig in der Familie intensiver Nävusbefall bekannt ist und außerdem noch Melanome aufgetreten sind.

In unseren Breiten entstehen nur 30% der malignen Melanome auf Nävomelanozytennävi, die übrigen entwickeln sich unabhängig.

Differentialdiagnose: seborrhoische Keratosen, Dermatofibrome, Gefäßtumoren. Die Epidiaskopie trägt zur Differentialdiagnose bei, wenn sie der Arzt beherrscht, läßt aber keine 100%ige Aussage zu.

Daher bei Verdacht in toto exzieren.

Ein neues Phänomen ist die **Melanom-Phobie** oder eine übertriebene Furcht vor Sonnenstrahlen. In solchen Fällen muß man eine endogene Psychose ausschließen.

Therapie: Nävomelanozytennävi, die den Patienten beunruhigen, etwa durch Wachstum oder Juckreiz, sollten exziert werden, im besonderen solche, die von lackartig dunkler Farbe sind oder in denen plötzlich dunkle ungleichmäßige Färbungen oder an denen gar Pigmentfüße auftreten. Die Auffassung, pigmentierte Tumoren in Ruhe zu lassen, hat vielen Patienten das Leben gekostet: „Erkenntnis des Bösen" durch Exzision und richtige Behandlung hat dagegen manchen das Leben gerettet. Hochmaligne Tumoren wachsen zu lassen, ist nach bisherigen Erkenntnissen die schlechteste Lösung, auch halbe Maßnahmen sind gefährlich.

Nävomelanozytennävi, die ständigen Traumen ausgesetzt sind, sollte man entfernen. Das angemessene Verfahren ist die Exzision im Gesunden. In jedem Fall muß das Gewebe feingeweblich untersucht werden, damit die gutartige Natur belegt werden kann, auch falls bei Metastasen eines malignen Melanoms der Ausgangsherd gesucht wird. Die früher empfohlene Entfernung von Nävomelanozytennävi mit dem Kauter soll man unterlassen, da das Gewebe verkocht und somit in vielen Fällen eine histologische Diagnose erschwert oder verhindert wird.

Gestielte Nävomelanozytennävi ohne Anhalt für Malignität kann man an der Basis, eventuell einfach durch Scherenschlag abtragen. Bei alten fibrosierten Nävomelanozytennävi, sogenannten Pfefferkörnern, kann man mit einem Skalpell den Nävus planieren und dann mit der Kauter-Nadel den Grund veröden. Das Verkochen der Basis stellt eine Sicherheitsmaßnahme dar, um abführende Blut- und Lymphgefäße zu verschließen; auf der anderen Seite wird die Heilung herausgezögert und die Narbenbildung verschlechtert, im besonderen ist mit hypertrophischen Narben und Keloiden zu rechnen. Bleiben Reste von Nävomelanozytenhaufen zurück, so entwickelt sich der Nävus in der Narbe neu. Diese Entwicklung, auch unglücklicherweise *Pseudomelanom* genannt, beunruhigt Patient und Hausarzt, ist aber harmlos und kein Hinweis auf maligne Veränderungen. Die Neuentwicklung kann mit Sicherheit nur vermieden werden, wenn entsprechend weit und tief exzidiert wird unter Hinterlassung einer entsprechenden Narbe. Es empfiehlt sich, den Patienten darauf hinzuweisen.

Flächenhafte Nävomelanozytennävi exzidiert man in Serien- oder Expandertechnik. Die inzwischen große Erfahrung mit der Serientechnik hat gelehrt, daß mit keiner malignen Entartung zu rechnen ist. Konnatale Nävomelanozytennävi haben ein höheres Entartungsrisiko; manche Autoren raten daher, alle bei Geburt vorhandenen Nävi zu entfernen, andere erst von einer bestimmten Größe an, z. B. von 5 cm. Doch handelt es sich hier um Ansichten, Beweise stehen aus.

Eine Kürettage papillomatöser Nävomelanozytennävi mit Verkauterung der Basis ist nur in ganz besonderen Fällen vertretbar, da es von stehengebliebenen Nävomelanozyten zu Rezidiven kommt mit Repigmentierung der Haut (s. S. 413). Eine Indikation sind Körperregionen mit erfahrungsgemäß ungünstiger Narbenbildung (oberer Rücken). Ein Versuch mit alleiniger Kürettage ist evtl. dort angezeigt, wo es leicht zu Keloidbildungen kommt, etwa im Ausschnitt.

Nävomelanozytennävi sind resistent gegen Röntgenstrahlen; eine Vorbestrahlung vor der Exzision ist daher nicht gerechtfertigt.

Prophylaxe: Bei Personen mit zahlreichen Nävomelanozytennävi, im besonderen mit Nävodysplasiesyndrom (s. oben), ist ein besonders gründlicher Strahlenschutz anzuraten und ferner eine regelmäßige Kontrolle, je nach Befund zwischen 6 Monaten und 2 Jahren.

39.8.3. Tierfellnävi

Tierfellnävi verursachen eine Konsistenzänderung der betroffenen Haut, oft mit vermehrter Haaranlage, erheblicher Pigmentierung der Oberhaut und Ansammlung von Nävuszellen in der Dermis, häufig in Form von nervenähnlichen Formationen. Tierfellnävi sind in jeder Größe anzutreffen; sie können flächenhaft die Haut einnehmen (Reithosennävus). Ihre besondere Gefahr liegt darin, daß, im Gegensatz zu anderen Nävi, sich auf ihnen häufiger maligne Melanome entwickeln.

Therapie: *Erfolgreich ist eine Dermabrasion* **in den ersten Lebenswochen.** Später bringt dieser Eingriff nur noch eine bescheidene kosmetische Besserung. Wo möglich, ist der Tierfellnävus zu exzidieren (Serientechnik, Expandertechnik, Verpflanzung gezüchteter Haut), zumindest in den Teilen, die eine Wucherung erkennen lassen. Ist genügend Haut für eine Transplantation vorhanden, so soll man unter allen Umständen versuchen, wenigstens die stärker und ungleichmäßig pigmentierten Partien der Tierfellnävi durch ein Transplantat zu ersetzen.

39.8.4. Blaue Nävi

Blaue Nävi, besonders die zellreichen Varianten, erwecken oft den Verdacht auf eine maligne Veränderung; man soll sie exzidieren. Der Mongolenfleck bildet sich spontan zurück. Andere systemische Formen wie der Naevus ophthalmomaxillaris Ota sind nur durch operativ-plastische Maßnahmen anzugehen.

39.9. Gutartige Geschwülste der Haut

39.9.1. Epitheliale Geschwülste

Die gutartigen epithelialen Geschwülste sind zum größten Teil bereits unter den Nävi erwähnt worden.

39.9.1.1. Keratoakanthome

Keratoakanthome treten meist in der Einzahl auf, doch ist ihr klinisches Bild sehr vielgestaltig. Sie ahmen Plattenepithelkarzinome nach. Im Gegensatz zu diesen bilden sie sich meist spontan zurück. Es ist jedoch nicht ratsam abzuwarten.

Therapie: Am besten Exzision möglichst früh, solange die Tumoren noch klein sind, da weder klinisch noch feingeweblich ein Plattenepithelkarzinom sicher auszuschließen ist. Röntgenbestrahlung (S. 54), Kryotherapie und bei kleinen Tumoren eine Kürettage der Keratoakanthome ist möglich, aber immer mit Histologie (Probeexzision) und Nachbeobachtung. Ein Vorschlag zur Therapie von Keratoakanthomen in ungünstiger Lokalisation ist die Injektion von Methotrexat in die Tumorbasis (0,4–1,5 ml einer Lösung von 12,5 oder 25 mg/ml MTX), Rückbildung durchschnittlich binnen 3 Wochen nach 1–2 Injektionen. Angeblich kam es zu keinen unerwünschten systemischen Reaktionen. In die Tumoren wurde von anderen Autoren 5-Fluorourazil injiziert. Multiple Keratoakanthome sprachen auf die systemische Gabe von Retinoiden an.

39.9.2. Bindegewebsgeschwülste

39.9.2.1. Fibrome

Mit Ausnahme der lentikulären Dermatofibrome (zellreichen Fibrome), der früheren Histiozytome, sind Fibrome der Haut selten. Die zellreichen Fibrome heilen oft nach vielen Jahren und Jahrzehnten spontan ab. Meist sind diese Dermatofibrome Spätfolge von Insektenstichen bei besonderer Veranlagung.

Differentialdiagnose: bei starker Hämosiderineinlagerung malignes Melanom, Sarkome, im besonderen Dermatofibrosarkome, maligne fibrosierende Histiozytome. Bei Lipideinlagerung Xanthome. Hautausstülpungen, sog. weiche oder gestielte Fibrome, sind keine Fibrome: Cutis pendula, und können durch Scherenschlag beseitigt werden, meist ohne Anästhesie. Keloide s. unten.

Therapie: meist überflüssig. Exzision bei Verdacht auf einen malignen Prozeß (s. oben). Fibrome, die sich stetig vergrößern, signalisieren die Gefahr der Entartung zum Dermatofibrosarkom und sollten weit im Gesunden (Rezidivgefahr in loco) entfernt werden.

Durch lokale Anwendung von Kortikoiden kann die Heilung dieser Fibrome vielleicht beschleunigt werden, evtl. durch Applikation kortikoidhaltiger Pflaster (Sermaka-Folie) oder Injektion von etwas Kortikoid-Kristallsuspension in das Histiozytom. Torre hält die Kryotherapie für die Therapie der Wahl: Das Zentrum des zellreichen Fibroms wird gefroren, bis die oberflächlich gefrorene Zone etwa 2 bis 3 mm über den Tumorrand hinausreicht; evtl. wird die Behandlung nach 5–6 Wochen wiederholt.

39.9.2.2. Keloide

Spontankeloide sind so selten, daß ihr Vorkommen bezweifelt wird; doch sind Patienten beschrieben worden, bei denen familiär ohne erkennbares Trauma Keloide auftraten.

Anlagemäßig bedingte Keloide nach Traumen sind leider häufiger. Die Keloidneigung ist in den einzelnen Körperregionen verschieden ausgeprägt, besonders stark in der oberen Brustregion.

Therapie: Vor allem bei frischen Keloiden kann ein Versuch mit einer kombinierten Behandlung gemacht werden, nämlich durch

Injektion von Kortikoid-Kristallsuspension in das Keloid mit anschließendem Druckverband, bestehend aus einer 1–2 cm dicken, festen Schaumstoffkompresse. Das Druckpolster wird mit Heftpflaster fixiert und dazu durch eine klebeelastische Binde befestigt. Nach Injektion von Kortikoid-Kristallsuspension in Keloide habe ich das Auftreten einer erheblichen Atrophie bis auf die Sehnen der Muskulatur beobachtet, die sich nur langsam über Monate zurückbildete. Trotzdem entwickelte sich dann das Keloid erneut. Der Kompressionsverband sollte wenigstens 14 Std. täglich getragen werden. Druckverbände werden auch empfohlen, um das Auftreten von Keloiden zu verhindern. Die lokale Applikation von Vitamin-A-Säure soll sich vorteilhaft ausgewirkt haben. Silikon-Gel-Folien sollen, 12 Std. tgl. aufgelegt über 12 Monate (!), hypertrophische Narben günstig beeinflußt haben.

Soll ein Keloid operativ entfernt werden, so ist der Patient darauf aufmerksam zu machen, daß der Exzision ein noch größeres Keloid folgen kann. Durch die Injektion von Kortikoid-Kristallsuspension in Wunde und Wundrand, anschließende Röntgenbestrahlung (S. 51) und Kompressionsverband soll man die Keloidneigung zu mindern oder aufzuheben versuchen. Laserentfernung soll die Keloidneigung einschränken.

Verbrennungskeloide haben eine gute Rückbildungstendenz. Man soll aber nur dann abwarten, wenn es durch die Keloide zu keiner Bewegungseinschränkung in den Gelenken kommt. Auflösungen sind durch Z-Plastiken möglich.

39.9.2.3. Osteome, Chondrome und Leiomyome

Osteome und Chondrome sind selten und werden exzidiert. Einzelne Leiomyome können exzidiert werden, manchmal handelt es sich um sehr schmerzhafte Angiomyoneurome. Multiple Leiomyome lassen sich bis heute nicht behandeln. Schmerzen, vor allem bei Berührung, sollen durch Phenoxybenzamin (2mal 18 mg tgl.) oder durch Nifedipin (Adalat) 4mal 10 mg tgl. positiv beeinflußt werden.

39.9.2.4. Juvenile Xanthogranulome (Nävoxanthoendotheliome)

Sie können bei Kindern multipel auftreten und erheblich wuchern, bilden sich aber nach Monaten spontan zurück.

Differentialdiagnose: andere xanthomatöse Wucherungen mit und ohne Störungen des Lipidstoffwechsels. Bei Erwachsenen können die atypischen Fibroxanthome differentialdiagnostisch Schwierigkeiten machen: Abgrenzung gegen maligne Wucherungen, im besonderen maligne fibrosierende Histiozytome, daher immer Exzision deutlich im Gesunden.

Therapie: Eine Exzision ist zur Sicherung der Diagnose durch feingewebliche Untersuchung, sonst nur dann erforderlich, wenn andere Strukturen oder Organe (Testes) durch die Tumoren bedroht werden.

39.9.2.5. Mastzellnävi (Urticaria pigmentosa, „Mastozytome")

Die Mastzellnävi treten als Einzeltumoren meist bei Kindern, häufiger exanthemartig auf. Bei Auftreten in der Kindheit pflegt die exanthematoide Urticaria pigmentosa spontan abzuheilen; bei Erwachsenen ist eine solche Abheilung eher eine Ausnahme als die Regel. Möglich ist ein Übergang in eine maligne systemische Mastzellenwucherung, gegen die es bisher keine therapeutische Maßnahme oder Prophylaxe gibt.

Therapie: Mastzellnävi lassen sich gut exzidieren, wenn sie einzeln auftreten. Alle therapeutischen Maßnahmen bei systemischen, fleckigen Mastzellnävi (exanthematoide Urticaria pigmentosa) waren mehr oder weniger wirkungslos. Empfohlen wird PUVA-Bestrahlung (S. 58f.), die die Effloreszenzen aber nur verdeckt. Ein Versuch mit Antihistaminika, evtl. Kombination von H_1- und H_2-Antihistaminika, ist dann angezeigt, wenn der Patient unter seinen urtikariellen Reaktionen leidet. Systemische Beschwerden sollen durch die fortgesetzte orale Therapie mit 400–800 mg Cromoglycinsäure gelindert werden. Lokale Therapie mit Kortikoiden und Okklusion soll zu vorübergehender Rückbildung der Hauttumoren geführt haben.

Bei systemischer aggressiver Mastzellwucherung wirkte bei einem Patienten α_{2b}-Interferon, Beginn 0,5 Mill. E tgl., gesteigert bis 5 Mill. E tgl., später 3mal wöchentl. über Monate. Gleichzeitig müssen zur Verhinderung unerwünschter Wirkungen 25 mg Prednison und Antihistaminika gegeben werden.

39.10. Präkanzerosen

Der Begriff der Präkanzerosen ist historisch zu verstehen. Es handelt sich um sichtbare Hautveränderungen, die überdurchschnittlich häufig zu einem bösartigen Tumor entarten. Sind Präkanzerosen auf allgemeine Schädigung, wie etwa die Arsenaufnahme, zurückzuführen, so sind auch die internen Organe bezüglich der Entwicklung von Neoplasmen zu überwachen.

39.10.1. Keratosen

Wir unterscheiden aktinisch bedingte und chemisch bedingte Keratosen. Die schädigenden Noxen sind Sonnenstrahlen, aber auch künstlich erzeugte UV- und Röntgenstrahlen, Teer, Arsen und andere Chemikalien. 20% der aktinischen Keratosen sollen zu einem Plattenepithelkarzinom entarten, diese aber nur in 1–2% metastasieren. Andererseits entwickeln sich 60% der Plattenepithelkarzinome der Haut auf aktinischen Keratosen.

Differentialdiagnose: Xeroderma pigmentosum, Epidermodysplasia verruciformis, maligner Typ. Morbus Bowen.

Therapie: Therapie der Wahl ist die Kürettage (S. 42) oder die Dermabrasion der Haut. Bei Kryotherapie mit flüssigem Stickstoff (20–30 Sek.) dauert die Abheilung 10–21 Tage. Besteht der geringste Verdacht auf Entartung im Sinne eines Plattenepithelkarzinoms oder auf Vordringen in die Tiefe, müssen die Keratosen exzidiert werden. Die lokale Anwendung von ätzenden schälenden, nekrotisierenden (z. B. Solco-Derman) und zytostatisch wirksamen Präparaten ist möglich.

Multiple Keratosen kann man durch örtliche Anwendung von 5-Fluorouracil behandeln (Efudix Roche Salbe 5%). Diese wird zweimal täglich auf die betroffenen Areale aufgetragen unter Aussparung der Augen, der Nasolabialfalten und der Lippen, und zwar etwa 2 bis 4 Wochen lang. Die Behandlungsfläche ist wegen möglicher systemischer Wirkungen, aber auch im Hinblick auf die Entzündung, auf etwa $500\,cm^2 = 23 \times 23$ cm zu begrenzen. Es kommt oft zu einer starken Entzündung, die man durch die gleichzeitige lokale Applikation von Kortikoiden unterdrücken kann. Die Behandlung mit 5-Fluorouracil soll aber trotz der Entzündung fortgesetzt werden. Auch makroskopisch noch nicht sichtbare aktinische Keratosen werden erfaßt. Während der Behandlung soll Sonnenbestrahlung vermieden werden. Nach Abschluß der Behandlung unterdrückt man die entzündlichen Veränderungen weiter durch ein Kortikoidpräparat. Veränderungen, die nicht auf diese Therapie angesprochen haben, soll man operativ entfernen und feingeweblich untersuchen.

Der Juckreiz und die Entzündung lassen es manchmal trotz der dann langen Dauer der Therapie ratsam erscheinen, einzelne oder nur wenige Effloreszenzen mit Efudix zu behandeln. Eine Kürettage eventuell mit nachfolgender Behandlung des Wundgrundes mit dem Kauter (erhöhte Keloidgefahr), ist aber für den Patienten angenehmer und führt meist schneller zum Ziel. Eine Röntgenbehandlung der bereits strahlengeschädigten Haut ist nicht zu empfehlen.

Prophylaxe: regelmäßige Anwendung von Sonnenschutzpräparaten von Jugend an, im besonderen in sonnenreichen Gegenden und bei entsprechender Exposition. Die Therapie mit Vitamin-A-Säure-Präparaten (im Idealfall 0,1%) soll die Haut regenerieren und in bescheidenem Maße zur Rückbildung von frühen Keratosen und auch des elastotisch degenerierten Bindegewebes führen. Da 0,1% Vitamin-A-Säure die Haut zunächst erheblich irritiert, werden meist geringere Konzentrationen 0,05% und weniger rezeptiert, z. B. Vitamin-A-Säure 0,02, Propylenglykol, 10% Ung. emulsif. aquos. ad 40,0, und dann gesteigert (s. auch S. 254).

39.10.2. Aktinische Cheilitis und Cheilitis glandularis

Die aktinische Cheilitis ist das Äquivalent der aktinischen Keratose.

Differentialdiagnose: andere Formen der Cheilitis, allergisches Kontakekzem, Folge einer Kontakturtikaria, Cheilitis unter Retinoiden.

Therapie: Versuch einer Vitamin-A-Säure-Therapie, etwa Vitamin-A-Säure 0,02 in 20 g Hermal-Haftgel nachts, tags ein Lippenschutz (s. unten). Bei frühen Veränderungen wird auch die Anwendung einer 5%igen 5-Fluorouracil-Salbe über 2 Wochen empfohlen (s. S. 419). Es kommt u. U. zur heftigen Entzündung, aber unter fortgesetzter Applikation klingen die Veränderungen ab.

Die fortgeschrittene aktinische Cheilitis wird durch Exzision des befallenen Lippenrots behandelt. Dazu wird das Lippenrot von der Haut-Schleimhaut-Grenze nach hinten bis zur Umschlagfalte von der Oberhaut befreit, die anschließende Übergangsschleimhaut unterminiert und an die Stelle des entfernten Gewebes gezogen.

Prophylaxe: Schutz gegen Sonnenstrahlen, z. B. Ilrido-Lippenschutz, Anthélios Lippenschutz.

Bei der Cheilitis glandularis sind Überwachung und Schutz vor UV-Strahlen besonders angezeigt.

39.10.3. Morbus Bowen

Der Morbus Bowen wird heute von zahlreichen Autoren als eine Form des Carcinoma in situ angesehen. Vordringen in die Dermis und Metastasenbildung sind möglich, doch ist der Morbus Bowen meist lange Zeit auf die Oberhaut beschränkt, ehe es zu einem ernsten Verlauf kommt. Arsenaufnahme plus starke Strahlenexposition fördert das Auftreten, deshalb findet sich der Morbus Bowen nicht selten bei Psoriatikern, die früher mit Arsen und später mit UV-Strahlen behandelt wurden oder sich selbst behandelt (Sonnenstrahlen) haben.

Differentialdiagnose: nummuläres Ekzem, Mykose, Basaliom, Psoriasis, auf den Schleimhäuten eine Leukoplakie oder eine Erythroplasie. Bowenoide Papulose durch HPV-Viren, besonders im Genitoanalbereich (S. 272).

Therapie: Ist die Umwandlung in ein infiltrierend wachsendes Karzinom ausgeschlossen, genügt eine gründliche Kürettage. Bei größeren Herden oder älteren Veränderungen ist eine Exzision im Gesunden erforderlich. Eine Therapie mit ionisierenden Strahlen oder Kryotherapie ist möglich (S. 55). Bei älteren Patienten habe ich mit Erfolg bei schwierig zu operierenden Herden, z. B. periungual, 5-Fluorouracil (Efudix-Salbe, S. 419) angewendet, etwa 2mal tgl., ggf. unter Plastik. Es kommt manchmal zu erheblichen Defekten, auch zu Nagelveränderungen bei matrixnaher Applikation. Solche Ulzerationen können mit Keloidnarben abheilen. Ob die interne Gabe von Retinoiden (S. 7, 89f.) Vorteile bringt, vor allem als Prophylaxe, halte ich für nicht entschieden.

Bei Arsenaufnahme in der Anamnese: Tumorsuche, engmaschige Überwachung.

39.10.4. Erythroplasie Queyrat

Sie tritt vor allem als roter Fleck im Bereich der Glans penis, seltener der Vulva und noch seltener an der Mundschleimhaut auf.

Die Erythroplasie ist nach unserer Auffassung nicht identisch mit dem Morbus Bowen, weil maligner. Bei allen hartnäckigen Entzündungen im Genitoanalbereich ist eine histologische Kontrolle vorzunehmen.

Differentialdiagnose: Morbus Bowen (andere histologische Struktur), Psoriasis, Balanitiden verschiedener Art, im besonderen Balanitis plasmacellularis Zoon, bowenoide Papulose; an der Mundschleimhaut erythroplakische Herde des atrophisierenden Lichen planus und des Lupus erythematodes.

Therapie: Röntgentherapie (S. 55) oder Exzision im Gesunden. Kontrolle der Lymphknoten. Der Patient muß regelmäßig nachbeobachtet werden, zunächst in kurzen, etwa 3monatigen, dann in längeren Abständen mit steter Überwachung der regionalen Lymphknoten.

39.10.5. Lentigo (prae)maligna

Die Lentigo maligna (präblastomatöse Melanosis Dubreuilh) findet man vor allem an sonnenstrahlenexponierten Stellen bei Menschen jenseits des 6. Lebensjahrzehnts. Manche Autoren sehen sie als eine Frühform des superfiziell spreitenden malignen Melanoms in strahlengealterter Haut an. Bei Verdacht auf Lentigo maligna ist eine Probeexzision angezeigt.

Differentialdiagnose: Pigmentverschiebungen, Altersflecke, seborrhoische Keratosen, superfiziell spreitende maligne Melanome.

Therapie: Wir empfehlen die Exzision der Lentigo maligna, da diese oft weiter fortgeschritten ist, als klinisch erkennbar. Die Röntgenbestrahlung von Frühherden ist möglich. Eine Kryotherapie mit flüssigem Stickstoff kommt bei älteren, schwer transportierbaren Patienten, etwa in einem Altersheim, in Frage, da diese sich notfalls ambulant ohne jede zusätzliche Medikation durchführen läßt. Nur in allerfrühesten Fällen ist eine Dermabrasion, ein Verkochen auf kaltkaustischem Wege oder eine Kürettage angebracht: immer mit regelmäßiger Nachkontrolle des Patienten.

39.10.6. Leukoplakie

Die Leukoplakie ist ein Symptom. Wir unterscheiden eine

- nosogene Form im Zusammenhang mit anderen Erkrankungen, im besonderen dem Lichen ruber planus und der Syphilis II,
- eine noxigene Form (Raucherleukokeratose, Schleimhautschwiele) und
- eine präkanzeröse Form, die Leukoplakie im engeren Sinne.

Der Morbus Bowen kann unter dem Bild der Leukoplakie verlaufen. Veränderungen an der Zunge bedürfen der möglichst frühen histologischen Klärung und sorgfältiger Überwachung.

Differentialdiagnose:
- Soor,
- ektopische Talgdrüsen,
- Lingua geographica,
- erbliche Keratosen (kombiniert mit anderen Fehlbildungen, gelegentlich maligne Entartung),
- Morbus Bowen.

Eigentümlicherweise sind Leukoplakien oft von Candida besiedelt, wahrscheinlich als Zeichen einer Resistenzschwäche. Bei Diabetikern sollen Leukoplakien häufiger und früher auftreten als bei Stoffwechselgesunden.

Therapie: Der Leukoplakie liegt, auch wenn sie Symptom einer anderen Erkrankung ist, meist ein Trauma als Lokalisationsfaktor zugrunde, etwa die Einwirkung von Tabakrauch oder -sud, ein schlecht sitzendes Gebiß oder galvanische Ströme bei Verwendung verschiedenartiger Metalle zur Sanierung der Zähne.

Bei Verdacht auf eine maligne Entartung ist eine Exzision oder auch eine Röntgenbestrahlung nötig. Wo vorhanden, kann man die Leukoplakie auch mit dem CO_2-Laser-Verfahren beseitigen. Die Kryotherapie mit flüssigem Stickstoff wird auch bei der Leukoplakie empfohlen.

39.11. Bösartige Hauttumoren

39.11.1. Basaliom

Basaliome sind die häufigsten Karzinome der Haut. Metastasen sind extrem seltene Ausnahmen. Sind multiple Basaliome Folgen vorausgegangener Arsenaufnahme oder anderer chemischer Intoxikationen, so ist nach weiteren Neoplasmen zu fahnden.
Differentialdiagnose: s. Tab. 59.
Therapie: Kleine Basaliome werden kürettiert. Anschließend die Basis mit Kauter verschorft, nochmals kürettiert und nochmals mit dem Kauter verschorft. In vielen Fällen genügt die einfache tiefe Kürettage. Man kann die Kürettage mit der Exzision verbinden. Durch Kürettage wird die Ausdehnung des Basalioms bestimmt und dann die Wunde nachexzidiert und feingeweblich die völlige Entfernung gesichert.

Größere Basaliome werden exzidiert oder röntgenbestrahlt (S. 55). Die Exzision sollte nicht zu knapp im Gesunden erfolgen, besonders beim infiltrierend wachsenden Basaliom (sog. sklerosierendes Basaliom). Dies darf nicht mit dem seltenen sklerodermieartigen Basaliom verwechselt werden. Es ist damit zu rechnen, daß beim sklerosierenden Basaliom die Tumorstränge den sichtbar erkrankten Bereich weit überschritten haben. Hier ist eine sorgfältige Kontrolle des Tumorrandes nach jeder Richtung durch Markierung des exzidierten Gewebes (Zuschnitt, Einnähen von Fäden, Zeichnung mit Rand-

Tabelle 59   Formen des Basalioms

Formen	Differentialdiagnose
oberflächliche Form (oft multipel, Arsengaben!)	Psoriasis, Morbus Bowen, Morbus Paget, superfiziell spreitendes Melanom
klein- und großknotige Form	andere Tumoren und Granulome
Sonderform: pigmentiertes Basaliom	Melanom, Angiom, Histiozytom
Ulcus rodens (ulzerierend) Ulcus terebrans (schnell ulzerierend und penetrierend)	Ulcus cruris, Gumma, systemische Mykosen, vegetierende Pyodermie, Tuberculosis cutis luposa
vernarbende Form	Narben anderer Genese
sklerodermieartige Form	umschriebene Sklerodermie
Nävobasaliome kombiniert mit Mißbildungen	Talgdrüsenhypertrophie, Trichoepitheliome und andere benigne epitheliale Tumoren

markierung, etwa durch Argentum nitricum) notwendig. Bei größeren infiltrierend wachsenden Basaliomen empfiehlt sich die Untersuchung des Randgewebes im Schnellschnittverfahren z. B. mit Hilfe eines Kryostaten unter der Operation. Zuweilen lassen derartige Basaliome sich auch durch ausgedehnte operative Maßnahmen nicht beherrschen (s. auch Chemochirurgie, S. 44).

Die Kryotherapie des Basalioms ist möglich. Die Dauerheilungsrate soll aber der Exzision und der Röntenbestrahlung unterlegen sein. Nach unseren Erfahrungen kommt sie nur in besonders ausgewählten Fällen in Frage. Die Schmerzhaftigkeit bei langsamer Abheilung des Kälteschadens ist zu berücksichtigen. Entsprechendes gilt auch für das 5-Fluorouracil, das nur in besonderer Situation und nicht als Routinetherapie angewendet wird. Als Ultima ratio, im besonderen bei sehr alten Patienten, lassen sich aber manchmal bei intensiver Anwendung überraschende Erfolge erzielen.

Die Injektion von α_{2b}-Interferon 3mal wöchtl. über 3 Wochen insgesamt 9 Injektionen mit 1,5 Mill. IE in kleinere Basaliome führte zur einer Rückbildung nach Wochen. Wieweit bei großen inoperablen oder schwer operablen Basaliomen diese Therapie sich bewährt, ist noch offen.

39.11.2. Plattenepithelkarzinom (Carcinoma spinocellulare)

Plattenepithelkarzinome finden sich vornehmlich an den Körperöffnungen. Der Differenzierungsgrad der Plattenepithelkarzinome der Haut wechselt. Hochdifferenzierte Tumoren setzen oft keine Metastasen trotz eines langen Bestehens und großer Ausdehnung; andere Karzinome sind hochmaligne und metastasieren bereits als kleine Tumoren. Abwarten ist also beim Plattenepithelkarzinom fehl am Platz.

Differentialdiagnose: Keratoakanthome, vegetierende Pyodermien, Jodo- und Bromoderma, tiefe Mykosen, Gummen, breite Kondylome. Eine Epithelwucherung um ein Ulkus kann ein malignes Wachstum vortäuschen, auch feingeweblich.

Therapie: Handelt es sich um ein Plattenepithelkarzinom, so sind die Exzision im Gesunden mit Kontrolle der regionären Lymphknoten (Lymphographie, Sonographie) und eine sorgfältige Nachbeobachtung über Jahre, zunächst alle 3 Monate, angezeigt. Sehr frühe Plattenepithelkarzinome auf aktinischen Keratosen kann man entsprechend den Basaliomen kürettieren.

Eine Röntgentherapie der Plattenepithelkarzinome und Kryotherapie ist möglich (S. 55 bzw. 45).

39.11.3. Adnexkarzinome und Morbus Paget

Neben den Plattenepithelkarzinomen kommen an der Haut selten Adnexkarzinome vor, die also Züge der Hautadnexe aufweisen, und andere Karzinome, die sich nicht sicher einordnen lassen und als intermediäre Karzinome bezeichnet werden.

Eine bis heute nicht endgültig klassifizierte Tumorart sind die *trabekulären Karzinome (Merkelzellkarzinome),* die sehr bösartig sind und eine schlechte Prognose haben. Karzinome der Schweißdrüsen gelten als besonders gefährlich.

Therapie: Exzision weit im Gesunden.

Der *Morbus Paget* ist eine Sonderform eines Adenokarzinoms. Alle hartnäckig ekzematösen Veränderungen, aber auch Pigmentverschiebungen im Bereich der Brustwarzen, sollten durch eine Probeexzision mit entsprechender Tiefe kontrolliert werden. Oft lassen sich die Paget-Zellen nur in den Gängen apokriner Drüsen nachweisen.

Therapie: Die sicherste Behandlung ist die Ablatio mammae.

Extramamillärer Morbus Paget: Ihn findet man besonders in der Analregion.

Differentialdiagnose: superfiziell spreitendes Melanom, das auch Paget-artige Zellen in der Epidermis besitzen kann, Morbus Bowen, bowenoide Papulose, Erythroplasie Queyrat.

Therapie: Eine Exzision weit im Gesunden, evtl. mit Erfassen der apokrinen Drüsen im Anal- und Rektalbereich, und ggf. eine Rektumexstirpation sind notwendig. Meist ist die Prognose trotz Rektumamputation und sorgfältiger Nachkontrolle infaust.

39.11.4. Sarkome, Sarkomatosen und Pseudosarkome

Im Gegensatz zu den Karzinomen sind Sarkome seltener, im besonderen an der Haut. Unterschiedliche Formen kommen vor (Tab. 60). Mit Ausnahme des Dermatofibrosarcoma protuberans haben die Sarkome eine schlechte Prognose, im besonderen die Angiosarkome und systemische Sarkomatosen.

Differentialdiagnose: Pseudosarkomatöse Wucherungen sind relativ häufig und selbst feingeweblich schwer von den malignen Veränderungen zu unterscheiden. Pseudosarkome kommen z. B. im Bereich der Faszien vor (eosinophile Fasziitis).

Therapie: Sarkome sind strahlenresistent. Operative Entfernung weit im Gesunden ist nötig. Bei den Sarkomatosen kann eine Kombination von Zytostatika den Verlauf vielleicht etwas verlängern, aber nicht verändern.

Tabelle 60 Sarkome und Sarkomatosen

1. Lokalisierte Formen

Dermatofibrosarcoma protuberans ⎫
Hämangioperizytom ⎬ relativ benigne
Fibrosarkome höherer Malignität ⎭
Liposarkome, Myosarkome, Myxosarkome, Angiosarkome inkl. Lymphangiosarkome
Retikulumzellsarkome

2. Systemische Formen

Angiomatosis Kaposi (Kaposi-Sarkom)
**Hämangioendotheliome ⎱ angioplastische Sarkomatosis,
**Lymphangioendotheliome ⎰ angioplastisches Retikulosarkom?
 *maligne Histiozytosen
 *maligne Mastzellenwucherung

* selten ** sehr selten

39.11.4.1. Kaposi-Sarkom (Angiomatosis Kaposi)

Diese früher seltene Gefäßwucherung ist durch die exanthematische Form bei HIV-Infektion bekannt geworden. Das idiopathische Kaposi-Sarkom kommt sporadisch bei jüdischen Patienten (Ashkenasim) in höherem Alter vor mit guter Prognose, endemisch im Mittelmeerraum mit schlechterer Prognose, beide vorwiegend bei Männern, und als hochmaligne lymphadenopathische Form besonders bei Kindern in Zentralafrika. Das durch Immunsuppression bedingte Kaposi-Sarkom ist in seinem Verlauf durch die Immunitätslage der Kranken bestimmt. Fast nur homosexuelle HIV-infizierte Männer sind betroffen. Man denkt an einen zusätzlichen Virusinfekt als auslösende Ursache.

Differentialdiagnose: die Epitheloid-Angiomatose (bazilläre Angiomatose). Sie ist wahrscheinlich durch rickettsienartige Organismen bei HIV-Infizierten (S. 332) bedingt und spricht daher im Gegensatz zum Kaposi-Sarkom auf Erythromyzin und Doxycyclin an. Einzelne oder zahlreiche Tumoren können vorhanden sein.

Therapie: Die Behandlung der Wahl ist bei Einzelherden die Bestrahlung mit Röntgenweichstrahlen. Kaposi-Herde bei HIV-Infizierten soll man so früh als möglich bestrahlen, da dann die durch Blutaustritte bedingte langanhaltende Pigmentierung vermieden wird. Eine Alternative ist die Kryotherapie bei kleinen Kaposi-Sarkomen bis 1 cm Durchmesser oder auch Bestrahlung mit dem Nd-YAG-Laser. Bei fortgeschrittenen Fällen werden Zytostatika gegeben, im besonderen Vinblastin, Vincristin und Adriamycin, Bleomycin, evtl. in Kombination, etwa Adriamycin 20 mg/m², Bleomycin 10 mg/m², Vincristin 1,4 mg/m² Körperoberfläche alle 2 Wochen. Auch wird die Injektion von Vincristin 0,01–0,1 mg in den Tumor empfohlen. Therapie der HIV-Infektion mit Zidovudin (S. 276) und gleichzeitige Gabe von Interferonen, etwa α_{2a}-Interferon (Roferon-A) 20 Mill. E/m² KO pro Tag subkutan. Nach etwa 12 Wochen wird eine Erhaltungsdosis zwischen 3 und 18 Mill. E 2–3mal pro Woche gegeben. Bei zusätzlichen unerwünschten Wirkungen von Zidovudin soll eine niedrige Dosis gewählt werden. Empfohlen wird zur Milderung der unerwünschten Interferonwirkungen in Art eines schweren grippalen Infektes die gleichzeitige Gabe von Paracetamol oder auch eine einschleichende Therapie, etwa jeweils für 3 Tage 3 Mill. IE Roferon-A, dann 9 Mill. IE und dann die volle Dosis (s. oben). Die Therapie sollte unter Aufsicht eines mit der Behandlung des HIV-Kaposi-Sarkoms vertrauten Arztes erfolgen.

39.11.5. Maligne Melanome

Verschiedene Formen der malignen Melanome kommen vor mit unterschiedlicher Prognose (Tab. 61 und 62). Die Dicke (Abb. 12), spielt eine entscheidende Rolle für die Lebenserwartung. Bis 0,75 mm ist die Prognose gut, bis 2 mm zweifelhaft, ab 2 mm ist mit einer raschen Metastasierung zu rechnen; auch hier gibt es Ausnahmen. Neben der Dicke ist auch die Eindringtiefe ins Gewebe (Level, Tab. 63), die Mitoserate und die Größe des Tumors (Zellzahl), ferner die Abwehrkraft des Organismus (Infiltratbildung, Melanome bei HIV-Infizierten), das Geschlecht, das Alter und die Lokalisation für die Prognose wichtig; dies gilt im besonderen bei einer Dicke bis 1,5 mm.

Die oberflächlich sich ausbreitenden Melanome (SSM) sind prognostisch günstiger als die nodulären Melanome (NM), die von Beginn

Tabelle 61 Klassifikationen der malignen Melanome

Zweiphasiges Wachstum (erst horizontal, dann vertikal)

Lentigo-maligna-Melanom LMM (ca. 15%)
superfiziell spreitendes Melanom SSM (ca. 75%)
akrales (akral-lentiginöses) Melanom ALM (ca. 5%)
mukokutanes Melanom (Vulva, Konjunktiven usw.) (selten)

Einphasiges Wachstum (vertikal)

noduläres Melanom NM (ca. 15%)

an in die Tiefe dringen. Entsprechendes gilt für die Lentigo-maligna-Melanome, die von manchen als SSM in photogeschädigter Haut aufgefaßt werden. Offenbar können maligne Melanome, als Nävomelanozytennävi verkannt, jahrelang in einem Ruhestadium als latente Melanome verharren, ehe sie fortschreiten und Metastasen setzen.

Tabelle 62 Stadieneinteilung der malignen Melanome

Stadium I

Primärtumor (allein, ohne Anhalt für Absiedlung)

Stadium II

Regionale Metastasierung (bis zur zugeordneten, ersten größeren Lymphknotengruppe)
A Satellitentumoren, Lokalrezidive, „In-transit"-Metastasen, nur mikroskopisch nachweisbare Lymphknotenmetastasen
B Klinisch nachweisbare Lymphknotenmetastasen – nicht mehr als 1 Lymphknoten befallen
C Mehr als 1 Lymphknoten metastatisch befallen, Refluxmetastasen, regionale Tumorrezidive

Stadium III

Fernmetastasierung
A Nicht viszeral (Haut, Subkutis, Lymphknoten)
B Viszeral

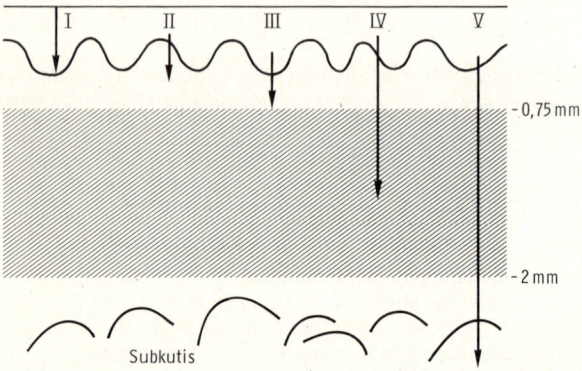

Abb. 12 Einteilung der malignen Melanome nach Level und Dicke. Im schraffierten Bereich ist die Prognose fraglich, abhängig von Geschlecht und Lokalisation, darüber gut, darunter schlecht

39.11.5. Maligne Melanome

Die Prognose hängt von der rechtzeitigen Diagnose und frühzeitigen Exzision ab. Daraus ergibt sich eine besondere Verantwortung für jeden Arzt, und es dürfte heute nicht mehr vorkommen, daß Patienten mit pigmentierten Tumoren von Ärzten den Rat erhalten, „nichts an dem Tumor machen zu lassen, da dieser sonst bösartig würde".

Therapie: möglichst frühzeitige Exzision im Gesunden. Je größer die Tumormasse, um so eher ist mit Metastasen zu rechnen.

Eine Probeexzision aus einem malignen Melanom ist nicht zu empfehlen; doch ist nicht bewiesen, daß die Prognose sich verschlechtert, vorausgesetzt, daß binnen weniger Tage der gesamte Tumor im Gesunden entfernt wird. Die Weite der Exzision hängt von der Art und Größe des Tumors ab (Tab. 63). Sie soll bis zur Faszie in die Tiefe reichen und mit der Längsrichtung möglichst den Lymphabflußbahnen folgen (Lymphoszintigraphie). Nicht die minimale, sondern die opti-

Tabelle 63 Melanom-Therapie. Vorgehen nach Groth u. Steigleder

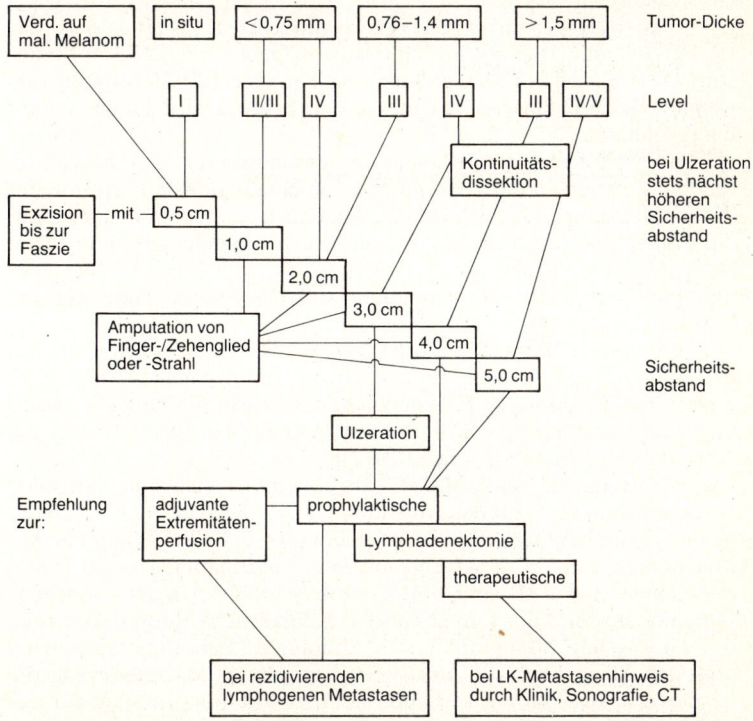

male Exzisionsgröße ist anzustreben. Bei erkennbarem Befall der regionalen Lymphknoten (Lymphographie, Sonographie) sollen diese entfernt werden, am besten im Anschluß an die Entfernung des Tumors. Die prophylaktische Entfernung der Lymphknoten wird heute meist abgelehnt. Bei sehr frühen Melanomformen, Level 1, Minimal-Deviation-Melanomen oder Borderline-Melanomen genügt die Entfernung einfach im Gesunden.

Zahlreiche Verfahren, vor allem Verfahren der Immuntherapie (z. B. Interferone plus Interleukin 2) mit und ohne Kombination mit Zytostatika, sind beim malignen Melanom angewendet worden oder noch in der Erprobung. Einzelerfolge können sich durch den unberechenbaren Verlauf, etwa die seltene spontane Rückbildung maligner Melanome, erklären. Zytostatika haben beim malignen Melanom den Gesamtverlauf nicht nachweisbar geändert, auch wenn es zu vorübergehenden Rückbildungen gekommen ist. Das gilt auch für das DTIC-Dome (Dacarbazin). Eine prophylaktische Zytostatikatherapie, auch in Kombination mit einer Immuntherapie (z. B. BCG), hat keinen Erfolg gebracht.

Das BHD-Schema (BCNU, Hydroxyurea, DTIC) und das BOLD-Schema (Bleomycin, Vincristin = Oncovin, CCNU = Lomustin, DTIC) wird zur Behandlung von Kranken mit Metastasen verwendet. Bei Nichtansprechen auf das eine Schema wird auf das andere übergegangen.

Bei weiter fortgeschrittenen, im besonderen regional metastasierenden Melanomen der Extremitäten, ist eine regionale Perfusion mit Zytostatika unter Hyperthermiebedingungen vorgenommen worden; die Ergebnisse stehen zur Diskussion. Entsprechendes gilt für die Therapie mit Interferonen und Interleukin 2 (s. Tab. 2, S. 14). Langzeittherapie über Jahre mit Cimetidin soll die Rezidivquote gesenkt haben.

Prophylaxe: Patienten mit zahlreichen Nävomelanozytennävi, im besonderen dysplastischen und ganz besonders mit malignen Melanomen in der Eigen- oder Familienanamnese müssen regelmäßig nachuntersucht werden, je nach Befund halbjährlich, jährlich oder im Abstand von 2 Jahren (s. auch S. 412 ff.).

Nachsorge: 1. muß auf das Auftreten neuer maligner Melanome geachtet werden, 2. auf das Auftreten von Metastasen, im besonderen in den Lymphknoten. Bei Risikopatienten, d. h. bei Patienten mit Melanomen in der Vorgeschichte mit einer Eindringtiefe von $>0{,}75$ mm oder einem Level III und tiefer: vierteljährliche Untersuchung des Integumentes und der Lymphknoten, halbjährliche Röntgenkontrolle des Thorax und Sonographie des Abdomens. Laboruntersuchungen halte ich für sinnlos, da selbst bei ausgedehnter Metastasierung die Laborwerte sich normal verhalten können und Tumormarker für das maligne Melanom bisher nicht existieren. Im Gegensatz zu früheren

Befunden ist die moderne hochauflösende Sonographie dem Tastbefund bei der Untersuchung der Lymphknoten überlegen. Mit ihr können bereits Metastasen von 4 mm Dicke, durch Tastbefund erst ab 8 mm Dicke erfaßt und auch Metastasen von anderen Lymphknotenschwellungen unterschieden werden. Ultraschallverfahren an der Haut können Hinweise auf die Eindringtiefe, aber nicht auf die Art des Tumors und seine Malignität geben.

39.11.6. Maligne Lymphome

In der Haut kommen T- und B-Zell-Lymphome verschiedenen Differenzierungsgrades und damit unterschiedlicher Malignität vor. Die T-Zell-Lymphome unter dem Bilde der Mycosis fungoides überwiegen jedoch bei weitem. Ein anderes T-Zell-Lymphom, wahrscheinlich eine Variante der Mycosis fungoides, ist das Sézary-Syndrom. Es ist damit zu rechnen, daß sehr unreife Lymphome gleichzeitig B- und T-Zell-Marker tragen.

Differentialdiagnose: Erythrodermien, im besonderen psoriatische, Kontaktekzeme, Mykosen, Parapsoriasis en plaques. Die malignen Lymphome verlaufen im Frühstadium uncharakteristisch. Bei Dermatoleukosen (sehr selten) sind Hautherde mit Röntgenstrahlen günstig zu beeinflussen. Bei B-Zell-Lymphomen sollte man nach einer Borrelieninfektion fahnden.

Pseudolymphome: Sie imitieren klinisch und histologisch Lymphome und treten nach Insektenstichen, bei Fremdkörpergranulomen, unter Medikamenten und idiopathisch auf. Wir unterscheiden Pseudolymphome, bei denen gutartige Veränderungen Lymphome imitieren (imitierte, etwa Insektenstichgranulome), solche, bei denen eine maligne Wucherung vom Organismus überwunden wird (limitierte), und solche, bei denen ein Lymphom lange Zeit benigne erscheint, weil es vom Organismus in Schach gehalten wurde (prolongierte).

Unter der Bezeichnung lymphadenoide Papulose verbergen sich meiner Ansicht nach verschiedene, z.T. histiozytäre Proliferationen. Meist handelt es sich glücklicherweise um limitierte Pseudolymphome, so daß unabhängig von der Therapie der Verlauf benigne ist, es sei denn, es kommt zu einer Immunsuppression etwa durch therapeutische Maßnahmen.

Therapie: Lymphom-Einzelherde: ionisierende Strahlen, sonst Zytostatikakombinationen. Durch Kombination verschiedener Therapieverfahren (Röntgenbestrahlung, Zytostatika, Kortikoide) versucht man, dem Patienten sein Leiden zu erleichtern: Der Gesamtverlauf konnte bisher nicht nachweisbar geändert werden. Die Immuntherapie, so mit Zytokinen, befindet sich noch immer im Erprobungsstadium.

Es gibt Hinweise, daß maligne Lymphome bei immungeschwächten Patienten dann abheilen, also benigne verlaufen, wenn die Immunsuppression aufgehoben werden kann.

39.11.6.1. Mycosis fungoides

Sie beginnt mit Veränderungen im Sinne eines Ekzems, im besonderen in Form eines im späten Lebensalter aufgetretenen endogenen Ekzems, einer Psoriasis, vor allem aber einer Parapsoriasis en plaques, also mit bräunlich-rötlichen, schuppenden Herden bis Handtellergröße in den Hautspaltlinien. Juckreiz soll für eine Mycosis fungoides und gegen eine gutartig verlaufende Parapsoriasis sprechen. Später kommt es zu infiltrierten Plaques und Tumorbildung mit der histologischen Struktur eines Retikulumzellsarkoms (Tab. 64).

Tabelle 64	Stadien der Mycosis fungoides
Stadium 0	prämaligne Veränderungen, etwa im Sinne einer großfleckigen oder poikilodermatischen Parapsoriasis en plaques
Stadium 1	erythematöse Herde oder generalisiertes Ekzem
Stadium 2	indurierte Plaques oder Erythrodermie
Stadium 3	Bildung von Tumoren
Stadium 4	Hautveränderungen plus Lymphknotenveränderungen
Stadium 5	Hautveränderungen mit Beteiligung der inneren Organe

Differentialdiagnose: Lymphome. Abzutrennen von der Mycosis fungoides ist die Adulten-T-Zell-Leukämie durch ein Retrovirus. Ähnlichkeiten mit dem Sézary-Syndrom bestehen; das Infiltrat dringt im Gegensatz zur Mycosis fungoides nicht in die Epidermis vor, dagegen wird das Knochenmark infiltriert (Ca im Blutserum erhöht!). Lymphozyten mit besonderen Charakteristika finden sich im Blut.

Therapie (Tab. 65): In Frühstadien hilft am besten Sonnen- oder PUVA- bzw. SUP-Bestrahlung (S. 57ff.). In späteren Stadien ist eine Röntgenbehandlung (S. 52f.) angezeigt. Besonders hat sich die Hochvolttherapie bewährt. Einige Autoren befürworten bei der Mycosis fungoides eine frühzeitige Strahlentherapie, ehe Tumoren und Lymphknotenveränderungen aufgetreten sind, so die Gabe von 20–35 Gy durch eine 2,4-MeV-Elektronenschleuder. Die Therapie mit Zytostatika, auch kombinierten Verfahren haben bisher zu keiner Änderung der Prognose geführt, wohl zu vorübergehender Rückbildung. Chlormethin und Carmustin werden auch lokal angewandt.

Tabelle 65   Therapie der Mycosis fungoides

Lokal:	Systemisch:
Strahlen	Zytostatika
Sonne	Leukopherese
UVA – PUVA	Interferone?
UVB – SUP	Photophorese
Rö	
Schnelle Elektronen	
Zytostatika	
Chlormethin (Stickstofflost, $C_5H_{11}Cl_2N$)	
Carmustin (BCNU, $C_5H_9Cl_2N_3O_2$)	

Auch die extrakoroporale Photopherese und die Leukopherese führen nur zu vorübergehender Besserung durch Entzug der entarteten Zellen. Bei allen Verfahren, die den Verlauf nicht entscheidend wenden können, ist daran zu denken, den Patienten so lange wie möglich ein lebenswertes Leben zu gewährleisten. Unter diesem Aspekt erscheint mir die Therapie mit schnellen Elektronen als die Therapie der Wahl.

Die Therapie mit Interferonen hat in einigen Fällen zur Rückbildung geführt, doch muß diese mit den entsprechenden unerwünschten Wirkungen (S. 13) über Monate fortgeführt werden. Beginn etwa mit 3 Mill. E α_{2a}-Interferon pro Tag, stufenweise Erhöhung auf 18 Mill. tgl., nach 3 Monaten 3mal wöchentlich.

39.11.6.2. Lymphogranulomatosis Paltauf-Sternberg (Morbus Hodgkin)

An der Haut findet man vorwiegend sekundäre Veränderungen, Pruritus mit Kratzeffekten, Sekundärinfektion, sekundäre Ichthyosis.

Therapie: Die Sekundärveränderungen müssen symptomatisch behandelt werden (Pruritus, S. 71). Bei spezifischen Infiltrationen in der Haut ist eine Therapie mit ionisierenden Strahlen angezeigt.

40. Proktologie

40.1. Allgemeine Gesichtspunkte zur Untersuchung

Die erste Untersuchung des Afters besteht in einer gründlichen Inspektion. Wenn Beschwerden beim Stuhlgang wie Schleim- und Blutabgang oder sehr ungleichmäßige Stuhlform angegeben werden, sind eine Rektoskopie, evtl. eine Koloskopie und Sigmoskopie und eine röntgenologische Untersuchung, unerläßlich. Auf die Gefahr der Perforation bei Rektoskopien, ein allerdings seltenes Vorkommnis, sei ausdrücklich hingewiesen. Was mit Geduld und Geschick nicht gelingt, soll man auch nicht mit Gewalt erreichen wollen.

Austastung des Enddarmes: Der Zeigefingernagel soll kurz geschnitten sein. Der Untersucher zieht einen Handschuh und darüber einen Fingerling an. Der Fingerling wird mit einem – wenig sensibilisierenden – Anästhetikum bedeckt (Scandicain-Gel, Xylocain-Gel oder Pumpspray) und damit der Analring eingerieben. Erst nach einigen Minuten untersucht man mit dem mit einer Gleitmasse bedeckten Fingerling. Bei Spasmus des Analringes liegt meistens eine Analfissur vor; die digitale Untersuchung und erst recht das Einführen von Instrumenten sind dann äußerst schmerzhaft (s. unten).

Immer wird bei der rektalen Palpation die Prostata abgetastet. Sie ist glatt, zweizipfelig und kastaniengroß. Ihre normale Konsistenz wird mit der der Handflächensehnen bei dorsalflektierten Fingern verglichen.

40.2. Erkrankungen der Analregion

40.2.1. Analpruritus

Der Analpruritus findet sich überwiegend beim Mann. Er hat sehr verschiedene Ursachen:

Psychische Faktoren sollen einen Analpruritus auslösen können, etwa eine Depression oder eine Phobie. Oxyuren verursachen häufig,

Analfissuren und Analfisteln manchmal einen Analpruritus. Auch bleiben in Analfalten oder bei einem geringen Prolaps Stuhlreste zurück und lösen Juckreiz aus. Die Qualität des Stuhles ist zu untersuchen (stark alkalisch? bakterielle Zusammensetzung?). Auf eine Feuchtigkeitsansammlung in dieser Gegend durch Schleimentleerung vom Dickdarm her, z. B. beim Reizkolon, durch Hyperhidrosis oder eine Fistel muß man achten. Fluor gelangt in die Analregion und ruft dort Juckreiz hervor. Allergisch oder toxisch bedingte Kontaktekzeme können sich um den After abspielen (Desinfektionsmittel, Intimhygiene, Hämorrhoidenzäpfchen und -salben, Zusatzstoffe zu Waschmitteln, Kleidungsstücke). Nahrungsmittel, *im besonderen Gewürze* (Pfeffer, Zimt), auch Arzneiunverträglichkeiten, so Laxanzien, wirken sich hier negativ aus. Ein toxisch bedingtes Ekzem geht in dieser Region oft ohne die üblichen klinischen Symptome einher. Präparate, die an anderen Körperregionen gut vertragen werden, rufen hier eine Irritation hervor, selbst Kortikoidsalben. Fixe Arzneiexantheme finden sich gelegentlich am und um den After. Eine provozierte Psoriasis ist häufig perianal zu finden (scharfe Begrenzung, hier keine Schuppung); sie wird manchmal als seborrhoisches Ekzem oder Mykose verkannt (s. unten). Die umschriebene Neurodermitis (Lichen Vidal) ist auch in der Anal- und auch in der Vulvaregion lokalisiert (Kennzeichen: Lichenifikation). Obwohl der Lichen ruber dort auch vorkommt, macht er aber selten Beschwerden. Mykosen, im besonderen Hefemykosen, und das Erythrasma sind in der Analregion zu finden und können Juckreiz hervorrufen. Der Analpruritus kann Ausdruck eines erst sich entwickelnden, klinisch noch nicht erkennbaren periproktitischen Abszesses sein oder Anzeichen anderer Leiden wie Karzinome des Magen-Darm-Traktes, einer Leukämie oder all jener Störungen, die beim generalisierten Pruritus (s. S. 71) zu berücksichtigen sind. Ob der Analpruritus ein paraneoplastisches Syndrom, im besonderen bei Prostatakarzinomen, ist, bleibt zweifelhaft.

Therapie: Auffinden und Abstellen der genannten Ursachen sind das wichtigste. Die symptomatische Therapie ist demgegenüber untergeordnet. Eine der wichtigsten Maßnahmen bei der äußerlichen Therapie des Analpruritus ist die Reinigung des Afters mit Wasser und Seife nach jedem Stuhlgang.

Vor allen Dingen ist darauf zu achten, daß der Patient gegen keinen der therapeutisch applizierten Stoffe überempfindlich ist. Zuweilen hilft das Absetzen jeder Behandlung. Vertragen werden meistens einfache Hautpflegemittel und Externa wie Penaten-Öl, Oleum Zinci, Schüttel-Mixturen, denen ggf. juckreizlindernde Substanzen wie Polidocanol (Thesit 2–5%) zuzusetzen sind. Manchmal hilft Bufexamac (Parfenac Fettsalbe, Proctoparf) oder Volon-A-Schüttelmix, oder als Ultima ratio eine Kortikoidsalbe in einer Paraffin-Vaselin-Grundlage ohne jeden Zusatz.

Ein Versuch kann auch mit gerbstoffhaltigen Pudern oder Schüttelmixturen gemacht werden (Tannolact, Tannosynt). Als angenehm werden Sitzbäder mit Tannolact oder Tannosynt, Polidocanol oder teerhaltigen Präparaten empfunden (Balneum Hermal mit Teer, Balneum Hermal Plus, Ichtho-Bad u. a.).

Intrakutane Quaddeln mit Alkohol wurden empfohlen, dürften aber vorwiegend eine psychotherapeutische Maßnahme darstellen. In Lokal- oder Allgemeinanästhesie werden jeweils 0,1–0,2 ml absoluten Alkohols intradermal mit einer feinen Nadel injiziert. Es ist darauf zu achten, daß die Injektionen nicht zu oberflächlich, sondern eher an der Dermis-Subkutis-Grenze vorgenommen werden (etwa 5–6 mm tief). Am besten wird auf die juckende Region ein Raster mit einer 1 cm^2-Aufteilung aufgelegt oder aufgezeichnet und an den Kreuzungspunkten injiziert. Mit Schmerzen und einem örtlichen Ödem ist bis 2 bis 3 Wochen nach der Therapie zu rechnen. Sensibilitätsstörungen sind bis zu 2 Monaten nach diesem Vorgehen zu beobachten.

Bei starkem Juckreiz ist in Ausnahmefällen die subkutane Infiltration mit einer Kortikoid-Kristallsuspension, etwa 10 mg Volon-A-Kristallsuspension, verdünnt mit der doppelten bis dreifachen Menge 0,5%iger Mepivacainlösung oder einem anderen Lokalanästhetikum, angezeigt. Wenn der Analpruritus Vorläufer eines periproktitischen Abszesses war, könnte der Patient den Abszeß der Injektion anlasten und Ursache und Wirkung verwechseln.

40.2.2. Perianale Thrombose (thrombosierte Phlebektasie, anale Phlebothrombose)

Sie tritt völlig unerwartet, zuweilen sogar multipel, selten in 20 bis 30 kleineren Exemplaren auf und ist meist äußerst schmerzhaft.

Differentialdiagnose: Die perianale Thrombose wird gelegentlich mit äußeren Hämorrhoiden verwechselt.

Therapie: Die übliche Behandlung besteht in der Inzision und dem Exprimieren des Thrombus. Eine Anästhesie mit einigen Tropfen eines Lokalanästhetikums ist nur in Ausnahmefällen nötig; die Injektion ist meist schmerzhafter als die Inzision. Bei älteren Fällen, bei denen der Thrombus schon teilweise organisiert ist, verordne ich Sitzbäder (wie beim Analpruritus), Auftragen von Hämorrhoidensalben und Hämorrhoidenzäpfchen (Ultraproct, Mykoprokt, Proctoparf forte), inzidiere aber nicht.

40.2.3. Hämorrhoiden

Früher unterschied man äußere, intersphinktäre und innere Hämorrhoiden. Was ich an Patienten und in Lehrbüchern unter der Bezeichnung „äußere Hämorrhoiden" gesehen habe, war etwas anderes. Manchmal werden ein geringer Analprolaps oder anale Schleimhautfalten (Marisken) als „äußere Hämorrhoiden" angesehen. Inzwischen wird die Existenz äußerer Hämorrhoiden allgemein bezweifelt.

Wie man den Patienten zur Hämorrhoidenuntersuchung und -behandlung lagert, ist Ansichts- und Übungssache; meist wird die Steinschnittlage bevorzugt. Die intersphinktären Hämorrhoiden treten meist nur bei Betätigung der Bauchpresse deutlich hervor und sind fast nur unmittelbar im Anschluß an die Defäkation zu sehen. Sie lassen sich wirksam durch Verödung (s. unten) behandeln. Die inneren Hämorrhoiden sind nicht zu tasten, sondern oft nur mit dem Blondschen Proktoskop darzustellen.

Differentialdiagnose: Bei Hämorrhoidalbeschwerden sollten ein Anal- und ein Rektumkarzinom immer ausgeschlossen werden.

40.2.3.1. Verödungstherapie der Hämorrhoiden

Als Verödungsflüssigkeit kommt die ethanolhaltige Zinkchlorid-Sklerosierungslösung NRF 5.5 zur Blondschen Hämorrhoidenbehandlung in Frage. 1 ml enthält 133 mg Calciumchlorid (Dihydrat), 7 mg Zinkchlorid und 30 mg Mepivacainchlorid, Standardverordnungsmenge 10 ml. Bei der ersten Behandlung tropfenweise Injektion von 0,2–0,3 ml in 3–5 Einzelinjektionen submukosal und paravasal unter die im Proktoskop dargestellten Hämorrhoidalkonvolute. Bei weiteren Behandlungen in zunehmenden Abständen von 5–28 Tagen jeweils 0,5–1,0 ml verteilt auf 10–15 Einzelinjektionen. Die chininhaltige Injektionslösung 20% mit oder ohne 2% Mepivacainhydrochlorid NRF 5.4 wird entsprechend angewendet. Auch Sagittaproct enthält Chinin; bei Patienten mit entsprechender Allergie treten schockartige Symptome schon während der Behandlung, aber selten auch noch im Laufe der nächsten Stunden auf. Liegt eine derartige Allergie vor, so kann man auf die ethanolhaltige Sklerosierungsflüssigkeit (s. oben) oder 0,5–1%iges Aethoxysklerol ausweichen. Die Maximaldosis von 0,5 ml Sagittaproct sollte bei Verödung mehrerer Hämorrhoiden nicht überschritten werden. Antiphlebin und Sagittaprokt enthalten neben dem Chinin ein Anästhetikum (Antiphlebin Lidocain, Sagittaproct Amydricain und außerdem noch Tinctura Catechu). Keilig empfahl zur Verödung Chininumdihydrochloricum, 20,0, Aqua dest. ad 100,0, S. steril; bei Chininunverträglichkeit Varigloban, 4% oder 8%, weil nach seiner Ansicht der Sklerosierungseffekt von Aethoxysklerol zu gering ist. Andere Autoren verwenden eine ölige Phenol-Injektionslösung 5% NRF 5.3. Pro Sitzung werden 3–5 ml, pro Knoten 1–1,5 ml submukös oberhalb der Hämorrhoidenknoten in die Umgebung der Hämorrhoidenarterien injiziert. Wegen der größeren Menge ist es bei der Verwendung von Tropfspritzen notwendig, mehrere Spritzen pro Patient zu nehmen.

Instrumente. Zur Injektion des Verödungsmittels soll man eine sog. Tuberkulinspritze, besser aber eine Tropfspritze verwenden. Ferner gibt es Spritzen, bei denen die injizierte Menge durch Drehen einer Rändelschraube am Stiel des Spritzenkolbens festgelegt wird. Ich empfehle, nur mit Spritzen zu arbeiten, bei denen die Injektionsmenge vor der Injektion durch einen Mechanismus bestimmt wird. Die Injektionsspritzen mit der Rändelschraube sind etwas schwerer zu handhaben, aber bedeutend unempfindlicher als Tropfspritzen, deren Gebrauch sich daher als kostspielig erweist. Besonders muß man darauf achten, daß die Kolben der Tropfspritzen nicht verwechselt werden.

Bei der Verödung benutzt man lange Nadeln mit abgebogener Spitze. Man kann die Nadel auch etwa 4–5 mm über der Spitze mit einer Stahlmanschette überziehen lassen, so daß die maximale Einstichtiefe festgelegt ist. Lange Faßzangen müssen zur Hand sein, da in Ausnahmefällen eine Nadel abbrechen kann.

Vorgehen. Bei der Hämorrhoidenverödung sollte eine Hilfsperson zumindest in Rufnähe sein. Verödet wird bei leerem Darm. Der Patient soll ihn vor der Behandlung entleeren. Gelingt dies nicht, werden 20 Min. vor der Untersuchung 100 ml Einmalklistier Pfrimmer appliziert oder ein Lecicarbonzäpfchen gegeben. Eigene Maßnahmen des Patienten, im besonderen die Einnahme von Abführmitteln, untersage ich, da bei durchfallartigem Stuhl und gereiztem Darm das Einführen eines Proktoskops offenbar die Peristaltik anregt und sofort dünnflüssiger Stuhl zum Nachteil für alle Beteiligten in das Proktoskop gelangt.

Durch Pressen oder Husten des Patienten tritt der Hämorrhoidalknoten deutlicher hervor. Er wird mit einem langstieligen Watteträger mit einer Desinfektionslösung desinfiziert. Verödet wird durch Einstich mit der Spezialnadel in die Basis des Hämorrhoidalknotens und Injektion des Verödungsmittels (s. oben).

40.2.3.2. Abtragen der Hämorrhoidalknoten und kleiner benigner Tumoren

Manche Autoren empfehlen, gestielte Hämorrhoidalknoten, kleine Polypen oder andere kleine benigne Tumoren durch das Proktoskop hindurch mit einer versenkbaren Diathermieschlinge abzutragen. Aus eigener Erfahrung möchte ich jedoch raten, diese Gebilde möglichst mit einer Faßzange an die Oberfläche zu ziehen, was meist gelingt. Sie können dann unter Sicht mit den üblichen Instrumenten behandelt werden. Die Blutung läßt sich leichter stillen. Ein sehr elegantes Verfahren ist ein Abklemmen größerer Hämorrhoiden mit einem Gummiband unter Zuhilfenahme eines Spezialproktoskopes. Liegen die Hämorrhoiden noch in der schmerzempfindlichen Zone, so ist dieses Vorgehen wegen der Schmerzhaftigkeit zu vermeiden. Manche Autoren empfehlen auch Kryo- oder Lasertherapie.

40.2.4. Analprolaps

Durch Reponieren, Injektion von je 2–4 Tropfen Verödungsflüssigkeit submukös und anschließendem Redressionsverband gelingt es in mehrfachen Sitzungen *manchmal,* einen nur mäßigen Prolaps zu beseitigen. Die Redression erfolgt am einfachsten so, daß ein Analzäpfchen mit Tupfer (z. B. Tampositorium B) in den Analring eingeführt und nun eine Zellstoffrolle oder ein ähnliches Gebilde aus Verbandstoff vor das Zäpfchen in die Rima ani eingelegt und mit Heftpflaster dort befestigt wird.

40.2.5. Analfissur

Schmerz bei und nach dem Stuhlgang ist charakteristisch für eine Analfissur. Sie findet sich meist in der Mittellinie des Afters, also entweder bei 12 oder 6 Uhr, besonders häufig dorsal. Oft ist sie hinter einer Vorpostenfalte, einer Marisque, verborgen. Am äußeren Ende der Analfissur sieht man zuweilen eine Schwellung, die eine Marisque vortäuscht. Oft ist die Analfissur durch einen Krampf des Analrings so eingezogen, daß sie klinisch nur schwer zu erkennen ist. Einfache Einrisse im Analbereich heilen oft spontan ab; die Fissur dagegen schreitet unbehandelt unter chronischer Entzündung in die Tiefe fort und erreicht den M. sphincter ani internus.

Differentialdiagnose: Abzugrenzen gegen eine Analfissur ist die Kokzygodynie durch einen Spasmus des M. levator ani. Sie wird mit Analgetika, Tranquilizern (Diazepam) und Muskelrelaxanzien behandelt. Die Proctalgia fugax besteht in krampfartigen nächtlichen Anfällen, die 30–40 Min. dauern und vor allem bei jungen Männern auftreten. Starker Druck auf den Analring soll die Beschwerden beheben; sie kommen aber anfallsweise wieder.

Therapie: Zunächst kann ein Versuch gemacht werden, die Fissur in Lokalanästhesie durch Injektion von 1–3 Tropfen Verödungsflüssigkeit (s. Hämorrhoiden, S. 437f.) in den Fissurgrund zur Abheilung zu bringen; ggf. muß diese Behandlung 1–3mal wiederholt werden. Ist dies erfolglos, so wird die Fissur fächerförmig mit einem Lokalanästhetikum um- und unterspritzt und dann kaltkaustisch exzidiert. Das gesamte Fissurgebiet einschließlich seiner derben Ränder soll spindelförmig umschnitten werden. Die Exzision verläuft keilförmig in die Tiefe bis zu den obersten Muskelfasern des M. sphincter ani internus, der etwas angeschnitten wird. Stark blutende Gefäße können umstochen werden. Die Wunde soll zugranulieren. Eine andere Therapiemöglichkeit ist die laterale oder posteriore Sphinkterotomie.

40.2.6. Analfalten, Marisquen

Analfalten kann man nicht veröden. Sie sind resistent gegen Hämorrhoidensalben und -zäpfchen. Sie müssen also operativ abgetragen werden, sofern man sie überhaupt beseitigen will.

40.2.7. Analfisteln

Analfisteln sind oft schwerer zu finden, als man erwartet. Man benutzt dazu Hakensonden, mit denen man die Fistelöffnungen leichter erfaßt.

Differentialdiagnose: Bei Analfisteln muß man darauf achten, ob sie nicht Ausdruck anderer Erkrankungen sind (Acne conglobata, Lymphogranuloma inguinale, Morbus Crohn, Colitis ulcerosa).

Therapie: Bei Fistelbildung im Rahmen der Acne conglobata hilft nach unserer Erfahrung nur eine tiefgreifende Eröffnung der Fistelgänge und aller Abszesse auf kaltkaustischem Wege, wenn die entsprechenden Antibiotika nicht zum Ziele führen (S. 381).

Submuköse Analfisteln durchschneidet man kaltkaustisch über einer eingelegten Rinnensonde. Subkutane Fisteln kann man durch Fadendrainage behandeln, indem man mit Hilfe einer Ahle einen Kunststoffaden (Stärke 1-0) durch die Fistel einführt und mit einer Faßzange durch das Proktoskop wieder aufnimmt. Die Fadenenden werden dann miteinander in einem Knoten verbunden und nach Sistieren der Fistelsekretion jeweils verkürzt. Der Faden durchschneidet allmählich das Fisteldach. Dieser Prozeß kann dadurch beschleunigt werden, daß der Faden durch einen Gummizug unter Spannung gesetzt wird. Dieses Vorgehen ist umstritten und soll bei höher und tiefer verlaufenden Fisteln zu Schäden am Schließmuskelorgan geführt haben.

41. Andrologie

41.1. Maldescensus testis

Zur ärztlichen Untersuchung bei Kindern gehört die Feststellung, daß die Hoden in den Skrotalsack eingetreten sind. Normalerweise ist dies vom 8. fetalen Monat ab der Fall; gelegentlich kann sich aber der Deszensus bis kurz nach der Geburt verzögern. Ein inkompletter Deszensus ist bei Frühgeburten häufig; im Alter von 12 Monaten ist aber nur bei 0,2–0,4% der männlichen Kinder des Deszensus ausgeblieben.

- Bei der **Retentio testis inguinalis** liegt der Hoden im Leistenkanal.
- Beim **Gleithoden** läßt sich der Hoden in den Ansatz des Skrotalsackes schieben.
- Der **Pendelhoden** hingegen liegt normalerweise im Skrotum, rutscht aber bei Auslösung des Kremasterreflexes in den Leistenkanal.
- Beim **Kryptorchismus** ist der Hoden weder sicht- noch tastbar; es kann sich um eine *Retentio testis abdominalis* oder eine *Anorchie* handeln.

Im besonderen bei fetten Kindern ist es schwierig, einen Pendelhoden, der in der Leiste liegt, von einem wirklich ausgebliebenen Deszensus abzugrenzen, bei dem also der Hoden noch in der Bauchhöhle liegt. Wiederholte Untersuchungen sind notwendig. Die Untersuchung hat in einem warmen Raum mit warmen Händen stattzufinden und in verschiedenen Positionen des Patienten, vor allem auch während der Patient hustet, während der Versuch nach Valsalva durchgeführt wird und unter Druck auf den Bauch. Manchmal gelingt es nach Auslösen des Kremasterreflexes, den Hoden zum Herabgleiten in das Skrotum zu bewegen. Pendelhoden pflegen im Pubertätsalter endgültig zu deszendieren; es bedarf also keiner Therapie. Läßt sich aber kein Hoden nachweisen, so liegt er entweder intraabdominal, ist völlig atrophisch oder fehlt.

Das Fehlen beider Hoden **(Anorchie)** wird mit Hilfe des HCG-Tests mit Testosteronbestimmung gesichert: vor und nach 3tägiger Gabe von je 5000 E HCG i.m. wird gemessen. Bei der Anorchie steigt der infantile Plasmatestosteron-Spiegel nicht über 60 ng/100 ml an.

Bei ausgebliebenem Deszensus wartet man *höchstens* bis zum 12. Lebensmonat. Zunächst wird eine Therapie mit menschlichen gonadenstimulierenden Hormonen versucht. HCG entspricht immunologisch und biologisch weitgehend dem im Hypophysenvorderlappen gebildeten luteinisierenden Hormon (LH), das auch als interstitielles Hormon (ICSH = interstitial cell stimulating hormone) bezeichnet wird.

Bei Fehlschlag der HCG-Therapie wird nach 2–3 evtl. 6 Monaten eine zweite Hormonkur durchgeführt; bei Mißerfolg muß eine operative Verlagerung erfolgen. GnRH-Nasalspray hat sich bei placebokontrollierter Behandlung nicht als wirksam erwiesen.

Bei Korrekturen in späterem Alter ist nicht mehr damit zu rechnen, daß die Hoden voll funktionstüchtig werden.

Bei Hodenfehllage entwickelt sich 20–30fach häufiger ein maligner Tumor als bei normalem Deszensus, auch dann, wenn im Kindesalter eine erfolgreiche Behandlung der Hodendystopie erfolgt ist.

41.2. Fertilitätsstörungen des Mannes

Bezüglich Gang der Fertilitätsuntersuchung, Bewertung von Spermiogrammparametern sowie Ursachen von Fertilitätsstörungen sei auf mein Taschenbuch „Dermatologie und Venerologie" verwiesen. Die klinische Untersuchung und das Spermiogramm werden ergänzt durch die endokrinologische Diagnostik. Als Suchtest gilt die Bestimmung von Testosteron, FSH, LH, besonders bei Impotenzerscheinungen auch von Prolaktin.

Bei Hinweisen auf entzündliche Veränderungen der Adnexe müssen Antibiotika über 2–3 Wochen gegeben werden je nach Erreger und Resistenz. Gleichzeitig sollte antiphlogistisch behandelt werden, um Sekundärveränderungen, im besonderen Verschlüssen vorzubeugen, z. B. Diclofenac 2mal 50 mg tgl. oder Indometacin 75–150 mg über 3–6 Wochen. Ferner wurde wegen der gesteigerten Mastzellzahl Ketotifen gegeben.

41.2.1. Endokrine Diagnostik

Testosteron wird nach Freisetzung von LH, das einem zirkadianen Rhythmus folgt, in den Leydigschen Zwischenzellen gebildet, und zwar von Pregnenolon über Progesteron zu Testosteron. Das membranständige c-AMP übernimmt dabei eine Steuerfunktion. Diese Biosynthese wird durch FSH und in niedriger Menge auch Prolaktin synergistisch unterstützt. Nur 1% der Leydigschen Rezeptoren braucht von LH besetzt zu sein, um eine ausreichende Testosteronsynthese zu ermöglichen. Daher kann selbst der kryptorche Hoden meist genügend Testosteron produzieren.

Testosteron und FSH zusammen kontrollieren die Aktivität der Sertoli-Zellen. Während der Spermiogenese findet eine enge Kooperation zwischen reifenden Spermien und Sertoli-Zellen statt. Die vorgeschaltete Basalmembran schützt den Organismus als sog. Blut-Testis-Barriere vor den antigenen Eigenschaften der Spermatozyten und verhindert gleichzeitig ein Eindringen von Gammaglobulinen in das Tubuluslumen. Bei hyalinisierter Basalmembran kann schon allein aus nutritiven Gründen eine intakte Spermiogenese nicht mehr stattfinden.

Findet man bei der endokrinen Diagnostik erhöhte FSH-(und LH-)Basalwerte, sind bis auf wenige Ausnahmen weitere diagnostische und therapeutische Bemühungen nicht sinnvoll.

Alle Formen des sekundären Hypogonadismus erfordern Provokationsteste zur Verifizierung. Der GnRH-(Gonadotropin-releasing-Hormon-)Test ermöglicht eine Unterscheidung zwischen primärem und sekundärem Hypogonadismus. Nach i.v. Gabe von 100 μg GnRH steigt nach 30 Min. der LH-Spiegel im Normalfall auf das 2–5fache, der FSH-Wert nach 60 Min. auf das 1,4–3fache. Ein erhöhter Stimulationsindex deutet auf einen primären, ein erniedrigter auf einen sekundären Hypogonadismus hin.

Das Zielorgan des Regelkreises und damit auch das Vorhandensein von Rezeptoren in den Leydigschen Zwischenzellen ist mit dem HCG-Test nachprüfbar. Nach 3tägiger Applikation von je 5000 IE HCG steigt der Testosteronbasalwert auf das durchschnittlich 2,4fache. Eine Differenzierung zwischen hypophysärer und hypothalamischer Störung ist mit dem Clomiphentest zu treffen.

Bestimmungen der Hormone im Seminalplasma bringen keine zusätzlichen therapeutischen Rückschlüsse, da Serum- und Seminalplasmahormone nicht miteinander korreliert sind.

Ist der Untersuchungsgang so weit gediehen, kann eine Zuordnung der Fertilitätsstörung zu anatomischen Ursachen, erfaßbaren hormonellen Störungen (primärem Leydig-Zell-bedingtem Hypogonadismus bzw. sekundärem hypophysären Hypogonadismus) oder zur idiopathischen normogonadotropen Oligozoospermie getroffen werden.

Zur letzten Gruppe gehören die bei weitem meisten Fälle von männlichen Fertilitätsstörungen, bei denen eine Ursache nicht zu eruieren ist.

41.2.2. Therapie

Voraussetzung jeder medikamentösen Therapie ist die anatomische Funktionstüchtigkeit der Genitalorgane, so daß evtl. zunächst operative Maßnahmen den Vorrang haben.

Bei klinisch eindeutiger oder dopplersonographisch nachweisbarer Varikozele ist die hohe Unterbindung der V. spermatica nach Palomo oder eine selektive retrograde Venographie mit Sklerosierung zu erwägen. Die Bedeutung einer Varikozele als Ursache einer Infertilität ist umstritten, da sich auch in einem erheblichen Prozentsatz bei fertilen Männern eine Varikozele klinisch oder mit dem Doppler-Verfahren nachweisen läßt. Mehrere Spermiogrammkontrollen sind erforderlich, da eine Änderung des Spermiogramms (Therapieerfolg?) manchmal erst im Laufe eines Jahres eintritt.

Die Verschlußazoospermie wird durch Fehlen von Spermien im Ejakulat bei normaler Spermiogenese im hodenhistologischen Bild diagnostiziert. Das vornehmlich im Nebenhoden abgesonderte Carnitin ist in der Semnalflüssigkeit vermindert oder fehlt. Der Carnitinnachweis im Sperma ersetzt aber die Hodenbiopsie nicht. Die Verschlußazoospermie wird durch die Epididymovasostomie behandelt. Bei Aplasie des Ductus deferens wird gelegentlich der Versuch einer punktierbaren alloplastischen Spermatozele aus Silikon-Dakron-Material unternommen.

Bei retrograder Ejakulation wurde empfohlen, die Blase vor dem Verkehr zu entleeren. Die im postorgasmischen Urin durch Zentrifugieren gewonnenen Spermien wurden für eine homologe Insemination verwendet. Hierfür ist eine Alkalisierung des Urins durch Gabe von Bikarbonat (300 mg 3mal tgl. bis zu 1000 mg 4mal tgl. bis zu einem Urin-pH von 7,5) erforderlich. Medikamentös können Stimulatoren der α-Rezeptoren mit Erfolg verwendet werden, insbesondere bei Männern mit operationsbedingter Verletzung der thorakolumbalen Kette des Sympathikus oder des Plexus hypogastricus infolge retroperitonealer Lymphknotenausräumung.

Therapieversuch bei retrograder Ejakulation 25 mg Imipramin pro Tag, Midodrin, 3mal 2,5 mg oral bzw. 10–40 mg i.v. (langsam steigende Dosen wegen der Gefahr des Kreislaufkollaps anzuraten) oder Brompheniramin 3mal 8 mg/die.

Primäre Hypogonadismusformen (z.B. Sertoli-Zell-Syndrom, XX-Mann-Syndrom, Klinefelter-Syndrom) sind keiner Therapie zugänglich. Beim Klinefelter-Syndrom kommt nach der Diagnosestellung durch Barr-Test bzw. Chromosomenanalyse lediglich die Substitution eines nachgewiesenen Androgenmangels, spätestens ab dem 30. Lebensjahr, in Frage: Depot-Testoviron 250 mg im Abstand von 3 Wochen. Liegt der Testosteronspiegel vor der nachfolgenden Injektion unter 10 nmol/l, muß der Abstand der Injektionen verkürzt, bei über 10 nmol/l verlängert werden. Auch das Allgemeinbefinden soll bei der Substitution berücksichtigt werden.

Sekundäre, hypophysär bedingte Hypoandrogenismusformen lassen sich durch erniedrigte LH- und FSH-Werte bei erniedrigtem Serumtestosteron, fehlende Ausprägung der Terminalbehaarung, Pubertas tarda und Parvisemie bzw. Azoospermie diagnostizieren. Die Leydig-Zell-Funktion kann durch HCG-Gabe angeregt werden.

Das synthetische Androgenderivat Mesterolon ist für eine Substitutionstherapie nicht geeignet. Will man bei sekundärem, hypophysär bedingtem Androgenmangel eine Fertilität erreichen, erfordert dies die Gabe von mindestens zweimal wöchentlich je 2500 IE HCG i.m. und 3mal 150 IE HMG. Sonst wird zur Substitution wie bei primärem Hypogonadismus behandelt.

Die Behandlung der idiopathischen normogonadotropen Oligozoospermie ist ein therapeutisches Problem, das derzeit nicht befriedigend gelöst ist.

Kallikrein ist eine Kinine freisetzende Proteinase. Kinine erhöhen die vaskuläre Permeabilität, erniedrigen den Blutdruck, stimulieren die glatte Muskulatur und haben enge Beziehungen zur Gerinnung, Fibrinolyse, dem Komplementsystem und den Prostaglandinen. Außerdem erhöhen sie in verschiedenen Geweben die Zellproliferation. An der Hypophyse sollen sie in gewissem Umfang zur Gonadotropinausschüttung führen. Dosierung: 3mal 40 IE wöchentl. i.m. oder 3mal 200 IE tgl. per os. Beste Resultate sollen bei nicht zu schwerer idiopathischer Oligo- oder Asthenozoospermie erzielt werden. Bei dieser Gruppe aber ist die Möglichkeit eines Plazeboeffektes besonders hoch (s. unten). Schwere Oligozoospermien lassen sich schlechter beeinflussen.

Mesterolon ist ein schwaches Androgen, das nicht zu Östradiol aromatisiert werden und daher die Gonadotropine nicht bremsen soll. Es wurde bei der Therapie der isolierten Fruktoseerniedrigung angewendet, die durch die Gabe von 75 mg Mesterolon/Tag über 4 Wochen in etwa 30% normalisiert werden soll. Doch ist die Bedeutung der Fruktose im Sperma umstritten; manche Autoren halten sie für eine funktionell nicht bedeutende Beigabe.

Zur Erzielung eines ausreichend hohen intratestikulären Spiegels wären etwa 600–1000 mg/Tag Testosteron erforderlich. Bereits ab der zweifachen physiologischen Tagessekretion von 3–13 mg kommt es aber nach wenigen Wochen zur Azoospermie, die nicht in allen Fällen durch hohe LH-Gaben reversibel ist.

Nach W. Krause ist „die Behandlung von idiopathischen Spermiogenesestörungen mit Androgenen obsolet und sollte verlassen werden".

HMG und HCG (menschliches Menopausen- und Choriongonadotropin) werden in einer Dosis von 3mal 75 IE wöchentl. und 2mal 2500 IE HCG wöchentl. i.m. über 12 Wochen appliziert, sind aber nur angezeigt, wenn im GnRH-Test eine subnormale bis normale Stimulation bei normalem Basalwert vorliegt, also bei dem sehr seltenen hypogonadotropen Hypogonadismus. Insgesamt hat die Therapie mit Gonadotropinen enttäuscht.

Tamoxifen (Nolvadex) ist ein Antiöstrogen; es blockiert die Östrogenrezeptoren im Hypothalamus und führt zur Gonadotropinausschüttung. Kontrollierte randomisierte klinische Studien bzgl. der männlichen Fertilität liegen nicht vor. Unter Tamoxifentherapie soll es aber zu einer höheren Schwangerschaftsrate als bei einer Kontrollgruppe gekommen sein. Dosierung: 30 mg/tgl. oral. Bei Ratten sind unter hohen Dosen von Tamoxifen Lebertumoren aufgetreten. Beim Menschen ist eine solche unerwünschte Wirkung nicht bekanntgeworden.

Extrem selten führt eine Hyperprolaktinämie zu einer Oligozoospermie, dann wird die Gabe von 2,5–10 mg Bromocriptin tgl. angeraten.

Manche Autoren haben auch Vitamin-B_{12}-Gaben oder eine Therapie mit Zinkpräparaten empfohlen. Kontrollierte Studien stehen hier jedoch aus.

Insemination: Bei herabgesetzter Spermienzahl und Infertilität kann ein Versuch mit einer homologen Insemination gemacht werden. Die Insemination kann auch während der medikamentösen Behandlung des Ehemannes adjuvant vorgenommen werden. Es empfiehlt sich, diese Maßnahme dem die Ehefrau behandelnden Gynäkologen zu überlassen. In den meisten Fällen kann eine Insemination nach der Split-Ejakulat-Methode zusätzliche Erfolge bringen, da in 95% der erste Teil des Ejakulates (die ersten beiden Friktionen) qualitativ erheblich besser ist als der zweite. Nach manchen Statistiken müssen 25 Mill. mobile Spermien vorliegen, aber schon bei Spermiendichten um 500000/ml sind Konzeptionen erzielt worden. Als Zusätze zum Ejakulat sind Kallikrein, Chymotrypsin, Actihaemyl und Fruktose versucht worden, wobei Kallikrein in einer Endkonzentration von 5 IE/ml offenbar die besten Resultate gibt. Im Rahmen der bei der In-vitro-Fertilisation (extrakorporalen Befruchtung) gemachten Erfahrungen hat sich gezeigt, daß nur 10000 bis 100000 gut motile Spermatozoen zur In-vitro-Befruchtung laparoskopisch gewonnener Eier notwendig sind. Das Modell des Zona-pellucida-freien Hamstereies, an dem auch die Penetrationsfähigkeit menschlicher Spermien überprüft werden kann, ermöglicht es, qualitative Grenzwerte menschlichen Spermas bei In-vitro-Versuchen festzulegen.

Versuche, bei zu geringer Spermiendichte Spermien zu sammeln und anzureichern, um sie anschließend für eine homologe Insemination zu verwenden, sind mit großen Schwierigkeiten belastet, da man beim Menschen mit einem erheblichen Motilitätsverlust der Spermien beim Auftauprozeß zu rechnen hat, und die Konzeptionsrate noch geringer ist, als nach der Auftaumotilität zu erwarten ist. Dies ist wahrscheinlich auf ultrastrukturell erkennbare Veränderungen im Bereich der Akrosomenkappen, dem Sitz von für Kapazitation und Befruchtung entscheidenden Schlüsselenzymen, zurückzuführen.

Intrauterine Inseminationen können Sensibilisierungen der Frau gegen Spermaantigene bis hin zur Anaphylaxie sowie Infektionen hervorrufen und werden daher meist nur bei pathologischem Zervixfaktor durchgeführt. Gebräuchlicher ist die Insemination mit einer Portiokappe.

Mißbildungs- und Abortrate sind bei der homologen Insemination nicht größer als bei der Durchschnittsbevölkerung.

Andere Medikamente wie Spasmolytika (z. B. Amitriptylin) oder Tranquilizer haben einen positiven Effekt auf die glatte Muskulatur und sorgen für eine bessere Entleerung des Sekretes der akzessorischen Sexualorgane, sind jedoch umstritten.

Kortikoide sind nach Ansicht einiger Autoren bei einer histologisch nachgewiesenen Autoimmunorchitis (Mumps) in einer Dosierung von 30–60 mg Prednisonäquivalent indiziert.

Verflüssigungsstörungen (Persistenz der Koagulation über 2 bis 3 Std.) werden nach Schirren durch Aktivierung der akzessorischen Sexualorgane, Prostata und Bläschendrüse, behandelt (50 mg Mesterolon/Tag über 4–6 Wochen und durchblutungsfördernde Sitzbäder 3mal pro Woche). α-Amylase zur Induktion der Verflüssigung auf enzymatischem Wege hat sich nicht bewährt, da die Eigenmotilität der Spermien beeinträchtigt wird.

Durchblutungsfördernde Medikamente, z. B. Pentoxifyllin, 3mal 400 mg, haben gelegentlich einen positiven Effekt. Andererseits ist eine schädigende Wirkung gefäßverengender Einflüsse wie Rauchen auf die Fertilität beim Manne nicht sicher nachgewiesen.

Bei Ehepaaren, die jahrelang wegen Fertilitätsstörungen ohne Erfolg behandelt worden waren, kam es nach Absetzen jeder Therapie relativ häufig zu einer Befruchtung, so daß bei allen therapeutischen Maßnahmen mit einem Placeboeffekt gerechnet werden muß. Samenanalysen fielen bei Arbeitern im Freien zwischen Sommer und Winter unterschiedlich aus. Je niedriger der Ausgangswert, desto stärker war die Reduktion.

41.2.3. Immunologische Infertilität

Unter Spermaautoimmunität ist eine Antikörperbildung im männlichen Organismus zu verstehen, die gegen Spermien oder gegen das Hodengewebe selbst gerichtet sein kann. Unter dem Begirff Spermaisoimmunität ist die Entwicklung zellulärer oder systemischer Antikörper der Frau gegen Sperma oder Spermabestandteile zusammengefaßt.

Hinweise für das Vorliegen einer immunologischen Intoleranz geben wiederholt negative Postkoitalteste bei einwandfreiem Zervixschleim und Spermiogrammparametern. Komplementabhängige Immobilisationen der Spermien treten oft erst einige Stunden postkoital zutage. Zahlreiche Teste zum Nachweis von gegen Spermien gerichteten Antikörpern wurden entwickelt, geben aber z.T. falsch positive Ergebnisse.

Antikörper, die gegen den Spermienkopf gerichtet sind, scheinen im Gegensatz zu den gegen Mittelstück und Schwanz gerichteten Antikörpern eine gewisse fertilitätshemmende Wirkung aufzuweisen.

Der Gebrauch von Kondomen wurde in der Hoffnung auf ein Absinken der Isoantikörper bei fehlender Exposition empfohlen, führte aber nicht zu einem Absinken des Antikörpertiters bei Frauen. Gering dosierte Kortikoidgaben werden von einigen Autoren angegeben, andere empfehlen 100 mg Prednisolonäquivalent über 7 Tage oder die intrauterine Insemination nach immunoplogischer Abtrennung antikörpertragender Spermien. Da die Affinität von Immunglobulinen zu Spermienoberflächenantigenen hoch ist, lassen sich Autoantikörper auch durch wiederholte Waschprozeduren nicht entfernen. Andererseits habe ich eine ungewollte Schwangerschaft bei älteren Patientinnen unter immunsuppressiven Medikamenten nach jahrzehntelanger Sterilität eintreten sehen. Man darf sich also bei der Gabe von Medikamenten, unter denen keine Gravidität eintreten soll, nicht auf die Anamnese verlassen.

41.3. Kohabitationsstörungen, erektile Dysfunktion

Zu unterscheiden ist zwischen einer mangelhaften Libido und der Impotentia coeundi durch mangelnde Erektion. Eine häufige Störung ist die Ejaculatio praecox. Kohabitationsstörungen sind zuweilen durch eine Phimose, Paraphimose, eine Epispadie, Hypospadie, eine Leistenhernie oder eine Induratio penis plastica bedingt (S. 110). Auch eine Entzündung der Adnexe im Urogenitalbereich, akute oder chronische Prostatitis, aber auch Hämorrhoidalbeschwerden sind in diesem Zusammenhang zu beachten.

Potenzstörungen galten bisher als meist seelisch bedingt, man schätzte zu 80%. Bei 50–70% der Patienten liegen aber, wie sensible diagnostische Verfahren zeigen (nächtliche Messung der Penistumeszenz, Kavernosonographie), der Impotenz organische Störungen zugrunde, selten ein sekundärer Hypogonadismus. Ein Hormonstatus

41.3. Kohabitationsstörungen, erektile Dysfunktion

mit LH-RH-Stimulationstest ist angebracht. Es bedarf also auch hier einer eingehenden Untersuchung, ehe man eine psychische Ursache annimmt. Beruhigungsmittel, Antihistaminika und blutdrucksenkende Mittel wirken sich negativ auf die Potenz aus; auch der Alkoholkonsum ist zu berücksichtigen.

Therapie: Abstellen der organischen Störungen, falls möglich. In wenig fortgeschrittenen Fällen hilft eine Injektionstherapie in den dorsalen Schwellkörper durch den Patienten selbst zur Erzwingung einer Erektion (Schwellkörper-Autoinjektionstherapie, SKAT, Tab. 66) mit Vasodilatatoren, z. B. einem Papaverin-Phentolamin-Gemisch oder Prostaglandin E_1. Auch erigierbare Penisprothesen wurden implantiert, ferner eine mikrochirurgische Revaskularisierung versucht. Vor Implantierung einer Prothese müssen jedoch nächtliche spontane Erektionen mittels eines Druck-Volumenschreibers ausgeschlossen und beide Partner genauestens über die körperlichen, psychischen und kosmetischen Konsequenzen aufgeklärt werden.

Der Erfolg einer Hormontherapie ist umstritten, z. B. mit LH-Releasinghormon als Nasenspray oder als Injektionen, die Gabe von Bromokriptin (Pravidel), 2,5–5 mg täglich über 2 Monate, ferner Androgene evtl. in Kombination mit Yohimbin, einem α_2-Rezeptorenblocker oder auch Yohimbin allein. Dem Yohimbin wird wieder eine günstige Wirkung zugeschrieben.

Bei Androgenmangelzuständen kann unter sorgfältiger Kontrolle der Prostata eine milde Substitution mit z. B. Mesterolon versucht werden.

Eine eingehende Aussprache mit dem Patienten allein, dem anderen Partner allein und beiden gemeinsam kann die Situation manchmal klären.

Bei der Ejaculatio praecox sollen schwache Sedativa, etwa eine halbe Stunde vor dem Verkehr gegeben, hilfreich sein. Bei Paraphimose empfiehlt Weber 2–3 Ampullen Hyaluronidase (Kinetin) in 5 ml physiologischer Kochsalzlösung aufzulösen und mit 0,5 ml eines Lokalanästhetikums zu versetzen. Mit dünner Nadel wird die Mischung in

Tabelle 66 Schwellkörper-Autoinjektionstherapie (SKAT), Indikationen und Kontraindikationen (nach Weiske)

Indikationen:	Kontraindikationen:
– arterielle Ursache der erektilen Dysfunktion	– venöses Leck
– neurogene Ursache	– Herzrhythmusstörungen
– Mißerfolge nach Revaskularisierung	– mangelnde Kooperation
– vergebliche Psychotherapie	– Patient älter als 60 Jahre
	– Erektionsstörung kürzer als 1 Jahr

das ödematös aufgetriebene Präputium injiziert und die Ödemflüssigkeit 2 Minuten später im Strahl herausgepreßt. Dieses Verfahren wird wiederholt, bis das Präputium schlaff genug ist, um die Glans mittels des „Klingelknopfdrucks" zu reponieren.

41.4. Tumoren der Testes

Jede Konsistenzänderung im Hodenbereich muß abgeklärt werden. Eine entzündliche Veränderung, etwa im Rahmen einer Gonorrhö, schließt einen Hodentumor nicht aus. Tumoren des Nebenhodens sind extrem selten.

Seminome machen 47% aller Hodentumoren aus, Teratome 37%, Mischformen von Seminomen und Teratomen 16%.

Basisdiagnostik: Inspektion und Palpation des Hodens, Diaphanoskopie, Urogramm, Sonographie, Thorax, Labor (Beta-HCG, Alpha-Fetoprotein), Hodenfreilegung und Schnellschnitt.

Zusatzdiagnostik: Lymphographie, CT, Abdomensonographie, Leberszintigramm, Knochenszintigraphie.

Therapie: Die Therapie von Hodentumoren gehört in die Hand der Urologen bzw. Onkologen. Hohe inguinale Semikastration, bei nichtseminomatösen malignen Tumoren radikale retroperitoneale Lymphadenektomie. Beim Seminom anschließende Strahlentherapie, bei Teratomen erst ab Stadium III, im Metastasierungsfall aggressive Polychemotherapie (z.B. Vinblastin, Bleomycin, Doxorubicin, cis-Platin).

41.5. Priapismus

Der Priapismus ist definiert als pathologische, schmerzhafte Dauererektion ohne sexuellen Stimulus, die sowohl bei Kindern als auch bei 80jährigen vorkommen kann und typischerweise nur die Corpora cavernosa betrifft. Er gilt als urologische Notfallsituation und bedarf einer sofortigen Therapie.

Die Problematik besteht in der nach unbekanntem Zeitintervall einsetzenden irreversiblen Fibrose der Corpora cavernosa mit nachfolgender Impotentia coeundi.

Auslösende Ursachen sind in den folgenden Tabellen zusammengefaßt (Tab. 67 und Tab. 68, nach Müller).

Notmaßnahmen (nach Göpel, M., H. Rübben in Rudolfsky u. Mitarb.: Ärztliche Sofortmaßnahmen, 3. Aufl. Urban & Schwarzenberg, München 1992, S. 327):

41.5. Priapismus

Tabelle 67 Bisher bekannte Medikamente bzw. Drogen, die einen Priapismus auslösen können

Psychopharmaka	– Phenothiazine – Antibiotika – Alkohol – Marihuana – Metaqualon
Antihypertensiva	– Hydralazin – Guanethidin
Antikoagulanzien	– Heparin
Antidiabetika	– Tolbutamid

Tabelle 68 Allgemeine, bisher bekannte ätiologische Folgen des Priapismus

idiopathisch (35–70%)	
hämatologisch	– Sichelzellanämie – Leukämie – Dialysepatienten (Heparin!)
Traumen	– lokal-perineal
Infektionen des Genitalbereiches	
neurogen	– zentral – reflexiv lokal
maligne Tumoren	– ZNS – primäre Genitalkarzinome – metastasierende Karzinome
Gefäßerkrankungen (Thrombose des kleinen Beckens)	
Medikamente, Drogen, sexueller Exzeß, nach SKAT	

– Sofortpunktion des Schwellkörpers in Nähe der Peniswurzel mit einer 19-G-Braunüle und Aspiration von venösem Blut.
– Nach vollständiger Erschlaffung des Penis Anlage eines Kompressionsverbandes.
– Bei Versagen dieses Vorgehens bei SKAT-bedingtem Priapismus Injektion von 5 mg Etilefrin (Effortil) in 5 ml physiologischer NaCl-Lösung in den Schwellkörper. Falls erfolglos:
– Kreislaufüberwachung, besonders bei koronaren Herzerkrankungen!
– Als Ultima ratio Anlage eines Shunts in der Klinik.

Sachverzeichnis

Fettgedruckte Seitenzahlen verweisen auf eine ausführliche Behandlung des Stichwortes.

A
Abklatschkultur 335
Abnutzungsekzem 167
Abszeß, periproktitischer 434 f.
Acarex-Text 191
Acarosan 191
Aciclovir 2, 253, 258, 260
Acidum glycolicum 33
Acitretin 8
Acne (s. auch Akne) aestivalis 249, **383**
– conglobata 297, 367, **381**
– fulminans 382
– infantum 383
– medicamentosa 382
– necroticans 312
– vulgaris 369 ff., **372**
– – kausale Therapie 370
Acnidazil Creme 378
Acrodermatitis chronica atrophicans Herxheimer 326
– enteropathica 74, 187, 353
– papulosa eruptiva infantum 263
Adeps lanae 25
Adnexkarzinom 425
Adrenalin in Lokalanästhetika 38 ff.
– Schocktherapie 307
Aerosil 22
Agammaglobulinämie 188
AIDS (erworbenes Immundefizitsyndrom) 126, 255, 273 ff.
Air-Block 148
Akanthosis nigricans 87
Akne (s. auch Acne) 62, **369** ff.
– apokrine 139, **367**
– Bestrahlung 376
– Diät 375
– Dysmenorrhö 382

– exkoriierte 384
– exogene 383
– bei fettarmer, trockener Haut **381**
– Fingerschmerzen 382
– lokale Therapie 375
– durch Medikamente 382
– periorale 371, **380**
– Postadoleszentenakne 312
– provozierte 383
– psychisch bestimmte 384
– Röntgenbestrahlung 376
– Schältherapie 375
– Teerakne 383
– Therapie 372 ff.
– zentrofaziale 371, **380**
– zystische 380
Akneformen 370
Aknemycin 381
Akridinfarbstoffe 19
Akroasphyxie 246
Akrogerie 101
Akroosteolyse 134
Akropustulosis 258
Akrosklerose 99 ff.
Aktinomykose 354
Albanese-Test 144
Albinismus 67, 80
Alkalineutralisationstest 167 ff.
Alkoholismus 352
Alkylamine 11
Allergosen **167** ff.
Alopecia areata 5, 68, 390, **393**
– – Bartbereich 395
– – Pseudoalopezie 395
– mucinosa 391
Alopezie 388 ff.
– androgene 395
– androgenetische 395
– psoriatische 123
– toxische 389 ff.

Sachverzeichnis

Alprostadil 134
Altersdegeneration der Haut **254**, 404
Altersflecke 67, 404
Alterspemphigoid 235
Amaurose 3
Amciderm 27
Amcinonid 27
Aminoglykoside 7
Amorolfin (Loceryl) 338
Amorolfin-Nagel-Lack 349
Amphotericin B 338, 340
Ampicillin 6, 208
Amyloidosen 154
Anagenhaare, Syndrom der losen 389
Analfalten (Marisquen) 440
Analfissur 439
Analfisteln 440
Analgetika 37
– lokale Anwendung 37
Analgetikaintoleranz 217
Analprolaps 439
Analpruritus 434
Analregion, Erkrankungen 434
Anaphylaxiebesteck 207
Anästhesie, lokale 37
– nach Oberst 40, 358
Ancotil (s. auch Flucytosin) 341
Androcur 397f.
Androgenisierung 395
Andrologie 441ff.
Angiitis, allergische 130
– nekrotisierende 130
Angiodermite purpurique et pigmentée 133
Angioendotheliomatöse Wucherung 332
Angiofibrome 63, 410
Angiokeratom 63
Angiokeratoma corporis diffusum Fabry 408
Angiom (s. auch Hämangiom), eruptives 408
– papulöses (seniles) 63, **408**
– seniles 408
Angioma plexiforme 407
– stellatum 409
Angiomatosis Kaposi 275, **426**
Angioödem 80, 206, **223**
– autosomal dominantes 223
Angioplastie 134
Angiosarcoma Kaposi 275, **425**
Angiosarkom 425
Anhidrosis 366

Anorchie 441
Anstrengungsurtikaria 215
Ansudor Lotio 364
– Puder 364
Anthélios getönt 250
Anthralin 113ff.
Anthrasol 34
Anthrax **330**
Antiandrogene 397f.
Antibiotika, antibakterielle **6**
– antimykotische 335ff.
Antihistaminika **10**, 192
– Kontraindikation 11
Antikonzeptiva (Antikonzipienten), hormonelle 7, 374, 376f.
Antiphospholipidantigene 93, 131, 289
Antituberkulotika 285
Äpfelsäure 34
Aphthen 265
– rezidivierende (habituelle, familiäre, konstitutionelle) 265
Aplasia cutis circumscripta 410
Aquariengranulom 286
Argininosukzinaturie 74
Argonlaser-Therapie 10, 63
Argyrose 33
Arningsche Lösung 31
– Tinktur 31
Arsen 85, 418, 420
Arsenkeratose 85, 418
Artefakte 143, 175, 220
Arterienverschluß 133ff.
Arteriitis 130ff.
Arteriographie 134
Arteriosclerosis obliterans **133**, 136
Arthritis, gonorrhoische 299, **303**
Arthroosteitis 125
Articain 39
Arzneiexanthem 178, **202**
– Behandlung 205
– fixes 208
Arzneimittelexanthem 178, **202**
Arzneireaktionen 130, 178, **202,** 204
Askariden 335
Aspergillose 269ff.
Aspirin 217
Astemizol 11, 197
Asthma, allergisches **198**
Astvarizen 141
Atarax 11
Ataxia teleangiectatica 78
Athanolamin 11

Atherom 402
Atopiker 188
Atopikerekzem 188
Atopikerhände 188
Atrophie blanche 132
Augenpemphigoid 236
Austrocknungsekzem (Eczéma craquelé) 182
Autan (Diäthyltoluamid) **328**
Azathioprin 2, **229**, 239
Azelainsäure (Skinoren) 66, 377f.
Azidothymidin **276**

B

Bacitracin 32
Bacteriid, pustulöses 125
Bäder **20**
BAL 230
Balanitis 351
Balneum Hermal Plus 191
Basaliom 56, **423**
– nävoides 75, **423**
– oberflächliches 42
– Röntgentherapie 55
– sklerodermieartiges 423
Basalzellnävus-Syndrom 75
Basalzellpapillom 404
Basalzellsyndrom, nävoides (Nävobasaliom) 75, **423**
Batrafen 338
BCG-Granulom 286
Behaarung, Krankheiten der 388ff.
– übermäßige 398
Behçet-Krankheit 130, **138,** 153
Beinulzera, ischämische 135
Bekleidungsekzem 171
Bentonit 22
Benzoylperoxid 66, 377
Berloque-Dermatitis 65
Berufsekzem **183**
– Einschätzung der MdE 185
Beruhigungsmittel 133
Besenreiservarizen 141
Betaisodona 31
Betamethason 4, 28
Bienenstich 200, 327 f.
Bienenstichallergie **199**f., 327
– Verhaltensmaßregeln 328
Bifonazol 338
Bindegewebe, fasriges Nävi 410
Bindegewebserkrankungen **92**

Bindegewebsgeschwülste **416**
Bindegewebsnävus 410
Blacklight-Therapie s. PUVA-Therapie
Blasenbildende Erkrankungen **225**
– – Differentialdiagnose 228
Blastomykose 353
Blauer Nävus 415
Bleichcremes 66
Blennorrhö 302
Bloom-Syndrom 79, 98
Blue-rubber-bleb-Nävus 76
Blutungen in die Haut **133**
Borrelien-Infektion 105, **325,** 431
Borsäure 21, 33
Bourneville-Pringle-Krankheit 63, 67, 75, 410
Bowen-Krankheit **420,** 422
Bowen, Morbus, Röntgentherapie 55
Bowenoide Papulose **272**
Bremsen 329
Brillantgrün 31
Bromakne 371
Bromoderm 204, 424
Brucellose 330
Buergersche Erkrankung 133
Bufexamac 30, 191, 223
Büffelnacken 4
Bullöse Erkrankung der Kinder 236
Bypass 134

C

Café-au-lait-Flecken 75
Calcitriol 120
Calcipotriol 120
Candida albicans (s. auch Kandida) 6, 71, 186, 275, **350**ff.
– – Nachweis 351
Candidiasis 350
Candidose 350
Canesten 338
Cantharidin 267
Carate 295
Carcinoma basocellulare 422
– spinocellulare (s. auch Plattenepithelkarzinom) **424**
β-Carotin 69, 252
Carticain (Articain) 39
Castellani, Solutio 31f.
Cefixim 301
Cephalosporine 6
C1-Esterase-Inhibitor 223

Cetirizin 11, 197
Chancroid 296
Chediak-Higashi-Syndrom 79
Cheilitis 166
- aktinische 420
- angularis (Perlèche) 190, 351
- glandularis 420
Cheiropompholyx **180**
Chemochirurgie **44**
Chinin 133
Chlamydieninfektion 124, 300, **308**
Chlamydienkonjunktivitis der Neugeborenen 309
Chlamydienurethritis 124, **308**
Chloasma 166
Chloasmaartige Veränderungen 65
Chlorakne 383
Chloramphenicol 7
Chlorhydrokarbone 382
Chloroquin (Resochin) 71, 96, 98
Chloroquintherapie **98**
Chondrom 417
Choriongonadotropin (HCG) 445
Chromatekzem 184, 186
Chromhidrosis **366**
Chromomykose 337, 353
Churg u. Strauss, Syndrom 130
Ciclopiroxolamin 338
Cignolin **113** f.
Cimetidin 12
Clindamycin 7, 378
Clobetasol 27
Clont s. Metronidazol
Clotrimazol 338
Colimune 233
Colitis ulcerosa 139
Collomack 269
Condylomata acuminata 63, **269**
Condylox 271
Cortison s. Kortikoide
Covermark 395
Cowden-Syndrom 78
Coxsackie-Viren (Hand-Mund-Fuß-Erkrankung) 265
Craurosis penis 109
- vulvae 109
Creeping eruption 357
Cremes **23**
Crohn-Krankheit 139, 282
Crotamiton 324
Crusta lactea 188
Cuprex 324
Curettage **42**

Cushing-Schwelle 4
Cushing-Syndrom 3
Cutis hyperelastica 410
- marmorata 131
- pendula 416
- rhomboidalis 254
Cyclophosphamid 12, 137, 232
Cyclosporin A 12, 89, 119, 139, 140, 192, 229
Cyproteronacetat 398

D

Dacarbazin (DTIC) 430
DAB 17
DAC (Deutscher Arzneimittel-Codex) **17**, 24
DADPS 229, **233**
Daktar 338, 340
Damenbart 400
Dampfbad 19
Danazol 224
Dapson 229, **233**
Darier-Krankheit (Dyskeratosis follicularis vegetans) 80, **86**
DDT-Akne 371
Dellimmun 13, 257
Dellwarzen **273**, 275
Delonal 30
Demodex folliculorum 317
Depigmentierung 3
Dermabrasion 10, **43**
Dermatitis (s. auch Ekzem) **167**
- atopische 188
- atrophicans chronica progressiva **326**
- exfoliativa Ritter von Rittershain (SSSS) 209, 311
- glutaealis infantum 186
- herpetiformis Duhring 232
- - - ähnliche Arzneiexantheme 211
- - - Enteropathie 232
- - - glutenfreie Diät 294
- intertriginosa **186**
- neonatale pustulöse 259
- (palmo-)plantaris sicca 124
- perianalis fistulosa 139, 297
- peridigitale **124**
- periorale **387**
- phototoxische 170, 247 ff.
- rosaceaartige 29, 387
- seborrhoides 168
Dermatofibrom 416

Dermatofibrosarcoma protuberans 425
Dermatol 33
Dermatoleukose 431 f.
- maligne, Röntgentherapie **52**
Dermatolipoklerose 151
Dermatomyiasis linearis migrans (Hautmaulwurf) 329, 357
Dermatomyositis 106
- urtikarielle Veränderungen 106, 221
Dermatop 30
Dermatose, akute febrile neutrophile 238
- A-lineare 228, **232**, 237
- chronisch bullöse des Kindesalters 236
- eosinophile, pustulöse 125, 313
- erythematosquamöse 111
- subkorneale, pustulöse 237
Dermatostomatitis 238
Dermolyse der Neugeborenen 225
Dermoxin 27
Desensibilisierung **199** f.
Desinfektionsmittel 32
Desodoranzien 365
Detergensakne 371
Diabetes mellitus 134
Diät, glutenfreie 232, **234**
- nickelarme 175, **176**
- Urtikaria 216
Diäthyltoluamid (Autan) 328
Diflucortolon 27
Dihydroxyazeton 69
Dimercaprol 230
Diphencypron 267, **394**
Diphenylcyclopropenon 267, **394**
Diphtherie 331
Diprosone 27
Dithranol **113** ff.
- Kurzzeitanwendung 115
DLE 92
DNCB 394
Donovanosis 298
Down-Syndrom 76
D-Penicillamin **103**, 227
Dreischlagtherapie 29
Drüsen, apokrine Entzündung 367
DTIC (Dacarbazin) 430
Duhring, Morbus 232
Duofilm 267, 269

Duplexsonographie 151
Dupuytrensche Kontraktur 52
Dyschromie **65**
Dysfunktion, erektile 448
Dyshidrose 180
Dyskeratosis congenita 79
- follicularis vegetans Darier 80, **86**
Dysplasie, anhidrotische, ektodermale 80
Dystrophia unguium mediana canaliformis 362

E
Econazol 338
Eczéma craquelé 182
Eczema flexuarum 188
- herpeticatum 259
- infantum 188
- recurrent juvenile **124**
Efudix 271
Ehrlichiosis 325
Eitertropfen am Morgen 308
Ejaculatio praecox 449
- retrograde 444
Ekthymata 315
Ektoparasitosen **317**
Ekzem **167**
- chromatbedingtes 184, 186
- degeneratives (Abnutzungsekzem) **167**
- Differentialdiagnose 168
- dyshidrotisches **180**
- dysseborrhoisches 126
- endogenes 58, 61, 168, 179, **188**, 229, 259, 432
- - assoziierte Veränderungen 189
- - psychotherapeutische Behandlung 194
- - Therapie 190
- Kontaktekzem, allergisch bedingtes 168 ff.
- iteratives 167
- mikrobielles (nummuläres) 187
- Nickelekzem 186 f.
- nummuläres 62, **187**, 208
- photoallergisches 178, 247 ff.
- photosensitives 170, 247 ff.
- Röntgentherapie 50
- seborrhoisches 126
- Streuherde 171
- toxisches 167
- tylotisches 179

Ekzemgruppe **167** ff.
Elastose 254
Elektronen, Therapie mit schnellen 56
Elementardiät 233
Elephantiasis 410
Emmert-Plastik 362
Emulsionen 24
Endangiitis obliterans **133**
Enoxacin 301
Enteritis regionalis (Morbus Crohn) 139, 282
Enterobiasis 355
Enteropathie, glutensensitive 232
Entzündungen, traumatisch-toxisch bedingte 240 ff.
Eosinophilie-Myalgie-Syndrom 102
Epheliden 67
Epidermodysplasia verruciformis 78, **269**
Epidermoidzyste 402
Epidermolysis bullosa 80, **225**
– – ähnliche Arzneiexantheme 211
– – dystrophica 76
– – Formen 226
Epidermonekrolyse, toxische (TEN) 209
Epidiaskopie 413
Epididymovasostomie 444
Epilation 400
Epiloia 410
Epimonistat 338
Epipevaryl 338
Epitheloid-Angiomatose 426
Epizoonose 317
Epizoonosenwahn 72
Epizoophobie 72
Epizootien 317
Erektile Dysfunktion 448
Erfrierung 245
Erki-Technik 361
Erosio interdigitalis blastomycetica 351
Erreger, tierische Erkrankungen 317
Eruption, polymorphe, Schwangerschaft 237
– varizelliforme, Kaposi 250
Erysipel 315
Erysipeloid **332**
Erythema chronicum migrans 325
– elevatum et diutinum 91

– (exsudativum) multiforme 178, 209, **238**, 265, 266
– induratum Bazin 286
– nekrolytisches migrierendes 139
– nodosum 130, **137,** 382
– – leprosum 279
– – migrans 138
– papulosum post erosivum 186
– toxicum neonatorum 258
Erythematodes s. Lupus erythematodes
Erythrasma **354**
Erythrodermie 113, 166
– ichthyosiforme 84
– – bullöse 84
– psoriatische 50, 123
Erythromycin 6, 378
Erythroplasie Queyrat 55, **421**
– Röntgentherapie 55
Erythropoetische Protoporphyrie 80
Erythrosis faciei 385
Erythrozyanose 246
Esthiomène 297
Ethacridinlactat 19
Ethambutol 286
Etretinat **7**
Eucerin 25
– anhydricum 25
– cum aqua 25
Eucerinum hydrosum 25
Eugenische Beratung 74
Euphänische Behandlung 74
Exoderil 338
Expandertechnik 37, 411, 414
Externa, Grundlagen 16
– Rezeptur 35

F
Fabrysche Erkrankung 80, **408**
Faktor XIII 104
Farbduplexsonographie 144
Farbstoffe 31, 150
Farbstofflaser 63
Fastject 207
Fasziitis, eosinophile 101
– nekrotisierende 315
Fasziotomie paratibiale 151
Fehlinjektionen 153
Feigwarzen (Condylomata acuminata) 269
Fenticonazol 338
Fertilitätsstörungen des Mannes 442
– Therapie 444

Sachverzeichnis

Fertilitätsuntersuchung 441 ff.
- endokrine Diagnostik 442

Fettgewebe, Fehlbildungen 411

Fettstoffwechselstörungen 155 ff.

Fettung der Körperhaut, übermäßige 369

Feuermal (s. auch Naevus flammeus) 63, **406**

Fiblaferon-Gel 257, 271

Fibrom 416

Fibrosarkom 425

Fibroxanthom, atypisches 417

Filariasis 356

Filzläuse 323

Fischgeruchsyndrom 365

Flare-up-Reaktion 178

Flöhe, Erkrankungen durch 324

Fluconazol 340

Flucytosin 341

Fluocortin 27, 30

Fluorcytosin s. Flucytosin

Fluoreszenzfarbstoffe 175

Fluorouracil 254, 271

Flüssigkeiten
- zur äußeren Therapie 18

Flußsäure 244

Fogo selvagem 227

Folliculitis barbae 312
- decalvans 312

Follikelstimulierendes Hormon (FSH) 495

Follikulitis 312 ff.
- eosinophile pustulöse 125
- der Gesäßhaut 314
- durch gramnegative Erreger 313 f.

Formaldehyd 182, 338, 348, 365

Foscarnet 256

Frambösie 295

Franzbranntwein-Gel 223, 257, 260

Frostbeulen **247**

Frühsommermeningo-enzephalitis 325

Fuchsin 35

Fumarsäure 120

Fungämie, passagere 353

Furocumarine 58

Furunkel 312, **314**

Fußphlebogramm 151

G

Galaktosämie 74

Gamaschenulzera 151

Gammexan 318, 320

Gardnerella vaginalis 307

Gardner-Syndrom 75, 81

Gasbrand 316

Geburtenregelung, natürliche 5

Gefäßleiden 130

Gehörgangsekzem 183

Gelbkreuz 245

Genetisch bedingte Störungen (genetic engineering) 74 ff.

Gentamycin 7, 31

Gentianaviolett 31, 35

Geotrichose 336

Gerinnungshemmer 134

Geschwülste, bösartige 422 ff.
- epitheliale 415
- gutartige 415 ff.

Gesichtspackungen 19

Gewürze 216

Gianotti-Crosti-Syndrom **263**

Gicht **164**

Gingivahyperplasie 12

Gingivitis, ulzeröse 288

Gingivostomatitis 256
- herpetica 265

Glaukom 3

Gleithoden 441

Globalstrahlen 57

Glomustumor 409

Glossitis 351

Glukokortikoide s. Kortikoide

Glukose-6-Phosphatdehydrogenase-Insuffizienz 80

Glutenenteropathie 232

Glutenfreie Diät 232, **234**

Glykolsäure 33

Gockerman-Behandlung 34, **112**

Goldpräparate **230**

Gonadotropine 446

Gonokokkämie 303

Gonokokkensepsis 303

Gonorrhö 299 ff.
- Differentialdiagnose 299
- disseminierte 303
- Infektion bei Kindern 303
- Sepsis 299

Gonorrhoische Infektion des Auges 302

Gorlin-Syndrom 76

Gougerot-Hailey, Morbus 80, 227

Graft-versus-Host-Reaktion 88, 105, 209

Granugenol 35

Granugenpaste 35
Granulationsfördernde Mittel 35
Granulom, eosinophiles 91
Granuloma anulare 91
– – generalisiertes 61
– faciale 91
– glutaeale infantum 187
– inguinale 298
– teleangiectaticum **408**
– venereum **298**
Granulomatose, Wegener 130, **137**
Granulome durch atypische Mykobakterien 286
– durch BCG-Impfung 286
Grenzstrahlen **49**
Griseofulvin 11, 89, **341,** 349
Grocott-Färbung 335
Grundlagen (Trägerstoffe) 16
Günther, Morbus 162
Gynäkomastie 12

H
Haarausfall, Formen 391
– innere Krankheiten 391
– krankhafter **388** ff.
– kreisrunder (s. auch Alopecia areata) 393
– Medikamente 392
– durch Narben und chirurgische Eingriffe 392
– therapeutisch bedingter 392
– toxischer 389
– Vergiftung 389
Haarbalg-Talgdrüsen-Zysten **402**
Haare, chemische Analyse 390
Haarleukoplakie 275
Haarmangel 388
Haartransplantation 390
Haarverlust s. Haarausfall
Haarwachstum 388 f.
Haarwachstumsstörungen **388**
Haarwasser, östrogenhaltiges 396
Haemophilus-Ducreyi-Infektion 296
Hailey-Hailey, Morbus 80
Halbseitenbehandlung 16
Halbseitenvergleich 16
Halcinonid 27
Halo-Nävomelanozytennävi 67
Halog 27
Halogenakne 383
Haloprogin 338
Hämangiome **406** ff.

– kavernöses 407
– – Röntgentherapie 53
Hämangiomatose, multilokuläre 407
Hämorrhagien 3
Hämorrhoiden 437
– Abtragen 438
– Verödungstherapie 437
Handekzem **179**
Hand-Fuß-Mund-Krankheit 180, 265
Hand-Schüller-Christiansche Erkrankung 160
Harlekin-Fetus 83
Harnstoff 29, **33**
Hartnupsche Erkrankung 80
Hausstaub 197
Hausstaubmilbe 197
Hautarztbericht 184
Hautarztverfahren 183
Hautblutung 133
Hautersatz, biologischer 46
Hautfettung, Störungen 368
Hautgeschwülste, bösartige **423** ff.
– – Röntgentherapie 55
– gutartige 415 ff.
Hautmaulwurf 329, 357
Hautstanzen 41
Hauttuberkulose 284 ff.
Hauttumoren 402
HCG s. Choriongonadotropin
Hecksche Erkrankung 266
Hefemykose 4, **350**
– umschriebene 351 f.
Hefeparonychie 351 f.
Heliotherapie 57
Hemiatrophie des Gesichtes 105
Heroin 352
Herpes
– gestationis 237
– bei Immunstörungen 258
– neonatorum 258
– progenitalis von Schwangeren 258
– rezidivierender 256
– simplex **255** ff.
– solaris 61, 248
– Urethritis 307
– zoster 259
Herpeskeratitis 257
Herpes-simplex-Erstinfektion 256
Herpes-simplex-Virus 238
Herpesvulvitis 259
Herxheimer-Reaktion 293
Heterogenität, allelische 81
– Gen-Locus 81

Heuasthma 198
Heufieber 198 ff.
Hexachlorcyclohexan (Gammexan) 318, 320, 323
Hexachlorophen 378
Hidradenitis suppurativa s. Perihidradenitis
Hidradenome 406
Hinken, intermittierendes 134
Hirsutismus 10, 398
Hisfedin 11
Hismanal 11
Histaminliberator 216
Histiozytom 416
– fibrosierendes 417
– – malignes 417
Histiozytosis X 160
Histoplasmose 138, 336, 353
HIV-Infektion 126, 127, 256, 260, 270, **273** ff., 288, 350, 391, 425, 426
– Klassifikation 274
HIV-infizierte Kinder 187
Hochvolttherapie 52, 56
Hodgkin-Krankheit (s. auch Lymphogranulomatose) 433
Höhensonne 57
Hoigné-Syndrom 5
Homozystinurie 74, 80
Hormon, gonadenstimulierendes 442, 445
– interstitielles 442, 445
– luteinisierendes (LH) 445
Hormonanalyse bei Infertilität 442 f.
Hospitalismus 310
H_1-Rezeptorenblocker 10
H_2-Rezeptorenblocker 12
Hydonan 364
Hydrochinonmonobenzyläther (Depigman) 66 f.
Hydrocortisonaceponat 27
Hydrodexan 30
Hydrogele 23
α-Hydroxycarbonsäure 30, **33,** 377
Hydroxyessigsäure 33
Hypereosinophiliesyndrom 130
Hyperhidrose 134, **364**
Hyperhidrosis axillaris 365
Hyperkeratose, follikuläre 86
– palmoplantare 86
– umschriebene 75, 86
Hyperkeratosis lenticularis perstans Flegel 83
Hyperlipidämie 156 ff.

Hyperplasie, fokale epitheliale (Hecksche Erkrankung) 266
Hypersensitivitätsangiitis 130
Hypertrichose 3, **398**
Hypertrichosis lanuginosa 399
Hypervitaminose 165
Hypogonadismus 443
Hypohidrosis 366
Hypophysenvorderlappeninsuffizienz 391
Hypoplasie, fokale 74
Hyposensibilisierung 199 ff.
– gegen Strahlen 62
Hypotrichie 388

I
Ichthyol 34
Ichthyosis **82**
– congenita (Harlekin-Fetus) 83
– erworbene 72, **86**
– Hautpflege 83
– Klassifikation 84
– sekundäre 72, **86**
IgE 217
Imidazole 378
Immundefizienzviren (HIV 1 und 2) 273 ff.
Immundefizit, erworbenes, Syndrom (AIDS) 273 ff.
Immunglobuline, 7S 13
Immunmodulatoren 12
Immunstimulation 271
Immunsuppression (s. auch Kortikoide, Zytostatika, AIDS) 2, **12**
Impetigo 30
– contagiosa 311
Impfungen 263
Impotentia coeundi 448, 450
Imurek 229
Induratio penis plastica 110
– – – Röntgentherapie 52
Infarktulkus 135
Infektionen, bakteriell eitrige 310
Infertilität **442** ff.
– immunologische 447
Infiltration, lymphocytic 98, 208
Inflammatory pelvic disease 301, 303, 308
Ingram-Schema 57
Inhalationsurtikaria 221
Insekten, Erkrankungen 317 ff.
Insektenabweisende Mittel 328
Insektenstiche 327 ff.

Insemination 447
Interferon **13**, 268, 271
α-Interferon 96, 408, 418
β-Interferon 260, 272
γ-Interferon 194, 272
Interferon-β-Gel 257, 271
Intervalltherapie mit Kortikoiden 29
Intoleranzphänomene 217
Intoleranzsyndrom vom Aspirintyp 217
Intrakutantestung **196** ff.
Isoconazol 338
Isoniazid 284 f.
Isonikotinsäurehydrazidakne 371
Isoprinosine 13, 257
Isotretinoin **8**, 10
Isotretinoin-Dysmorphie-Syndrom 373
Itraconazol **339**, 344, 349
Ixodes-ricinus-Borrelien 325

J
Jacutin 318, 320, 323
Jarisch-Herxheimer-Reaktion 293
Job-Syndrom 188
Jod 31
Jodakne 371
Jodersatzpräparate 31
Jod-Kalium-Lösung 232
Jododerm 204, 424
Jodtinktur 31
Juckreiz 71

K
Kala-Azar 280
Kaliumpermanganat 19
Kallikrein 445
Kälteagglutininkrankheit 136
Kälteurtikaria, familiäre 80
Kaltkaustik 42
Kalzinosis 155
Kalziumtherapie 205
Kamillentee 19
Kanamycin 7, 31
Kandidabalanitis 351
Kandidabefall, begrenzter 351
Kandidadifferenzierung 351
Kandidafluor 6, 71, 351
Kandidainfektion 350
Kandidakolpitis 6, 351, 373
Kandidaparonychie 351 f.
Kandidasen 350

Kandidasepsis 353
Kandidaphobie 335
Kandidose (Candidosis) 350 ff.
– chronische mukokutane 353
– Organkandidose 352
Kaposi-Sarkom 275, **426**
Karbunkel 312, 314
Karotin 69, 252
Karotten 216
Karzinom s. Basaliom, s. Plattenepithelkarzinom
Kasabach-Merritt-Syndrom 407
Katarakte, medikamentös bedingte 13
Katzenkratzkrankheit **332**
Kawasaki-Erkrankung 264
Keloid, Röntgentherapie 51
– Verbrennungskeloid 51
Keloidbildung 10, 63, 239, **416**
Keratoakanthom 415
– Röntgentherapie 54
Keratome der Palma und Planta 78, 86
Keratosen 419
– aktinische 42, **418**
– palmoplantare 78, 86
– – punktförmige 75, 86
– seborrhoische 404
Keratosis punctata 86
Kerion Celsi 345
Ketokonazol **338**, 349
Kindheitsmuzinose 155
Klavi 87
Kleiderläuse **323**
Kleopatrabad 183
Klimakur 194
Klimatherapie 194
Klinefelter-Syndrom 76
Knollennase 386
Kochsalzbad 83
Kochsalzsalbe 83
Kohabitationsstörungen 448
Kokzidioidomykose 138, 337, **353**
Kokzygodynie 439
Kolchizin 107, 139
Kollagenosen 92
Kolpitis 6, **298** ff., 351
Komedonenentfernung 377
Kompartmentsyndrom 152
Kompressen, heiße 19
Kompressionsstrümpfe 143
– Klasse 143
Kompressionsverbände 142

Kondylom, spitzes 63, 269
Konjunctivitis, gonorrhoische 302
Kontaktekzem **167,** 172
- allergisch bedingtes **170,** 184
- hämatogenes **178,** 208
- phototoxisches 170
- Therapie des allergischen 173
- toxisches bedingtes (Dermatitis) 167
- durch Unterwäsche 182
Kontakturtikaria 182, 196, 213, **220**
Kontrazeptiva, hormonelle 65, 95, 120, 374, 396
- Psoriasis 120
Kopfläuse 320
Kopfschuppen 401
Kortikoidakne 3
Kortikoid 2, 27 ff.
- alternierende Therapie 2
- Halbwertszeit 4
- Langzeittherapie 3
- unerwünschte Wirkungen 3
Kortikoidrosacea 385, 387
Kortikoidsuspensionen 5
- Dellenbildung 5
- Depigmentierung 5
Kortikoidwirkung, topische 27 ff.
Kortikosteroid s. Kortikoide
Kortison s. Kortikoide
Krätze (Skabies) 317
Kraurosis 109
Kryoglobulinämie-Kälteagglutininkrankheit 136
Kryotherapie 45
Kryptokokkose 336, 340, 353
Kryptorchismus 441
Kürettage 42
Kurzzugbinden 142
Kveim-Test 282

L
β-Lactam-Antibiotika 6
Lamisil 338, 342
Lampren (Clofazimin) 279
Landmannshaut 247, 254
Langerhanszell-Granulomatose 160
Lanolin 25
Larva migrans 357
Lasertherapie **62,** 271
- CO_2-Laser 62
- Nd-YAG-Laser 63
Latex 179

Latexallergien 186
Latexhandschuhe 221
Laufmilben 319
Läuse, Desinfektionsmaßnahmen 322
- Erkrankungen 320
Leiomyome 417
- multiple 76
Leishmaniase 280
- kutane 280
- viszerale (Kala-Azar) 280
Lentigines 61, 67, 404, 412, 421
Lentiginosis profusa 412
Lentigo maligna 421
- - Röntgentherapie 55
- (prae)maligna 421
- senile 404
- simplex 412
- solare 404
Lentigo-maligna-Melanom 427
Leopard-Syndrom 81
Lepra 67, **277**
Leprareaktion 279
Lethal-Midline-Granulom 137
Leucovorin 118
Leukämie, adulte T-Zell-Leukämie 432
Leukoderm 67, 69
- konfettiartiges 66
Leukokeratose 422
Leukoplakie 63, 88, 351, **422,**
Levurinose 350
Libido 448
Lichen amyloidosus 88
- myxoedematosus 155
- ruber planus 61, **88** ff.
- - - Differentialdiagnose 88
- - - Röntgentherapie 51
- - tropicus 88
- sclerosus et atrophicus 67, **108**
- urticatus 91
- Vidal **90,** 435
- - Röntgentherapie 51
Lichenatrophie 108
Lichtdermatosen 58, 247 ff.
- polymorphe 62, **253**
Lichtreflexionsrheographie 144
Lichtschutz 66, 215 f., 247 ff.
Lichtschutzfaktor nach Schulze 250
Lidocain **39**
Ligatur, Venen 145
Lindan 318, 320
Lingua geographica 422
Linser-Salbe 267

Lipom 411
Lipoproteinstoffwechselstörungen, familiäre 159
Liposuktion 411
Liquor carbonis detergens 34
Lisino 11
Livedo racemosa 131
– – generalisata 132
Livedovaskulitis 132
Loiasis 356
Lokalanästhesie 11, **37**f.
Lomexin 338
Loratadin 11, 197
Lösungen 19
Lotiones 21
Lues s. Syphilis
Lupus erythematodes 80, **92**, 131, 136
– – chronischer **97**, 155
– – diskoider (chronischer, integumentaler, DLE) 92
– – der Neugeborenen 98
– – Pannikulitis **97**, 98
– – subakuter kutaner (SCLE) 92, **97**
– – systemischer (akuter, viszeraler) **92**
– – urticaria 221
Lyell-Syndrom 209
Lyme-Erkrankung 325
Lymphadenosis cutis benigna (Pseudolymphom) 325, 431
– – – Röntgentherapie 52
Lymphangiom 409
Lymphangiosarkom 410
Lymphektasie 409
– Röntgentherapie 54
Lymphgefäße, Nävi 410
Lymphgefäßtumoren 410
Lymphknotensyndrom, akutes mukokutanes 264
Lymphoblastom (malignes Lymphom) 431
Lymphocytic Infiltration 98, 208
Lymphödem 148f., 410
Lymphogranuloma inguinale 297
– venereum 297
Lymphogranulomatosis Paltauf-Sternberg 433
– – Röntgentherapie 53
Lymphom, malignes 431
– – Röntgentherapie 52
Lymphopathia venereum 297

Lymphosarkom s. Lymphom
Lymphozytom (Pseudolymphom) 325, 431
– Röntgentherapie 52
– Borrelien 325

M
Madelungscher Fetthals 76
Madenwurmerkrankung 355
Mafucci-Syndrom 77
Makrulie 63
Mal de Pinta 295
Malathion 321
Maldescensus testis 441
Malleus 330
Mallorca-Akne 383
Mandelsäure 34
Marfan-Syndrom 81
Marisquen 270, 439, 440
Mastozytom 418
Mastzellennävus 418
Mastzellenwucherung, maligne 418
Maul- und Klauenseuche 180, 265
MCTD 101
Meaverin 39
Meladinine 58
Melanodermitis toxica 166
Melanom, akrales (akral-lentiginöses) 427
– Lentigo-maligna-Melanom 427
– malignes 247, **427**
– – Röntgentherapie 56
– mukokutanes 427
– noduläres 427
– superfiziell spreitendes 427
Melanommetastasen 63
Melanomphobie 413
Melanosis Dubreuilh, präblastomatöse (Lentigo maligna) 421
– naeviformis 412
– präblastomatöse 421
– – Röntgentherapie 55
Melanozytennävi 411
Meningitis, gonorrhoische 303
Menopausen- und Choriongonadotropin 445
Mepivacain 39
Merkelzellkarzinom 425
Mesaortitis, syphilitische 293
Mesterolon 445
Mesulfen 319
Methamin-Silber-(Grocott-)Färbung 335

Methotrexat (MTX) 12, 117
Methoxypsoralen 58
Methylenblau 35
Metronidazol 32, 293, 305f., 314, **385**
Miconazol 338, 340
Midline-Granulom 137
Mikonazol 336 f.
Mikrosporie **344**
Milben **317**
Milchsäure **34**, 377
Milchschorf 188
Miliaria **366**
– profunda 366
– rubra 366
Milien 402
Milzbrandkarbunkel 330
Minocyclin 7
Minor-Schwitzversuch 365
Minoxidil 395 f.
Minutentherapie **115**, 127
Mitigal 319
Mixed connective tissue disease 101
Modeschmuck 194
Mohs-Technik 44
Molekulargenetische Untersuchungen 81
Mollusca contagiosa 42, 188, **273**, 275
Mongolenfleck 415
Morbus s. Autorennamen
Moynahan-Syndrom 412
MTX **117**
Mührke-Bänder 359
Muir-Torre-Syndrom 81
Mukormykose 336
Mukosaneurom 76
Muskelerkrankungen 107
Muzinose, akral persistierende papulöse 155
– follikuläre 391
– juvenile kutane 155
– kutane, plaqueartige Form 98
– Mittellinien 98
– retikuläre erythematöse **98**, 155
Mycanden 338
Mycosis fungoides 53, 56, 61, **432**
– – Röntgentherapie 53
Mycospor 338
Myfungar 338
Myiasis 329
Mykide 333
Mykobakterien, Granulom 286
Mykophobie 335

Mykoplasmainfektion 124, **308**
Mykose **333** ff.
– tiefe, systemische 336 f., 353
Myopathien 107
– psoriatische 123
Myxödeme 154 ff.
– prätibiales 154
Myxom, kardiales 155
Myzetom 354

N
Nachtcreme 24
Nachtkerzensamenöl 193
Naevus anaemicus 68
– araneus 63, 409
– epithelioma-cylindromatosus 406
– flammeus 63, **406**
– – Röntgentherapie 54
– lipomatodes superficialis 411
– ophthalmomaxillaris Ota 77, 415
– sebaceus (Talgdrüsennävus) 77
– spilus 412
Naftidin 338
Nagel, brüchiger 360
– eingewachsener 361
– Wachstumsgeschwindigkeit 360
Nagelbiopsie 348
Nagelentfernung, chemische 358
– operative 358
Nagelkandidose 348, 351
Nagelmykose 342, **348**, 360
Nagel-Patella-Syndrom 359
Nagelpsoriasis 360
Nagelveränderungen **358** ff.
– Formen 360
– psoriatische 362
Nahrungsmittel, allergische Reaktionen 193, 361
Nahrungsmittelallergien, pollenassoziierte 220
Nahrungsmittelunverträglichkeiten 193
Nahrungsmittelurtikaria 216
Nahtentfernung 46
Nasenprovokationstest 196
Nävobasaliom 75, 423
Nävomelanozytennävus **411** f.
– dysplastischer (atypischer) 412 f.
Nävoxanthoendotheliom 417
Nävus (s. auch Naevus) **404** ff.
– blauer 415
– blue rubber-bleb 76, 407
– epidermaler 402

- des fasrigen Bindegewebes 410
- des Gefäßgewebes 406
- der Haarbalg-Talgdrüseneinheit 405
- der Lymphgefäße 409
- Oberhautnävus 404
- der Pigmentbildner 411
- Pigmentzellennävus 411 ff.
- Röntgentherapie 54
- der Schweißdrüsen 405

Nävusdysplasiesyndrom 412
Nävuszellnävus 412 ff.
Necrobiosis lipoidica **140**
Neisseria gonorrhoeae 299
Nekrolyse, toxische epidermale (TEN) 177, **209**
– – – staphylogene 209, **310** f.
Neo-Eunomin 374
Neomycin 7
Neomycingruppe 31
Neotigason 8
Nerisona forte 27
Netherton-Syndrom 83
Neurilemmom 75
Neurodermitis 435
- circumscripta 90
- constitutionalis (endogenes Ekzem) 188 ff.
- Röntgentherapie 51

Neurofibrom 410
Neurofibromatose 75
Neurofibromatosis von Recklinghausen 75, 410 f.
Neurosyphilis 291 f.
Neutrophilendermatose, akute febrile 130
Nickelekzem 186
Nickelkontakt 194
Nizoral-Creme 338
Nosokomialismus 310
Noviform 33
NRF (Neues Rezeptur-Formularium) 17
Nur-Sertoli-Zell-Syndrom (Sertoli-Zell-Syndrom) 444
Nystatin 338, 340

O

Oberhautnävus 404
Oberst, Leitungsanästhesie **40**, 358
Oceral 338
Ochronose 66
Octreotid 120, 154

Oestrogene 216
Okklusionsverband 16, 18, 26, 29
Ölakne 371, 382 f.
Oleum Zinci 22
Oligozoospermie, idiopathische normogonadotrope 445
Onycholyse, traumatische 348, 360
Operative Verfahren 40 ff.
Organkandidose 352
Organmykose 353
Orientbeule 280
Ornipressin 39
Orthonyxie 361
Osler-Krankheit 63, 409
Osteoarthropathie, psoriatische 121 f.
Osteome 417
Ota-Nävus 77, 415
Overlap-Syndrom 101, 106 f.
Ovulationshemmer 65
Oxiconazol 338
Oxyuren **355**, 434
Oxyuriasis **355**

P

Pachyonychia congenita 360
Paget-Krankheit 425
Panarteriitis nodosa 130 f.
– – benigne 131
Pannikulitis 98
– α_1-Antitrypsin-Defizienz 80, 140
Paprika 216
Papulosis, bowenoide 272
- lymphomatoide Macaulay 128
- maligne atrophische Degos 130
- mucinosa 155

Papulöse Erkrankungen **88**
Parabene 18
Parapemphigus (s. auch Pemphigoid) 235
Paraphimose 109, 448
Parapsoriasis guttata 128
- en plaques Brocq 61, **129**, 432
- varioliformis 128

Parapsoriasisformen 128
Parfenac 30, 191
- Fettsalbe 435
- Milch 223, 250

Paromomycin 31
Paronychie 360
Pasta Zinci mollis 22
Pasten **22**
Pathergie-Test 139
PAUVA-Therapie 68

Payrsches Zeichen 151
Pediculi capitis 320
- corporis 323
- (Phthiri) pubis 323
- vestimentorum 323
Pediculus humanus capitis 320
- - humanus 323
Pellagra 164
Pelvic inflammatory disease 301, 303, 308
Pemphigoid 180, **235**
- lokalisiertes 59
- zikatrisierendes 236
Pemphigus **226**
- benigner (familiärer) 227
- erythematosus 226
- foliaceus (Pemphigus seborrhoicus) 226
- Gougerot-Hailey 80
- okulärer 236
- paraneoplastischer 227 f.
- seborrhoicus 226
- vegetans 226
- vulgaris 226
Pemphigusähnliche Arzneiexantheme 211
Pendelhoden 441
Penicillamin **103**, 227
Penicillin 6, 217, 291, 293
Penicillinallergie 212, 217, 221, 238, 342
PEP **237**
Perforantendiszision 145
Perforantenligatur 145
Perianale Streptokokkeninfektion 356
Peridontitis, chronische 288
Perihidradenitis suppurativa 367
Perlèche 190, 351
Permethrin-Spiritus 324
Pernionen **247**
Perubalsam 35
Pessare 220
Pest 331
Petersilie 216
Peutz-Jeghers-Syndrom 75, 81
Phakomatosen 406
Phenylalanin 68
Phenylketonurie 74
Phimose 109
Phlebektasie, thrombosierte anale 436
Phlebitis 4, 151, 153
- saltans 153

Phlebographie 151
Phlebothrombose 148, 151
- anale 436
Phlegmasia coerulea dolens 151, 152
Phlegmone 315
Phosphonoformiat 256
Phosphorverbindungen, organische Vergiftungen 245
Phosphorverbrennung 244
Photoallergie 95, 170, 178, 247 ff.
Photoaugmentation 58
Photochemotherapie **58,** 117
Photodermatose 249
Photosensibilisierung 95, 170, 247 ff.
Photosensibilität 170, 178, 247 ff.
- durch Arzneien 247 f.
Phototoxische Reaktion 170, 247 ff.
Phthiri pubis 323
Pian 295
Pigmanorm 66
Pigmentbildner, Nävi 411 ff.
Pigmentnävus 411 ff.
Pigmentpurpura **133,** 208
Pigmentverschiebungen 4
Pigmentzellennävus 411 ff.
Pili incarnati 313
Pilzerkrankungen (s. auch Mykose) **333** ff.
- berufsbedingte 334
- Erregernachweis 334
- Prophylaxe 343
Pimafucin 338
Pinta 295
Pityriasis alba 126
- lichenoides chronica 61, **128**
- - et varioliformis 128
- rosea 128
- rubra pilaris 86
- versicolor 343
Pityrosporon-Follikulitis 312
Pityrosporon-ovale-Dermatitis 126
Plantarwarzen 268
Plasmaabsorption, selektive 13
Plasmapherese 22, 233, 236
Plattenepithelkarzinom 424
- Röntgentherapie 55
Pocken 262
Pockenschutzimpfung 262
- endogenes Ekzem 194, 262
Podophyllin 270
Podophyllotoxin 271
Poikilodermie 65, 101
Polidocanol 22, 72, 223

Pollinosis, Rhinitis allergica 195
Polyarteriitis nodosa 130
Pomadenakne 371, 383, 402
Pomadenkruste der Säuglinge 187
Porphyria cutanea tarda 81, 129
Porphyrie 80, **160**
– erythropoetische **162**, 252
– hepatische 80, **161** f.
– Klassifikation 162
– kongenitale erythropoetische 161
– Normalwerte in Urin, Stuhl, Erythrozyten 163
– Suchteste 163
Postadoleszentenakne 312
Postzosterneuralgien 259
Potenzstörung 448 f.
Povidon-Jod 31
Präkanzerosen 247, **418**
– der Haut, Röntgentherapie **55**
Prednisolon 4
Prednison 4
Preßphlebographie, aszendierende 144
Priapismus 450
Prickly heat 366
Prick-Test 196
Pringle-Krankheit 63, 68, 75, 410
Probeexzision, Technik **40** f.
Proctalgia fugax 439
Proctoparf 435
Progerie 10
Proktologie **434** ff.
Prolaps, analer 439
Prostavasin 134
Protoporphyrie, erythropoetische 80
Prurigo nodularis 90
– simplex acuta 91
Pruritus 71
– ani 434
– urämischer 62
– vulvae 71
Pseudoalopecia areata 395
Pseudofolliculitis barbae 313
Pseudo-Lupus-erythematodes-Syndrom 204
Pseudolymphom 208, **431**
Pseudomelanom 414
Pseudomonas-aeruginosa-Follikulitis 312
Pseudomykose 125
Pseudopelade Brocq 392
Pseudosarkom 425
Pseudoxanthoma elasticum 410

Psoralen 13, **58**
– und UVA (PUVA) 58
Psorcutan 120
Psoriasis 61, 80, **111** ff., 352, 432, 435
– arthropathica 121 ff.
– besondere Formen 121
– Eruptivstadium 80, **112**
– Gelenkveränderungen 121 ff.
– Myopathie 107, 123
– Nagelveränderungen 362
– osteoarthropathica 121 ff.
– palmoplantaris 59
– Prophylaxe 121
– pustulosa generalisata 122
– PUVA- und SUP-Therapie 112
– Röntgentherapie 52
– zirzinärer Typ 238
Puder 20
Puderbett 21
Pull-Test 389
PUPPP 237
Purpura 133, 208
– medikamentöse 208
– palpable 208
– Schoenlein-Henoch 208
Pustulosis palmaris et plantaris 125
– persistierende palmoplantare 125
PUVA-Therapie 7, **58,** 67, 112
– bei Psoriasis 112
Pyoderma faciale 370, 380
– gangraenosum **139**
Pyodermie 10, 310 ff.
– gewebszerstörende 315
– vegetierende 226

Q
Quecksilber 33
Quecksilberdermatitis 177
Quellada 318
Quellada-Shampoo 320
Quincke-Ödem 223

R
Rachengonorrhö 302
Radio-allergo-sorbens-Test (RAST) 196
Radiofibrinogentest (Uptake-Test) 151
Ranitidin 12
Rankenangiome 407
Raucherleukokeratose 422
Raynaud-Phänomen 134, **135**

Realtime-Sonographie 151
Refsum-Syndrom 74
Reibtest 196
Reitersche Erkrankung **124**
Rektoskopie 434
Repellents 324, 327
Resochin (Chloroquin) 71, 96
Resorzin 32, 378 f.
Retentio testis 448
Retentionsatherom 402
Retikuloid, aktinisches 248
Retinoid **7**, 9, 80, 112, 119
– unerwünschte Wirkungen 9
Retinol 165
13-cis-Retinsäure 8
Retrovir 276
Rhinitis allergica, beruflich bedingte 197
– – perenniale 197
– – saisonale Form 195
Rhinitis allergische 195
– nichtinfektiöse 196
– vasomotorica 196
Rhinopathie 195
Rhinophym 386
Rhinosinupathie 195
Rhinosklerom 287
Richner-Hanhart-Syndrom 74
Riesenkondylom Buschke-Löwenstein 272
Riesennävuszellnävi 81
Riesenzellarteriitis 130
Rifampicin 277, 284, 285 f.
Roaccutan 8
Rohgemüse 216
Rolitetracyclin 292
Röntgenhaut 50
Röntgenoderm 50
Röntgentherapie 48 ff.
– bösartige Hautgeschwülste 55
– Dosierung 49
– Ekzem 50
– Indikationen zu einer Therapie 50
– Induratio penis plastica 52
– kavernöses Hämangiom 53
– Keloide 51
– Keratoakanthom 54
– Lichen ruber planus 51
– Lymphadenosis cutis benigna 52
– Lymphektasien 54
– Lymphome und Dermatoleukosen, maligne 52
– maligne Melanome 56
– Naevus flammeus 54
– Nävi 54
– Neurodermitis circumscripta (Lichen Vidal) 51
– Präkanzerosen der Haut 55
– Psoriasis 50
– Schweißdrüsenabszesse 51
– Strahlenhärte 48
– Tubus 49
Röntgenulzera 50
Rosacea 29, **385**
Rosaceaartige Dermatitis 387
Rothmund-Thomson-Syndrom 79
Rotz 330

S
Säbelhieb-Sklerodermie 105
Salben 23 ff.
Salbenakne 383
Salbengrundlagen 24
Salizylsäure 29, **32**
Salpingitis, akute gonorrhoische 303
Sandflöhe 324
Sandostatin 120
Sarcoptes scabiei 317
Sarkoidose (Boeck) 282
Sarkomatose **425** f.
Sarkome 275, 411, **425** f.
Säuglingsekzem 188 ff.
Säuremantel 34
Scandicain 39
Schälmittel 32
Schälsyndrom, superfizielles, Staphylokokken (SSSS) 209
Scheckhaut 65
Schimmelpilze 196
Schlafmittel 133
Schleifen, hochtouriges 43
– manuelles 43
Schleimablagerungen 154
Schleimhautpemphigoid 236
Schleimhautschwiele 422
Schminken 21
Schock, anaphylaktischer 206
– – Insektenstiche 328
– Verbrennung 240
Schocksyndrom, toxisches 312
Schoenlein-Henoch-Purpura 130, 208
Schuppung der Kopfhaut 401
Schüttelmixtur 21
Schutzsalbe 184
Schwangerschaftspemphigoid 237
Schwefel 33

Schweißdrüsen, Störungen der **364** ff.
Schweißdrüsenabszeß 67, 367
- Röntgentherapie 51
Schweißdrüsennävi 405
Schwellkörper-Autoinjektionstherapie 449
Schwimmbadgranulom 286
Schwitzen – Erziehung 191
SCLE 92, 97
Scleroedema adultorum Buschke 102
Seborrhö 368
Seborrhö-Athleten 386
Seborrhoea capitis 368
Sebostase 369
Seemannshaut 247, 254
Seifen 20
Selbstbeschädigung 143
Selektive Ultraviolett-Phototherapie s. SUP
Sellerie 216
Sempera 344
Senear-Usher-Syndrom 226
Serienexzision (Serientechnik) 404, 418
Sertoli-Zell-Syndrom 444
Serumcholesterinesterase, niedrige 80
Serumkrankheit 208
Sézary-Syndrom 432
Sharp-Syndrom (MCTD) 101
Silbersalze 33
Silikatgranulom 21
Silikon 24, 87
- bei Klavus 87
Silikongranulom 87
Silikonöle 24
Simmonds-Sheehan-Syndrom 391
Sjögren-Syndrom 97, 366
Skabies 317
Skinoren 66, 377 f.
Sklerödem 102
Sklerodermie 99 ff.
- bandförmige 105
- progressive (systemische) 99 ff.
- umschriebene 67, **105**
Sklerom 287
Skleromyxödem 155
Sklerose, systemische 99 ff.
- tuberöse 75, 410
Sklerotylosis 78
SLE 92

Small pox 262
Sneddon-Syndrom 132
Sneddon-Wilkinson-Krankheit 237
Solco-Derman 267
Solutio Castellani 31
Somatostatin-Therapie 120
Sommerakne 383
Sonnenblocker 251
Sonnenstrahlenempfindlichkeit 95, 170, 229, 247 ff.
Sonnenstrahlenschäden 247
Soor 88, **351**
Spectinomycin 300
Sperma, Tieffrieren 446
Spinaliom 424
Spiralen 220
Spironolacton 374, 398
Spontankeloid 416
Sporotrichose 353
Sprays 20
Spulwurmkrankheit 355
SSSS 209, 228, 310, 311
Stammvarikosis 141, 146
Stanazolol 224
Stanzen 41
Staphylokokkenschälsyndrom, superfizielles 209, 228, **310**, 311
Staphylokokkenscharlach 312
STD 288 ff.
Stepinpräparate 32
Sternchenangiom 409
Stevens-Johnson-Syndrom 238
Stewart-Treves-Syndrom 410
Stickstoff, flüssiger 45
Stoffwechselstörungen und -ablagerungen 154
Stomatitis aphthosa 265
- herpetica 256
Strahlen, Bestrahlungsplan 47
- Indikation 47
- ionisierende 47 ff.
Strahlenbehandelte Haut, Pflege 48
Strahlendermatosen 247 ff.
- polymorphe 253
Strahlenfolgen, akute 247
- chronische 254
Strahlenreaktion 49
Strahlenschutz gegen ionisierende Strahlen 48
Strahlenschutzpräparate 250
Strahlentherapie 47 ff.
Strahlenurtikaria 215 f.

Streptokokkeninfektion, perianale, der Kinder 356
Streptomycin 7
Striae 3
Stromba 224
Strophulus **91**
Sulfonyldianilin 233
SUP-Therapie 7, 57, 112
Sweet-Syndrom 130f., **238**
Sycosis non-parasitaria 345
Syndets 20
Synechien 239
Syphilis 288ff.
- konnatale 293
- Nachkontrolle und Behandlung 294
- Prophylaxe 294
- Seroreaktionen 289
- - falsch positive 289
- Therapie bei Penicillinunverträglichkeit 292
- bei Schwangeren 293
Syringom 405

T
Tachyphylaxie 30
Tagescreme 24
- Rezept 24
Talgdrüsenfunktionsstörungen 368ff.
Talgdrüsennävus 405
Talkum 21
Tamoxifen 446
Tandem-Kortikoid-Therapie 29
Tätowierung 63, **70**
Teere 34
Teerakne 34, 371
Teldane 11
Teleangiektasie 3, 63
Temetex forte 27
TEN 209
Terbinafin 338, 342, 349
Terfenadin 11, 197
Testes, Tumoren 450
Testosteron-Substitution 443ff.
Tetracyclin 6, 372f.
Tetracyclin, Aknetherapie 373
Therapie, äußerliche 15
- innerliche 2
- operative **27**
Thesit 22, 72, 223
Thrombangiitis obliterans **133**, 136, 153
Thrombektomie 152

Thrombophlebitis, oberflächliche 134, **153**
- saltans 134
- tiefe 151
Thrombose, perianale 436
- der tiefen Venen 134, **151**
Tierfellnävus 77, 81, 414
Tigason **7**
Tinea barbae 345
- capitis 345
- corporis 346
- pedis 346
- versicolor 343
Tinkturen 19
Tioxolon 32
Titandioxid 22
Tolnaftat 338
Tonoftal 338
Torre-Muir-Syndrom 77
Totes-Meer-Kuren 59, 112
Toxoplasmose 331
Travogen 338
Treponema carateum 295
- pallidum 288
- pertenue 295
Treponematosen **288**
Tretinoin (Vitamin-A-Säure) 378
Trichinose 107
Trichobacteriosis axillaris 354
Trichogramm 389
Trichomonas vaginalis, Therapieübersicht 306
Trichomoniasis 305
Trichomycosis axillaris 354
Trichophytia barbae 345
- (Tinea) capitis 345
Trichophytie 333ff.
Trichorhizogramm 389
Trichorrhexis nodosa 390
Trichotemnomanie 389
Trichotillomanie 390
Triphenylmethanfarbstoffe 31
Triplebehandlung 29
Trittbrettsensibilisatoren 174
Trockenpinselung 21
Trombidiosis 319
Tryptophanämie 74
Tuberculosis cutis colliquativa 284
- - luposa 281
- - miliaris ulcerosa 284
- mucosae luposa 284
Tuberkulide 286

Tuberkulose **284**ff.
- Chemotherapie 284

Tumenol 34
Tumoren der Haut **402**ff.
Turner-Syndrom 76
Tyrothricin 32

U

Ulcus cruris venosum 25, 149
- hypertonicum Martorell 135
- molle 296
- rodens 423
- terebrans 423
- vulvae acutum 266

Ulerythema ophryogenes 189
Ulkus, persistierendes herpetisches 255
- phagedänisches 296

Ultracain 39
Ultraschall-Doppler-Sonde 134
Ultraschall-Doppler-Sonographie 144
Ultraviolett-Phototherapie, selektive (s. SUP)
Ultraviolettstrahlen-Therapie **57**
Umschläge 18
Unguentum emulsificans 26
- hydrargyrum praecipitatum album 33, 66
- leniens 26
- sorbitansesquioleati 25

Unguis incarnatus 361
Unguis-incarnatus-Syndrom 361
Unterschenkelekzem 182
Uptake-Test 151
Urethritis herpetica 306
- postgonorrhoische 303
- unspezifische 305

Urticaria factitia 214
- gigantea 223
- photogenica 215
- pigmentosa 62, **418**

Urtikaria 106, **213**ff.
- akute 206, 213
- aquagene 214
- arzneiinduzierte chronische 207
- cholinergische 215
- chronische 222
- durch elektromagnetische Wellen 215
- interne Ursachen 221
- Kontakturtikaria 182
- mechanogene 214
- medikamentös bedingte 217
- Nahrungsmittelurtikaria 216
- physikalische 213
- thermische 215

Urtikariavaskulitis 208, 221
UV-Bestrahlung 57ff.
UV-Strahlenschäden 247

V

Vaginitis bakterielle 305, 307
- Gardnerella 305f.

Varikophlebitis 134, **153**
Varikosis 141ff.
- Behandlung mit Kompressionsverbänden 142
- Durchtrennung 145
- Ligatur 145
- operative Behandlung 144ff.
- Verödung 146

Varikozele 444
Variola 262
Varizellen 68, 261, **262**
Varizen 141ff.
Varizenblutung 142
Vasculitis racemosa **131**
Vaselin 25
Vaskulitis 130ff.
- allergische durch Arzneien 208
- noduläre 130, **137**
- urtikarielle 208, 221

Vasodilatatoren 134
Vaspit 27, 191
Venae perforantes 144
Vene, insuffiziente perforierende 144
Venektasie 63
Venenexhairese 141, **146**
Venenverödung 146
Verätzung 244
Verbände 26
Verbrennung 240
- chemische 244

Verbrennungskrankheit **240**
Vereisung 45
Vergiftungen 244
- durch Gelbkreuz 245
- durch die Haut 245
- durch organische Phosphorverbindungen 245

Verhornungsstörungen 82ff.
Verödung von Venen 146
Verödungsmittel 147

Verrucae planae (juveniles) 269
- vulgares 266ff.
Verrumal 267, 269
Verschlußazoospermie 444
Vibrationsurtikaria 214
Vidarabin 260
Vioform 31
Virilismus **389**, 399
Viruskrankheiten 255
Viruswarzen 63, **266**
Vitamin A (Retinol) 165
Vitamin-A-Säure (Tretinoin) 377, 378
Vitamin-B-Akne (B_6, B_{12}) 371
Vitamin D 165
Vitamin-D-Akne 371
Vitaminhaushalt, Störungen 164f.
Vitaminmangel 164
Vitiligo 62, **67**
Volon-A-Schüttelmix 22, 435
Vorpostenfalte 439

W

Walter-Reed-Klassifikation der HIV-Infektion 274
Wanzen, Erkrankungen 327
Wärmereflexurtikaria 215
Warzen, plane 269
- plantare 268
- seborrhoische 42
- Virus 266ff.
- vulgäre 266f.
Waschmittelekzem 186, 248
Waschverbot 174
Weber-Cockayne-Syndrom 225f.
Wegenersche Granulomatose 130, **137**
Weinsäure 34
Werner-Syndrom, Pangerie 79, 101
Wespengiftallergie, Verhaltensmaßregeln 328
Wespenstiche **200**, 327
Wiesengrasdermatitis 169f., 247f.
Williams-Syndrom 75
Windelekzem **186**, 351
Windpocken 261f.
Winobanin 224
Winterfüße, atopische, bei Kindern **124**
Wirkstoffe 26ff.
Wiskott-Aldrich-Syndrom 78
Wismutverbindungen 33
Wollwachs 25
Wollwachsalkoholsalbe 25
Wollwachsester 25
Wundheilung 10
Wundversorgung 46
Wurmkrankheiten 355ff.

X

Xanthelasmen 159
Xanthogranulom, juveniles 417
Xanthome 74, **155**ff.
Xeroderma pigmentosum 79f., 418
Xerose 82, **86**

Y

Yaws 295
Yellow-Nail-Syndrom (Skleronychie) 360
Yersinia enterocolitica 138

Z

Zaditen 11
Zecken, Erkrankungen 325
Zeckeninfektion 105
Zedanspray 328
Zidovudine 2, 276
Zinkleimverband 143
Zinkmangel 139
Zinköl 22
Zinkoxid 21
Zinkpaste 22
Zitronensäure 34
Zoonosen 330ff.
Zoster 259ff.
Zosterimmunglobulin 260
Zovirax 256
Zugalopezie 389
Zugsalben 315
Zyderm 379
Zylindrom 54
- der Haut **406**
Zyrtec 11
Zysten **402**
- der Haarbalg-Talgdrüsen-Einheit 402
- der Schweißdrüsen **403**
Zytokine 14
Zytostatika 12